临床护理规范与实践精要

主编◎ 逄金伟 等

吉林科学技术出版社

图书在版编目（CIP）数据

临床护理规范与实践精要 / 逄金伟等主编. — 长春：
吉林科学技术出版社，2022.9
ISBN 978-7-5578-9818-2

Ⅰ．①临… Ⅱ．①逄… Ⅲ．①护理-技术操作规程
Ⅳ.①R472-65

中国版本图书馆CIP数据核字(2022)第179510号

临床护理规范与实践精要

主　　编	逄金伟等	
出 版 人	宛　霞	
责任编辑	刘建民	
封面设计	山东道克图文快印有限公司	
制　　版	山东道克图文快印有限公司	
幅面尺寸	185mm×260mm	
字　　数	523千字	
印　　张	22.25	
印　　数	1-1500册	
版　　次	2022年9月第1版	
印　　次	2023年3月第1次印刷	

出　　版	吉林科学技术出版社
发　　行	吉林科学技术出版社
地　　址	长春市福祉大路5788号
邮　　编	130118
发行部电话/传真	0431-81629529 81629530 81629531
	81629532 81629533 81629534
储运部电话	0431-86059116
编辑部电话	0431-81629518
印　　刷	三河市嵩川印刷有限公司

书　　号	ISBN 978-7-5578-9818-2
定　　价	155.00元

《临床护理规范与实践精要》
编委会

主　编

逄金伟　　青岛市黄岛区中心医院
李　飞　　青岛市黄岛区中心医院
薛　杨　　青岛市黄岛区长江路街道社区卫生服务中心
董晓玲　　青岛市黄岛区中心医院
陈　娜　　青岛市黄岛区辛安街道社区卫生服务中心
高绪爱　　青岛市黄岛区中心医院

副主编

张春梅　　青岛市黄岛区人民医院
李妍玲　　青岛市即墨区中医医院
李爱华　　青岛市即墨区中医医院
丁桂伟　　青岛市黄岛区中心医院
王丽云　　青岛市黄岛区中心医院
于兆静　　青岛市黄岛区长江路街道社区卫生服务中心
王倩倩　　青岛市黄岛区卫生健康事业发展中心
薛　娟　　青岛市黄岛区中心医院
王梅英　　青岛市黄岛区中心医院
崔　萍　　青岛市妇女儿童医院

编　委

刘　丽　　青岛市第八人民医院
黄　磊　　青岛市黄岛区人民医院
林　艳　　青岛市即墨区中医医院
韩　兵　　青岛市即墨区中医医院
刘　琴　　山东省军区青岛第七离职干部休养所
刘俊英　　青岛市黄岛区中心医院
李　敏　　青岛市黄岛区中心医院
夏应堃　　青岛市黄岛区中心医院
吴　潼　　青岛市黄岛区中心医院
刘敏兰　　青岛市黄岛区市场监督管理局
冯艳然　　青岛大学附属医院

前　言

随着新的理念、新的技术不断发展,临床护理工作的内涵与外延日新月异,对护理人员能力和素质的要求也越来越高。因此,适应新形势下护理专业的发展要求,全面履行护理职责,关注患者身心健康,做好专业照护、病情观察和健康指导等任务,保护和增进人类健康,是护理人员不可推卸的责任。为了进一步提高护理质量,规范护理人员的临床护理操作技术,我们总结以往护理质量和临床经验,并融入当前开展的护理新技术,编写了本书。

本书编写方法科学严谨、内容新颖全面,具有较强的科学性、先进性、实用性和指导性。本书不仅介绍了护理学的基础内容知识,而且还涵盖了临床常见疾病的护理技术,包括疾病的基本介绍、护理措施等内容。本书具有内容全面、贴近临床、指导性强、突出专科的特点,可以为广大护理人员解决在临床工作中经常遇到的问题,为其提供更为规范、专业的常见疾病护理方面的指导,适合护理管理者、科研教育工作者、医院护士、实习人员及进修人员的培训学习及参考,对于提高护理工作水平有重要的指导意义。

由于时间仓促,加之编者水平有限,书中难免有错漏和不足之处,请各位同行及专家不吝赐教和指正。

编　者

目　录

第一章 护理理论与应用

第一节 系统理论

系统理论是研究系统的模式、性能、行为和规律的一门科学。它为人们认识各种系统的组成、结构、性能、行为和发展规律提供了一般方法论的指导。系统理论的创始人是美籍奥地利理论生物学家和哲学家路德维格·贝塔朗菲。系统是由若干相互联系的基本要素构成的，它是具有确定的特性和功能的有机整体。世界上的具体系统是纷繁复杂的，必须按照一定的标准，将千差万别的系统分门别类，以便分析、研究和管理，如：教育系统、医疗卫生系统、宇航系统、通信系统等。如果系统与外界或它所处的外部环境有物质、能量和信息的交流，那么这个系统就是一个开放系统，否则就是一个封闭系统。护理专业既是一个封闭的系统又是一个开放的系统。

一、系统理论概述

系统概念中常见的关键名词有开放系统与封闭系统；输入、输出及反馈；微观与宏观。所谓开放系统是指能与环境进行能量交换，可重建或破坏其原有组合，在过程中有输入和输出。在这种状态下，开放系统可以达到一种瞬间独立的状态，称之为稳定状态。因此人是一个开放系统，开放系统会对环境中的外来刺激做出反应，对于环境的侵入刺激，可产生组织上的改变。封闭系统的定义是一个与环境没有任何物质、信息和能量交换之系统。人有时在行为表现上也有封闭系统的倾向。封闭系统是相对的、暂时的，绝对的封闭系统是不存在的。开放系统具有自我调控能力。

人们研究和认识系统的目的之一，就在于有效地控制和管理系统。控制论则为人们对系统的管理和控制提供了一般方法论的指导，它是数学、自动控制、电子技术、数理逻辑、生物科学等学科和技术相互渗透而形成的综合性科学。根据系统论的观点，护理的服务对象是人，是一个系统，由生理、心理、社会、精神、文化等部分组成，同时人又是自然和社会环境中的一部分。人的内部各系统之间，以及人与外部环境中各种系统间都相互作用和影响。人的健康是内环境的稳定，及内环境与外环境间的适应和平衡。系统论为护理学提供了人、环境和健康为整体的理论基础。

系统论对护理实践具有重要的指导作用，促进了整体护理思想的形成，是护理程序的理论框架，作为护理理论或模式发展的框架，为护理管理者提供理论依据。许多护理理论家应用系统论的观点，发展了护理理论或模式，如纽曼（Neuman）的系统模式，罗伊（Roy）的适应模式等，这些理论模式又为护理实践提供了科学的理论指导，也为护理科研提供了理论框架和假设的理论依据。

医院护理管理系统是医院整体系统的一个子系统，与其他子系统（如医疗、行政、后勤等）

和医院整体系统相互联系、相互作用和相互制约。因此,护理管理者在实施管理过程中应运用系统方法,调整各部门关系,不断优化系统结构,得到医院行政领导、医疗和后勤等部门的支持和配合,使之协调发展,高效运行,为病患提供高质量的护理服务。

罗杰斯(Martha.E.Rogers)在 1970 年根据人类学、社会学、天文学、宗教学、哲学、历史学等知识,提出了一个护理概念结构。由于人是护理的中心,其概念结构也就着眼于人,并且以一般系统理论为基础。她把人描述为一个协调的整体,人的生命过程是一个动态的过程,并且是一个持续的、有创新的、进化的、具有高度差异的和不断变换形态的过程,所以罗杰斯护理理论被称为生命过程模式。

护理程序是一个开放系统,构成系统的要素有患者、护士、其他医护人员及医疗设备、药物等。这些要素通过相互作用和与环境的相互作用,给予护理对象计划性、系统、全面整体的护理,使其恢复或增进健康。护理程序系统运行过程包括评估、诊断、计划、实施、评价 5 个步骤。其中护理评估是护理程序的首要环节,而且贯穿在护理活动的全过程。护理评估的科学性直接影响护士对病情的正确判断和护理措施的制订,全面正确的评估是保证高质量护理的先决条件,所以护理评估在护理工作中起到了灵魂的作用。在护理程序中的评估部分,应收集所有个人和环境的有关情况,由于我们的测量手段和收集资料的工具有限,因此所收集的资料常是孤立或局限的,但分析资料应能反映全面情况,所以需要补提问题和从收集的资料中寻求反应。在用生命过程模式理论评估患者时,可使用动态原则做指导以预测个体发展的性质与方向,这样可使护理工作促进人与环境间的融洽结合,加强人能量场的力量及整体性。以及改进人和环境场的型式以实现最佳健康状态。

罗杰斯生命过程模式的主要内容如下。

(一)四个主要概念

1.人

人是一个有组织、有独特形态的能量场,在与环境能量场不断地进行物质和能量的交换中,导致人与环境不断更换形态,因而增加了人的复杂性和创新性。人的行为包括生理、心理、社会、文化和精神等属性,并按不可分割的整体性反映整个人。

2.环境

环境包括个体外界存在的全部形态,是四维能量场,与人能量场一样具有各种形态和整体性,并且是一个开放系统。

3.健康

健康不是一种静止的状态,健康是形态的不断创新和复杂性的增加。健康和疾病都是有价值的,而且是不可分离的,是生命过程的连续表达方式。

4.护理

护理是一种艺术和科学,它直接服务于整体的人。帮助个体利用各种条件加强人与环境的关系,使人的整体性得到提高。维持健康、促进健康、预防与干预疾病以及康复都属护理的范畴。

(二)生命过程的四个基本特征

1.能量场

能量场是生命体和非生命体的基本单位,是对有生命的和无生命的环境因素的统一概念,具有变化的动态的内在能力,能量场是无界限的,又是不可分割的,并可延伸至无穷大。它分为人场和环境场。①人场:是统一整体的人,是由整体所特有的形态和表现特征确定,具备部分知识是不能对人场这个整体做出预测。②环境场:由形态确定,且与人场进行整合,每个环境场对于每个人场来说都是特定的。人场和环境场都在不断地、创新地变化,两者没有明确的界限。

2.开放性

人场和环境场之间处于持续的相互作用过程,两者之间有能量流动,没有界限,没有障碍能阻碍能量的流动。

3.形态

形态是一个能量场的突出特征,能量场之间的交换有一定的形态,是以"单波"的形式传播。这些形态不是固定的,而是随情景需要而变化。具体来说,形态通过能量场的行为、品质和特征来表现,不断形成新的形态的动态过程称为塑型,即不断创新的过程,使能量场持续表现出各种新的形态。在护理领域,护士的主要任务是进行健康塑型,即帮助患者在知情的情况下参与治疗和护理,促进统一体向健康的方向发展。

4.全方位性

能量场的交换是一个非线性范畴,不具备空间的或时间的属性,体现了能量场的统一性和无限性。

(三)生命过程的体内动态原则

1.整体性

整体性是指人场和环境场之间的持续的、共有的、同时进行的互动过程。由于人类与其环境的不可分离性,因此在生命过程中的系列变化就是他们互动中出现的持续修正。在两个统一体之间长期进行的相互作用和相互变化中,双方也同时进行着塑造。

2.共振性

共振性是对人场与环境场之间出现的变化性质而言,而人场与环境场的形态变化则是通过波动来传播。人的生命过程可以比作各种不同频率、有节奏的波组成的交响乐,人类对环境的体验是他们在和世界进行结合时的一种共振波。共振性是人场和环境场的特征,其波动形态表现为低频长波至高频短波的持续变化。

3.螺旋性

螺旋性指的是人场与环境场之间所发生变化的方向。此原则是说明人与环境变化的性质和方向是以不断创新和必然性为特征,是沿着时间—空间连续体呈螺旋式纵轴前进的。在人场与环境场之间进行互动时,人与环境的形态差别不断增加。但其节奏不会重复,如人的形态不会重复,而是以更复杂的形式再现。因而在生命过程中出现的系列变化就成为不断进行重新定型、逐渐趋向复杂化的一个单向性现象,并对达到目的有一定必然性的过程。总之,体内动态原则是从整体来看人的一种方法。整体性体现了人场和环境场发生相互作用的可能性;共振性是指它们发生了相互作用;而螺旋性是相互作用的结果和表现形式。

二、系统论在护理实践中的应用

罗杰斯认为,个体与环境不断地互相交换物质、信息和能量,环境是指个体以外的所有因素,两者之间经常交换使双方都具有开放系统的特点。在应用生命过程模式理论对患者进行护理评估时,所收集的资料应体现体内动态原则,主要是了解在不同实践阶段,环境是如何影响人的行为形态。护理评估是对整体的人,而不是对某一部分情况的评估,是对个人的健康与潜在健康问题的评估,而不是对疾病过程的评估。

第二节　自理理论

奥瑞姆(Dorothea.Elizabeth.Orem)是美国著名的护理理论学家之一。她在长期的临床护理、教育和护理管理以及研究中,形成和完善了自理模式(Orem's self-care model)。强调护理的最终目标是恢复和增强人的自护能力,对护理实践有着重要的指导作用。

一、自理理论概述

奥瑞姆的自理模式主要包括自理理论、自理缺陷理论和护理系统理论。

(一)自理理论

每个人都有自理需要,而且因不同的健康状况和生长发育的阶段而不同。自理理论包括自我护理、自理能力、自理的主体、治疗性自理需要和自理需要等五个主要概念。

(1)自我护理是个体为维持自身的结构完整和功能正常,维持正常的生长发育过程,所采取的一系列自发的调节行为。人的自我护理活动是连续的、有意义的。完成自我护理活动需要智慧、经验和他人的指导与帮助。正常成人一般可以进行自我护理活动,但是婴幼儿和那些不能完全自我护理的成人则需要不同程度的帮助。

(2)自理能力是指人进行自我护理活动的能力,也就是从事自我照顾的能力。自理能力是人为了维护和促进健康及身心发展进行自理的能力,是一个趋于成熟或已成熟的人的综合能力。人为了维持其整体功能正常,根据生长发育的特点和健康状况,确定并详细叙述自理需要,进行相应的自理行为,满足其特殊需要,比如人有预防疾病和避免损伤的需要,在患病或受损伤后,有减轻疾病或损伤对身心损害的需要。奥瑞姆认为自理能力包括十个主要方面。①重视和警惕危害因素的能力:关注身心健康,有能力对危害健康的因素引起重视,建立自理的生活方式。②控制和利用体能的能力:人往往有足够的能量进行工作和日常生活,但疾病会不同程度地降低此能力,患病时人会感到乏力,无足够的能量进行肢体活动。③控制体位的能力:当感到不适时,有改变体位或减轻不适的能力。④认识疾病和预防复发的能力:患者知道引发疾病的原因、过程、治疗方法以及预后,有能力采取与疾病康复和预防复发相关的自理行为,如改善或调整原有的生活方式,避免诱发因素、遵医嘱服药等。⑤动机:是指对疾病的态度。若积极对待疾病,患者有避免各种危险因素的意向或对恢复工作回归社会有信心等。⑥对健康问题的判断能力:当身体健康出现问题时,能做出决定,及时就医。⑦学习和运用与疾病治疗和康复相关的知识和技能的能力。⑧与医护人员有效沟通,配合各项治疗和护理的能力。⑨安排自我照顾行为的能力,能解释自理活动的内容和益处,并合理安排自理活动。⑩从个人、家庭和社会各方面,寻求支持和帮助的能力。

(3)自理的主体:是指完成自我护理活动的人。在正常情况下,成人的自理主体是本身,但是儿童、患者或残疾人等的自理主体部分是自己、部分为健康服务者或是健康照顾者如护士等。

（4）治疗性自理需要：指在特定时间内，以有效的方式进行一系列相关行为以满足自理需要，包括一般生长发育的和健康不佳时的自理需要。

（5）自理需要：为了满足自理需要而采取的所有活动，包括一般的自理需要，成长发展的自理需要和健康不佳的自理需要。

一般的自理需求：与生命过程和维持人体结构和功能的整体性相关联的需求：①摄取足够的空气、水和食物。②提供与排泄有关的照料。③维持活动与休息的平衡。④维持孤独及社会交往的平衡。⑤避免对生命和健康有害因素。⑥按正常规律发展。

发展的自理需求：与人的成长发展相关的需求；不同的发展时期有不同的需求；有预防和处理在成长过程中遇到不利情况的需求。

健康不佳时的自理需求：个体在身体结构和功能、行为和日常生活习惯发生变化时出现的自理需求。包括：①及时得到治疗。②发现和照顾疾病造成的影响。③有效地执行诊断、治疗和康复方法。④发现和照顾因医护措施引起的不适和不良反应。⑤接受并适应患病的事实。⑥学习新的生活方式。

（6）基本条件因素：反映个体特征及生活状况的一些因素包括年龄、健康状况、发展水平、社会文化背景、健康照顾系统、家庭、生活方式、环境和资源等。

（二）自理缺陷理论

自理缺陷是奥瑞姆理论的核心，是指人在满足其自理需要方面，在质或量上出现不足。当自理需要小于或等于自理主体的自理能力时，人就能进行自理活动。当自理主体的自理能力小于自理需要时，就会出现自理缺陷。这种现象可以是现存的，也可以是潜在的。自理缺陷包括两种情况：当自理能力无法全部满足治疗性自理需求时，即出现自理缺陷；另一种是照顾者的自理能力无法满足被照顾者的自理需要。自理缺陷是护理工作的重心，护理人员应与患者及其家属进行有效沟通，保持良好的护患关系，以确定如何帮助患者，与其他医疗保健专业人士和社会教育性服务机构配合，形成一个帮助性整体，为患者及其家属提供直接帮助。

（三）护理系统理论

护理系统是在人出现自理缺陷时护理活动的体现，是依据患者的自理需要和自理主体的自理能力制订的。

护理力量是受过专业教育或培训的护士所具有的护理能力。既了解患者的自理需求及自理力量，并做出行动、帮助患者，通过执行或提高患者的自理力量来满足治疗性自理需求。

护理系统也是护士在护理实践中产生的动态的行为系统，奥瑞姆将其分为三个系统：全补偿护理系统、部分补偿系统、辅助教育系统。各护理系统的适用范围、护士和患者在各系统中所承担的职责如下所述。

1.全补偿护理系统

患者没有能力进行自理活动；患者神志和体力上均没有能力；神志清楚，知道自己的自理需求，但体力上不能完成；体力上具备，但存在精神障碍无法对自己的自理需求做出判断和决定，对于这些患者需要护理给予全面的帮助。

2.部分补偿护理系统

这是满足治疗性自理需求,既需要护士提供护理照顾,也需要患者采取自理行动。

3.辅助-教育系统

患者能够完成自理活动,同时也要求其完成;需要学习才能完成自理,没有帮助就不能完成。护士通过对患者提供教育、支持、指导,提高患者的自理能力。

这三个系统类似于我国临床护理中一直沿用至今的分级护理制度,即特级和一级护理、二级护理和三级护理。

奥瑞姆理论的特征:其理论结构比较完善而有新意;相对简单而且易于推广;奥瑞姆的理论与其他已被证实的理论、法律和原则也是一致的;奥瑞姆还强调了护理的艺术性以及护士应具有的素质和技术。

二、自理理论在护理实践中的应用

奥瑞姆的自理理论被广泛应用在护理实践中,她将自理理论与护理程序有机地联系在一起,通过设计好的评估方法和工具评估患者的自理能力及自理缺陷,以帮助患者更好地达到自理。她将护理程序分为以下三步。

(一)评估患者的自理能力和自理需要

在这一步中,护士可以通过收集资料来确定病种存在哪些自理缺陷以及引起自理缺陷的原因,评估患者的自理能力与自理需要,从而确定患者是否需要护理帮助。

1.收集资料

护士收集的资料包括患者的健康状况,患者对自身健康的认识,医师对患者健康的意见,患者的自理能力,患者的自理需要等。

2.分析与判断

在收集自理能力资料的基础上,确定以下问题:①患者的治疗性自理需要是什么。②为满足患者的治疗性自理需求,其在自理方面存在的缺陷有哪些。③如果有缺陷,由什么原因引起的。④患者在完成自理活动时具备的能力有哪些。⑤在未来一段时间内,患者参与自理时具备哪些潜在能力,如何制订护理目标。

(二)设计合适的护理系统

根据患者的自理需要和能力,在完全补偿系统、部分补偿系统和支持-教育系统中选择一个合适的护理系统,并依据患者智力性自理需求的内容制订出详细的护理计划,给患者提供生理和心理支持及适合于个人发展的环境,明确护士和患者的角色功能,以达到促进健康、恢复健康、提高自理能力的目的。

(三)实施护理措施

根据护理计划提供适当的护理措施,帮助和协调患者恢复和提高自理能力,满足患者的自理需求。

第三节 适应理论

卡利斯塔·罗伊(Sister.C.Roy),美国护理理论家,提出适应模式。罗伊对适应模式的研究始于1964年,她分析并创造性地运用了一般系统理论,行为系统模式、适应理论、压力与应激理论、压力与应对模式以及人类基本需要理论的有关理论观点从而构建了罗伊适应模式。

一、适应理论概述

(一)罗伊适应模式的假设

该理论主要源于系统论、整体论、人性论和 Helson 适应理论的哲学观点:人是具有生物、心理和社会属性的有机整体,是一个适应系统。在系统与环境间存在着持续的信息、物质与能量的交换;人与环境间的互动可以引起自身内在或者外部的变化,而人在这变化环境中必须保持完整性,因此每个人都需要适应。

(二)罗伊适应模式的主要概念

1.刺激

来自外界环境或人体内部的可以引起反应的一个信息、物质或能量单位。

(1)主要刺激:指当时面对的需要立即适应的刺激,通常是影响人的一些最大的变化。

(2)相关刺激:所有内在的或外部的对当时情境有影响的刺激,这些刺激是可观察到的、可测量的,或是由本人主动诉说的。

(3)固有刺激:原有的,构成本人特征的刺激,这些刺激与当时的情境有一定关联,但不易观察到及客观测量到。如某患者因在室外高温下工作引起心肌缺氧,出现胸疼。其中主要刺激:心肌缺氧;相关刺激:高温、疼痛感、患者的年龄、体重、血糖水平和冠状动脉的耐受程度等;固有刺激:吸烟史和与其职业有关的刺激。

2.适应水平

人对刺激以正常的努力进行适应性反应的范围。每个人的反应范围都是不同的;受各人应对机制的影响而不断变化。

(三)罗伊的适应模式

罗伊的适应模式是以人是一个整体性适应系统的理论观点为理论构架的。应用应对机制来说明人作为一个适应系统面临刺激时的内在控制过程。适应系统的内在控制过程,也就是应对机制,包括生理调节和心理调节。①生理调节:是遗传的,机体通过神经-化学物质-内分泌途径进行应答。②心理调节:则是后天习得的,机体通过感觉、加工、学习、判断和情感等复杂的过程进行应答。

生理调节和心理调节作用于效应器即生理功能、自我概念、角色功能以及相互依赖,形成四种相应的适应方式。①生理功能:氧合功能、营养、排泄、活动与休息、皮肤完整性、感觉、体液、电解质与酸碱平衡、神经与内分泌功能等。②自我概念:个人在特定时间内对自己的看法与感觉,包括躯体自我与个人自我两部分。③角色功能方面:描述个人在社会中所承担角色的履行情况,分为三级,一级角色与机体的生长发育有关;二级角色来源于一级角色;三级角色由二级角色衍生出来。④相互依赖:陈述个人与其重要关系人及社会支持系统间的相互关系。

罗伊认为护理是一门应用性学科,她通过促进人与环境的互动来增进个体或人群的整体性适应。强调护理的目标是:①促进适应性反应:应用护理程序促进人在生理功能、自我概念、角色功能及相互依赖这四个方面对健康有利的反应。②减少无效性反应:护理活动是以健康为目标,对作用于人的各种刺激加以控制以促进适应反应;扩展个体的适应范围,使个人能耐受较大范围的刺激。罗伊对健康的认识为处于和成为一个完整的和全面的人的状态和过程。人的完整性则表现为有能力达到生存、成长、繁衍、主宰和自我实现;健康也是人的功能处于对刺激的持续适应状态,健康是适应的一种反映。罗伊认为环境是围绕着和作用于人的和群体的发展和行为的所有情况、事实和影响。环境主要是来自人内部和环绕于人周围的一些刺激;环境中包含主要刺激、相关刺激和固有刺激。

二、罗伊适应模式在护理中的应用

罗伊的适应模式是目前各国护理工作者广泛运用的护理学说。它从整体观点出发,着重探讨了人作为一个适应系统面对环境中各种刺激的适应层面与适应过程。为增进有效适应护理应不失时机地对个体的适应问题以及引起问题产生的刺激因素加以判断和干预,从而促进人在生理功能、自我概念、角色功能与社会关系方面的整体性适应,提高健康水平。

适应模式一经提出便博得护理界广为关注和极大兴趣,广泛应用于护理教育、研究和临床护理中。在护理教育中,先后被多个国家用作护理本科课程,高级文凭课程的课程设置理论框架。应用该模式为框架课程设置模式有三个优点:使学生明确护理的目的就是要促进和改善不同健康或疾病状态下的人在生理功能、自我概念、角色功能和相互依赖四个方面的适应能力与适应方法;体现了有别于医学的护理学课程特色,便于分析护理学课程与医学课程的区别与联系;有利于学生验证理论和发展对理论价值的分析和洞悉能力。

在科研方面,适应模式被用于多个护理定性和定量研究的理论框架,例如,患者及其家属对急慢性疾病适应水平及适应方式的描述性研究,吸毒妇女在寻求帮助方面的适应性反应,手术患者家属的需求,丧偶的适应过程研究等。

在临床护理实践中,适应模式在国外已用于多种急、慢性患者的护理,包括哮喘、慢性阻塞性肺部疾病、心肌梗死、肝病、肾病、癌症等,同时此模式也用于指导康复护理,家庭和社区护理。近年来,在我国也有相关的文献报道,应用适应模式对乳腺癌患者进行护理等。

根据适应模式,罗伊将护理的工作方法分为六个步骤:一级评估、二级评估、护理诊断、制订目标、干预和评价。

(一)一级评估

一级评估是指收集与生理功能、自我概念、角色功能和相互依赖四个方面有关的行为,又称为评估。通过一级评估,护士可以确定患者的行为是适应性反应还是无效性反应。

(二)二级评估

二级评估是对影响患者行为的三种刺激因素的评估,具体内容包括以下几点。

1.主要刺激

主要刺激是对当时引起反应的主要原因的评估。

2.相关刺激

相关刺激包括吸烟、药物、饮酒、生理功能、自我概念、角色功能、相互依赖、应对机制及方式、生理及心理压力、社交方式、文化背景及种族、信仰、社会文化经济环境、物理环境、家庭结构及功能等。

3.固有刺激

固有刺激包括遗传、性别、信仰、态度、生长发育的阶段、特性及社会文化方面的其他因素。通过二级评估,可以帮助护士明确引发患者无效性反应的原因。

(三)护理诊断

护理诊断是对个体适应状态的陈述或诊断,护士通过一级和二级评估,可明确患者的无效反应及其原因,进而推断出护理问题或护理诊断。

(四)制订目标

目标是对患者经过护理干预后达到的行为结果的陈述,包括短期目标和长期目标,制订目标时护士应注意一定以患者的行为反应为中心,尽可能与患者及其家属共同制订并尊重患者的选择,且制订可观察、可测量和可达到的目标。

(五)护理干预

干预是护理措施的制订和落实,罗伊认为护理干预可以通过控制或改变各种作用与适应系统的刺激,使其全部作用于个体适应范围内,控制刺激的方式有消除刺激,增强刺激,减弱刺激或改变刺激,干预也可着重于提高个体的应对能力,扩大适应的范围,尽量使全部刺激作用于适应范围以内,以促进适应性反应。

(六)护理评价

在此过程中,护士应将干预后患者的行为改变与目标行为相比较,既定的护理目标是否达到,衡量其中差异,找出未达到的原因,根据评价结果再调整,并进一步计划和采取措施。

第四节　健康系统理论

贝蒂·纽曼(Betty Neuman)1970 年提出了健康系统模式,后经两年的完善于 1972 年在《护理研究》杂志上发表了"纽曼健康系统模式"一文。经过多次修改,于 1988 年再版的《纽曼系统模式在护理教育与实践中的应用》完善地阐述了纽曼的护理观点,并被广泛地应用于临床护理及社区护理实践中。

一、健康系统理论概述

纽曼健康系统模式主要以格式塔特心理学为基础,并应用了贝塔朗菲的系统理论,席尔(Selye)压力与适应理论及凯普兰(Caplan)三级预防理论。主要概念如下。

(一)个体

个体是指个体的人,也可为家庭、群体或社区,是与环境持续互动的开放系统,称为服务对象系统。

1.正常防御线

正常防御线是指每个个体经过一定时间逐渐形成的对外界反应的正常范围,即通常的健康/稳定状态。它是由生理的、心理的、社会文化的、发展的、精神的技能所组成,用来对付应激源的。这条防御线是动态的,与个体随时需要保持稳定有关。一旦压力源入侵正常防线,个体发生压力反应,表现为稳定性减低和产生疾病。

2.抵抗线

抵抗线是防御应激源的一些内部因素,其功能是使个体稳定并恢复到健康状态(正常防御线)。它是保护基本结构,并且当环境中的应激源侵入或破坏正常防御线时,抵抗线被激活,例如:免疫机制,如果抵抗线的作用(反应)是有效的,系统可以重建;但如果抵抗线的作用(反应)是无效的,其结果是能量耗尽,系统灭亡。

3.弹性防御线

为外层的虚线,也是动态的,能在短期内迅速发生变化。当环境施加压力时,它是正常防御线的缓冲剂,而当环境给以支持并有助于成长和发展时,它是正常防御线的过滤器。其功能会因一些变化如失眠、营养不良或其他日常生活变化而降低。

当这个防御线的弹性作用不能再保护个体对抗应激源时,应激源就会破坏正常防御线而导致疾病。当弹性防御线与正常防御线之间的距离增加,表明系统保障程度增强。

以上三种防御机制,既有先天赋予的,又有后天习得的,抵抗效能取决于心理、生理、社会文化、生长发育、精神等五个变量的相互作用。三条防御线的相互关系是弹性防御线保护正常防御线,抵抗线保护基本结构。当个体遇到压力源时,弹性防御线首先激活以防止压力源入侵。若弹性防御线抵抗不消,压力源侵入正常防御线,人体发生反应,出现症状。此时,抵抗线被激活。当抵抗有效,个体又恢复到正常防御线未遭受入侵时的健康状态。

(二)应激源

纽曼将应激源定义为能够产生紧张及潜在地引起系统失衡的刺激。系统需要应对一个或多个刺激。纽曼系统模式中强调的是确定应激源的类型、本质和强度。

1.个体外的

这是发生在个体以外的力量。如失业,是受同事是否接受(社会文化力量)、个人对失业的感受(心理的)以及完成工作的能力(生理的、发展的、心理的)所影响。

2.个体间的

发生在一个或多个个体之间的力量。如夫妻关系,常受不同地区和时代(社会文化)、双方的年龄和发展水平(生理和发展的)和对夫妻的角色感觉和期望(心理的)所影响。

3.个体内的

发生在个体内部的力量。如生气,是一种个体内部力量,其表达方式是受年龄(发展的)、体力(生理的)、同伴们的接受情况(社会文化的)以及既往应对生气的经历(心理的)所影响。

应激源可以对此个体有害,但对另一个体无害。因而仔细评估应激源的数量、强度、相持时间的长度以及对该系统的意义和既往的应对能力等,对护理干预是非常重要的。

(三)反应

纽曼认为保健人员应根据个体对应激源反应情况进行以下不同的干预。

1.初级预防

初级预防是指在只有怀疑有或已确定有应激源而尚未发生反应的情况下就开始进行的干预。初级预防的目的是预防应激源侵入正常防御线或通过减少与应激源相遇的可能性,和增强防御线来降低反应的程度。如减轻空气污染、预防免疫注射等。

2.二级预防

如果反应已发生,干预就从二级预防开始。主要是早期发现病例、早期治疗症状以增强内部抵抗线来减少反应。如进行各种治疗和护理。

3.三级预防

三级预防是指在上述治疗计划后,已出现重建和相当程度的稳定时进行的干预。其目的是通过增强抵抗线维持其适应性以防止复发。如进行患者教育,提供康复条件等。

二、纽曼系统模式在护理中的应用

纽曼系统模式自正式发表以来得到了护理学术界的一致认同,已被广泛用于护理教育、科研和临床护理实践中。

纽曼系统模式的整体观、三级预防概念以及于个人、家庭、群体、社区护理的广泛适应性,为中专、大专、本科、硕士等不同层次护理专业学生的培养提供了有效的概念框架。除了用于课程设置,此系统模式还可作为理论框架设计护理评估、干预措施和评价工具供学生在临床实习使用,且具有可操作性。

在护理科研方面,纽曼系统模式既已用于指导对相关护理现象的定性研究又已作为对不同服务对象预防性干预效果的定量研究理论框架,而此方面报道最多的是应用纽曼系统模式改善面对特定生理、心理、社会、环境性压力源患者的护理效果研究。

在临床护理实践方面,大量文献报道,纽曼系统模式可用于从新生儿到老年处于不同生长发育阶段人的护理。它不仅在精神科使用,也在内外科、重症监护室、急诊、康复病房、老年护理院等使用。纽曼系统模式已被用于对多种患者的护理,如慢性阻塞性肺病、多发性硬化、高血压、肾脏疾病、癌症、急慢性脊髓损伤、矫形整容手术等患者,甚至也用于对艾滋病和一些病情非常危重复杂的患者,如多器官衰竭、心肌梗死患者的护理。

第二章　护理程序

第一节　护理程序概述

一、护理程序的概念与发展史

护理程序即护士在为护理的对象提供护理照顾时所应用的工作程序,是一种系统地解决护理问题的方法。1955年,美国护理学家莉迪亚·海尔(Lydia Hall)首先提出了护理程序一词,她认为护理工作应按照一定的程序进行。之后,约翰逊(Johnson)、奥兰多(Orlando)等专家对护理程序进行了进一步阐述,并提出护理程序的3个步骤。至1967年,护理程序发展为4个步骤,即评估、计划、实施和评价。1973年,北美护理诊断协会成立,许多专家认为护理诊断应作为护理程序的一个独立步骤。由此,护理程序发展为目前的5个步骤,即评估、诊断、计划、实施和评价。

二、护理程序的基本过程及相互关系

护理程序由评估、诊断、计划、实施和评价5个步骤组成,是一个动态的、循环往复的过程,这5个步骤又是相互联系、相互促进和相互影响的。

(一)评估

评估是护理程序的第1步,是采取各种方法和手段收集与护理对象的健康相关的资料,包括护理对象过去和现在的生理、心理、社会等方面的资料,并对资料进行分析和整理。

(二)护理诊断

对通过评估获得的资料进行分类,经过综合分析,确认护理对象存在的问题,即确定护理诊断。

(三)计划

计划即根据护理诊断拟定相应的预期护理目标,制定护理方案,并将其以规范的形式书写出来。

(四)实施

实施是将护理计划落实于具体的护理活动的过程。

(五)评价

评价即根据护理活动后产生的护理效果,对照预期目标进行判断,确定目标达到的程度。

第二节 护理程序的步骤

一、评估

评估是指有组织地、系统地收集资料并对资料的价值进行判断的过程。评估是护理程序的第 1 步,也是护理程序的最基本的一步和非常关键的一步,是做好护理诊断和护理计划的先决条件。收集的资料是否全面、准确将直接影响护理程序的其他步骤。因此,评估是护理程序的基础。

(一)收集资料

1.资料的分类

依照资料来源的主客体关系,护理评估所涉及的资料可分为主观资料和客观资料两类。主观资料是指源于护理对象的主观感觉、经历和思考而得来的资料。如患者主诉“我头晕、头痛”“我感觉不舒服”“我一定得了不治之症”等。客观资料是指通过观察、体格检查或各种辅助检查而获得的资料。如“患者体温 39 ℃,寒战”“患者双下肢可凹性水肿”等。

2.资料的来源

(1)患者本人。

(2)患者的家庭成员或与护理对象关系密切的人,如配偶、子女、朋友、邻居等。

(3)其他健康保健人员:医师、护士、营养师等。

(4)既往的病历、检查记录:通过对既往健康资料的回顾,及时了解护理对象病情动态变化的信息。

(5)文献资料:通过检索有关医学、护理学的各种文献,为基础资料提供可参考的信息。

3.资料的内容

收集的资料不仅涉及护理对象的身体情况,还应包括心理、社会、文化和经济等方面。

(1)一般资料:包括姓名、性别、年龄、民族、职业、婚姻状况、受教育水平、家庭住址和联系人等。

(2)现在健康状况:包括此次发病情况、目前主要不适的主诉及目前的饮食、营养、排泄、睡眠、自理能力、活动等日常生活形态。

(3)既往健康状况:包括既往患病史、创伤史、手术史、过敏史、既往日常生活形态、烟酒嗜好,护理对象为女性时还应包括月经史和婚育史等。

(4)家族史:家庭成员是否有与护理对象类似的疾病或家族遗传病史。

(5)护理对象体检的检查结果。

(6)实验室及其他检查结果。

(7)护理对象的心理状况:包括对疾病的认识和态度、康复的信心、病后精神、行为及情绪的变化、护理对象的人格类型、对应激事件的应对能力等。

(8)社会文化情况:包括护理对象的职业及工作情况、目前享受的医疗保健待遇、经济状况、家庭成员对疾病的态度和对疾病的了解、社会支持系统状况等。

4.收集资料的方法

(1)交谈法:护理评估中的交谈是一种有目的、有计划的交流或谈话。通过交谈,一方面可以获得有关护理对象的资料和信息;另一方面可以促进护患关系的发展,有利于治疗与护理工作的顺利进行,还可以使护理对象获得有关病情、检查、治疗、康复的信息。

(2)观察法:运用感官获得有关信息的方法。通过观察可以获得有关护理对象的生理、心理、社会、文化等多方面的信息。

(3)身体评估:护士通过视、触、叩、听等体格检查技术,对护理对象的生命体征及各个系统进行全面检查,收集有关护理对象身体状况方面的资料。

(4)查阅:通过查阅医疗病历、护理病历、各种实验室及其他辅助检查结果,获取有关护理对象的资料。

(二)整理资料

1.资料的核实

(1)核实主观资料:主观资料常常来源于护理对象的主观感受,因此,难免会出现一定的偏差,如患者自觉发热,而测试体温时却显示正常。核实主观资料不是对护理对象不信任,而是核实主、客观资料相符与否。

(2)澄清含糊的资料:如果在资料的收集整理过程中发现有些资料内容不够完整或不够确切时,应进一步进行搜集和补充。

2.资料分类

(1)按亚伯拉罕·哈罗德·马斯洛(Abraham Harold Maslow,以下简称"马斯洛")的需要层次理论分类。将收集到的各种资料按照马斯洛的 5 个需要层次进行分类,分别对应于生理需要、安全需要、爱与归属需要、尊敬与被尊敬需要和自我实现的需要。

(2)按人类反应形态分类。北美护理诊断协会(NANDA)将所有护理诊断按 9 种形态分类,即交换、沟通、关系、赋予价值、选择、移动、感知、认识、感觉/情感 9 种。收集到的资料可以按此方法进行分类。

(3)按马乔里·戈登(Majory Gordon)的 11 个功能性健康形态分类。马乔里·戈登将人类的功能分为 11 种形态,即健康感知-健康管理形态,营养-代谢形态,排泄形态,活动-运动形态,睡眠-休息形态,认知-感知形态,自我认识-自我概念形态,角色-关系形态,性-生殖形态,应对-应激耐受形态,价值-信念形态。此分类方法通俗易懂,便于临床护士掌握,应用较为广泛。

(三)分析资料

1.找出异常所在

分析资料时应首先将收集到的患者相关资料与健康人体资料进行对照,发现其中的差异,这是进行护理诊断的关键性的前提条件。因此,需要护理人员能熟练运用医学、护理学及人文科学知识,进行综合分析判断。

2.找出相关因素和危险因素

通过对资料的分析比较,护理人员要能够发现异常所在,但这只是对资料的初步分析,更重要的是要对引起异常的原因进行进一步的判断,找出导致异常的相关因素和危险因素,为后期进行护理计划的制订提供依据。

(四)资料的记录

资料的记录格式可以根据资料的不同分类方法和各地区的特点自行设计。但资料的记录应遵循以下几个原则。

(1)资料要客观地反映事实情况,实事求是,不能带有主观判断和结论。

(2)资料的记录要完整,并遵循一定的书写格式。

(3)要正确使用医学术语进行资料的记录。

(4)语言简明扼要,字迹清楚。

二、护理诊断

根据收集到的资料进行护理诊断是护理程序的第 2 步,也是专业性较强、具有护理特色的重要一步。护理诊断一词源于 20 世纪 50 年代,弗吉尼亚·弗赖伊(Virginia Fry)首先在其论著中提出。1973 年,美国护士协会正式将护理诊断纳入护理程序。NANDA 对护理诊断的发展起了重要的推动作用,目前使用的护理诊断定义就是 1990 年 NANDA 提出并通过的定义。

(一)护理诊断的定义

护理诊断是关于个人、家庭、社区对现存的或潜在的健康问题或生命过程的反应的一种临床判断,是护士为达到预期结果选择护理措施的基础,这些预期结果是应由护士负责的。

(二)护理诊断的组成

NANDA 的每个护理诊断均由名称、定义、诊断依据和相关因素 4 部分组成。

1.名称

名称是对护理对象健康状态或疾病的反应的概括性描述,一般可用改变、减少、缺乏、缺陷、不足、过多、增加、功能障碍、受伤、损伤、无效或低效等特定术语来描述健康问题,但不能说明变化的程度。根据护理诊断名称的判断,可将护理诊断分为 3 类。

(1)现存的:对个人、家庭或社区的健康状况或生命过程的反应的描述。如"体温过高""焦虑""疼痛"等。

(2)有……危险的:对一些易感的个人、家庭或社区对健康状况或生命过程可能出现的反应的描述。此类反应目前尚未发生,但如不及时采取有效的护理措施,则可能出现影响健康的问题。因此,要求护士要有预见性,能够预测到可能出现的护理问题。如长期卧床的患者存在"有皮肤完整性受损的危险",移植术后的患者"有感染的危险"等。

(3)健康的:对个人、家庭或社区具有加强健康以达到更高水平健康潜能的描述。健康是生理、心理、社会各方面的完好状态,护理工作的任务之一是促进健康。健康的护理诊断是护士为健康人群提供护理时可以使用的护理诊断,如"执行治疗方案有效"等。

2.定义

定义是对护理诊断的一种清晰、准确的描述,并以此与其他护理诊断相区别。每个护理诊断都有其特征性的定义。如"便秘"是指"个体处于一种正常排便习惯发生改变的状态,其特征为排便次数减少和(或)排出干、硬便"。

3.诊断依据

诊断依据是做出该诊断的临床判断标准。诊断依据常常是患者所应具有的一组症状和体征及有关病史,也可以是危险因素。诊断依据有 3 种:第 1 种称"必要依据",即做出某一护理诊断时必须具备的依据;第 2 种称"主要依据",即做出某一诊断时通常需要存在的依据;第 3 种称"次要依据",即对做出某一诊断有支持作用,但不一定每次做出该诊断时都存在的依据。3 种依据的划分不是随意的,而是通过严谨的科研加以证实的。

4.相关因素

相关因素是指促成护理诊断成立和维持的原因或情境。相关因素包括以下几个方面。

(1)生理方面:与患者的身体或生理有关的因素。

(2)心理方面:与患者的心理状况有关的因素。

(3)治疗方面:与治疗措施有关的因素。

(4)情境方面:涉及环境、有关人员、生活经历、生活习惯、角色等方面的因素。

(5)成长发展方面:与年龄相关的认知、生理、心理、社会、情感的发展状况,比单纯年龄因素所包含的内容更广。

(三)护理诊断的陈述方式

护理诊断的陈述包括 3 个要素,即问题、原因、症状与体征,主要有以下 3 种陈述方式。

1.三部分陈述

具有诊断名称、相关因素和临床表现这 3 个部分,多用于现存的护理诊断。

2.两部分陈述

只有护理诊断名称和相关因素,而无临床表现,多用于"有……危险"的护理诊断。

3.一部分陈述

只有诊断名称,这种陈述方式用于健康的护理诊断。

(四)医疗诊断与护理诊断的区别

1.使用人员不同

医疗诊断是医师使用的名词,用于确定一个具体疾病或病理状态;护理诊断是护士使用的名词,是对个体、家庭或社区的现存的、潜在的健康问题或生命过程反应的一种临床判断。

2.研究重点不同

医疗诊断侧重于对患者的健康状态及疾病的本质做出判断,特别是对疾病做出病因诊断、病理解剖诊断和病理生理诊断。护理诊断侧重于对患者现存的或潜在的健康问题或疾病反应做出判断。

3.诊断数目不同

患者的医疗诊断数目较少,且在疾病发展过程中相对稳定;护理诊断数目常较多,并随患者反应不同而发生变化。

4.解决问题的方法不同

医疗诊断做出后需通过用药、手术等医疗方法解决;而护理诊断是通过护理措施解决健康问题。

5.适用对象不同

医疗诊断只适用于个体情况;而护理诊断既适用于个体,也适用于家庭和社区人群。

(五)护理诊断与合作性问题的区别

对护理诊断,护士需要做出一定的处理以求达到预期的结果,是护士独立采取措施可以解决的问题;而合作性问题是护士需要与其他健康保健人员,尤其是与医师共同合作解决的问题。对于合作性问题,护理的措施较为单一,重点在于监测潜在并发症的发生。

(六)护理诊断的有关注意事项

(1)护理诊断的名称应使用 NANDA 认可的专业护理诊断名称,不允许随意编造。

(2)应用统一的书写格式。如相关因素的陈述,应统一使用"与……有关"的格式。再如,有关"知识缺乏"的护理诊断陈述格式应为"知识缺乏:缺乏……方面的知识"。

(3)陈述护理诊断时,应避免将临床表现误认为是相关因素。如"疼痛。胸痛:与心绞痛有关"的陈述是错误的,正确陈述应为"疼痛。胸痛:与心肌缺血缺氧有关"。

(4)贯彻整体护理观念。护理诊断应涉及患者的生理、心理、社会各个方面。

(5)避免价值判断,如"卫生自理缺陷:与懒惰有关""知识缺乏:与智商低有关"等。

三、护理计划

制订护理计划是护理程序的第 3 步。护理人员对患者进行全面的评估和分析,做出护理诊断后,应根据患者的具体病情制订和书写护理计划。护理计划的制订体现了护理工作的有组织性和科学性。

(一)排列护理诊断的优先次序

当患者有多个护理诊断时,需要对这些护理诊断进行排序,以便统筹安排护理工作。排序时要考虑护理诊断的紧迫性和重要性,把对患者生命和健康威胁最大的问题放在首位,其他的诊断依次排列。在优先顺序上将护理诊断分为以下 3 类。

1.首要问题

首要问题是指会威胁患者生命、需要及时行动解决的问题。

2.中优问题

中优问题是指虽不直接威胁患者生命,但也能造成其身体上的不健康或情绪上变化的问题。

3.次优问题

次优问题是指与患者此次发病关系不大,不属于此次发病的反应的问题。这些问题并非不重要,只是在安排护理工作时可以稍后考虑。

护理诊断的排序,并不意味着只有前一个护理诊断完全解决才进行下一个护理诊断,而是护理人员可以同时解决几个护理问题,只是把重点放在需要优先解决的首要问题上。

(二)制定护理目标

护理目标是指患者在接受护理后,期望其能达到的健康状态,即最理想的护理效果。

1.护理目标的陈述方式

(1)主语:护理对象,是患者,也可以是患者的生理功能或患者机体的一部分。

(2)谓语:行为动词,指患者将要完成的内容。

(3)行为标准:护理对象行为要达到的程度。

(4)条件状语:主语完成某活动时所处的条件状况。

(5)时间状语:护理对象在何时达到目标中陈述的结果。

2.护理目标的种类

(1)长期目标:需要较长的时间才能实现的目标。

(2)短期目标:在较短的时间内(几小时或几天)要达到的目标。

长期目标和短期目标在时间上没有明确的分界,有些诊断可能只有短期目标或长期目标,有些则可能同时具有长期目标和短期目标。

3.制定护理目标时应注意的问题

(1)目标主语一定是患者,也可以是患者相关的生理功能或身体的某一部分,而不是护士。

(2)一个目标中只能出现一个行为动词,否则评价时无法判断目标是否实现。

(3)目标应是可测量的、可评价的,其行为标准应尽量具体。

(4)目标应是护理范畴内的,且可通过护理措施实现的。

(5)目标应具有现实性、可行性,要在患者能力可及的范围内。

(三)制定护理方案

护理方案是帮助护理人员达到预期目标所采取的具体方法。护理方案的制定是建立在护理诊断所陈述的相关因素基础上,结合护理评估所获得的护理对象的具体情况,运用知识和经验做出决策的过程。

1.护理措施的类型

(1)依赖性的护理措施:来自医嘱的护理措施,如遵医嘱给药等。

(2)相互合作的护理措施:护士与其他健康保健人员相互合作采取的行动。如护士与营养师等共同协商患者的营养补充方案,以纠正患者出现的"营养失调:低于机体需要量问题"。

(3)独立的护理措施:不依赖于医师的医嘱,护士能够独立提出和采取的护理措施。如护士通过音乐疗法或放松疗法缓解患者的疼痛问题等。在临床护理工作中,护理人员独立的护理措施很多,除一些常规的独立护理措施外,需要护士勤于思考和创新,用科学的方法探讨更多有效果的独立护理措施。

2.制定护理方案的注意事项

(1)措施必须与目标相一致,即护理措施应是能实现护理目标的具体护理活动。

(2)护理措施应具有可行性,应结合患者、工作人员和医院等的具体情况而制定。

(3)护理方案的制定要以保障患者的安全为前提,要符合伦理道德要求。

(4)护理措施应与其他医务人员的健康服务活动相协调。

(5)护理措施应以科学理论为指导,每项护理措施都应有依据。

(6)护理措施应具体而易于执行。

(四)验证护理计划

在护理计划的制订过程中,尤其是在实施之前,应对计划的具体内容进行不断验证,以确保措施的安全有效,且符合患者的具体情况。护理计划可由制订者自己验证,也可由其他健康保健人员协助验证。只有护理计划经过反复验证,确保护理措施适合患者情况时,才可进入具体实施阶段。

（五）书写护理计划

护理计划制订后应作为一种医疗护理文件执行和保存。因此,护理计划书写应符合医疗护理文件书写的基本要求,以确保其能在医务人员之间相互沟通,促进教学、科研的发展进程,能提供护理质量检查依据,并具有法律效力。

四、实施

实施是护理程序的第 4 步,是执行护理计划中各项措施的过程。实施过程可以解决护理问题,并可以验证护理措施是否切实可行。实施应发生于护理计划之后,包括实施前准备、实施和实施后记录 3 个部分。

（一）实施前准备

护士在实施之前要考虑与实施有关的以下几个问题。

1.做什么

在实施前应全面回顾制订好的护理计划,并且需对护理计划的内容进行进一步的整理和组织,使之得到统筹兼顾和有秩序地进行。

2.谁去做

确定哪些护理措施应由护士自己做,哪些应由辅助护士做,哪些需要指导患者或其家属参与完成,哪些需与其他健康保健人员共同完成等。

3.怎么做

实施时应采用何种技术或技巧,如何按护理计划实施等。还应考虑到实施过程可能出现的问题及解决方法。

4.何时做

根据患者的具体情况和健康状态选择最佳的执行护理措施的时间。

（二）实施

护理实施阶段是护士综合运用专业理论知识、操作技术、病情观察能力、语言表达能力、沟通技巧、协调管理能力及应变能力等执行护理计划的过程。这一阶段不仅可以解决患者的护理问题,也同时培养和提高了护士的综合素质和能力。在实施的同时,护士对患者的病情及对疾病的反应进行评估,并对护理照顾的效果进行评价,因此,实施阶段还是评估和评价的过程。

（三）实施后记录

实施护理计划后,护士应对执行护理计划的过程及过程中遇到的问题进行记录。其意义在于:可以作为护理工作的阶段性的总结,利于其他医护人员了解实施护理计划的全过程,为今后的护理工作提供经验性资料,并且可以作为护理质量评价的内容。

五、评价

评价是指将患者的健康状态与护理计划中制定的目标进行比较并做出判断的过程,即对护理效果的鉴定。评价是护理程序的最后一步,但并不意味着护理程序的结束,应通过发现新问题,做出新的护理诊断和计划,或对既往的方案进行修改、补充等,使护理程序可以循环往复地进行下去。

(一)护理评价内容

(1)护理全过程的评价:包括收集资料、护理诊断、护理目标和护理措施等的评价。

(2)护理效果评价:评价患者目前的健康状况是否达到预期的目标。

(二)护理评价的步骤

1.制定评价标准

护理计划中制定的护理目标常常作为评价护理效果的标准。

2.收集资料

收集有关患者目前健康状态的主观与客观资料。

3.评价目标是否实现

目标的实现程度可有3种情况:①目标完全实现。②目标部分实现。③目标未实现。

4.分析原因

针对目标部分实现或未实现情况可以从以下方面进行分析。

(1)护理评估阶段收集的资料是否全面、确切。

(2)护理诊断是否正确。

(3)护理目标是否可行。

(4)护理措施是否得当。

(5)患者是否配合。

(6)是否出现了新的护理问题。

5.重审护理计划

根据护理评价后及时发现的问题,对护理计划进行调整,具体包括以下几点。

(1)停止:对已达到预期目标的护理诊断,说明其护理问题已经得到解决,应及时将护理诊断停止,同时其相应的护理措施亦应停止。

(2)修订:通过护理计划的实施,护理目标部分实现或未实现时,应查找原因,然后对护理计划进行合理的修改。

(3)删除:对根本不存在或判断错误的护理诊断应尽快删除。

(4)增加:对未发现或新近出现的护理问题应及时加以补充。

第三节　护理病历的书写

在运用护理程序护理患者的过程中,要有系统、完整、能反映护理全过程和护理效果的记录,包括有关患者的资料、护理诊断、护理目标、护理计划及效果评价的记录,这些记录构成护理病历。其书写应按照医疗护理文件的书写要求进行。包括记录内容详细完整、突出重点、主次分明、符合逻辑、文字清晰及正确应用医学术语等。

一、护理评估单

护理评估单是护理人员对护理对象进行评估后,将收集的资料进行整理、概括而形成的规范化的医疗护理文件。护理评估单应将评估资料系统完整地记录出来,据此提出护理诊断。

(一)护理评估单的种类

1.入院护理评估单

护理人员对于新入院的患者进行的护理评估记录。

2.住院护理评估表

患者住院后根据患者的情况随时进行护理评估的记录。

(二)入院护理评估单的主要内容

目前,国内常用的护理评估单主要是以人的需求理论为框架设计的评估表,其内容如下。

(1)患者的一般情况。

(2)简要病史。

(3)心理状态与社会支持系统情况。

(4)护理体检。

(5)主要的护理诊断/问题。

(三)护理评估单的记录方式

(1)将护理评估内容按照一定的顺序直接书写记录。

(2)在标准的护理评估单上进行选项,并在个性化资料栏内进行特殊资料的记录。

(四)在记录中的注意事项

(1)反映要客观,不可存在任何主观偏见。

(2)从患者及其家属处取得的主观资料要用引号标明。

(3)避免难以确定的用词,如"尚可""稍差""尚好"等字眼。

(4)除必须了解的共性项目外,还应根据护理对象的情况进一步收集资料,以求收集个性化的护理评估资料。

二、护理诊断/问题项目单

护理诊断/问题项目单用于对患者评估后,将确定的护理诊断按优先次序排序于该表上(表2-1),便于护理人员清晰掌握及随时增加新出现的或删除已不存在的护理诊断。

表 2-1　护理诊断/问题项目单

姓名:　　　　病室:　　　　床号:　　　　住院号:

开始日期	时间	序号	护理诊断/问题	签名	停止日期	时间	签名

三、护理计划单

护理计划的书写,目前尚无统一的格式要求,但一般的护理计划都包括护理诊断、护理目标、护理措施和护理评价4项(表2-2),有的医院还有诊断依据和护理措施依据等。目前临床上有3种护理计划的书写方法。

表 2-2 护理计划单

姓名：　　　　　病室：　　　　　床号：　　　　　住院号：

日期	护理诊断	护理目标	护理措施	评价

（1）将护理诊断、目标、措施、评价等直接书写在预制的空白表格内。此种方法的优点是可以充分结合患者的个体化特点制定完全适合的护理方案；其缺点是护士需花费较多时间进行书写，且对于专业知识和经验不足的护士来说不易掌握。

（2）标准化护理计划：事先根据护理对象的共同护理需要制订好标准化护理计划，并印制成护理计划表格，结合具体患者的实际情况在表格内对护理诊断、目标、措施等进行选择和补充。其优点是减少了书写护理病历的时间，有利于集中更多时间做好患者的临床护理；缺点是常忽视患者的个体性。

（3）计算机化护理计划：计算机化护理计划是将标准化护理计划存入计算机存储器中，护士在计算机终端可以根据护理评估结果自动进行护理诊断，并可结合患者的具体情况，随时调阅和选择标准化护理计划中的可选项目，制订符合患者实际情况的个体化护理计划。其优点是高效、准确、方便、经济、快捷和页面整洁，并易于修改和补充；缺点是需要投入计算机资源，在一些地区暂时还不能广泛推广应用。

四、护理健康教育计划与出院指导

(一)健康教育计划内容

（1）疾病的诱发因素、发生与发展过程。

（2）可采取的治疗护理方案。

（3）有关检查的目的与注意事项。

（4）饮食与活动的注意事项。

（5）疾病的预防与康复措施。

(二)出院指导

出院指导的内容主要为患者出院后活动、饮食、服药、其他治疗、自我保健、护理、复诊时间等提供帮助。

第三章　清洁护理

第一节　口腔护理

口腔是病原微生物侵入人体的主要途径之一。健康人类口腔中有大量的细菌存在,其中有些是致病菌。当人体抵抗力降低,饮水、进食量少,咀嚼及舌的活动减少,唾液分泌不足,自洁作用受影响时,细菌可乘机在温湿度适宜的口腔中迅速繁殖,引起口臭、口腔炎症、溃疡、腮腺炎、中耳炎等疾病,甚至通过血液、淋巴,导致其他脏器感染;长期使用抗生素的患者,因菌群失调可诱发口腔内真菌感染。口腔护理是保持口腔清洁、预防疾病的重要措施之一,所以,护理人员应正确地评估和判断患者的口腔卫生状况,及时给予相应的护理措施和必要的卫生指导。

一、评估

详细了解患者的口腔状况及卫生习惯,以便准确判断患者现存的或潜在的口腔健康问题,为制订护理计划、采取恰当护理措施提供可靠依据,从而减少口腔疾病的发生。

(一)口腔状况

健康者口唇红润,口腔黏膜光洁、完整、呈淡红色,舌苔薄白,牙齿、牙龈无疼痛,口腔无异味。评估患者时,要观察其口唇、口腔黏膜、牙龈、舌、软腭的色泽、湿润度与完整性,有无干裂、出血、溃疡、疱疹及肿胀,有无舌面积垢;牙齿是否齐全,有无义齿、龋齿、牙垢;有无异常口腔气味等。

(二)自理能力

了解患者口腔清洁的自理能力,有无意识障碍,有无躯体移动障碍或肢体活动障碍,有无吞咽障碍。

(三)口腔卫生保健知识

了解患者对保持口腔卫生、预防口腔疾病相关知识的掌握程度。主要包括:有无良好的刷牙习惯,刷牙方法是否正确,是否能选择合适的口腔清洁用具,是否能正确地护理义齿等。

(四)义齿佩戴情况

观察义齿是否合适。取下义齿,观察义齿内套有无结石、牙斑或食物残渣等,并检查义齿表面有无裂痕和破损。

二、口腔保健与健康教育

口腔保健与健康教育旨在帮助患者掌握口腔保健知识,养成良好的口腔卫生清洁习惯,预防口腔疾病。

(一)口腔卫生习惯

养成每日晨起、晚上临睡前刷牙,餐后漱口的习惯;睡前不应进食对牙齿有刺激性或腐蚀性的食物;减少食物中糖类及碳水化合物的含量。

(二)口腔清洁方法

1.牙刷洁牙法

(1)刷牙工具选择:宜选用大小合适、刷毛软硬适中、表面光滑的牙刷。牙刷刷毛软化、散开、弯曲时清洁效果不佳,且易致牙龈损伤,故应及时更换牙刷,最好每月更换一次。牙膏应不具腐蚀性,且不宜常用一种,应轮换使用。

(2)刷牙方法:将牙刷的毛面轻轻放于牙齿及牙龈沟上,刷毛与牙齿呈45°角,快速环形来回震颤刷洗;每次只刷2~3颗牙,刷完一处再刷邻近部位。前排牙齿的内面可用牙刷毛面的前端震颤刷洗;刷咬合面时,刷毛与牙齿平行来回震颤刷洗(图3-1)。

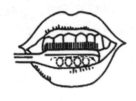 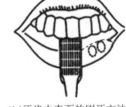

（a）牙齿外表面的刷牙方法　　（b）牙齿内表面的刷牙方法

图 3-1　刷牙方法

2.牙线剔牙法

牙线多用丝线、尼龙线、涤纶线等制成。取牙线40 cm,两端绕于两手中指,指间留14~17 cm牙线,两手拇指、示指配合动作控制牙线,用拉锯式方法轻轻将牙线越过相邻牙接触点,将线压入牙缝,然后用力将线弹出,每个牙缝数次即可(图3-2),每日剔牙两次,餐后更好。

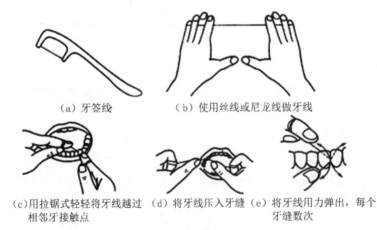

（a）牙签线　　　　（b）使用丝线或尼龙线做牙线

（c）用拉锯式轻将牙线越过　（d）将牙线压入牙缝　（e）将牙线用力弹出,每个
　相邻牙接触点　　　　　　　　　　　　　　　　　　牙缝数次

图 3-2　牙线剔牙法

3.义齿的护理

义齿俗称"假牙"。佩戴义齿可增进咀嚼功能、利于发音并保持良好面部形象,但长时间佩戴义齿则可能对软组织与骨质产生压力,且义齿易于积聚食物碎屑,不利于口腔卫生。对佩戴义齿者应告知以下几点。

(1)义齿在初戴1~2周若有疼痛,应去医院复查。如遇义齿松动、脱落、破裂、折断,但未变形时,应将损坏的部件保存好。全口义齿应每隔 3～6 个月去医院检查一次。

（2）义齿的承受力有限,佩戴者最好不要吃带硬壳的东西;糯米、软糖之类的食品要少吃,以防止其将义齿粘住,使之脱离牙床。

（3）义齿应白天佩戴,晚间取下,并定时清洗。佩戴和取下义齿前后应洗净双手;取时先取上腭部分,再取下腭义齿;取下后用牙刷刷洗义齿的各面,再用冷水冲洗干净,然后漱口后戴上。暂时不用的义齿可泡于盛有冷开水的杯中并加盖,每日换水一次。不可将义齿泡在热水或乙醇内,以免义齿变色、变形和老化。

（4）患者昏迷期间不宜佩戴义齿。应由护士协助取下,刷洗干净后浸泡在冷开水中保存。

三、口腔护理技术

根据患者情况,临床上对禁食、昏迷、高热、鼻饲、大手术后及患口腔疾病等患者常采用特殊口腔护理。一般每日进行口腔护理 2～3 次。

(一)目的

（1）保持口腔清洁、湿润,预防口腔感染等并发症,以保证口腔正常功能。

（2）去除牙垢和口臭,增进食欲,保证患者舒适。

（3）观察口腔黏膜、舌苔和特殊口腔气味,提供患者病情变化的动态信息,以协助诊断。

(二)评估

1.患者的身心状态

患者的病情、意识和自理能力,能否配合操作,有无经接触传播疾病,有无口腔健康问题,有无活动性义齿,口腔卫生习惯与保健知识掌握程度。

2.环境

温度是否适宜,场地是否宽敞,光线是否充足。

3.护士

护士手部皮肤黏膜的完整性。

4.用物

用物是否齐全适用,漱口液是否符合病情需要。常用漱口溶液及其作用见表 3-1。

表 3-1　常用漱口溶液及其作用

名称	作用
0.9 ％氯化钠注射液	清洁口腔,预防感染
0.02 ％呋喃西林溶液	清洁口腔,广谱抗菌
1 ％～3 ％过氧化氢溶液	抗菌除臭,用于口腔有溃烂、出血者
1 ％～4 ％碳酸氢钠溶液	改变细菌生长环境,用于真菌感染
2 ％～3 ％硼酸溶液	酸性防腐剂,抑制细菌生长
0.1 ％醋酸溶液	用于铜绿假单胞菌感染
0.08 ％甲硝唑溶液	用于厌氧菌感染
复方硼砂溶液(朵贝尔溶液)	除臭、抑菌

(三)计划

1.患者准备

使患者理解口腔护理的目的、方法及注意事项,口唇干裂的清醒患者应预先用饮水管吸温开水含漱,以湿润口唇,避免张口时出血。

2.环境准备

环境宽敞、明亮,移去障碍物以便于操作。

3.用物准备

(1)治疗盘内铺无菌治疗巾,内备治疗碗 2 个(内盛含有漱口溶液的棉球若干个、弯血管钳 1 把、镊子 1 把)、压舌板、治疗巾、纱布(一次性口腔护理包内有以上物品,漱口溶液临时倒取)、弯盘、漱口杯、吸水管、棉签、手电筒,必要时备张口器。

(2)根据病情准备相应的漱口液。

(3)按需备外用药。常用的有液状石蜡、锡类散、冰硼散、新霉素、西瓜霜等。

(4)必要时备手套。

4.护士准备

衣帽整洁,洗手,戴口罩。

(四)实施

特殊患者口腔护理步骤见表 3-2。

表 3-2　特殊患者口腔护理

流程	步骤详解	要点与注意事项
1.至床旁		
(1)核对	备齐用物,携至床旁放妥,核对	◇昏迷患者必须核对腕带
(2)解释	向患者及其家属解释操作目的、配合方法及注意事项。与清醒患者约定操作不适时,示意停止操作的手势	◇取得患者的信任、理解与配合
(3)安置体位	协助患者侧卧或将头偏向一侧,面向护士	◇避免误吸多余水分,且便于操作
(4)观察	①患者颌下铺治疗巾,弯盘置于口角旁(图 3-3)	◇保护枕头、床单、患者衣服不被沾湿
	②湿润患者口唇,嘱患者张口,一手持手电筒,一手用压舌板轻轻撑开颊部,观察口腔情况	◇昏迷、牙关紧闭者用开口器张口,放置时应从白齿处放入
(5)取义齿	有活动义齿者,协助取下义齿浸泡于冷水杯内	◇取义齿前应戴手套
2.操作		
(1)助漱口	①酌情戴手套	◇患者有接触传播疾病,或操作者手上有伤口时,操作前应戴手套
	②协助患者用吸水管吸漱口液漱口	◇昏迷患者禁用漱口液漱口,以防患者将溶液吸入呼吸道内
(2)依序擦洗	①嘱患者咬合上下齿,用压舌板撑开一侧颊部,用弯血管钳夹取含漱口液的棉球,纵向擦洗牙齿外侧,从磨牙至门齿(图 3-4)	◇棉球不宜过湿,以不滴水为宜 ◇一次只能夹取一个棉球,且要夹紧 ◇擦洗顺序为先上后下,由里到外,一个棉球只擦一遍

续表

流程	步骤详解	要点与注意事项
	②同法擦洗对侧	◇擦洗时动作宜轻,避免钳尖触及牙龈或口腔黏膜,对凝血功能差者尤应注意
	③嘱患者张口,依次擦洗一侧牙齿的上内侧面、上咬合面、下内侧面、下咬合面,再弧形擦洗颊部	
	④同法擦洗对侧	◇勿触及咽部、软腭,以免引起恶心
	⑤弧形擦洗硬腭	
	⑥由内向外擦洗舌面、舌下襞周围,弧形擦洗硬腭	
(3)漱口	①擦洗完毕后协助患者漱口,然后用纸巾擦去口角处水渍	◇昏迷患者禁漱口
	②必要时协助患者佩戴义齿	
(4)观察上药	再次观察口腔情况,检查口腔是否清洁,酌情使用外用药	◇可用冰硼散、锡类散、西瓜霜等涂在溃疡处;口唇干裂可涂液状石蜡
3.操作后整理	①撤去治疗巾,协助患者取舒适卧位,整理床单位	◇保持患者舒适,病房整洁、美观
	②清理用物,洗手,记录	

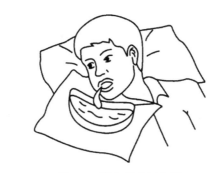

图 3-3　弯盘置于口角旁

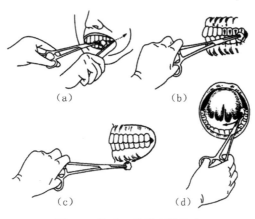

(a)　　　　　　　　(b)

(c)　　　　　　　　(d)

图 3-4　特殊口腔护理擦洗法

（五）评价

（1）护患沟通良好，患者获得口腔保健与护理的知识，主动配合操作。

（2）操作安全、顺利，患者口腔清洁，感觉舒适无异味，未发生误吸、窒息。

（3）护士操作规范，动作快捷轻柔，未损伤患者口腔黏膜及牙龈。

（4）护士观察仔细，判断正确，及时获得患者病情变化的动态信息。

（六）健康教育

（1）向患者介绍口腔护理的目的、配合方法及注意事项，嘱患者保持口腔清洁卫生，避免感染。

（2）若有不适及时告诉护士，切勿自行用药或用力摩擦。

（3）长期使用抗生素或激素类药物者，应注意观察口腔是否有真菌感染。

（七）其他注意事项

（1）昏迷患者口腔护理前后须清点棉球数量，以免棉球遗落口腔内引起误吸、窒息。

（2）按消毒隔离原则处置传染病患者的用物。

第二节　头发护理

保持头发的清洁、整齐是人们日常清洁卫生的一项重要内容。头面部是人体皮脂腺分布最多的部位。皮脂、汗液伴灰尘形成的污垢常黏附于毛发和头皮上，散发难闻气味，还可诱发脱发和其他头皮疾病。经常梳理和清洁头发，可以及时清除头皮屑及污垢，保持良好的外观，维护良好的个人形象，保持愉悦舒适的心情。同时，经常梳理和按摩头皮还能促进头部血液循环，增进上皮细胞的营养，促进头发生长，预防感染。因此，当患者生活自理能力下降时，护士应帮助或协助其进行头发护理。

一、头发和头皮评估

详细了解患者的头发和头皮的卫生状况，以便准确判断患者现存的或潜在的头部皮肤健康问题，为制订护理计划，采取恰当护理措施提供可靠依据，从而减少头皮疾病的发生。

健康的头发有光泽、浓密适度、分布均匀、清洁无头屑。评估时注意观察毛发的分布、颜色、密度、长度、脆性与韧性、干湿度、卫生情况等，注意毛发有无光泽，发质是否粗糙，尾端有无分叉，头发有无虱、虮；头皮是否清洁，有无瘙痒、抓痕、擦伤等情况。

二、头发护理技术

（一）床上梳发

长期卧床的患者，由于病重不能自行梳理头发，应帮助患者梳理头发以增进患者的舒适感。

1.目的

（1）去除脱落的头发和头皮屑，保持头发清洁整齐，感觉舒适。

（2）刺激头皮，促进头部血液循环，促进头发的生长和代谢，增强抵抗力。

（3）维持患者良好的外观，增强患者的自信心，维护其自尊。

(4)建立良好的护患关系。

2.方法

(1)核对解释:备齐用物,携至床旁放妥,向患者及其家属解释操作目的、配合方法及注意事项。

(2)铺治疗巾:可坐起患者协助其坐起,铺治疗巾于肩上,卧床者铺治疗巾于枕头上,协助患者将头转向一侧。

(3)梳发:将头发从中间梳向两边。一手握住一股头发,一手持梳,从上至下,由发根梳至发梢(图 3-5)。若头发打结,可将头发缠绕于指上,由发梢开始梳理,逐渐向上梳至发根;或用30 ％乙醇湿润打结处,再小心梳顺,同法梳理对侧。

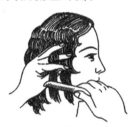

图 3-5　梳发

(4)束发:根据患者喜好,将长发编辫或扎成束。

(5)整理:将脱落头发缠绕成团置于纸袋中,撤下治疗巾,协助患者取舒适卧位,整理床单位,清理用物,洗手,记录。

3.注意事项

(1)梳头时应尽量使用圆钝齿的梳子,以防损伤头皮,不可强行梳理,避免患者疼痛或脱发。

(2)发辫不可扎得过紧,以免产生疼痛。

(二)床上洗发

对于自理能力不足而不能自行洗发的患者,帮助其洗发能增进其舒适感,促进患者健康。根据患者的卫生习惯和头发的卫生状况决定洗发次数。

1.目的

(1)去除头皮屑和污垢,保持头发清洁整齐,维持患者良好的外观,并使其感觉舒适,促进其身心健康。

(2)刺激并按摩头皮,促进头部血液循环,促进头发的生长和代谢,增强抵抗力。

(3)为建立良好的护患关系搭建桥梁。

2.评估

(1)患者的病情及头发卫生状况:患者的头发清洁度,有无头虱或虮卵;患者的病情对洗发护理是否有特殊要求,患者的意识状态和自理程度能否配合操作,是否需要排大小便。

(2)环境:温度是否适宜,光线是否充足。

(3)用物:患者自己有无面盆、毛巾、浴巾、梳子、洗发水等用物。

3.计划

(1)患者准备:排空大小便,取舒适的体位,理解床上洗发的目的、方法及注意事项,主动配合操作。

(2)环境准备:环境宽敞、明亮,调节室温,关好门窗,移去障碍物以便于操作,冬季关门窗,调节室温至22～26 ℃,必要时使用屏风。

(3)用物准备(以马蹄形垫法洗发为例):①小橡胶单、眼罩或纱布、安全别针、棉球2只、弯盘、纸袋和电吹风等。橡胶马蹄形垫或浴毯卷扎马蹄形垫、水壶内盛40～45 ℃热水、盛水桶。②若患者自备相关物品,如梳子、洗发液、毛巾、大毛巾、小镜子、发夹或橡皮筋和护肤霜等,应尊重患者的选择。

(4)护士准备:熟悉护发的相关知识和床上洗发的操作技术,衣帽整洁,仪表端庄,态度和蔼,洗手,戴口罩。

4.实施

床上洗发步骤见表3-3。

表3-3　床上洗发

流程	步骤详解	要点与注意事项
1.床旁准备		
(1)核对解释	备齐用物,携至床旁放妥,核对,向患者及其家属解释操作目的、配合方法及注意事项	◇确认患者无误;取得患者的信任、理解与配合
(2)安置体位	移开床旁桌、椅,协助患者取斜角仰卧,双腿屈膝	
(3)围毛巾	松开患者衣领,向内反折,将毛巾围于颈部,用安全别针或胶布固定	◇冬季注意保暖,防止患者受凉保护患者衣服不被沾湿
(4)垫巾移枕	垫小橡胶单及浴巾于枕上,移枕于肩下	◇保护床单枕头及盖被不被沾湿
(5)垫马蹄形垫	置马蹄形垫于枕头上方床沿,将患者的头置于马蹄形垫内	
(6)保护眼耳	用棉球塞两耳,眼罩或纱布遮盖双眼	◇操作中防止水流入眼部和耳内
2.洗发		
(1)湿发	松开头发,梳顺,试水温后用热水充分湿润头发	◇清醒患者可请其确定水温是否合适
(2)洁发	倒洗发液于手掌,均匀涂遍头发,由发际向头顶揉搓头发和按摩头皮	◇按摩能促进头部血液循环;揉搓力度要适中,用指腹按摩,不用指尖搔抓
(3)冲净	用热水冲洗头发,至洗净为止(图3-6)	◇头发上若残留洗发液,会刺激头皮和头发
3.撤用物	①解下颈部毛巾包住头发,一手托住头部,一手撤去马蹄形垫 ②将枕头、橡胶单、浴巾一并从肩下移至床头正中,协助患者卧于床正中及枕上 ③除去眼罩及耳内棉花,酌情协助洗脸,酌情使用护肤霜	◇若颈部毛巾潮湿,应另换干燥毛巾
4.干发	①解下包发毛巾,初步擦干 ②用浴巾揉搓头发,再用梳子梳理,用电吹风吹干,梳理成型	◇及时擦干,避免着凉

续表

流程	步骤详解	要点与注意事项
5.操作后整理	①撤去用物并整理	◇确保患者舒适整洁
	②协助患者取舒适体位,整理床单位	
	③将脱落的头发缠绕成团置纸袋中,投入垃圾桶	
	④洗手,记录	

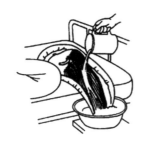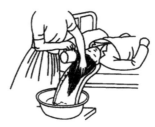

图 3-6 马蹄形垫洗发法

5.评价

(1)护患沟通良好,患者主动配合。

(2)护士操作规范,动作轻柔、安全、顺利,衣服、床单位未被沾湿,水未流入眼部和耳内。

(3)患者自觉舒适,无受凉、头皮牵扯疼痛或其他异常情况。

6.健康教育

(1)向患者介绍床上洗发的目的、配合方法及注意事项。

(2)告诉患者操作中若有胸闷、气促和畏寒等不适应及时告诉护士。

(3)家庭陪床时,可指导家属掌握为卧床患者洗发的知识和技能。

7.其他注意事项

(1)洗发过程中应密切观察患者病情变化,如有异常应立即停止操作。

(2)护士在操作过程中,应运用人体力学原理,注意节时省力。

(3)洗发时间不宜过久,防止头部充血,引起不适。

(4)病情危重和极度虚弱的患者不宜洗发。

(三)灭头虱法

虱由接触传染,寄生于人体,可致局部皮肤瘙痒,抓伤皮肤可致感染,还可传播疾病,如流行性斑疹伤寒、回归热。发现患者有虱,应立即灭虱,以使患者舒适,预防患者之间相互传染,预防疾病传播。

1.灭头虱常用药液

(1)30 % 含酸百部酊剂:取百部 30 g 放入瓶中,加 50 % 乙醇 100 mL(或 65° 白酒 100 mL),再加入纯乙酸1 mL,盖严,48 小时后即制得此药。

(2)30 % 百部含酸煎剂:取百部 30 g,加水 500 mL 煮 30 分钟,以双层纱布过滤,将药液挤出。将药渣再次加水 500 mL 煮 30 分钟,再以双层纱布过滤挤出药液。将两次煎得的药液合并浓缩至100 mL,冷却后加入纯乙酸 1 mL 或食醋 30 mL,即制得 30 % 百部含酸煎剂。

（3）白翎灭虱香波：市场有售，其成分是 1 ‰二氯苯醚菊酯，可用于灭虱。使用时，将香波涂遍头发，反复揉搓 10 分钟，用清水洗净即可。3 天后，按同法再次清洗一次，直至头虱清除干净为止。

2.灭头虱的方法

（1）护士洗手穿隔离衣，戴口罩，备齐用物，携至床旁放妥。

（2）向患者及其家属解释口腔护理的目的、操作配合方法及注意事项，取得合作。协助患者取舒适的体位。

（3）戴手套，按洗发法将患者头发分成若干股，用纱布蘸药液，按顺序擦遍头发，并用手反复揉搓 10 分钟以上，使之浸透全部头发。再给患者戴上帽子包住所有头发，以避免药液挥发，保证药效。24 小时后，取下帽子，用篦子篦去死虱和虮，并洗净头发。

（4）灭虱毕，脱下手套，更换患者的衣裤被服，将污衣物装入布口袋内。

（5）脱去隔离衣，装入布口袋，扎好袋口。

（6）整理床单位，协助患者取舒适卧位，清理用物。

3.注意事项

（1）必要时，灭虱前动员患者剪短头发以便于彻底灭虱。剪下的头发装入纸袋内焚烧。

（2）防止药液沾污患者面部及眼部。

（3）注意观察患者的用药反应，如发现仍有活虱，须重复用药。

第三节　皮肤护理

皮肤与其附属物构成皮肤系统。皮肤是人体最大的器官，由表皮、真皮和皮下组织三层组成；皮肤的附属物包括毛发、汗腺、皮脂腺等。皮肤具有保护机体、调节体温、吸收、分泌、排泄及感觉等功能。完整的皮肤具有天然的屏障作用，可避免微生物入侵。皮肤的新陈代谢迅速，其代谢产物如皮脂、汗液及表皮碎屑等，能与外界细菌及尘埃结合形成污垢，黏附于皮肤表面，如不及时清除，可刺激皮肤，造成皮肤瘙痒，降低皮肤的抵抗力，以致破坏其屏障作用，成为微生物入侵的门户，造成各种感染和并发症。

健康的皮肤护理可满足患者身体清洁的需要，促进生理和心理的舒适，增进健康。因此，对于卧床患者或自理能力缺陷的患者，护士应帮助其进行皮肤护理。

一、评估

一个人的皮肤状况可反映其健康状况，皮肤的各种变化可反映机体的变化，为诊断和护理提供依据。护士评估患者的皮肤时应仔细检查，同时还应注意体位、环境等因素对评估准确性的影响。

（一）皮肤的颜色和温湿度

评估皮肤的颜色和温湿度，可以了解皮肤的血液循环情况和患者有无疾病，并为疾病的诊断提供依据，如皮肤苍白、湿冷，提示患者有休克的可能。

（二）皮肤的感觉和弹性

通过触摸可评估患者皮肤的感觉功能和弹性，当皮肤对温度、触摸等存在感觉障碍，提示皮肤具有广泛或局限性损伤。

(三)皮肤的完整性和清洁度

主要检查皮肤有无损伤,损伤的部位和范围;皮肤的清洁度可以通过皮肤的气味、皮肤的污垢油脂等情况来进行评估。

二、皮肤护理技术

(一)淋浴和盆浴

淋浴和盆浴适用于全身情况良好,可以自行完成沐浴过程的患者,护士可根据患者的自理能力提供适当帮助。

1.目的

(1)去除皮肤污垢,保持皮肤清洁,使患者感觉舒适,促进健康。

(2)促进皮肤的血液循环,增强皮肤的排泄功能和对外界刺激的敏感性,预防皮肤感染和压疮等并发症的发生。

(3)促进患者肌肉放松,增加活动,满足其身心需要。

(4)为护士提供观察患者并建立良好护患关系的机会。

2.方法

(1)向患者及其家属解释沐浴的目的,取得合作。

(2)关闭浴室门窗,调节室温在 22~26 ℃,水温在 40~45 ℃。

(3)备齐用物,携带用物送患者进浴室,向患者交代有关事项。例如:调节水温的方法,呼叫铃的应用;不宜用湿手接触电源开关;浴室不宜闩门,以便发生意外时护士可以及时入内;用物放于易取之处。

(4)将"正在使用"的标志牌挂于浴室门上。

(5)注意患者入浴时间,如时间过久应予询问,以防发生意外;当呼叫铃响时,护士应询问或敲门后再进入浴室,协助患者解决相关问题。

3.注意事项

(1)进餐 1 小时后方能沐浴,以免影响消化。

(2)水不宜太热,室温不宜太高,时间不宜过长,以免发生晕厥或烫伤等意外。若遇患者发生晕厥,应立即抬出,使其平卧、保暖,并配合医师共同处理。

(3)妊娠 7 个月以上的孕妇禁用盆浴。创伤、衰弱、患心脏病需要卧床休息的患者,均不宜淋浴或盆浴。传染病患者的淋浴,根据病种按隔离原则进行沐浴。

(二)床上擦浴

床上擦浴适用于病情较重、长期卧床、活动受限和生活不能自理的患者。

1.目的

(1)去除皮肤污垢,保持皮肤清洁,使患者感觉舒适,促进健康。

(2)促进皮肤的血液循环,增强皮肤的排泄功能和对外界刺激的敏感性,预防皮肤感染和压疮等并发症的发生。

(3)促进患者肌肉放松,增加活动,满足其身心需要。

(4)观察患者情况,促进肢体活动,防止发生肌萎缩和关节僵硬等并发症。

2.评估

(1)患者:患者的病情、意识状态、自理程度和皮肤卫生状况、清洁习惯,患者及其家属对皮肤清洁卫生知识的了解程度和要求,是否需要大小便,对皮肤清洁剂有无特殊要求。

(2)环境:温度是否适宜,场地是否宽敞,光线是否充足,有无床帘或窗帘等遮挡设备。

(3)用物:用物是否备齐。

3.计划

(1)患者准备:理解操作目的,知晓操作配合方法,主动配合操作。按需给予便盆。

(2)环境准备:关闭门窗,调节室温至 24 ℃左右,拉上窗帘或床帘,或用屏风遮挡,维护患者自尊。

(3)用物准备:备脸盆,水桶 2 个(一个盛热水,另一个盛污水);清洁衣裤、清洁被服、大毛巾、浴巾、香皂、小剪刀、梳子、爽身粉、小毛巾 2 条、50 %乙醇。必要时备便盆、便盆布。

(4)护士准备:衣帽整洁,剪短指甲,洗手,戴口罩、手套,熟悉床上擦洗的操作技术。

4.实施

床上擦浴步骤见表3-4。

5.评价

(1)护患沟通良好,患者主动配合。

(2)护士操作规范,动作轻稳、协调,床单位未湿。

(3)患者感觉舒适,未受凉,对操作满意。

6.健康教育

(1)向患者介绍床上擦浴的目的、配合方法及注意事项,嘱患者保持皮肤清洁卫生,避免感染。

(2)教育患者经常观察皮肤,预防感染和压疮等并发症的发生。

7.其他注意事项

(1)擦浴过程中应注意保暖,操作一般应在 15～30 分钟完成,以防患者受凉和劳累。

(2)护士在操作过程中,应运用人体力学原理,注意节时省力。

表 3-4　床上擦浴

流程	步骤详情	要点与注意事项
1.至床旁		
(1)核对解释	备齐用物,携至床旁放妥,核对,向患者及其家属解释操作目的、配合方法及注意事项	◇患者无误;取得患者的信任、理解与配合
(2)安置体位	①酌情放平床头及床尾支架,松开床尾盖被	◇注意保暖,并保护患者隐私
	②协助患者移近护士侧并取舒适体位,保持平衡	◇确保患者舒适,同时注意省力
2.擦洗		
(1)脸、颈	①将脸盆放于床旁桌上,倒入温水至 2/3 满,并测试水温	◇温水可以促进血液循环和身体舒适,防止受凉
	②将微湿温热小毛巾包在手上呈手套状(图 3-7),一手扶托患者头顶部,另一手擦洗患者脸及颈部	◇避免指甲戳伤患者

续表

流程	步骤详情	要点与注意事项
	③先用温热毛巾的不同部位分别擦拭患者两眼,由内眦向外眦擦拭	◇避免交叉感染;不用肥皂,防止引起眼部刺激症状;注意洗净耳后、耳郭等处;酌情使用肥皂
	④再依次擦洗额部、颊部、鼻翼、耳后、下颌,直至颈部	
	⑤用较干的毛巾依次再擦洗一遍	
(2)上肢、双手	①协助患者脱上衣	◇先脱近侧,后脱远侧;如有外伤,先脱健侧,后脱患侧
	②用浴毯遮盖身体	◇尽量减少暴露,注意保护患者隐私,注意保暖,防止受凉
	③在近侧上肢下铺大毛巾	◇避免擦洗时沾湿床单位
	④移去近侧上肢上的浴毯,一手托住患者手臂,另一手用涂浴皂的湿毛巾擦洗,由近心端到远心端	◇注意洗净肘部和腋窝等皮肤皱褶处
	⑤再用湿毛巾擦去皂液,清洗毛巾后再擦洗,最后用浴巾边按摩边擦干	
	⑥同法擦洗另一侧	◇酌情换水
	⑦浸泡双手于盆内热水中,洗净、擦干	◇酌情换水,需要时修剪指甲
(3)胸、腹	①将浴巾盖于患者的胸腹部	◇更换清洁用水;女性患者应注意擦净乳房下皱褶处和脐部;擦洗过程中注意观察病情,若患者出现寒战、面色苍白等情况,应立即停止擦洗,给予适当处理;擦洗时还应观察皮肤有无异常
	②一手掀起浴巾,另一手包裹湿毛巾擦洗胸腹部	
(4)背	①协助患者侧卧,背向护士,铺浴巾于患者身下,浴毯遮盖背部	◇更换清洁用水
	②依次擦洗后颈部、背部和臀部	◇擦洗后酌情按摩受压部位
	③协助患者穿衣,平卧	◇先穿远侧;如有伤口,先穿患侧
(5)下肢	①协助患者脱裤,铺浴巾于患者腿下	◇酌情换水
	②擦洗腿部,由近心端到远心端	◇擦洗时应尽量减少暴露,注意保护患者隐私
	③同法擦洗另一侧	
	④协助患者屈膝,置橡胶单、浴巾和足盆于患者足下	◇换水、换盆、换毛巾
	⑤逐一浸泡、洗净和擦干双脚	
(6)会阴	①铺浴巾于患者臀下	◇换水、换盆、换毛巾
	②协助或指导患者冲洗会阴	◇女性患者应由前向后清洗
	③为患者换上清洁的裤子	
3.整理	①酌情为患者梳发、更换床单等	
	②整理床单位	
	③安置患者于舒适卧位,开窗通风	
	④清理用物,洗手,记录	

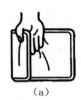 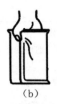

(a) (b) (c)

图 3-7 包小毛巾法

第四节 晨晚间护理

护理人员根据患者的病情需要及生活习惯,于晨间及晚间所提供的以满足日常清洁卫生需要为主的护理措施,称晨晚间护理。

一、晨间护理

(一)意义

(1)使患者清洁、舒适,预防压疮及肺炎等并发症的发生。

(2)保持病床和病房整洁。

(3)护士可借机观察和了解患者病情,为诊断、治疗和调整护理计划提供依据。

(4)密切护患关系。

(二)内容

晨间护理一般于晨间诊疗工作前完成。

1.能离床活动、病情较轻的患者

鼓励患者自行洗漱,包括刷牙、漱口、洗脸、梳发等,既可促进患者离床活动,使全身的肌肉、关节得到运动,又可增强其康复信心。护士协助整理床单位,根据清洁程度更换床单等。

2.病情较重、不能离床活动的患者

如危重、高热、昏迷、瘫痪、大手术后或年老体弱患者。

(1)协助患者完成日常清洁需要。例如,协助患者排便、刷牙、漱口,病情严重者应给予口腔护理;协助洗脸、洗手、梳头;协助患者翻身并检查其全身皮肤有无受压变红,用湿热毛巾擦洗背部,酌情进行皮肤按摩。

(2)整理床单位,按需要更换衣服和床单。

(3)了解患者睡眠情况及病情变化,给予必要的心理护理和健康教育,鼓励患者早日康复。

(4)适当开窗通风,保持病房空气新鲜。

二、晚间护理

(一)意义

(1)创造良好的睡眠环境,使患者能舒适入睡。

(2)了解病情变化,并进行心理护理。

(二)内容

(1)协助患者进行日常清洁卫生工作,如刷牙、漱口或特殊口腔护理、洗脸、洗手,擦洗背部、臀部,女性患者给予会阴清洁护理,用热水泡脚。睡前协助排便,整理床单位,酌情更换衣服、增减衣被。

(2)调节室内温度和光线,保持病房安静,空气流通。

(3)患者入睡后应加强巡视,观察患者睡眠情况。长期卧床、生活不能自理者定时协助翻身,预防压疮。

(三)协助卧床患者使用便盆

1.目的

保持病室整洁,空气清新,使患者清洁、舒适、易入睡,协助卧床患者排便,满足患者的生理需要,观察了解病情和患者心理需求,做好心理护理。

2.评估

(1)患者:自理程度、病情、意识和配合能力,目前卧位。

(2)环境:温度是否适宜,是否有其他人在场,是否有人进食等。

(3)用物:衣物及便器是否清洁、无破损。

3.计划

(1)患者准备:了解便盆使用的目的及配合方法。

(2)环境准备:关闭门窗,屏风遮挡,请异性回避,冬季视情况调节室温。

(3)用物准备:便盆和便盆巾,一次性手套,手纸(患者自备),必要时备温水和屏风。

(4)护士准备:衣帽整洁,洗手,戴口罩。

4.实施

协助卧床患者使用便盆步骤见表3-5。

表 3-5 协助卧床患者使用便盆

流程	步骤详情	要点与注意事项
1.保护床单	解释后,酌情铺橡胶单和中单于患者臀下	◇或使用一次性垫巾,以保护床单位不被沾湿。已有垫巾者无须另铺
2.脱裤	协助患者脱裤	◇必要时抬高床头以利于排便
3.放便盆	(1)能配合患者(图3-8a):协助患者屈膝、一手托起患者腰骶部,同时嘱患者抬高臀部;另一手将便盆置于患者臀下后。嘱患者放下臀部	◇便盆阔边朝向患者头端,开口端朝向足部;患者臀部抬起足够高,才可放入便盆,不可强塞便盆
	(2)不能自主抬高臀部或侧卧者,将便盆侧立患者臀后(图3-8b),护士一手扶住便盆使其贴近臀部,另一手帮助患者转向平卧;检查患者的臀部是否在便盆中央	◇注意便盆方向正确
4.待排便	把卫生纸和呼叫器放于患者易取处,告知呼叫器使用方法	◇患者排便时应避免不必要的打扰
5.排便后处理	(1)确认患者已排便后,护士戴上手套	◇必要时进行
	(2)协助擦净肛门	
	(3)嘱患者抬高臀部,或托起患者腰骶部,迅速取出便盆	◇不可硬拉便盆
	(4)盖上便盆巾	
	(5)嘱患者自行穿裤,或协助患者穿裤	

流程	步骤详情	要点与注意事项
	(6)处理便盆,脱去手套	◇注意观察患者大小便性状情况,以协助诊断和治疗
	(7)整理床单位,协助患者取舒适卧位,洗手	
	(8)记录大便的颜色、性质及量	◇必要时进行

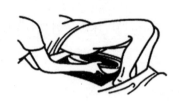 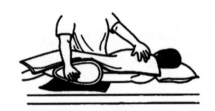

（a）协助能配合的患者使用便器　　（b）协助不能自主抬高臀部的患者使用便器

图 3-8　给便盆法

5.评价

(1)护患沟通良好,患者主动配合。

(2)护士操作规范,动作轻稳、协调、顺利。

(3)患者自觉舒适、满意,未受损伤。

6.健康教育

(1)向患者介绍便盆的使用方法及注意事项。

(2)指导患者及其家属掌握便盆的具体使用方法。

(3)向患者及其家属讲解卧床患者使用便盆的必要性。

(四)卧有患者床整理法

1.目的

(1)使病床平整无皱褶、无碎屑,患者睡卧舒适,预防压疮,保持病房整洁美观。

(2)整理床单位时,协助患者变换卧位姿势,减轻疲劳,预防压疮及坠积性肺炎。

2.评估

(1)患者:自理程度、病情和意识,皮肤受压情况,有无各种导管、伤口牵引等,能否翻身,床单位的具体情况(凌乱程度和清洁程度)等。

(2)环境:环境是否适宜进行床单位整理,如是否有人进食、换药或进行其他治疗等。

(3)用物:用物是否备齐,床档是否处于备用状态。

3.计划

(1)患者准备:向患者及其家属解释卧有患者床整理法的目的和注意事项,取得合作,患者病情允许时可暂时放平床头。

(2)环境准备:环境宽敞、明亮、安静,必要时关闭门窗。

(3)用物准备:床刷,一次性刷套或半干的、浸有消毒液的扫床巾,污巾盆,必要时备床档。

(4)护士准备:衣帽整洁,洗手,戴口罩。

4.实施

卧有患者床整理步骤见表3-6。

表3-6　卧有患者床整理法

流程	步骤详解	要点与注意事项
1.核对解释	(1)备齐用物,携至床旁放妥,核对并检查床单位	◇确认患者的需要
	(2)向患者及其家属解释操作目的、配合方法及注意事项	◇取得患者的信任、理解与配合
2.安置体位	移开床旁桌椅,酌情放平床头和床尾支架	◇便于彻底清扫
3.扫床单	(1)将枕头移向对侧,协助患者翻身侧卧于对侧,背向护士	◇必要时在对侧设床档,严防患者坠床
	(2)松开近侧各层被单,用扫床巾包裹床刷,依次扫净近侧中单、橡胶单	◇将患者枕下及身下各层彻底扫净
	(3)将近侧中单、橡胶单搭在患者身上	
	(4)自床头至床尾扫净大单上碎屑	
	(5)将扫净单逐层拉平铺好	
	(6)将枕头移向近侧,协助患者侧卧于已整理侧	◇面向患者协助翻身,必要时设床档以防坠床
	(7)转至对侧,同上法逐层扫净、铺好各单	
4.整理盖被	协助患者取舒适卧位,整理盖被,将棉胎与被套拉平,叠成被筒为患者盖好	◇动作幅度勿过大,以免产生气流使患者受凉
5.拍松枕头	取下枕头,拍松后放于患者头下	
6.整理	(1)按需支起床上支架,还原床旁桌椅,保持病房整洁美观	◇一次性刷套投入医疗废物桶,非一次性扫床巾应一人一巾,用后集中清洗、消毒,传染病患者的用物应先消毒
	(2)整理用物	
	(3)洗手,酌情记录	

5.评价

(1)护患沟通良好,患者主动配合。

(2)护士操作规范,动作轻稳、协调、安全、顺利。

(3)患者自觉舒适,未发生坠床等意外事件,床单位美观舒适。

6.健康教育

(1)向患者介绍卧有患者床整理的目的、配合方法及注意事项。

(2)使患者及其家属了解卧有患者床整理的重要意义。

(3)教会家庭病床的家属正确进行卧有患者床整理的方法。

(五)卧有患者床更换床单法

1.目的

(1)使病床保持洁净干燥,平整无皱褶、无碎屑,患者睡卧舒适,保持病房整洁美观。

(2)整理床单位时,协助患者变换卧位姿势,减轻疲劳,预防压疮及坠积性肺炎。

2.评估

(1)患者:自理程度、病情和意识,能否翻身侧卧,床上用品的清洁程度,是否需要排便。

(2)环境:温度是否适宜,场地是否宽敞,光线是否充足,同室病友是否有人进食、换药或进行其他治疗等。

(3)用物:用物是否备齐,床档是否处于备用状态,必要时还需准备干净衣裤。

3.计划

(1)患者准备:理解操作的目的、注意事项,主动配合操作。

(2)环境准备:环境宽敞、明亮,移去障碍物以便于操作。酌情调整室温,关闭门窗。

(3)用物准备:清洁的大单、中单、被套、枕套、床刷、一次性刷套或扫床巾,按需要备患者衣裤、床档等,必要时备便盆。

(4)护士准备:衣帽整洁,洗手,戴口罩。

4.实施

卧有患者床更换床单法见表 3-7。

5.评价

(1)护患沟通良好,解释符合临床实际,患者主动配合。

(2)护士操作规范熟练,手法轻稳,运用省力原则,动作应协调一致。

(3)患者舒适安全,未暴露。

6.健康教育

(1)向患者介绍卧有患者床更换床单的目的、配合方法及注意事项。

(2)让患者及其家属了解卧有患者床更换床单的意义。

(3)教会家庭病床患者的家属进行卧有患者床更换床单的方法。

表 3-7　卧有患者床更换床单法

流程	步骤详情	要点与注意事项
1.床旁		
（1）核对	备齐用物,携至床旁放妥,核对	◇确认患者的需要
（2）解释	向患者及其家属解释操作目的、配合方法及注意事项	◇取得患者的信任、理解与配合
（3）移桌椅	①移开床旁桌距床边 20 cm,移开床旁椅距床尾 15 cm	◇移动距离与铺备用床相同
	②将清洁被服按更换顺序放于床尾椅上	
	③若患者病情允许可放平床头和床尾支架	
2.换床单		
（1）松被	酌情拉起对侧床档,松开床尾盖被,协助患者侧卧对侧,背向护士,枕头随之移向对侧	◇能翻身者 ◇动作轻稳,防坠床
（2）扫单	①松开近侧各单,将污中单正面向内卷入患者身下	
	②扫净橡胶单上的碎屑,将橡胶单搭在患者身上	◇采用湿式方法清扫
	③将污大单正面向内卷入患者身下,扫净床褥碎屑,并拉平床褥	
（3）铺近侧单	①取清洁大单,将清洁大单中线与床中线对齐展开	◇中线与床中线对齐
	②将远侧半幅正面向内卷紧塞入患者身下(图 3-9),近侧半幅自床头、床尾、中部按顺序展开拉紧铺好	◇表面平整,无皱褶;拉紧各单,特别注意患者身下各层单子

续表

流程	步骤详情	要点与注意事项
	③放下橡胶单,铺上清洁中单,将远侧半幅正面向内卷紧塞入患者身下,近侧半幅中单连同橡胶单一并塞于床垫下铺好	◇大单包斜角,四角平整,无松散;表面平整,无皱褶
(4)改变卧位	移枕头并协助患者翻身侧卧于铺好的一侧,面向护士	◇酌情拉起近侧床档,放下对侧床档
(5)铺对侧单	①转至对侧,松开各单,将污中单卷至床尾大单上,扫净橡胶中单上的碎屑后搭于患者身上,然后将污大单从床头卷至床尾,与污中单一并放在护理车污衣袋内或护理车下层	
	②扫净床褥上碎屑,依次将清洁的大单、橡胶中单、中单逐层拉平铺好	◇采用湿式方法清扫;表面平整,无皱褶
	③移枕于床正中,协助患者平卧	
3.换被套	①松开被筒,解开污被套尾端带子,取出棉胎盖患者身上,并展平	◇减少暴露患者;棉胎潮湿者应更换
	②将清洁被套正面向内平铺在棉胎上	
	③一手伸入清洁被套内,抓住被套和棉胎上端一角,翻转清洁被套,同法翻转另一角	
	④翻转清洁被套,整理床头棉被,一手抓棉被下端,一手将清洁被套往下拉平,同时顺手将污被套撤出放入护理车污衣袋内或护理车下层	
	⑤棉被上端可压在枕下或请患者抓住,护士至床尾将清洁被套逐层拉平好带子,铺成被筒为患者盖好	◇被筒对称,两边与床沿齐,被尾整齐,中线正,内外无皱褶
4.换枕套	取出枕头,更换清洁枕套,拍松枕头	
5.协助整理	①枕套开口背门,放于患者头下	
	②支起床上支架,还原床旁桌椅,协助患者取舒适卧位,整理床单位,保持病房整洁美观	
	③扫床巾集中消毒清洗,污被服送供应室	◇一次性刷套投入医疗废物桶
	④洗手,记录	

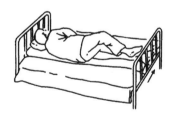

图 3-9　卧有患者床更换床单法

第四章 药物疗法

药物疗法简称给药,是用于维护患者健康、治疗疾病的基本方法。临床护理工作中,护理人员是药物疗法的实施者,负责帮助和指导患者安全正确地用药。因此,护理人员必须了解药理学的有关知识,熟悉给药的相关法律法规,掌握各种给药方法和技能,确保患者用药的准确、安全、有效。

第一节 给药的基本知识

护理人员在执行药疗的过程中,不仅要熟悉药物的药理知识,还需要掌握药物的领取和保管方法、给药途径、给药时间,严格遵守给药原则,对患者进行全面、安全的给药护理,使其获得药物治疗的最佳效果。

一、药物的种类、领取与保管

(一)药物的种类

常用药物的种类依据给药途径不同可分为:

1. 内服药

有溶液、合剂、酊剂、片剂、粉剂、胶囊、丸剂、散剂等。

2. 注射药

有水溶液、油剂、混悬剂、结晶、粉剂等。

3. 外用药

有软膏、酊剂、搽剂、粉剂、滴剂、洗剂、栓剂、涂膜剂等。

4. 新剂型

有黏贴敷片、植入慢溶药片、胰岛素泵等。

(二)药物的领取

各医院药物领取方法有所不同,一般包括:

1. 病区

病区设置药柜,备有一定数量的常用药物,由专人负责,根据消耗量进行领取和补充;特殊药或贵重药凭医生处方领取;剧毒药及麻醉药,病区内有固定基数,用后凭医生处方及空安瓿领取补充。

2. 中心药房

医院内设有中心药房,中心药房的工作人员负责配药、核对,病区护理人员再次核对并取回,按时给患者服用。

（三）药物的保管

根据药物的性质采用正确的保管方法，具体方法如下：

1. 药柜保管

药柜应置于治疗室，并放在通风、干燥、整洁、光线明亮并避免阳光直射处，由专人负责，定期检查、补充。药柜内应有灯，以方便取药，避免因看不清药品标签而发生错误。

2. 药物分类放置

药物应按内服、外用、注射、剧毒等分类放置，其中毒麻药品除了有明显的标记外，还应依据"麻醉品管理办法"规定的原则进行专人管理，单独存放，加锁保管并实行严格交班制度。

3. 药物标签醒目

药品应有明显的标签，标签应标明药名、浓度及剂量。不同的药物选择不同的标签：内服药为蓝色边标签；外用药为红色边标签；剧毒药为黑色边标签。药品无标签、标签不清、标签被污染或脱落，应及时处理。

4. 定期检查

药物应按有效期先后顺序使用，如药物过期或出现变色、沉淀、异味、浑浊、变性、潮解等，应及时停止使用。

5. 妥善保存

根据药物的不同性质，妥善保存。

（1）易氧化及光解的药物：如氨茶碱、盐酸肾上腺素、维生素C等应装入有色密盖瓶中或置于有避光纸的药盒内，放于阴凉处保存。

（2）易挥发、潮解或风化的药物：如三溴片、甘草片、糖衣片、硫酸亚铁、乙醇、水合氯醛等需装瓶密盖保存。

（3）易燃易爆药物：如乙醚、环氧乙烷、乙醇等应单独存放，置于低温并远离明火处。

（4）易被热破坏的某些生物制品和抗生素：如抗毒血清、疫苗、胎盘球蛋白、青霉素皮试液、胰岛素等应根据其性质和储存条件的要求，置于干燥、阴凉处保存，温度约为20℃或冷藏于2～10℃的冰箱内。

（5）患者个人专用药物：应注明床号、姓名并单独存放。

二、给药的原则

给药原则是一切用药的总则，在执行药疗工作时必须严格遵守。

（一）根据医嘱准确给药

给药属非独立性的护理操作，护理人员在给药过程中必须严格遵照医嘱给药。护理人员应熟悉常用药物的作用、副作用、用法和毒性反应，在给药前确认用药医嘱中所有内容都正确。对有疑问的医嘱，应及时向医生提出，不可盲目执行，也不可擅自更改医嘱。一般情况下不执行口头医嘱，只有在紧急情况下才接受口头医嘱，但必须重复核对无误后才可执行，且要求医生在6小时内将口头医嘱补写完整。

（二）严格执行查对制度

护理人员在执行药疗时，应首先认真检查药物的质量，对疑有变质或已超过有效期的药物，应立即停止使用。要将准确的药物，按准确的剂量，用准确的途径，在准确的时间内给予准确的患者,即给药的"五个准确"。因此,在执行药疗时,护理人员应认真做到"三查七对"。

三查:即操作前、操作中、操作后查(查七对的内容)。

七对:核对床号、姓名、药名、浓度、剂量、用法及时间。

(三)安全正确用药

护理人员在给药时应准确掌握给药时间、方法;给药前应评估患者的病情、治疗方案、过敏史和所用的药物,向患者解释,以取得合作,并给予相应的用药指导,提高患者自我合理用药的能力。药物备好后及时分发使用,避免久置后引起药物污染或药效降低。对易致过敏反应的药物,使用前应了解过敏史,按要求做过敏试验,结果阴性方可使用。此外,给药前应检查药物的质量,如发现药物有变色、沉淀、浑浊、絮状物、无菌密封瓶有裂隙或瓶盖松动、已过有效期等情况,不得使用。

(四)密切观察用药反应

用药过程中,护理人员应密切观察药物的反应,注意用药后的疗效及副作用,做好观察和记录工作。如洋地黄类药物的治疗剂量与中毒剂量非常接近,因此应随时观察患者的心率及心律、视力等情况,出现异常及时向医生报告。

三、给药的途径

给药途径应依据药物的性质、剂型、机体组织对药物的吸收情况、用药目的及患者的病情而定,常用的给药途径有口服、注射(皮内、皮下、肌内、静脉、动脉注射)、吸入、舌下含服、直肠给药、皮肤给药、黏膜给药、气管内滴药等。给药途径不同,药物的吸收速度和生物利用度也不同,吸收速度由快到慢的顺序是:静脉>吸入>舌下含服>直肠>肌内注射>皮下注射>口服>皮肤。有些药物采用不同的给药途径可产生不同的药物效应,如甘露醇口服产生导泻作用,而静脉给药则产生降低颅内压和减轻脑水肿的作用。

四、给药的次数和时间

临床工作中,常根据药物的半衰期来确定给药的时间和次数,以维持药物在血液中的有效浓度,发挥最大药效。此外,还应综合考虑药物性质、吸收速度、用药目的及患者个体情况合理安排给药的次数和间隔时间。医院常用外文缩写。

五、影响药物作用的因素

药物在机体内发挥疗效,不仅取决于药物本身的质与量,而且还受多种因素的影响。护理人员应了解和掌握影响药物疗效的因素,以采取恰当的护理措施,保证患者在用药过程中获得最佳的治疗效果和最小的不良反应。

(一)药物因素

1. 剂量

药物剂量大小与药效强弱之间存在着一定的关系,药物需达到一定的剂量才能产生效应。在一定范围内,剂量增加效应也会增强,但当达到最大效应后,再增加剂量其效应不会再增强,且可能产生中毒反应。

2. 剂型

不同剂型的药物吸收量与速度不同,药物作用的快慢和强弱也不同。如肌内注射时,混悬液、油剂比水溶液吸收慢,因而其作用发生也较慢;同类药物注射针剂比口服片剂吸收快,作用发生也快。

3. 给药途径

不同的给药途径可以影响药物效应的强弱和起效快慢,用药途径的选择应根据药物的性质和病情等因素来决定。

4. 给药时间

合理安排给药时间对药疗有重要影响,用药间隔时间应以能提高疗效和降低药物的副作用为原则,以药物的半衰期作为参考依据。如抗结核药物异烟肼,半衰期 6 小时,应每日给药 4 次,以维持药物在血中的有效浓度。

5. 联合用药

临床工作中为达到治疗目的,往往采取两种或两种以上药物同时或先后应用。合理的联合用药可发挥药物的协同作用,增强疗效,避免或减轻药物的不良反应。不合理的联合用药则会降低疗效,增加毒性,如应用磺脲类药物治疗糖尿病时若同时服用肾上腺素,可降低降糖药的疗效。因此,药物的相互作用是合理用药内容的重要组成部分,护理人员应从药物的药效学、药动学及机体情况等方面分析,判断联合用药是否合理,并指导患者安全用药。

(二)机体因素

1. 生理因素

(1)年龄与体重:通常药物用量与体重呈正比。但儿童和老年人对药物的反应与成年人不同,除体重因素外,还与生长发育和机体的功能状态有关。小儿的神经系统、内分泌系统等生理功能及调节机制尚未发育完善,对药物的敏感性较高,易引起中毒。如小儿对影响水盐代谢和酸碱平衡的药物较为敏感,使用利尿药后容易出现严重的血钾和血钠的降低;老年人各系统功能尤其是肝肾功能减退,影响了药物的代谢和排泄,故对药物的耐受性降低。

(2)性别:性别不同,对药物的反应一般无明显的差异。但女性在月经期、妊娠期和哺乳期应用药物要谨慎。泻药、子宫收缩药及刺激性较强的药物易造成月经过多、早产或流产,在月经、妊娠期应禁用。此外,妊娠期还应禁用致畸胎的药物,如苯巴比妥可致胎儿兔唇,甲氨蝶呤易引起孕妇流产、胎儿畸形等。某些药物可经乳腺排泌进入婴儿体内而引起中毒,如吗啡能通过乳汁抑制新生儿呼吸,故禁用于哺乳妇女止痛。

(3)个体差异:即使上述情况基本相同,个体之间对同一药物的反应可有明显差异。如同一药物,有的个体特别敏感,只需很小剂量就可以达到应有的效应,常规剂量就能产生强烈效应或中毒反应;而有的个体对药物敏感性低,需要用较大的剂量才能达到同等疗效。

2. 病理状态

疾病可影响药物在体内的代谢过程。在病理因素中,肝、肾功能受损程度具有特别重要的意义。肝功能受损时,肝药酶活性降低,某些主要在肝脏代谢的药物如苯巴比妥、洋地黄毒苷等要减量、慎用或禁用。肾功能受损时,氨基糖苷类抗生素、抑制前列腺素合成药物等主要经肾脏排泄的药物应减量或慎用。

3. 心理行为因素

(1)情绪因素:患者乐观、愉快的情绪能提高机体功能,使药物更好地发挥疗效;反之,忧郁、焦虑等不良情绪则可使患者产生应激反应,影响药物疗效。

（2）对药物的信赖程度：如患者坚信某药物治疗有效，则会积极、主动地配合治疗，提高疗效；反之，认为某种药物不起作用，则会自觉疗效不高，甚至采取不配合态度。

（3）医护人员的语言：可影响患者的情绪及对药物的信赖程度。因此，医护人员应重视语言沟通的艺术和技巧在药物治疗中的作用。

（三）饮食因素

1. 饮食可促进药物的吸收而增强疗效

高脂饮食可促进脂溶性维生素 A、D、E 的吸收，因此，维生素 A、D、E 宜在餐后服用；富含纤维素的食物可通过增强肠蠕动促进导泻剂的疗效；酸性食物可增加铁剂的溶解度，促进铁的吸收。

2. 饮食可干扰药物的吸收而降低疗效

补钙时不宜同服菠菜，因菠菜中的草酸可与钙结合成草酸钙，影响钙剂的吸收；硫酸亚铁不宜与茶水、高脂饮食同服，因茶叶中的鞣酸与铁结合形成铁盐妨碍吸收，脂肪抑制胃酸分泌，也影响铁的吸收。

3. 饮食可改变尿液的酸碱度而影响药效

动物性食物在体内代谢产生酸性物质，蔬菜、豆制品在体内代谢形成碳酸氢盐，它们排出时会影响尿液的 pH 而影响药效。如氨苄西林、呋喃妥因在酸性尿液中杀菌力强，因此用此类药物治疗泌尿系统感染时宜多吃荤食；而应用头孢菌素、氨基糖苷类、磺胺类药时，则宜多吃素食，以碱化尿液，增强疗效。

第二节　口服给药法

口服给药是临床上常用、方便、安全、经济、适用范围广的给药方法，药物经口服后进入胃肠道，经过胃和小肠的吸收后可以治疗全身或局部疾病。口服给药的主要优点是给药方便且较安全；不直接损伤皮肤或黏膜。缺点是吸收较慢且不规则，不适用于急救、意识不清、剧烈呕吐、禁食等患者。

【目的】

协助患者遵照医嘱安全、正确地服下药物，达到减轻症状、防治疾病、协助诊断的目的。

【评估】

（1）患者年龄、病情、生命体征、意识状态。

（2）患者的心理状况、自理能力、合作程度等。

（3）患者的吞咽能力，有无口腔、食管疾患，有无恶心、呕吐状况。

（4）患者的用药史、过敏史和目前用药情况。

【计划】

1. 护士准备

衣帽整洁，修剪指甲，洗手，戴口罩。

2．患者准备

(1)了解服药的目的、方法、注意事项和配合要点。

(2)取舒适体位,若病情允许,通常取坐位、侧卧位。

3．用物准备

服药本、药卡;各种常用药物、药匙、量杯、滴管、乳钵、湿纱布或小毛巾、药杯;发药盘或发药车、饮水管、包药纸、小水壶(内备温开水)。

4．环境准备

环境整洁、安静、舒适、安全。

【评价】

(1)护患沟通有效,患者情绪稳定,愿意接受口服给药治疗并积极配合。

(2)患者及家属能理解服药的目的,了解药物的相关知识、服药过程中的注意事项。

(3)护理人员能严格执行操作规程,无差错事故发生,操作程序清晰、规范。

【注意事项】

(1)需吞服的药物通常用 40～60℃温开水送下,不要用茶水或其他饮料服药。

(2)增加或停用某种药物时,应及时告知患者。

(3)注意药物之间的配伍禁忌。

(4)发药中遇到患者询问应耐心解释,以满足其安全需要;并按药物性能,做好患者服药中的健康指导。

(1)缓释片、肠溶片、胶囊吞服时不可嚼碎;舌下含片应放于舌下或两颊黏膜与牙齿之间待其溶化。

(2)对牙齿有腐蚀作用或使牙齿染色的药物,如酸类、铁剂等可用饮水管吸入药液,以保护牙齿。

(3)增进食欲的药物及健胃药宜在饭前服,因其刺激味觉感受器,促进胃液分泌,增进食欲;对胃黏膜有刺激性的药物宜饭后服,以使药物与食物混合,减少药物对胃壁的刺激;助消化的药物宜饭后服,有助于食物的消化。

(4)磺胺类药物经肾脏排出,尿少时易析出结晶堵塞肾小管,服药后应鼓励患者多饮水。

(5)抗生素需保持有效的血药浓度,应准时服药。

(6)服用呼吸道黏膜安抚剂,如止咳糖浆不宜立即饮水,以免冲淡药物,降低疗效。

(7)服强心苷类药物者需监测心率及节律,脉率低于 60 次/分或节律不齐时应暂停服用,并及时报告医生。

第三节　注射给药法

注射给药法是将一定量的无菌药液或生物制剂注入体内的方法。注射给药的优点是药物吸收快,血药浓度迅速升高,发挥疗效较快,适用于因各种原因不宜口服给药的患者。缺点是注射给药会造成一定程度的组织损伤,可引起疼痛及产生潜在并发症,且因药物吸收快,某些药物的不良反应出现迅速,处理较困难,因此护理人员应掌握注射给药法的相关知识与技能,确保安全给药。常用的注射给药法有皮内注射、皮下注射、肌内注射、静脉注射及动脉注射。

一、注射原则

注射原则是注射给药的总则,执行护理人员必须严格遵守。

(一)严格遵守无菌操作原则

(1)注射环境清洁、干燥。

(2)做好个人准备,注射前护理人员必须洗手、戴口罩,着装整洁,注射后再次洗手。

(3)按无菌原则取用无菌注射器,注射器针头的针尖、针梗、针栓内壁和注射器空筒的内壁、活塞、乳头保持无菌。

(4)注射部位皮肤严格按要求进行消毒并保持无菌。消毒方法:用棉签蘸取 2% 碘酊,以注射点为中心,由内向外螺旋式涂擦,直径大于 5 cm,待干后,用 75% 的乙醇以同种方法脱碘,待干后即可注射。也可用 0.5% 碘伏或安尔碘以同样的方法涂擦消毒两遍,无需脱碘。

(二)严格执行查对制度

(1)严格执行"三查七对"制度,以确保安全。

(2)遵医嘱正确准备注射药物,仔细检查药物质量,如发现药液有变质、沉淀、浑浊、变色、过期或安瓿有裂痕或密封瓶盖松动等情况,都不可使用。

(3)同时注射多种药物时,应注意有无配伍禁忌。

(三)严格执行消毒隔离制度

(1)做到一人一套物品,包括注射器、针头、垫枕(或治疗巾)、止血带,防止交叉感染。

(2)使用后的物品严格按消毒隔离制度处理。

(3)一次性注射器及用物应按规定分类处理,不可随意丢弃。

(四)选择合适的注射器和针头

根据药液量、黏稠度和刺激性的强弱选择合适的注射器和针头。注射器应完整无裂痕;针头应锐利、无钩、无弯曲且型号合适;注射器和针头的衔接须紧密;一次性注射器的包装应密封、无漏气,在有效期内。

(五)选择合适的注射部位

(1)注射部位应避开神经和血管(动脉、静脉注射除外)处,不可在炎症、硬结、损伤、瘢痕及患病皮肤处进针。

(2)长期注射的患者,应经常更换注射部位。

(六)现用现配注射药液

药液在规定注射时间临时抽取,并即刻注射,以免因放置时间过长造成药液污染或效价降低。

(七)注射前排尽空气

(1)注射前应排尽注射器内空气,尤其是动脉、静脉注射,防止空气进入血管引起空气栓塞。

(2)排气时应避免浪费药液或针头污染。

(八)注药前检查回血

(1)进针后、注射药液前,应抽动注射器活塞,检查有无回血。

(2)动、静脉注射必须见回血后方可注入药液。皮下、肌内注射,若有回血,应立即拔出针头重新进针,不可将药液注入血管内。

(九)掌握合适的进针深度及角度

各种注射法的进针角度和进针深度有所不同,要根据操作规范正确操作,保证药物注入恰当的组织。

(十)应用减轻患者疼痛的注射技术

(1)指导并协助患者取合适卧位,使局部肌肉松弛,易于进针。

(2)做好解释工作,消除患者思想顾虑,分散其注意力。

(3)注射时做到"二快一慢加匀速",即进针、拔针快,推药慢而均匀。

(4)注射刺激性较强的药物时,选用针头宜细长,进针要深;同时注射几种药物时,一般应先注射刺激性较弱的药物,再注射刺激性强的药物。

二、注射前准备

(一)用物准备

1. 注射盘

置于治疗车上层,放置以下物品:

(1)皮肤消毒液:2%碘酊、75%乙醇;或0.5%碘伏。

(2)无菌持物镊:放入灭菌后的干燥容器中。

(3)其他:无菌棉签、弯盘、砂轮、启瓶器等,静脉注射时另备止血带和小垫枕。

2. 注射器和针头

注射器由空筒和活塞组成。空筒前端为乳头,空筒上有刻度。活塞后部为活塞轴和活塞柄。针头由针尖、针梗、针栓组成。常用注射器规格和针头型号有多种。注射器和针头放于注射盘内。

目前,为了减少临床护理人员针刺伤的发生率,一些医院采用了一次性自毁注射器。与普通注射器相比,有效降低了医护人员针刺伤的发生率。同时,药液残留量少,使注射的药物剂量更精确。

3. 注射药物

根据医嘱准备。

4. 注射本或注射卡

遵照医嘱准备注射本或注射卡,作为注射给药的依据。

5. 盒和污物桶

一般放置于治疗车下层。锐器盒用来放置用过的注射器针头,污物桶放置用过的注射器等感染性废弃物。

(二)抽吸药液

【评价】

(1)严格执行查对制度,遵守无菌操作原则。

(2)严格按照操作程序抽吸药液,操作规范,药量准确。

(3)抽吸药液过程中无污染和差错发生。

【注意事项】

(1)严格执行查对制度和无菌操作原则。

(2)油剂可稍加温或双手对搓药瓶(药液易被热破坏者除外)后,用稍粗针头吸取。

(3)药液现用现抽吸,以免药液污染和效价降低。

三、常用注射法

(一)皮内注射法

皮内注射法(ID)是将少量药液或生物制剂注射于表皮和真皮之间的方法。

【目的】

(1)进行药物过敏试验,以观察有无过敏反应。

(2)预防接种。

(3)局部麻醉的起始步骤。

【评估】

(1)患者的年龄、病情、生命体征、意识状态等。

(2)患者心理状况、自理能力、对用药知识的了解及合作程度。

(3)注射部位的皮肤状况。注射部位根据皮内注射的目的选择,如药物过敏试验常选择前臂掌侧下段,因该处皮肤较薄,易于注射,且肤色较淡,易于观察局部反应;预防接种常选择上臂三角肌下缘;局部麻醉则选择局部麻醉处。

(4)患者的用药史、过敏史和目前用药情况。

【计划】

1. 护士准备

衣帽整洁,修剪指甲,洗手、戴口罩。

2. 患者准备

(1)了解皮内注射的目的、方法、注意事项及配合要点。

(2)取合适体位并暴露注射部位。

3. 用物准备

注射盘 1 套、注射用药物(按医嘱准备)、1 mL 无菌注射器、4 号针头、注射卡、锐器盒。如做药物过敏试验,应另备 0.1% 盐酸肾上腺素和一次性注射器。

4. 环境准备

环境符合无菌操作要求,整洁、安静、舒适、安全。

【评价】

(1)护患沟通有效,患者情绪稳定,愿意接受皮内注射治疗并积极配合。

(2)患者及家属能理解皮内注射的目的,了解药物的相关知识、皮内注射过程中的注意事项。

(3)护理人员能严格执行操作规程,无差错事故发生,操作程序清晰、规范。

【注意事项】

（1）严格执行查对制度及无菌操作原则。

（2）做药物过敏试验前，应详细询问患者用药史、过敏史及家族史，如患者对所注射的药物过敏，则不可做皮试，应及时与医生联系，更换其他药物，并做好标记。

（3）做药物过敏试验忌用碘类消毒剂消毒皮肤，掌握好进针角度与深度，注射后避免按揉局部，以免影响对局部反应的观察。

（4）在为患者做药物过敏试验前，要备好急救药品，以防发生意外。

（5）药物过敏试验结果如为阳性反应，应告知患者和家属，不能再用该种药物，并记录在病历上。

（二）皮下注射法

皮下注射法（H）是将少量药液或生物制剂注入皮下组织的方法。

【目的】

（1）注入小剂量药物，用于不宜口服给药且要求在一定时间内发生疗效时。

（2）预防接种。

（3）实施局部麻醉用药。

【评估】

（1）患者的年龄、病情、生命体征、意识状态等。

（2）患者心理状况、对用药计划的了解及合作程度、自理能力等。

（3）注射部位的皮肤及皮下组织状况。注射部位常选择上臂三角肌下缘，也可选择两侧腹壁、后背、大腿前侧和外侧。

（4）患者的用药史、过敏史和目前用药情况。

【计划】

1．护士准备

衣帽整齐，修剪指甲，洗手，戴口罩。

2．患者准备

（1）了解皮下注射的目的、方法、注意事项及配合要点。

（2）取舒适体位并暴露注射部位。

3．用物准备

注射盘一套、药物（按医嘱准备）、1～2 mL 无菌注射器、5～6 号针头、注射卡、锐器盒。

4．环境准备

环境符合无菌操作要求，整洁、安静、舒适、安全。

【评价】

（1）护患沟通有效，患者情绪稳定，愿意接受皮下注射治疗并积极配合。

（2）患者及家属能理解皮下注射的目的，了解药物的相关知识、皮下注射过程中的注意事项。

（3）护理人员能严格执行操作规程，无差错事故发生，操作程序清晰、规范。

【注意事项】

(1)严格执行查对制度及无菌操作原则。

(2)对过度消瘦者,可捏起注射部位皮肤,进针角度可适当减小。

(3)进针不要过深、角度不宜超过 45°,以防刺入肌层。

(4)对皮肤有刺激的药液一般不做皮下注射。

(5)注射药液少于 1 mL 时,必须用 1 mL 注射器,以保证注入药物的剂量准确。

(三)肌内注射法

肌内注射法(IM)是将一定量的药液注入肌肉组织的方法。肌内注射部位通常选择肌肉丰厚且距大血管、大神经较远的部位。其中最常用部位为臀大肌,其次为臀中肌、臀小肌、股外侧肌及上臂三角肌。

1. 臀大肌注射定位法

臀大肌起自髂后上棘与尾骨尖之间,肌纤维平行斜向外下方至股骨上部。坐骨神经起自骶丛神经,自梨状肌下孔出骨盆至臀部,在臀大肌深部,约于坐骨结节与大转子之间中点处下降至股部。其体表投影为自大转子尖至坐骨结节中点向下至腘窝。注射时注意避免损伤坐骨神经。臀大肌注射的定位方法有两种:

(1)十字法:从臀裂顶点向左侧或右侧划一水平线,然后自髂嵴最高点做一垂线,将一侧臀部分为四个象限,其外上象限避开内角(髂后上棘至股骨大转子连线)为注射区。

(2)联线法:自髂前上棘至尾骨做一联线,其外 1/3 处为注射部位。

2. 臀中肌、臀小肌注射定位法

(1)三角形区域定位法:以食指尖和中指尖分别置于髂前上棘和髂嵴下缘处,在髂嵴、食指、中指之间构成一个三角形区域即为注射区。

(2)三横指法:取髂前上棘外侧三横指处(以患者的手指宽度为准)。

3. 股外侧肌注射定位法

大腿中段外侧。一般成人取髋关节下 10 cm 至膝关节上 10 cm 的范围。此处注射范围较广,大血管和神经干很少通过,可供反复多次注射,2 岁以下幼儿尤为适用。

4. 上臂三角肌注射定位法

取上臂外侧,肩峰下 2～3 横指处。由于此处肌肉

【目的】

(1)用于需迅速发挥疗效而不能或不宜采用口服或静脉注射的药物。

(2)注射刺激性较强或剂量较大的药物。

【评估】

(1)患者的年龄、病情、生命体征、意识状态等。

(2)患者心理状况、合作程度、自理能力等。

(3)患者注射部位的皮肤及肌肉组织状况。

(4)患者的用药史、过敏史和目前的用药情况。

【计划】

1. 护士准备

衣帽整洁,修剪指甲,洗手、戴口罩。

2. 用物准备

注射盘一套、药物(按医嘱准备)、2 mL 或 5 mL 无菌注射器、6～7 号针头、注射卡、锐器盒。

3. 患者准备

(1)了解肌内注射的目的、方法、注意事项及配合要点。

(2)取舒适体位并暴露注射部位。患者常用的体位有:

1)侧卧位:嘱患者上腿伸直,放松,下腿弯曲。

2)俯卧位:患者足尖相对,足跟分开,头偏向一侧。

3)仰卧位:两腿伸直,常用于危重及不能自行翻身的患者采用臀中肌、臀小肌注射法时。

4)坐位:为门诊患者常用体位,上臂三角肌或臀部肌内注射均可采用。

4. 环境准备

环境符合无菌操作要求,整洁、安静、舒适、安全,必要时屏风或拉帘遮挡。

【评价】

(1)护患沟通有效,患者情绪稳定,愿意接受肌内注射治疗并积极配合。

(2)患者及家属能理解肌内注射的目的,了解药物的相关知识、肌内注射过程中的注意事项。

(3)护理人员能严格执行操作规程,无差错事故发生,操作程序清晰、规范。

【注意事项】

(1)严格执行查对制度及无菌操作原则。

(2)切勿将针梗全部刺入组织,以防针头从根部衔接处折断。若针头折断,应嘱患者保持原体位不动,防止针头移位,迅速用无菌止血钳将断端取出。断端若进入肌肉,应请外科医生做紧急处理。

(3)确认无回血后方可注入药液。如有回血,应拔出针头重新消毒后再行注射。

(4)2 岁以下婴幼儿不宜选用臀大肌注射,因臀大肌尚未发育好,注射时有损伤坐骨神经的危险,应选用臀中肌、臀小肌注射。

(5)两种或两种以上药液同时注射时,应注意配伍禁忌。

(6)长期注射者局部有硬结时,可用理疗、局部热敷等方法给予处理。

(四)静脉注射法

静脉注射法(Ⅳ)是将药液直接注入静脉的给药方法。

常用注射部位包括:

1. 四肢浅静脉

上肢常用肘部浅静脉(贵要静脉、正中静脉、头静脉)、腕部及手背浅静脉;下肢常用足背部浅静脉、大隐静脉、小隐静脉。

2. 头皮静脉

多适用于小儿。常用的头皮静脉有颞浅静脉、额静脉、耳后静脉、枕静脉等。

3. 股静脉

位于股三角区,在股神经和股动脉的内侧。

【目的】

(1)注入药物,用于药物不宜口服、皮下注射、肌内注射或需要迅速发挥药效时。

(2)注入药物做某些诊断性检查,如肝脏、肾脏和胆囊等 X 线检查。

(3)静脉营养治疗。

【评估】

(1)患者的年龄、病情、生命体征、血液循环情况、意识状态等。

(2)患者心理状况、合作程度、自理能力等。

(3)患者注射部位的皮肤状况、静脉充盈度及管壁弹性。

(4)患者的用药史、过敏史和目前用药情况。

【计划】

1. 护士准备

衣帽整洁,修剪指甲,洗手,戴口罩。

2. 患者准备

(1)了解静脉注射的目的、方法、注意事项及配合要点、药物的作用及副作用。

(2)取舒适体位,暴露注射部位;头皮静脉注射,必要时可剃去注射部位的头发。

3. 用物准备

注射盘1套、药物(按医嘱准备)、注射器(依据药量而定)、6～9号针头或头皮针头、止血带、胶布、一次性治疗巾或垫枕、注射卡、锐器盒。必要时备无菌手套和无菌纱布。

4. 环境准备

环境符合无菌操作要求,整洁、安静、舒适、安全。

【评价】

(1)护患沟通有效,患者情绪稳定,愿意接受静脉注射治疗并积极配合。

(2)患者及家属能理解静脉注射的目的,了解药物的相关知识、静脉注射过程中的注意事项。

(3)护理人员能严格执行操作规程,无差错事故发生,操作程序清晰、规范。

【注意事项】

(1)严格执行查对制度及无菌操作原则。需长期静脉给药者,应有计划地选择静脉(由小到大、由远心端到近心端)。

(2)注射过程中随时听取患者主诉,并观察注射局部情况和病情变化。如患者诉说疼痛或见局部隆起,回抽无回血表明针头已滑出血管或穿透血管壁,应立即拔出并更换针头,重新穿刺。

(3)注射完毕针头拔出后再用力按压,以免增加患者的疼痛。

(4)小儿头皮静脉注射时注意静脉与动脉的鉴别,如误刺入动脉,回血呈冲击状,推药阻力较大,局部可呈苍白树枝状分布,有时患儿出现痛苦面容或尖叫。

【特殊患者的静脉穿刺技巧】

1. 消瘦患者

皮下脂肪较少,静脉较滑动,但静脉明显,可以固定静脉的上下两端,从正面或侧面刺入。

2. 肥胖患者

皮下脂肪较多,静脉位置较深,辨认困难,但相对固定,可消毒手指,摸清血管走向后由静脉上方以 30°～40° 进针。

3. 水肿患者

可沿静脉的走向,用手按揉局部,暂时驱散皮下水分,使静脉充分显露后再行穿刺。

4. 老年患者

皮肤松弛,皮下脂肪少,血管脆性大且易滑动,针头难以刺入或易穿破血管。注射时可用手指分别固定穿刺段静脉的上下两端,再沿静脉走向穿刺。

【静脉注射失败的常见原因】

静脉注射失败的常见原因有以下几种:

(1)针头刺入太浅,未刺入静脉内,抽吸无回血。

(2)刺入静脉过少,针尖斜面部分在血管外,部分在血管内,抽吸可有回血,但推注药液时,药液溢至皮下,局部隆起并有痛感。

(3)针头刺入较深,穿破对侧血管壁,针尖斜面一半在对侧血管下,一半在血管内,回抽时可有回血,推注药液局部隆起不明显,但有疼痛。

(4)针头刺入过深,穿透对侧血管壁,抽吸时无回血,推药时局部可无隆起,但有痛感。

【静脉注射泵的应用】

静脉注射泵是将剂量精确的药物以均匀的速度注入人体静脉的注射装置。常用于各类血管活性药物、抗心率失常药物、电解质溶液、麻醉剂等的注射。静脉注射泵使用方法如下。

(1)连接电源。

(2)将抽好药液的注射器稳妥固定于注射泵上。

(3)打开注射泵电源开关,按医嘱设定好注射速度和注射时间。

(4)将注射器与静脉穿刺针相连。

(5)选择静脉,常规消毒皮肤后进行穿刺,固定针头,按"开始"键,开始注射。

(6)药液注射完毕后按"停止"键。拔出针头,按压注射部位。

(7)关闭注射泵,取出注射器,切断电源。

(8)整理用物,协患者取舒适体位,洗手并记录。

(9)用物按消毒隔离原则处理。

(五)动脉注射法

动脉注射法是将药液加压注入动脉的方法。常用动脉为股动脉、桡动脉、肱动脉。做区域性化疗时,头面部疾患选择颈总动脉;上肢疾患选择锁骨下动脉或肱动脉;下肢疾患选择股动脉。

【目的】

(1)抢救重度休克患者,加压输入血液,以迅速增加其有效循环血量,使血压回升。

(2)注入造影剂,用于施行某些特殊检查,如脑血管造影、肾动脉造影等。

(3)注射抗癌药物做区域性化疗。

【评估】

(1)患者的年龄、病情、生命体征、血液循环情况、意识状态等。

(2)患者的心理状况、合作程度、自理能力等。

(3)患者注射部位的皮肤状况、动脉管壁弹性。

(4)患者的用药史、过敏史和目前用药情况。

【计划】

1. 护士准备

衣帽整洁,修剪指甲,洗手,戴口罩。

2. 患者准备

(1)了解动脉注射的目的、方法、注意事项及配合要点。

(2)取合适体位。

3. 用物准备

注射盘1套、药物(按医嘱准备)、无菌注射器及针头(型号规格按需要准备)、无菌纱布、注射卡、锐器盒;必要时备无菌手套。

4. 环境准备

环境符合无菌操作要求,整洁、安静、舒适、安全。

【评价】

(1)护患沟通有效,患者情绪稳定,愿意接受动脉注射治疗并积极配合。

(2)患者及家属能理解动脉注射的目的,了解药物的相关知识、动脉注射过程中的注意事项。

(3)护理人员能严格执行操作规程,无差错事故发生,操作程序清晰、规范。

【注意事项】

(1)严格执行查对制度及无菌操作原则。

(2)有出血倾向的患者不宜采用动脉注射法。

(3)新生儿股动脉穿刺垂直进针易损伤髋关节,因此宜选用桡动脉穿刺。

第四节　吸入给药法

吸入给药法是指应用雾化装置将药液分散成细小的雾滴以气雾状喷出,使其悬浮在气体中经口或鼻由呼吸道吸入的治疗方法。由于雾化吸入用药具有奏效快、药物用量小、不良反应较轻等优点,故临床应用日渐广泛。临床常用的雾化吸入法有超声雾化吸入法、氧气雾化吸入法、手压式雾化吸入法和压缩雾化吸入法。

一、超声雾化吸入法

超声雾化吸入法是应用超声波的声能将药液变成细微的气雾,再由呼吸道吸入的方法。其雾量大小可以调节,雾滴小而均匀,药液可随深而慢的吸气到达终末支气管和肺泡。

【目的】

1. 预防呼吸道感染

常用于胸部手术前后的患者。

2. 控制呼吸道感染

消除炎症,减轻呼吸道黏膜水肿,稀释痰液,帮助祛痰。常用于咽喉炎、支气管扩张、肺炎、肺脓肿、肺结核等患者。

3. 改善通气功能

解除支气管痉挛,使气道通畅。常用于支气管哮喘等患者。

4. 湿化呼吸道

常用于呼吸道湿化不足、痰液黏稠、气道不畅者,也可作为气管切开术后常规治疗手段。

【评估】

(1)患者的年龄、病情、生命体征、意识状态等。

(2)患者的心理状况、合作程度、自理能力等。

(3)患者呼吸道状况(有无呼吸道感染、呼吸困难、咳嗽、咳痰及痰液黏稠情况)。

(4)患者唇、舌、口腔黏膜及面部有无感染或溃疡等。

(5)患者的用药史、过敏史和目前用药情况。

【计划】

1. 护士准备

衣帽整洁,修剪指甲,洗手,戴口罩。

2. 患者准备

(1)了解超声雾化吸入的目的、方法、注意事项及配合要点。

(2)采取坐位或侧卧位。

3. 用物准备

(1)超声波雾化吸入器1套。

1)结构:①超声波发生器:通电后输出高频电能,其面板上有电源开关、定时开关和雾量调节旋钮。②水槽与晶体换能器:水槽内盛冷蒸馏水。水槽底部有一晶体换能器,接收发生器发出的高频电能,并将其转化为超声波声能。③雾化罐与透声膜:雾化罐盛药液,其底部是透声膜,声能可透过此膜与罐内药液作用,产生雾滴喷出。④螺纹管和口含嘴(或面罩)。

2)工作原理:超声波发生器通电后输出高频电能,通过水槽底部晶体换能器转换为超声波声能,声能震动并透过雾化罐底部的透声膜作用于罐内的药液,使药液的表面张力遭到破坏而形成细微雾滴,通过螺纹管随患者深吸气时进入呼吸道。

3)特点:雾量大小可以调节;雾滴小而均匀(直径在 5 μmL 以下),药液随着深而慢的吸气可到达终末支气管及肺泡;因雾化器电子部分产热,能对雾化液轻度加温,使者吸入温暖、舒适的气雾。

(2)药液:①控制呼吸道感染:常用抗生素如庆大霉素、卡那霉素等。②解除支气管痉挛:常用氨茶碱、舒喘灵等。③稀化痰液,协助祛痰:常用沐舒坦、a-糜蛋白酶、易咳净等。④减轻呼吸道黏膜水肿:常用地塞米松等。

(3)其他:冷蒸馏水、生理盐水、水温计、治疗巾。

4. 环境准备

病室安静、整洁、舒适、安全。

【评价】

(1)护患沟通有效,患者情绪稳定,愿意接受雾化吸入治疗并积极配合。

(2)患者及家属能理解雾化吸入的目的,了解吸入药物的相关知识、吸入过程中的注意事项。

(3)护理人员能严格执行操作规程,无差错事故发生,操作程序清晰、规范。

【注意事项】

(1)水温不宜超过 50℃。若水槽内水温超过 50℃或水量不足,应及时更换或添加冷蒸馏水。

(2)雾化罐底部透声膜及水槽底部的晶体换能器质脆易破碎,操作时动作要轻柔,避免损坏。

(3)连续使用雾化器时,中间需间隔 30 分钟。

(4)观察治疗效果及患者反应,若因黏稠的分泌物经湿化后膨胀致痰液不易咳出时,应予以拍背协助患者排痰,必要时吸痰。

(5)治疗过程中,如需添加药液,直接从盖上小孔注入即可,不必关机。如需向水槽内加水,必须关机操作。

二、氧气雾化吸入法

氧气雾化吸入法是利用高速氧气气流,使药液形成雾状,随吸气进入呼吸道达到治疗目的的方法。

【目的】

同超声雾化吸入法。

【评估】

同超声雾化吸入法。

【计划】

1. 护士准备

衣帽整洁,修剪指甲,洗手,戴口罩。

2. 患者准备

同超声雾化吸入法。

3. 用物准备

(1)氧气雾化吸入器

1)结构:氧气雾化吸入器类型较多,但基本构造及性能大致相同,临床常用射流式雾化器。

2)工作原理:借助高速气流通过毛细管并在管口产生负压,将药液由接邻的小管吸出,所吸出的药物被毛细管口高速的气流撞击成细小的雾滴,呈气雾喷出。

(2)其他药液(按医嘱准备)、吸氧装置1套。

4. 环境准备

同超声雾化吸入法。

【评价】

同超声雾化吸入法。

【注意事项】

(1)使用氧气装置时应注意安全,室内避免火源;氧气湿化瓶内勿加水,防止液体进入雾化器内稀释药液而影响疗效。

(2)吸入过程中,尽可能深长吸气,使药液充分到达细支气管和肺内,屏气1~2秒,再轻松呼气,以提高治疗效果。

(3)药液应为水溶性,且对呼吸道无刺激、无过敏反应。

三、手压式雾化器雾化吸入法

手压式雾化器雾化吸入法是用拇指按压雾化器顶部,使药液由喷嘴喷出,形成雾滴作用于口腔、咽部、气管、支气管黏膜而被患者吸收的治疗方法。

【目的】

解除支气管痉挛。主要通过吸入拟肾上腺素类药、氨茶碱或沙丁胺醇等支气管解痉药,改善通气功能,适用于支气管哮喘和喘息样支气管炎的对症治疗。

【评估】

同超声雾化吸入法。

【计划】

1. 护士准备

同超声雾化吸入法。

2. 患者准备

同超声雾化吸入法。

3. 用物准备

手压式雾化吸入器(内含药物)。其原理为将药液预置于雾化器内的送雾器中,由于送雾器内腔为高压,将其倒置,用拇指按压雾化器顶部时,其内的阀门即打开,药液便从喷嘴喷出。因其喷出速度极快,雾滴平均直径为 $2.8 \sim 4.3 \ \mu m$,80%的雾滴会直接喷洒到口腔及咽部黏膜,经黏膜吸收。

4. 环境准备

同超声雾化吸入法。

【评价】

同超声雾化吸入法。

【注意事项】

(1)使用前检查雾化器各部件是否完好,有无松动、脱落等异常情况。

(2)用药过程中应观察患者有无心动过速、头痛、头晕等不良反应。

（3）每次 1～2 喷,两次喷雾间隔时间不少于 3～4 小时。

四、压缩雾化吸入法

压缩雾化吸入法是利用压缩空气将药液变成直径 3 μm 以下的细微气雾,使药物直接被吸入呼吸道的治疗方法。

【目的】

同超声雾化吸入法。

【评估】

同超声雾化吸入法。

【计划】

1. 护士准备

同超声雾化吸入法。

2. 患者准备

同超声雾化吸入法。

3. 用物准备

（1）压缩雾化吸入器

1）构造:①空气压缩机:其面板上有电源开关、过滤器、空气导管接口等,接通电源后可将空气压缩。②喷雾器:包括与压缩机相连的空气导管接口、进气活瓣、带有呼气活瓣的口含嘴。中间部分为药皿,用以盛放药液。

2）作用原理:利用压缩机将空气压缩形成较强气流,冲击喷雾器内的药液,使其表面张力破坏而形成细微气雾,通过面罩或口含嘴随患者的呼吸进入呼吸道。

（2）其他:药物（遵医嘱准备）、治疗巾、纱布、弯盘。

4. 环境准备

同超声雾化吸入法。

【评价】

同超声雾化吸入法。

【注意事项】

（1）使用前检查电源电压是否与压缩机吻合。

（2）压缩机放置在平整稳定的物体上,切勿放置在地毯或毛织物等软物上。

（3）用药过程中应随时观察患者有无心动过速、刺激性咳嗽、憋气、面色发绀等不良反应。一旦患者出现上述症状,应立即停止吸入,可待其休息 10 分钟后再次吸入,直至药液吸完。

第五节　药物过敏试验法

药物过敏反应是一种异常的免疫反应。其基本原因在于抗原、抗体的相互作用。药物作为一种抗原,进入机体后,有些个体体内会产生特异性抗体（IgE、IgG 及 IgM）,使 T 淋巴细胞致敏,当再次应用同类药物时,抗原、抗体在致敏淋巴细胞上相互作用,引起过敏反应。

为防止过敏反应的发生,在使用致敏性高的药物前,应详细询问患者的用药史、过敏史、家族史,并做药物过敏试验。护理人员应掌握特殊药物过敏试验液的配制方法和试验方法,正确判断试验结果,同时掌握过敏反应的急救处理方法。

一、青霉素过敏试验法

青霉素主要用于敏感的革兰阳性球菌、阴性球菌和螺旋体感染,具有杀菌力强、毒性低的特点。但青霉素易导致过敏反应,其发生率在各种抗生素中最高,为3%～6%,常发生于多次接受青霉素治疗者,偶见初次用药的患者。各种类型的变态反应(Ⅰ、Ⅱ、Ⅲ、Ⅳ型)都可以出现,但以皮肤过敏反应和血清病型反应较为多见。

(一)青霉素过敏反应的机理

青霉素本身不具有免疫原性,其制剂中所含的高分子聚合物及其降解产物(如青霉烯酸、青霉噻唑酸等)作为半抗原进入机体后,与蛋白质或多肽分子结合而成为全抗原,刺激机体产生特异性的抗体IgE,IgE黏附在某些组织的肥大细胞上和血液中的嗜碱性粒细胞表面,使机体呈致敏状态。当患者再次接触相同抗原时,抗原与特异性IgE相结合,发生抗原抗体反应,导致细胞脱颗粒,释放组胺、缓激肽、5-羟色胺等血管活性物质,这些物质作用于效应器官,使平滑肌痉挛、毛细血管扩张和通透性增高、腺体分泌增多。临床上可表现为荨麻疹、哮喘、喉头水肿,严重时可引起窒息、血压下降或过敏性休克。

(二)青霉素过敏试验的方法

青霉素过敏试验通常以0.1 mL(含青霉素20～50U)的试验液皮内注射,根据皮丘变化及患者全身情况来判断试验结果,过敏试验结果阴性方可使用青霉素治疗。

【目的】

通过青霉素过敏试验,确定患者对青霉素是否过敏,以作为临床应用青霉素治疗的依据。

【评估】

(1)患者的年龄、病情、生命体征、意识状态等。

(2)患者的心理状况、合作程度、自理能力等。

(3)患者注射部位的皮肤状况。

(4)患者的用药史、过敏史、家族史和目前用药情况。如有青霉素过敏史者应停止该项试验,有其他药物过敏史或变态反应疾病史者应慎用。

【计划】

1. 护士准备

衣帽整洁,修剪指甲,洗手,戴口罩。

2. 患者准备

(1)了解过敏试验的目的、方法、注意事项及配合要点。

(2)空腹时不宜进行皮试,因个别患者于空腹时注射用药,会发生眩晕、恶心等反应,易与过敏反应相混淆。

(3)取舒适体位并暴露注射部位。

3. 用物准备

注射盘、青霉素药液(青霉素G80万U/瓶)、生理盐水、1 mL注射器、5 mL注射器、4～5

号针头、6～7 号针头、0.1％盐酸肾上腺素、急救车(备常用抢救药物)、氧气、吸痰器等。

4．环境准备

注射环境符合无菌操作原则要求,整洁、安静、舒适、安全。

【实施】

(1)皮试液的配制

以每毫升含青霉素 200～500U 的生理盐水溶液为标准。配置方法如下。

(2)试验方法

确定患者无青霉素过敏史,于患者前臂掌侧下段皮内注射青霉素皮试溶液 0.1 mL(含青霉素 20U 或 50U),注射后观察 20 分钟,20 分钟后判断并记录试验结果。

3．试验结果判断

(1)阴性:皮丘大小无改变,周围无红肿,无红晕,无自觉症状。

(2)阳性:皮丘隆起增大,出现红晕、硬块,直径大于 lcm,周围出现伪足伴痒感。严重时,可有头晕、心慌、恶心,甚至发生过敏性休克。

【评价】

(1)患者能叙述青霉素过敏试验的目的及注意事项并正确配合。

(2)皮试液剂量准确,皮丘大小、深度符合要求,结果判断正确。

(3)操作过程严格遵守无菌注射原则,未发生意外情况。

【注意事项】

(1)青霉素过敏试验前详细询问患者的用药史、药物过敏史及家族过敏史。

(2)凡初次用药、停药 3 天后再用,以及在应用中更换青霉素批号时,均须按常规做过敏试验。

(3)皮肤过敏试验液必须现配现用,因青霉素水溶液性质极不稳定,放置时间过长,易产生过敏物质引起引敏反应。浓度与剂量必须准确。

(4)配制青霉素试验液的注射器和生理盐水应专用,以防"隐性接触"而致其他患者过敏反应的发生。

(5)首次注射后须严密观察患者 30 分钟,注意局部和全身反应,倾听患者主诉,并做好急救准备工作。

(6)皮试结果阳性者不可使用青霉素,并在体温单、病历、医嘱单、床头卡醒目注明,并将结果告知患者及家属。

(7)如对皮试结果有怀疑,应在对侧前臂皮内注射生理盐水 0.1 mL,以做对照,确认青霉素皮试结果为阴性方可用药。使用青霉素治疗过程中要继续严密观察反应。

(三)青霉素过敏反应的临床表现

1．过敏性休克

青霉素过敏性休克属Ⅰ型变态反应,多发生在注射后 5～20 分钟内,甚至可在数秒内发生,也可发生于皮内试验过程中或初次肌内注射或静脉注射时(皮内试验结果阴性);还有极少数患者发生于连续用药过程中。青霉素过敏性休克发生率为(5～10)/万,特点是反应迅速、强烈,消退亦快。其临床表现主要包括如下几个方面:

(1)呼吸道阻塞症状:由于喉头水肿、支气管痉挛、肺水肿引起,可表现为胸闷、气促、哮喘与呼吸困难,伴濒死感。

(2)循环衰竭症状:由于周围血管扩张导致有效循环量不足,可表现为面色苍白,出冷汗,发绀,脉搏细弱,血压下降。

(3)中枢神经系统症状:因脑组织缺氧,可表现为面部及四肢麻木、意识丧失、抽搐或大小便失禁等。

(4)其他过敏反应表现:可有荨麻疹、恶心、呕吐、腹痛与腹泻等。

2. 血清病型反应

一般用药后 7～12 天出现,临床表现和血清病相似,有发热、关节肿痛、皮肤发痒、荨麻疹、全身淋巴结肿大、腹痛等。

3. 各器官或组织的过敏反应

(1)皮肤过敏反应:主要表现为荨麻疹、皮肤瘙痒,严重者可发生剥脱性皮炎。

(2)呼吸道过敏反应:可引起哮喘或促使原有的哮喘发作。

(3)消化系统过敏反应:以腹痛和便血为主要症状。

上述症状可单独出现,也可同时存在,常以呼吸道症状和皮肤瘙痒最早出现,护理人员在临床护理工作中应注意倾听患者的主诉。

(四)青霉素过敏性休克的急救措施

青霉素过敏性休克反应发生迅猛,后果严重,护理人员务必做好预防及急救的准备并在使用过程中密切观察患者的反应,一旦出现过敏性休克应立即采取以下急救措施。

(1)立即停药,协助患者平卧,报告医师,就地抢救。

(2)立即应用肾上腺素。皮下注射 0.1％盐酸肾上腺素 1 mL,小儿剂量酌减。症状如不缓解,可每隔半小时皮下或静脉注射该药 0.5 mL,直至患者脱离危险期。盐酸肾上腺素是抢救过敏性休克的首选药物,具有收缩血管、增加外周阻力、提升血压、兴奋心肌、增加心输出量及松弛支气管平滑肌等作用。

(3)纠正缺氧,改善呼吸。给予氧气吸入,改善缺氧症状。呼吸受抑制时,应立即进行口对口人工呼吸,并肌内注射尼可刹米、洛贝林等呼吸兴奋剂。有条件者可插入气管导管,借助人工呼吸机辅助或控制呼吸。喉头水肿导致窒息时,应尽快施行气管切开。

(4)抗过敏。根据医嘱静脉注射地塞米松 5～10mg 或将琥珀酸钠氢化可的松 200～400mg 加入 5％～10％葡萄糖溶液 500 mL 内静脉滴注;应用抗组胺类药物,如肌内注射盐酸异丙嗪 25～50mg 或苯海拉明 40mg。

(5)补充血容量,改善微循环。静脉滴注 10％葡萄糖溶液或平衡溶液扩充血容量。如血压仍不回升,可按医嘱加入多巴胺或去甲肾上腺素静脉滴注。

(6)针刺入中、十宣、内关穴,行强刺激。

(7)若患者发生呼吸心搏骤停,立即进行复苏抢救。如施行体外心脏按压,气管内插管或人工呼吸等急救措施。

(8)密切观察病情,记录患者生命体征、神智和尿量等病情变化;不断评价治疗与护理的效果,为进一步处置提供依据。

二、破伤风抗毒素过敏试验法

破伤风抗毒素(TAT)是用破伤风类毒素免疫马血浆经物理、化学方法精制而成,能中和患者体液中一些破伤风毒素,控制破伤风病情的发展,也可作为被动免疫预防注射,用于有潜在破伤风危险的外伤患者。

TAT 对人体而言是一种异种蛋白,具有抗原性,注射后可引起过敏反应。主要表现为发热、速发型或迟发型血清病,偶可发生过敏性休克。因此使用 TAT 前,必须做过敏试验。试验结果阴性者,才可将所需剂量一次注入体内。若试验结果阳性,可采用脱敏注射法或注射人破伤风免疫球蛋白(HTIG)。注射过程需严密观察,发现异常,立即采用有效处理措施。

(一)TAT 过敏试验的方法

1. 皮试液配制

用 1 mL 注射器吸取 TAT 药液(1500U/mL)0.1 mL,加生理盐水稀释至 1 mL(1 mL 内含 TAT150U),即可供皮试使用。

2. 试验方法

取上述皮试液 0.1 mL(内含 TAT15U)于患者前臂掌侧下段做皮内注射,20 分钟后判断皮试结果。

3. 试验结果判断

(1)阴性局部无红肿、全身无异常反应。

(2)阳性皮丘红肿,硬结直径大于 1.5 cm,红晕范围直径超过 4 cm,有时出现伪足或有痒感,全身过敏性反应表现与青霉素过敏反应相类似,以血清病型反应多见。

(二)TAT 脱敏注射法

1. 脱敏注射法的机理

当患者 TAT 过敏试验结果为阳性时,需采用脱敏注射法,即将所需要的 TAT 剂量分次、少量注入体内。脱敏注射的基本原理:①小剂量注射时变应原所致生物活性介质的释放量少,不至于引起临床症状;②短时间内连续多次药物注射可以逐渐消耗体内已经产生的 IgE,最终可以全部注入所需药量而不致发病。但这种脱敏只是暂时的,经过一定时间后,IgE 会再次产生而重建致敏状态。故日后如再用 TAT,还需重做过敏试验。

2. 脱敏注射的方法

脱敏注射法是将所需的 TAT 剂量分次、少量注入体内。采用 TAT 脱敏注射时,预先应按抢救过敏性休克的要求准备好急救物品。

按上表安排,每隔 20 分钟肌内注射 TAT1 次,直至完成总剂量注射(TAT1500U)。在脱敏注射过程中,应密切观察患者的反应。如发现患者有面色苍白、发绀、荨麻疹及头晕、心慌等不适或过敏性休克时,应立即停止注射并配合医生进行抢救。如过敏反应轻微,可待症状消退后,酌情将剂量减少、注射次数增加,在密切观察患者情况下,使脱敏注射顺利完成。

三、头孢菌素类药物过敏试验法

头孢菌素类药物是一类高效、低毒、广谱的抗生素,目前在临床应用广泛,因其可致过敏反应,用药前需做药物过敏试验。

(一)过敏反应的机理

头孢菌素过敏反应的机理与青霉素相似,主要由于抗原、抗体的相互作用引起。头孢菌素类和青霉素之间可呈现不完全的交叉过敏反应,对青霉素过敏者有 10%～30% 对头孢菌素过敏,而对头孢菌素过敏者绝大多数对青霉素过敏。

(二)头孢菌素过敏试验的方法

1. 皮试液配制

以先锋霉素Ⅵ为例,皮试液以每毫升含先锋霉素Ⅵ $500\mu g$ 的生理盐水溶液为标准。配制方法如下。

2. 试验方法

取上述皮试液 0.1 mL(含先锋霉素 $50\mu g$),于患者前臂掌侧下段皮内注射,20 分钟后观察结果。

有关头孢菌素类药物皮试的评估、准备、结果的判断、评价、注意事项及过敏反应的处理,参见青霉素皮内试验有关内容。

四、链霉素过敏试验法

链霉素是一种氨基糖苷类抗生素,主要对革兰阴性细菌及结核杆菌有较强的抗菌作用。因链霉素本身具有毒性作用,主要损害第八对脑神经和肾功能,还可导致皮疹、发热、荨麻疹、血管性水肿等过敏反应。过敏性休克发生率虽较青霉素低,但死亡率很高,故使用链霉素之前,应做药物过敏试验。

(一)链霉素过敏试验方法

试验用物准备除链霉素制剂、10%葡萄糖酸钙或 5%氯化钙外,其他用物同青霉素过敏试验法。

1. 皮试液的配制

以每毫升含链霉素 2500U 生理盐水溶液为标准,配制方法如下。

2. 试验方法

取上述皮试药液 0.1 mL(含链霉素 250U)做皮内注射,注射后观察 20 分钟,20 分钟后判断皮试结果。

有关链霉素皮试的评估、准备、结果的判断、评价、注意事项,参见青霉素皮内试验有关内容。

(二)链霉素过敏反应的临床表现及处理

链霉素过敏反应的临床表现与青霉素过敏反应大致相同。轻者表现为发热、皮疹、荨麻疹,重者可致过敏性休克。一旦发生过敏性休克,其救治措施与青霉素过敏性休克基本相同。

链霉素的毒性反应比过敏反应更常见、更严重,可出现全身麻木、抽搐、肌肉无力、眩晕、耳鸣、耳聋等症状。患者如有抽搐等中毒反应,可用 10%葡萄糖酸钙或 5%氯化钙,静脉缓慢推注,小儿酌情减量。链霉素可与钙离子络合,从而减轻毒性反应;患者若有肌肉无力、呼吸困难,宜用新斯的明皮下注射或静脉注射。

五、碘过敏试验法

临床上常用碘化物造影剂做肾脏、胆囊、膀胱、支气管、脑血管等造影检查,此类药物也可发生过敏反应。凡首次用药者应在碘造影前 1~2 天做过敏试验,结果为阴性时方可做碘造影检查。

(一)试验方法

1. 口服法

口服 5%~10%碘化钾 5 mL,每日 3 次,连服 3 天,观察结果。

2. 皮内注射法

皮内注射碘造影剂 0.1 mL,20 分钟后观察结果。

3. 静脉注射法

静脉注射碘造影剂(30%泛影葡胺)1 mL,5~10 分钟后观察结果。在静脉注射造影剂前,必须先做皮内注射,然后再静脉注射,结果阴性时方可进行碘剂造影。

(二)试验结果判断

1. 口服法

有口麻、头晕、心慌、恶心呕吐、流泪、流涕、荨麻疹等症状为阳性。

2. 皮内注射法

局部有红肿、硬块,直径超过 1cm 为阳性。

3. 静脉注射法

有血压、脉搏、呼吸及面色等改变,或有心慌、黏膜水肿、恶心呕吐、荨麻疹等其他不适,即为阳性。

有少数过敏试验阴性者,在注射造影剂过程中也会发生过敏反应,因此在静脉注射造影剂前,必须备好急救药品。碘剂过敏反应的处理同青霉素过敏反应的处理。

六、普鲁卡因过敏试验法

普鲁卡因为一种局部麻醉药,可做浸润麻醉、传导麻醉、腰椎麻醉及硬膜外麻醉,偶可引起轻重不同的过敏反应。凡首次应用普鲁卡因前,须先做过敏试验,结果阴性者方可使用。

1. 试验方法

皮内注射 0.25%普鲁卡因溶液 0.1 mL,20 分钟后观察试验结果并记录。

2. 试验结果判断和过敏反应处理

同青霉素过敏试验及过敏反应的处理。

七、细胞色素 C 过敏试验法

细胞色素 C 是一种细胞呼吸激活剂,常作为组织缺氧治疗的辅助用药。偶见过敏反应发生,用药前须做过敏试验。过敏试验常用方法有两种:

1. 皮内试验

取细胞色素 C 溶液(每支 2 mL,内含 15mg)0.1 mL 加生理盐水至 1 mL(1 mL 内含细胞色素 C 0.75mg),皮内注射 0.1 mL(含细胞色素 C 0.075mg)。20 分钟后观察结果。局部发红,直径大于 1 cm,出现丘疹者为阳性。

2. 划痕试验

在前臂下段内侧,用 75%乙醇常规消毒皮肤。取细胞色素 C 原液(每 1 mL 含细胞色素 C

7.5mg)1滴,滴于皮肤上,用无菌针头在表皮上划痕两道,长度约 0.5 cm,深度以有微量渗血为度。20 分钟后观察结果。结果判断同上述皮内试验法。

第六节　局部给药

在临床治疗与护理中,根据各科特殊治疗的需要,还可采用一些局部用药的方法。

一、滴药法

滴药法是指将药液滴入机体的某些部位,达到局部或全身治疗作用,或协助某些诊断性检查的方法。包括滴眼药法、滴耳药法和滴鼻药法 3 种局部用药法。

(一)滴眼药法

【目的】

(1)将药液滴入结膜囊,以达到控制感染、麻醉、散瞳、缩瞳等治疗或诊断作用。

(2)冲洗眼部的异物或分泌物。

【评估】

(1)患者的年龄、病情、生命体征、意识状态等。

(2)患者的心理状况、合作程度、自理能力等。

(3)患者的眼部情况及患者对眼部用药相关知识的了解程度。

(4)患者的用药史、过敏史、目前用药情况等。

【计划】

1. 护士准备

衣帽整洁,修剪指甲,洗手,戴口罩。

2. 患者准备

(1)了解滴眼药的目的、方法、注意事项及配合要点。

(2)取合适体位。

3. 用物准备

治疗盘内置眼药滴瓶或滴管、消毒棉签或棉球、弯盘。

4. 环境准备

环境整洁、安静、舒适、安全。

【评价】

(1)护患沟通有效,患者情绪稳定,愿意接受滴眼药治疗并积极配合。

(2)患者及家属能理解滴眼药的目的,了解药物的相关知识、滴眼药过程中的注意事项。

(3)能严格执行操作规程,无差错事故发生,操作程序清晰、规范。

【注意事项】

(1)用药前认真检查眼药水的质量,悬浮液剂使用前应摇匀。

(2)勿将药物直接滴于角膜,因角膜分布有丰富的痛觉纤维,对任何刺激都极其敏感。

(3)溃疡、眼球术后、外伤等患者不宜压迫及拉高上眼睑。

(4)若同时用两种或两种以上药物,之间须间隔 5 分钟,应先滴刺激性弱的药,后滴刺激性强的药。

(二)滴耳药法

【目的】

将药液滴入耳道内,达到软化耵聍、清洁耳道、消炎、止痛的目的。

【评估】

(1)患者的年龄、病情、生命体征、意识状态等。

(2)患者的心理状况、合作程度、自理能力等。

(3)患者的耳部情况及患者对耳部用药相关知识的了解程度。

(4)患者的用药史、过敏史、目前用药情况等。

【计划】

1. 护士准备

衣帽整洁,修剪指甲,洗手,戴口罩。

2. 患者准备

(1)了解滴耳药的目的、方法、注意事项及配合要点。

(2)取合适体位。

3. 用物准备

滴耳药瓶或滴管、消毒棉签、棉球。必要时备 3% 过氧化氢溶液、弯盘。

4. 环境准备

环境整洁、安静.舒适、安全。

【评价】

(1)护患沟通有效,患者情绪稳定,愿意接受滴耳药治疗并积极配合。

(2)患者及家属能理解滴耳药的目的,了解药物的相关知识、滴耳药过程中的注意事项。

(3)护理人员能严格执行操作规程,无差错事故发生,操作程序清晰、规范。

【注意事项】

(1)有鼓膜穿孔的患者禁忌耳内给药。

(2)应避免药液过凉以引起迷路反应(如眩晕、眼球震颤等)。

(3)软化耵聍者滴入药量以不溢出耳道为度,向患者解释滴药后耳部可出现胀感,耵聍取出后症状即消失。两侧均有耵聍者,不宜同时进行。

(4)昆虫类异物进入耳道可选用油剂药物,滴药 2~3 分钟后便可取出。

(三)滴鼻药法

【目的】

(1)治疗鼻窦炎及严重的鼻出血。

(2)缓解鼻窦充血及上呼吸道感染引起的鼻塞症状。

【评估】

(1)患者的年龄、病情、生命体征、意识状态等。

(2)患者的心理状况、合作程度、自理能力等。

(3)患者的鼻腔情况及患者对鼻部用药相关知识的了解程度。

(4)患者的用药史、过敏史、目前用药情况等。

【计划】

1．护士准备

衣帽整洁，修剪指甲，洗手，戴口罩。

2．患者准备

(1)患者了解滴鼻药的目的、方法、注意事项及配合要点。

(2)取合适体位，擤鼻后用纸巾擦净，解开衣领。

3．用物准备

滴鼻药瓶或滴管、纸巾。

4．环境准备

病室环境整洁、安静、舒适、安全。

【评价】

(1)护患沟通有效，患者情绪稳定，愿意接受滴鼻药治疗并积极配合。

(2)患者及家属能理解滴鼻药的目的，了解药物的相关知识、滴鼻药过程中的注意事项。

(3)护理人员能严格执行操作规程，无差错事故发生，操作程序清晰、规范。

【注意事项】

(1)指导患者不要过量使用滴鼻药，否则会引起反弹效应，即加重鼻黏膜的充血。

(2)有高血压和其他心血管疾病的患者禁忌使用含有血管收缩的药物，以免产生意外。

二、栓剂给药法

栓剂是药物与适宜基质制成的供腔道给药的固体制剂，其熔点为 37℃ 左右，插入体腔后缓慢融化而产生药效，包括直肠栓剂和阴道栓剂。

（一）直肠栓剂插入法

【目的】

(1)发挥局部效应，如直肠插入甘油栓剂，软化粪便，缓解便秘。

(2)发挥全身效应，如应用解热镇痛栓剂退热。

【评估】

(1)患者的年龄、病情、生命体征、意识状态等。

(2)患者的心理状况、合作程度、自理能力等。

(3)患者的肛门周围皮肤及黏膜状况。

(4)患者的用药史、过敏史、目前用药情况等。

【计划】

1．护士准备

着装整洁，修剪指甲，洗手，戴口罩。

2．患者准备

(1)了解给药的目的、方法、注意事项及配合要点。

(2)取合适体位。

3. 用物准备

直肠栓剂、指套或手套、卫生纸、屏风(必要时)。

4. 环境准备

病室环境整洁、安静、舒适、安全。

【评价】

(1)护患沟通有效,患者情绪稳定,愿意接受直肠栓剂插入治疗并积极配合。

(2)患者及家属能理解直肠栓剂插入的目的,了解药物的相关知识、用药过程中的注意事项。

(3)护理人员能严格执行操作规程,无差错事故发生,操作程序清晰、规范。

【注意事项】

(1)确保栓剂贴于直肠黏膜,否则影响吸收而达不到治疗效果。

(2)操作时要动作轻柔,避免引起患者不适。

(3)指导患者放松及配合的方法。

(二)阴道栓剂插入法

【目的】

自阴道插入栓剂,达到消炎、缓解阴道不适等局部治疗作用。

【评估】

(1)患者的年龄、病情、生命体征、意识状态等。

(2)患者的心理状况、合作程度、自理能力等。

(3)患者的用药史、过敏史、目前用药情况等。

【计划】

1. 护士准备

衣帽整洁,修剪指甲,洗手,戴口罩。

2. 患者准备

(1)患者了解阴道栓剂插入的目的、方法、注意事项及配合要点。

(2)取合适体位。

3. 用物准备

阴道栓剂、栓剂置入器或手套、卫生棉垫、屏风(必要时)。

4. 环境准备

病室环境整洁、安静、舒适、安全。注意保护患者隐私,必要时屏风遮挡。

【评价】

(1)护患沟通有效,患者情绪稳定,愿意接受阴道栓剂插入治疗并积极配合。

(2)患者及家属能理解阴道栓剂插入的目的,了解药物的相关知识、用药过程中的注意事项。

(3)护理人员能严格执行操作规程,无差错事故发生,操作程序清晰、规范。

【注意事项】

(1)月经期及阴道出血患者禁用。

(2)指导患者治疗期间避免盆浴及性生活。

三、皮肤给药法

【目的】

将药物直接涂于皮肤,达到局部治疗的目的。

【评估】

(1)患者的年龄、病情、生命体征、意识状态等。

(2)患者的心理状况、合作程度、自理能力等。

(3)患者的局部皮肤状况。

(4)患者的用药史、过敏史、目前用药情况等。

【计划】

1. 护士准备

衣帽整洁,修剪指甲,洗手,戴口罩。

2. 患者准备

(1)了解皮肤用药的目的、方法、注意事项及配合要点。

(2)取合适体位。

(3)用药前用温水或中性肥皂清洁局部皮肤,患皮炎者只可用清水清洁,在涂药前应清除硬痂、坏死组织。

3. 用物准备

皮肤用药(遵医嘱准备)、棉签、弯盘等。必要时备皮肤清洁用物。

4. 环境准备

病室环境整洁、安静、舒适、安全。注意保护患者隐私,必要时屏风遮挡。

【评价】

(1)护患沟通有效,患者情绪稳定,愿意接受皮肤用药治疗并积极配合。

(2)患者及家属能理解皮肤用药的目的,了解药物的相关知识、用药过程中的注意事项。

(3)护理人员能严格执行操作规程,无差错事故发生,操作程序清晰、规范。

【注意事项】

(1)观察用药后局部皮肤的反应。

(2)了解患者局部用药后的主观感觉。

四、舌下给药法

舌下给药法是将药物置于舌下,通过舌下口腔黏膜丰富的毛细血管吸收从而达到治疗目的的一种给药方法。口腔的黏膜薄、面积大,其黏膜下有丰富的毛细血管,药物经毛细血管吸收后经颈内静脉到达心脏或其他器官,避免了胃肠刺激、吸收不全和首过消除作用,具有药物吸收迅速、起效快、生物利用度高的特点。如目前常用的硝酸甘油制剂,舌下含服2～5分钟即可发挥作用,用药后患者心前区疼痛症状可减轻或消除。

指导患者将此类药物放置于舌下,让其自然溶解吸收,不可饮水,也不要嚼碎吞下,以免影响药效。

第五章　静脉输液与输血

静脉输液和输血是临床治疗和抢救患者的重要措施之一。正常情况下,人体内水、电解质、酸碱度均保持在一定数值范围内,以维持机体内环境相对稳定,保持其正常的生理功能。但某些疾病和创伤等原因会造成机体体液平衡紊乱。通过静脉输液和输血可及时、有效地补充丧失的体液和电解质,纠正水、电解质、酸碱平衡失调,恢复内环境稳定。通过静脉输注药物,可以达到治疗疾病的目的。因此,护理人员必须熟练掌握静脉输液、输血的有关知识和技能,以便在治疗疾病和挽救患者生命过程中发挥重要作用,保证患者的治疗安全有效。

第一节　静脉输液

静脉输液是利用大气压和液体静压形成的输液系统内压高于人体静脉压的原理,将一定量的无菌溶液或药物直接输入静脉的治疗方法。

一、静脉输液的目的

1. 补充水分和电解质,预防和纠正机体水、电解质和酸碱平衡失调

常用于因剧烈腹泻、呕吐、大手术后等引起的脱水或酸碱平衡失调患者。

2. 输入药物,治疗疾病

用于各种需要经静脉输入药物的治疗,如输入抗生素控制感染;输入解毒药物达到解毒作用;输入脱水剂降低颅内压等。

3. 增加血容量,改善微循环,维持血压及微循环灌注量

常用于严重烧伤、大出血、休克等患者。

4. 补充营养,供给热量,保持正氮平衡,增加体重

常用于慢性消耗性疾病、胃肠道吸收障碍及不能经口进食者,如恶性肿瘤、吸收不良综合征、昏迷及口腔疾病等患者。

二、常用溶液的种类和作用

(一)晶体溶液

晶体溶液分子量小,在血管内存留时间短,对维持细胞内外水分相对平衡,纠正体内水、电解质平衡失调效果显著。常用的晶体溶液包括:

1. 葡萄糖溶液

用于补充水分和热量,减少蛋白质消耗,防止酮体产生,促进钠(钾)离子进入细胞内。葡萄糖进入人体后迅速分解,一般不产生高渗和利尿作用,常作为静脉给药的载体和稀释剂。临床常用的葡萄糖溶液有5%葡萄糖溶液和10%葡萄糖溶液。

2. 等渗电解质溶液

用于补充水分和电解质,维持体液和渗透压平衡。常用的等渗电解质溶液有 0.9% 氯化钠溶液、复方氯化钠溶液(林格氏等渗溶液)、5% 葡萄糖氯化钠溶液。

3. 高渗溶液

用于利尿脱水,可在短时间内提高血浆渗透压,回收组织水分进入血管内,消除水肿;也可降低颅内压,改善中枢神经系统功能。常用的溶液有 20% 甘露醇、25% 山梨醇、25%~50% 葡萄糖溶液等。

4. 碱性溶液

用于纠正酸中毒,调节酸碱失衡。常用的碱性溶液有 5% 碳酸氢钠溶液、1.4% 碳酸氢钠溶液、11.2% 乳酸钠溶液和 1.84% 乳酸钠溶液等。

碳酸氢钠溶液补碱迅速,不易加重乳酸血症,但中和酸后生成的碳酸(H_2CO_3)必须以二氧化碳(CO_2)形式经肺呼出,因此,对呼吸功能不全患者使用受限;休克、肝功能不全、缺氧、右心衰竭患者或新生儿,对乳酸钠代谢产生的乳酸利用能力差,会加重乳酸血症,故不宜使用。

(二)胶体溶液

胶体溶液由于分子量大,在血管内存留时间长,能有效维持血浆胶体渗透压,增加血容量,改善微循环,提高血压。常用的胶体溶液包括:

1. 右旋糖酐溶液

为水溶性多糖类高分子聚合物,常用溶液有两种。

(1)低分子右旋糖酐(平均相对分子质量 4 万左右):可降低血液黏稠度,减少红细胞聚集,改善血液循环和组织灌注量,防止血栓形成。

(2)中分子右旋糖酐(平均相对分子质量 7.5 万左右):可提高血浆胶体渗透压,扩充血容量。

2. 代血浆

作用与低分子右旋糖酐相似,其在体内存留时间较右旋糖酐长,扩容效果良好,输入后可使循环血量和心输出量显著增加,急性大出血时可与全血共用。常用的代血浆有羟乙基淀粉(706 代血浆)、氧化聚明胶、聚乙烯吡咯酮等。

3. 血液制品

输入后能提高血浆胶体渗透压,增加循环血容量,补充蛋白质和抗体,有助于组织修复和增强机体免疫力。常用的血液制品有 5% 白蛋白和血浆蛋白等。

(三)静脉高营养液

高营养液能提供热量,补充蛋白质,维持机体正氮平衡,补充多种维生素和矿物质,主要由氨基酸、脂肪酸、矿物质、维生素、高浓度葡萄糖或右旋糖酐、水等成分组成。静脉高营养液可适用于营养摄入不足或不能经消化道供给营养的患者,通过静脉置管输注高营养液维持机体营养的供给。常用的高营养液有复方氨基酸、脂肪乳剂等。

三、常用静脉输液部位

静脉输液时,应根据患者的年龄、病情、病程、意识状态、体位、药物的性质和量、输液时间、静脉情况等来选择穿刺的部位。常用的输液部位有:

(一)周围浅静脉

周围浅静脉是指分布于皮下的肢体末端的静脉。上肢常用浅静脉有肘正中静脉、头静脉、贵要静脉、手背静脉网。手背静脉网是成人患者静脉输液时的首选部位;肘正中静脉、头静脉、贵要静脉可以用来采集静脉血标本、静脉推注药液及作为经外周中心静脉置管(PICC)的穿刺部位。下肢常用浅静脉有大隐静脉、小隐静脉、足背静脉网,但因下肢静脉有静脉瓣,容易形成血栓,不作为静脉输液的首选部位。

(二)头皮静脉

头皮静脉常用于小儿的静脉输液。小儿头皮静脉分支多,交错成网,表浅易见,不易滑动,便于固定。较大的头皮静脉有颞浅静脉、额静脉、枕静脉和耳后静脉。

(三)锁骨下静脉和颈外静脉

此部位静脉管径粗大、不易塌陷,需要长期持续输液或需要静脉高营养的患者常选此部位,常用于进行中心静脉置管。

四、常用静脉输液法

(一)周围静脉输液法

【目的】

同静脉输液目的。

【评估】

(1)患者年龄、病情、生命体征、血液循环状况、意识状态等。

(2)患者的心理状况、合作程度、自理能力等。

(3)患者穿刺部位皮肤、血管状况及肢体活动度。

(4)患者的用药史、过敏史和目前用药情况。

【计划】

1. 护士准备

衣帽整洁,修剪指甲,洗手,戴口罩。

2. 患者准备

(1)了解静脉输液的目的、方法、注意事项及配合要点。

(2)输液前排尿或排便,卧位舒适。

3. 用物准备

注射盘1套、弯盘、输液液体及药物(按医嘱准备);加药用无菌注射器及针头;止血带、无菌输液贴、无菌输液器、瓶套、瓶签、开瓶器、砂轮、小垫枕、治疗巾、输液卡;输液架、污物桶、锐器盒;必要时备输液泵、小夹板及绷带。需静脉留置输液另备静脉留置针一套、无菌生理盐水或稀释肝素溶液(封管液)、无菌透明敷贴。

4. 环境准备

环境符合无菌操作原则要求,整洁、安静、舒适、安全。

【评价】

(1)护患沟通有效,患者情绪稳定,愿意接受输液治疗并积极配合。

(2)患者及家属能理解输液的目的,了解药物的相关知识、输液过程中的注意事项。

(3)护理人员能严格执行操作规程,无差错事故发生,操作程序清晰、规范。

【注意事项】

(1)严格执行无菌操作原则及查对制度,预防感染及用药差错。

(2)穿刺静脉应选择粗直、弹性好及相对固定的血管,避开关节和静脉瓣。

(3)患者肢体移动、为患者更衣或执行其他护理活动时,要注意保护穿刺部位,防止因过分牵拉,导致针头脱出。

(4)不可在输液侧肢体抽取血液标本或测量血压。

(5)注意药物的配伍禁忌,刺激性强及特殊药物,应先用生理盐水进行静脉穿刺输液,确定针头在血管内再输入药物。

(6)需连续输液者,应 24 小时更换输液器。

(7)静脉留置针一般可保留 3～5 天,不超过 7 天,如疑有污染、出现并发症时,应立即拔除。

(8)输液过程中应加强巡视,注意倾听患者主诉,密切观察患者局部及全身反应,及时发现输液故障或输液反应,并给予及时处理。

(9)告知患者头皮针静脉输液过程中,输液部位不要随意活动,以防刺破静脉;留置针留针过程中,留针肢体不可用力过大;输液过程中勿随意调节滴速。

(二)中心静脉输液法

中心静脉输液法包括颈外静脉穿刺置管输液法、锁骨下静脉穿刺置管输液法及外周静脉置入中心静脉导管(ICC)输液法。以下以颈外静脉穿刺置管输液法为例。

颈外静脉是颈部最大的浅静脉,位于颈部外侧皮下,在下颌角后方垂直下降,越过胸锁乳突肌后缘,于锁骨上方穿过深筋膜,最后汇入锁骨下静脉。其行径表浅,位置较恒定,易于穿刺。适用于长期输液而周围静脉不易穿刺的患者;长期静脉内滴注高浓度或有刺激性的药物或行静脉内高营养疗法的患者;周围循环衰竭需要测量中心静脉压的危重患者。

【目的】

同静脉输液目的。

【评估】

同周围静脉输液法。

【计划】

1. 护士准备

衣帽整齐,洗手,戴口罩。

2. 用物准备

同密闭式输液法,另备:

(1)一次性无菌中心静脉导管穿刺包:中心静脉导管 1 个、输液接头 1 个、导引钢丝 1 个、扩张器 1 个、导引穿刺针 1 个、5 mL 注射器 2 个、细注射针(7 号)1 个、粗注射针(12 号)1 个、11 号手术刀 1 个、带线缝合针 2 个、中单 1 个、孔巾 1 个、医用手套 1 副、纱布块 4 个、消毒刷 3 个。

(2)无菌生理盐水、利多卡因注射液、无菌透明敷贴、弯盘、肝素生理盐水溶液。

3. 患者准备

了解颈外静脉置管输液的目的、过程、注意事项及配合要点,静脉穿刺插管时所取卧位的目的。

4. 环境准备

环境整洁、安静,符合无菌原则要求。

【评价】

(1)护患沟通有效,患者情绪稳定,患者及家属理解颈外静脉置管输液的目的,接受治疗并积极配合。

(2)护理人员能严格执行操作规程,插管顺利,无并发症发生,操作程序清晰、规范。

【注意事项】

(1)严格执行无菌操作原则及查对制度,预防感染及差错事故的发生。

(2)应每日观察穿刺点及周围皮肤的情况。无菌透明敷料应至少每 7 天更换 1 次,无菌纱布敷料应至少每 2 天更换 1 次;若穿刺部位发生渗液、渗血时应及时更换敷料;穿刺部位的敷料发生松动、污染等完整性受损时应立即更换。

(3)置管期间,每天早、晚用肝素生理盐水溶液进行冲管,冲管时应选用 20 mL 注射器,以防止冲管时压力过大,导致导管破损折断。

(4)嘱患者避免剧烈的头颈部运动,防止挤压置管部位。

五、输液速度及时间的计算

在静脉输液过程中,每毫升溶液的滴数称为该输液器的点滴系数。目前常用的输液器的点滴系数有 10、15、20 三种。静脉点滴的速度和时间可按下列公式计算。

1. 已知每分钟滴数和输液总量,计算输完总液量所需的时间

$$输液时间(小时) = \frac{液体总量(mL) \times 点滴系数}{每分钟滴数 \times 60(分钟)}$$

例如:某患者需输 1500 mL 液体,所用输液器的点滴系数为 15,以每分钟 60 滴的速度需用多长时间输完?

$$输液时间(小时) = \frac{1500 \times 15}{60 \times 60} = 6 \text{ 小时 } 15 \text{ 分}$$

2. 已知液体总量和计划需用的时间,计算每分钟的滴数

$$每分钟滴数 = \frac{液体总量(mL) \times 点滴系数}{输液时间(分钟)}$$

例如:某患者输入液体 2000 mL,计划 8 小时输完,所用输液器的点滴系数为 15,求每分钟滴数。

$$每分钟滴数(滴) = \frac{2000 \times 15}{8 \times 60} = \frac{30000}{480} \approx 62(滴)$$

六、常见输液故障及处理

(一)溶液不滴

1. 针头滑出血管外

液体注入皮下组织,局部可见肿胀并疼痛,挤压输液管无回血。处理方法:将针头拔出,另

选血管重新穿刺。

2. 针尖斜面紧贴血管壁或输液管扭曲

妨碍液体滴入,局部无肿胀疼痛,挤压输液管可有回血。处理方法:调整针头位置或适当变换肢体位置,调整输液管位置,直到滴注通畅为止。

3. 针头堵塞

一手捏住滴管下端输液管,另一手轻轻挤压靠近针头的输液管,若感觉有阻力,松手后又无回血,则表示针头已阻塞。处理方法:更换针头另选静脉穿刺。

4. 压力过低

患者周围循环不良或输液瓶过低或患者肢体抬举过高所致。处理方法:抬高输液瓶或放低患者肢体位置。

5. 静脉痉挛

穿刺肢体暴露在冷的环境中时间过长或输入的液体温度过低所致。处理方法:用热水袋或热毛巾热敷注射部位上端血管,以解除静脉痉挛。

(二)滴管内液面过高

1. 滴管侧壁有调节孔

先夹紧滴管上端输液管,开放调节孔,待溶液流至低于滴管口时,再关闭调节孔,松开上端输液管。

2. 滴管无调节孔

将输液瓶取下,倾斜输液瓶,使输液管插入瓶内的针头露出液面,瓶内空气进入输液管内,液体缓缓流下,直到滴管露出液面,再挂输液瓶于架上。

(三)滴管内液面过低

1. 滴管侧壁有调节孔

先夹住滴管下端的输液管,打开调节孔,当滴管内液面升高至1/2～2/3时,关闭调节孔,松开滴管下端输液管即可。

2. 滴管侧壁无调节孔

夹住滴管下端输液管,用手挤压滴管,迫使输液瓶内的液体流下至滴管内,当液面升至滴管的1/2～2/3时,停止挤压,松开滴管下端的输液管。

(四)滴管内液面自行下降

输液过程中,如果滴管内液面自行下降,应及时检查滴管上端输液管与滴管的衔接是否紧密,有无漏气或裂隙,必要时更换输液管。

七、常见输液反应及护理

(一)发热反应

1. 原因

因输入致热物质引起。多由于输液器具清洁灭菌不彻底,输入的溶液或药物制品不纯、灭菌保存不良,输液过程中未能严格执行无菌技术操作等因素所致。

2. 临床表现

多发生于输液后数分钟至1小时,患者表现为发冷、寒战和发热。轻者发热在38℃左右,停止输液数小时内体温可恢复正常;重者初起寒战,继之体温可高达 40℃以上,伴有恶心、呕吐、头痛、脉速等症状。

3. 预防

输液前应严格检查药液质量及输液用具的包装和有效期;严格执行无菌操作原则。

4. 护理措施

(1)减慢输液滴速或停止输液,并及时通知医师。

(2)寒战时给予保暖,高热者给予物理降温,严密观察生命体征。必要时遵医嘱给予抗过敏药物或激素治疗。

(3)保留输液器和剩余药液进行检测,以查找发热反应的原因。

(二)循环负荷过重反应

循环负荷过重反应也称为急性肺水肿。

1. 原因

(1)由于输液速度过快或短时间内输入液体过多,使循环血容量急剧增加,心脏负荷过重引起。

(2)患者原有心肺功能不良。

2. 临床表现

患者突然出现胸闷、呼吸困难、咳嗽、咳粉红色泡沫样痰,严重时痰液可由口鼻腔涌出。听诊肺部布满湿啰音,心率快且节律不齐。

3. 预防

输液中滴注速度不宜过快,液量不可过多,对心肺功能不全者、老年人及儿童尤需注意。

4. 护理措施

(1)出现上述表现时,应立即停止输液并迅速通知医师。如患者病情允许,应协助患者端坐,双腿下垂,以减少下肢静脉回流,减轻心脏负荷。同时安慰患者,减轻其紧张心理。

(2)给予高流量氧气吸入,氧流量一般为 6~8 L/min,可使肺泡内压力增加,减少肺泡内毛细血管渗出液的产生。同时,吸氧时使氧气经过 20%~30%乙醇湿化后吸入,因乙醇能减低肺泡内泡沫的表面张力,使泡沫破裂消散,改善肺部气体交换,减轻缺氧症状。

(3)遵医嘱给予镇静、平喘、扩血管、强心、利尿等药物治疗。

(4)必要时进行四肢轮扎。用止血带或血压计袖带适当加压四肢以阻断静脉血流,但需保持动脉血流通畅,每隔 5~10 分钟轮流放松一侧肢体上的止血带,可有效地减少静脉回心血量。症状缓解后. 逐渐解除止血带。此外,对无贫血的患者可通过静脉放血 200~300 mL 以减少回心血量,但应慎用。

(三)静脉炎

静脉炎是由于物理、化学及感染等因素对血管内壁刺激而导致血管壁的炎症表现。

1. 原因

(1)药物因素:药物稀释不足,长期静脉输入浓度较高、刺激性较强的药液等。

(2)静脉内置管:选用导管不当,如导管管径太粗、导管材质偏硬、留置导管时间过长等。

(3)操作因素:静脉穿刺部位距关节处过近(关节活动造成置入导管与血管壁不断地摩擦

引起炎症反应);穿刺技术不良及输液时未严格执行无菌操作而引起局部静脉的感染。

2. 临床表现

沿静脉走向出现条索状红线,局部组织发生红、肿、热、痛,有时伴有畏寒、发热等全身症状。

3. 预防

认真检查药物,严格控制各种输液微粒进入静脉;严格执行无菌技术操作;选择适宜的静脉,最好选用上肢静脉,避免在瘫痪肢体做静脉穿刺输液;注意保护静脉,切忌在同一部位的一条血管上反复多次穿刺,应有计划地更换输液部位;选择适宜的置入导管,减轻对静脉的刺激。

4. 护理措施

(1)停止在发生静脉炎部位输液,抬高患肢并制动,局部用 95% 乙醇或 50% 硫酸镁行湿热敷,每日 2 次,每次 20 分钟。

(2)超短波理疗,每日 1 次,每次 15~20 分钟。

(3)合并感染者,遵医嘱给予抗生素治疗。

(4)中药治疗如意金黄散外敷,用醋将如意金黄散调成糊状,局部外敷,每日 2 次,有清热、除湿、疏通气血及止痛消肿作用;云南白药外敷,用酒精或食醋调制,增加药物通透性,具有活血、消肿及止痛作用。

(四)空气栓塞

1. 原因

(1)输液时输液器连接不紧或管内空气未排尽。

(2)加压输液、输血时无人守护。

(3)输液完毕未及时更换药液或拔针。

(4)拔出较粗的、近胸腔的深静脉导管后,穿刺点封闭不严密,均有发生空气栓塞的危险。

空气进入静脉,随着血流首先被带入右心房,再进入右心室。如空气量少,则随血液被右心室压入肺动脉,再分散到肺小动脉内,最后经毛细血管吸收,损害较小;如空气量大,空气在右心室内阻塞肺动脉入口,使血液不能进入肺内,气体交换发生障碍,引起机体严重缺氧而导致患者死亡。

2. 临床表现

患者突然感到胸部异常不适或胸骨后疼痛,随即出现呼吸困难和严重发绀,伴有濒死感。心前区听诊可闻及响亮、持续的"水泡声",心电图呈现心肌缺血和急性肺心病改变。

3. 预防

输液前认真检查输液器质量,排尽输液管内空气;加压输液、输血时专人守护,严密观察;连续输液时及时更换药液;输液完毕及时拔针;拔出较粗的、近胸腔的深静脉导管后,穿刺点应严密封闭。

4. 护理措施

(1)患者出现上述表现,应立即置患者于左侧头低足高位,该体位可使肺动脉的位置处于右心室的下部,有利于气体向上漂浮至右心室,避免阻塞肺动脉入口。随着心脏的舒缩,空气被血液打成泡沫,分次少量进入肺动脉内,最后被逐渐吸收。

(2)给予高流量氧气吸入以提高血氧浓度,纠正缺氧状态。

(3)有条件时,可通过中心静脉导管抽出空气。

(4)严密观察病情变化,及时给予对症处理。

八、输液微粒污染

输液微粒是指输入液体中含有的非代谢性颗粒杂质。其直径一般为 $1\sim15~\mu m$,少数可达 $50\sim300~\mu m$。输入溶液中微粒的数量决定着液体的透明度,可以此判断液体的质量。输液微粒污染是指在输液过程中将输液微粒带人人体,对人体造成严重危害的过程。

(一)输液微粒的来源

(1)药物生产制作过程中混入杂质,使微粒进入药液。如水、空气、原材料的污染。

(2)盛装药液容器不洁净,液体存放时间过长,玻璃瓶内壁和橡胶塞被药液浸泡时间过久,腐蚀剥脱形成输液微粒。

(3)输液器与加药用的注射器不洁净。

(4)在输液操作中的污染。如输液环境不洁净、切割安瓿及反复穿刺橡胶塞加药等将微粒带入液体中输入人体内,导致输液微粒污染。

(二)输液微粒污染的危害

在静脉输液过程中,输液微粒随着液体进入静脉,对机体造成的危害主要取决于微粒的大小、形状、化学性质、堵塞血管的部位、对血流阻断的程度及人体对微粒的反应等。机体的重要器官如肺、大脑、肝及肾脏等是最容易被微粒损害的部位。输液微粒污染可对机体造成一定的损害。

(1)液体中微粒过多,造成局部血管阻塞和供血不足,组织缺血、缺氧,甚至坏死。

(2)红细胞聚集在微粒上形成血栓,引起血管栓塞和静脉炎。

(3)引起血小板减少症和过敏反应。

(4)微粒进入肺毛细血管,可引起巨噬细胞增殖,包围微粒形成肺内肉芽肿,影响肺功能。

(5)微粒刺激组织导致炎症或形成肿块。

(三)预防措施

1. 制剂生产方面

改善车间的环境卫生条件,安装空气净化装置,防止空气中悬浮尘粒及细菌污染;工作人员要穿工作服、工作鞋、戴口罩,必要时戴手套;选用优质溶剂与注射用水;采用先进工艺、先进技术,提高检验技术,确保药液质量。

2. 输液操作方面

(1)采用密闭式一次性医用塑料输液(血)器,减少污染机会。

(2)净化操作室空气,可在超净工作台进行输液前准备;有条件的医院在一般病室内也应安装空气净化装置,减少病原微生物和尘埃的数量,使输液环境洁净。

(3)认真检查输入的液体质量,注意其透明度,输液瓶有无裂痕或破损,瓶盖有无松动,瓶签字迹是否清楚完整,并注意有效期。

(4)严格无菌技术操作,以减少污染,注意药物配伍禁忌,缩短药物存放时间,现用现配,确保安全。

九、输液泵的应用

输液泵是指机械或电子的输液控制装置,它通过作用于输液管而达到控制输液速度的目的。输液泵可保持稳定的输液滴数,常用于需要严格控制输入液量和药量的治疗,如应用升压药物、抗心律失常药物、婴幼儿输液和静脉麻醉等。

输液泵的种类很多,其主要组成与功能大体相同。现以 JMS-OT-601 型为例,简单介绍输液泵的使用方法。

(1)将输液泵固定稳妥。

(2)接通电源,打开电源开关。

(3)将输液瓶挂在输液架上排除输液管内的空气。

(4)打开泵门,将输液管放置于输液泵的管道槽内,关闭泵门。

(5)按需要设定每毫升滴数及输液量限制。

(6)按常规穿刺静脉,将输液针头与输液泵连接。

(7)确认输液泵设置无误后,按压"开始/停止"键,启动输液。

(8)当输液量接近预先设定的"输液量限制"时,"输液量显示"键闪烁,提示输液结束。

(9)终止输液时,再次按压"开始/停止"键,停止输液。

(10)按压"开关"键,关闭输液泵,打开泵门,取出输液管。

第二节　静脉输血

静脉输血是将全血或成分血通过静脉输入到体内的方法。

一、静脉输血的目的、适应证和禁忌证

(一)静脉输血的目的

1. 补充血容量

增加有效循环血量及心排出量,提升血压,用于失血、失液引起的血容量减少或休克患者。

2. 纠正贫血

增加血红蛋白,促进携氧功能,用于血液系统疾病引起的严重贫血和某些慢性消耗性疾病的患者。

3. 补充抗体和补体

增加机体免疫能力,用于严重感染的患者。

4. 补充各种凝血因子和血小板

改善凝血功能,有利于止血,用于凝血功能障碍的患者。

5. 补充血浆蛋白

增加蛋白质,纠正低蛋白血症,改善营养,维持胶体渗透压,减轻组织渗出和水肿。

6. 排除有害物质

用于一氧化碳、苯酚等化学物质中毒,以改善组织缺氧状况。

(二)静脉输血的适应证和禁忌证

1.适应证

(1)各种原因引起的大出血:成人一次出血量<500 mL 时,没有临床症状,不需要输血。失血量在 500~800 mL 时,需要立即输血,一般首选晶体溶液、胶体溶液或少量血浆增量剂输注。失血量>1000 mL 时,应及时补充全血或血液成分。

(2)贫血、低蛋白血症:血液系统疾病引起的严重贫血和某些慢性消耗性疾病引起的低蛋白血症的患者等。

(3)严重感染:机体免疫能力低下、感染性休克等患者。

(4)凝血功能障碍:各种疾病导致的凝血功能异常的患者。

2.禁忌证

急性肺水肿、充血性心力衰竭、恶性高血压、肺栓塞、真性红细胞增多症、肾功能极度衰竭等患者。

二、血液制品的种类

(一)全血

全血指采集的血液未经任何加工而全部保存于保养液中备用的血液。全血可分为新鲜血和库存血两类。

1.新鲜血

指在 4℃的常用抗凝保养液中保存 1 周的血液,其基本保留了血液中原有的成分,可补充各种血细胞、凝血因子及血小板,适用于血液病患者。

2.库存血

指在 4℃环境下保存 2~3 周的血液,其虽含有血液的各种成分,但白细胞、血小板、凝血酶原等成分破坏较多,钾离子含量增多,酸性增高,大量输注时,可引起高钾血症和酸中毒,适用于各种原因引起的大出血。

(二)成分血

成分血是根据血液比重不同,将血液成分进行分离,加工成各种高浓度、高纯度的血液制品。成分血包括:

1.红细胞

可增加血液的携氧能力,用于贫血、失血多的手术患者,也可用于心功能衰竭的患者补充红细胞,以避免心脏负荷过重。

(1)浓缩红细胞:是新鲜血经离心或沉淀去除血浆后的剩余部分,在 2~6℃环境下保存。适用于携氧功能缺陷和血容量正常的贫血患者。

(2)洗涤红细胞:红细胞经生理盐水洗涤数次后,再加适量生理盐水制成。去除了全血中90％以上的血浆、80％以上的白细胞,可降低过敏、非溶血性发热反应等输血不良反应,2~6℃环境下保存时间不超过 24 小时。适用于器官移植术后及免疫性溶血性贫血患者。

(3)红细胞悬液:提取血浆后的红细胞加入等量红细胞保养液制成,适用于战地急救及中小手术者使用。

2. 白细胞浓缩悬液

新鲜全血离心后,取其白膜层的白细胞,(22±2)℃保存,24 小时内有效,其作用是能提高机体抗感染能力,适用于粒细胞缺乏伴严重感染、抗生素治疗 48 小时无效的患者。

3. 血小板浓缩悬液

全血离心所得,(22±2)℃(轻振荡)环境下保存 24 小时(普通袋)或 5 天(专用袋制备)内有效,其作用是止血,适用于血小板减少或功能障碍性出血的患者。

4. 血浆

是全血分离后所得的液体部分。主要成分为血浆蛋白,不含血细胞,无凝集原,分为以下几种。

(1)新鲜血浆:含正常量的全部凝血因子,其作用是补充凝血因子和扩充血容量。适用于凝血因子缺乏及大面积烧伤、创伤的患者。

(2)保存血浆:适用于血容量及血浆蛋白低的患者。

(3)冰冻血浆:分为两种:新鲜冰冻血浆－20℃以下保存,有效期 1 年;普通冰冻血浆－20℃以下保存,有效期 4 年。应用时放在 37℃温水中融化,并于 6 小时内输入。

(4)干燥血浆:是将冰冻血浆放在真空装置下加以干燥而成,保存期为 5 年,用时可加适量等渗盐水或 0.1％枸橼酸钠溶液溶解。

(三)其他血液制品

1. 白蛋白制剂

从血浆中提取,能提高机体血浆蛋白和胶体渗透压,适用于低蛋白血症的患者。

2. 纤维蛋白原

适用于纤维蛋白缺乏症、弥散性血管内凝血(DIC)患者。

3. 抗血友病球蛋白浓缩剂

适用于血友病患者。

三、血型和交叉配血试验

(一)血型

血型通常是指红细胞膜上特异性抗原(亦称凝集原)的类型。根据红细胞所含的凝集原不同,把人类的血液区分为若干类型。其中与临床关系最密切的是 ABO 血型系统和 Rh 血型系统。

1. ABO 血型系统

ABO 血型是根据红细胞膜上是否存在凝集原 A 与凝集原 B,将血液分为 A、B、AB、O 四种血型。其中 O 型红细胞不含 A 和 B 凝集原,而血浆中则含抗 A 与抗 B 抗体(凝集素);A 型红细胞膜上含有 A 凝集原,而血浆中含抗 B 抗体(凝集素);B 型红细胞膜上含有 B 凝集原,而血浆中含抗 A 抗体(凝集素);AB 型红细胞膜含 A、B 凝集原,而血浆中不含抗 A、抗 B 抗体(凝集素)。

2. Rh 血型系统

人类红细胞除含有 A、B 抗原外,还有 C、c、D、d、E、e 六种抗原,称为 Rh 抗原,亦称为 Rh 因子,其中 D 抗原的抗原性最强,临床意义也最为重要。因此,医学上通常将红细胞膜上是否含有 D 抗原来表示 Rh 阳性或阴性,含 D 抗原者称为 Rh 阳性,不含 D 抗原者称为 Rh 阴性。汉族中 99% 的人为 Rh 阳性,Rh 阴性者不足 1%。

(二)血型鉴定和交叉配血试验

为了避免输入不相容的红细胞,供血者与受血者之间必须进行血型鉴定和交叉配血试验。血型鉴定主要是鉴定 ABO 血型和 Rh 因子,交叉配血试验是检验其他次要的抗原与其相应抗体的反应情况。

1. 血型鉴定

(1)ABO 血型鉴定:利用红细胞凝集试验,通过正(细胞试验)、反(血清试验)定型可以准确鉴定 ABO 血型。ABO 血型系统正定型是指用定型试剂和被检红细胞反应所鉴定出的 ABO 血型。若被检红细胞在抗 A 血清中发生凝集,而在抗 B 血清中不发生凝集,说明被检血液为 A 型;若被检红细胞在抗 B 血清中发生凝集,而在抗 A 血清中不发生凝集,说明被检血液为 B 型;若被检红细胞在抗 A 血清和抗 B 血清中均凝集,说明被检血液为 AB 型;若被检红细胞在抗 A 血清和抗 B 血清中均不凝集,则被检血液为 O 型。反定型是指用被检者血清和已知 ABO 血型的试剂红细胞进行反应所鉴定出的 ABO 血型。正、反定型可以相互参照,发现 ABO 亚型的存在。

(2)Rh 血型鉴定:Rh 血型主要是用抗 D 血清来鉴定。若受检者的红细胞遇抗 D 血清后发生凝集,则受检者为 Rh 阳性;若受检者的红细胞遇抗 D 血清后不发生凝集,则受检者为 Rh 阴性。

2. 交叉配血试验

为了确保输血安全,输血前除做血型鉴定外,还必须做交叉配血试验。交叉配血试验包括直接交叉配血试验和间接交叉配血试验。

(1)直接交叉配血试验:用受血者血清和供血者红细胞进行配合试验,检查受血者血清中有无破坏供血者红细胞的抗体,其结果绝对不可有凝集或溶血现象。

(2)间接交叉配血试验:用供血者血清和受血者红细胞进行配合试验,检查供血者血清中有无破坏受血者红细胞的抗体。

如果直接与间接交叉配血试验结果都未发生红细胞凝集反应,即交叉配血试验阴性,为配血相合,方可进行输血。

四、输血的原则

(1)患者在输血前必须做血型鉴定及交叉配血试验。

(2)输全血及成分血均应选用同型血液输注,但在紧急情况下,如无同型血,可用 O 型血输给他人,AB 型血液可接受其他血型血,但要求进行直接交叉配血试验时不发生凝集反应,间接交叉配血试验可有凝集。因为输入的血量少,输入的血清中的抗体可被受血者体内大量的血浆稀释,而不足以引起受血者红细胞发生凝集,故不出现反应。因此,在这种特殊情况下,必须 1 次少量输血,最多不超过 400 mL,还应减慢输入速度。

(3)患者需要再次输血,必须重新做交叉配血试验,以排除机体内已产生抗体的情况。

五、静脉输血的方法

【目的】

同静脉输血的目的。

【评估】

1. 身体状况

全面收集患者的病史、症状、体征、心肺功能及实验室检查结果等资料,作为合理输血的依据。

2. 心理、社会状况

了解患者的心理状态、配合程度及对输血有关知识的知晓程度,为护理和健康教育提供依据。

3. 静脉穿刺部位的皮肤和血管状况

常用静脉输血部位应根据病情、输血量、患者年龄选择。一般采用四肢浅静脉,急需输血时多采用肘部静脉;周围循环衰竭时,可采用锁骨下静脉、颈外静脉。

4. 其他

患者的血型、输血史及过敏史,作为输血时查对及用药的参考。

【计划】

1. 血液准备

(1)备血:护理人员应持输血申请单和贴好标签的试管,根据医嘱抽取血标本,然后将输血申请单与血标本一起送往血库,做交叉配血试验。禁止同时采集两个患者的血标本,以免发生差错。

(2)取血:配血合格后,护理人员根据输血医嘱,凭取血单到血库取血,并和血库人员共同认真查对患者床号、姓名、性别、年龄、住院号、病室/门急诊、血型、血液有效期、配血试验结果及保存血的外观。查对准确无误时,双方共同签字后,血液方可取回。凡血袋有下列情形之一的,一律不可发出与取回:①标签破损、漏血。②血袋有破损。③血液中有明显的凝块。④血浆呈现乳糜状或暗灰色。⑤血浆中有明显气泡、絮状物或粗大颗粒。⑥未摇动时,血浆层与红细胞的界面不清或交界面上出现溶血。⑦红细胞层呈紫红色。⑧过期或其他须查证的情况。

(3)取血后:勿剧烈震荡血液,以免红细胞大量破坏而引起溶血;库存血不能加温,防止血浆蛋白凝固变性而引起反应,应在室温下放置15～20分钟后再输入。

2. 护士准备

衣帽整齐,洗手,戴口罩。

3. 用物准备

(1)间接输血法:用密闭式静脉输液,备输血器(符合标准),其滴管内有滤网,网孔直径为170 μm,可以去除大的细胞碎屑和纤维蛋白等微粒,而血细胞、血小板、血浆、凝血因子等均可通过滤网,输血器针头为9号静脉穿刺针头。

(2)直接输血法:同静脉注射,另备50 mL无菌注射器数只(根据输血量多少而定)和3.8%枸橼酸钠溶液、血压计袖带。

(3)生理盐水、血液制品(根据医嘱)、一次性手套。

4. 患者准备

了解输血的目的、方法、注意事项和配合要点;签写知情同意书;排空大小便,取舒适卧位。

5. 环境准备

环境整洁、安静,符合无菌原则要求。

【评价】

(1)护患沟通有效,患者及家属理解输血的目的,获得输血的相关知识,愿意接受治疗并积极配合。

(2)护理人员能严格执行操作规程,在备血、取血、输血中严格查对,准确无误,操作程序清晰、规范。

【注意事项】

(1)取血、输血过程中,严格执行查对制度,输血时须两人核对无误方可输入,输血时严格执行无菌操作。

(2)如取用库血,须认真检查血液的质量。正常血液分为两层,上层血浆呈黄色,下层血细胞呈暗红色,两者之间界线清楚,无凝块。如血浆变红,血细胞呈暗紫色,界限不清,提示可能溶血,不能使用。

(3)输血前后应用无菌生理盐水冲洗输血管道,连续输入不同供血者的血液时,应在前一袋血输尽后,用无菌生理盐水冲洗输血器,再接下一袋血继续输注。

(4)多次输血或输入多个人的血液时,输血前按医嘱给予抗过敏药。

(5)输血过程中应密切观察患者局部是否有疼痛,有无输血反应,如出现输血反应应立即停止输血,按输血反应进行相应处理(见本节的常见输血反应及护理)。输血结束后空血袋需送回输血科低温保存 24 小时,以备患者发生输血反应时检查分析原因。

(6)全血、成分血和其他血液制品应从血库取出后 30 分钟内输注,1 个单位的全血或成分血应在 4 小时内输完。输血器宜 4 小时更换 1 次。

六、自体输血和成分输血

(一)自体输血

自体输血即回输自体血,是指采集患者体内血液或术中收集自体失血再回输给患者本人的方法。此法不需做血型鉴定和交叉配血试验,是最安全的输血方法。

1. 优点

(1)无须做血型鉴定和交叉配血试验,不会产生免疫反应,避免了抗原抗体反应所致的溶血、发热和过敏反应。

(2)扩大血液来源,解决稀有血型患者的输血困难。

(3)避免了因输血而引起的艾滋病、肝炎及其他血源性疾病的传播。

(4)术前实施的多次采血,能刺激骨髓造血干细胞分化,增加红细胞生成,促进患者术后造血。

2. 适应证与禁忌证

(1)适应证:①胸腔或腹腔内出血,如脾破裂、异位妊娠破裂出血者;②估计出血量在 1000 mL 以上的大手术,如肝叶切除术;③手术后引流血液回输,一般仅能回输术后 6 小时内的引流血液;④体外循环或深低温下进行心内直视手术;⑤患者血型特殊,难以找到供血者时。

(2)禁忌证:①胸腹腔开放性损伤达4小时以上者;②凝血因子缺乏者;③合并心脏病、阻塞性肺部疾患或原有贫血的患者;④血液在术中受胃肠道内容物污染;⑤血液可能受癌细胞污染者;⑥有脓毒血症和菌血症者。

3. 形式

自体输血有贮存式自体输血、稀释式自体输血、回收式自体输血三种形式。

(1)贮存式自体输血:是指术前采集患者全血或血液成分并加以贮存,需要时再回输给患者的输血方法。一般于手术前3～5周开始,每周或隔周采血一次,直至手术前3天为止,以利机体应对因采血引起的失血,使血浆蛋白恢复正常水平。

(2)稀释式自体输血:于手术日手术开始前采集患者血液,并同时自静脉输入等量的晶体或胶体溶液,使患者的血容量保持不变,并降低了血中的红细胞比容,使血液处于稀释状态,减少了术中红细胞的损失。所采集的血液在术中或术后输给患者。

(3)回收式自体输血:是指用血液回收装置,将患者体腔积血、手术失血及术后引流血液进行回收、抗凝、洗涤等处理,再回输给患者。多用于脾破裂、输卵管破裂,血液流入腹腔6小时内无污染或无凝血者。自体失血回输的总量应限制在3500 mL以内,大量回输自体血时,应适当补充新鲜血浆和血小板。

(二)成分输血

1. 成分输血的概念

成分输血是根据血液成分比重不同,应用血液分离技术,将新鲜血液快速分离成各种成分,然后根据患者需要,输入某种或多种成分。在实际输血治疗中,患者很少需要输入血液的所有成分,因此,根据患者身体状况输入其需要的血液成分具有十分重要的临床意义。这种治疗方法又称为"血液成分疗法",可达到一血多用、减少输血反应、提高疗效的目的,成分输血在临床已广泛应用。

2. 成分输血的特点

(1)成分血中单一成分量少、浓度高,如红细胞制品以每袋100 mL为一单位,白细胞、血小板、凝血因子等每袋均以25 mL为一单位。

(2)成分输血每次输入量为200～300 mL,即需要8～12单位(袋)的成分血。

3. 成分输血的护理

(1)红细胞输注的护理:①选择比较粗大的静脉血管;②选用170 μm的滤网输血器进行过滤,过滤面积大于30 cm^2;③输注时间一般不超过4小时,洗涤红细胞必须在24小时内输用;④红细胞悬液在使用前必须充分摇匀;⑤红细胞悬液内不要加任何药物,尤其是乳酸林格液、5%葡萄糖或5%葡萄糖生理盐水,否则容易发生凝集或溶血。

(2)浓缩血小板输注的护理:①宜选用特殊的血小板标准输血器以去除白细胞;②输注速度要快,80～100滴/分;③运输、传递及输注过程中应注意保暖,不要剧烈震荡,以免引起不可逆聚集。

(3)血浆输注的护理:①冰冻血浆在35～37℃水浴中快速融化,尽快输用,新鲜冰冻血浆不能保存于4℃环境中;②选用带滤网的输血器,以免絮状沉淀物阻塞管道,输注速度5～10

mL/min;③同型输注。

(4)血浆蛋白输注的护理:①白蛋白不能与氨基酸、红细胞混合使用。5%白蛋白输注速度为2~4 mL/min,25%白蛋白输注速度为5 mL/min,儿童输注速度为成人的1/4~1/2;②免疫球蛋白应单独输注,速度宜慢,前30分钟的输注速度为0.01~0.02 mL/(kg·min),如无不良反应,将速度增至0.02~0.04 mL/(kg·min)。

4.成分输血的注意事项

(1)成分输血治疗需严格按照成分血保存及输入时间要求。某些成分血如白细胞、血小板等,存活时间短,为确保成分输血效果,以输新鲜血为宜,且必须在24小时内输入体内(从采血开始计时)。

(2)成分输血时除输入血浆及白蛋白制剂外,其他各种成分血在输入之前均需进行交叉配血试验。

(3)成分输血时,因治疗需要,1次可能输入多个供血者的成分血,在输血前应根据医嘱给予患者抗过敏药物,以减少过敏反应的发生。

(4)成分血每袋量少,输入需要时间短,在输血过程中,护理人员应对患者进行严密监护,不能离开患者,以免发生危险。

(5)如果患者既需要输入成分血又需要输入全血时,则先输入成分血,后输全血,以保证成分血发挥最好的治疗效果,

七、常见输血反应及护理

输血过程中由于受到各种因素的影响可能出现各种反应,严重者可危及患者生命,因此,为了使患者得到安全有效的输血治疗,护理人员应对临床上常见的输血反应及防治措施有比较全面的了解,在输血过程中进行严密观察,及时发现输血反应的征象,积极采取有效的救治措施。

(一)发热反应

发热反应是输血中最常见的反应,发生率为2%~10%,多见于输血开始后15分钟至2小时内。

1.原因

(1)致热原引起

血液、保养液、血袋或输血器被致热原污染,或输血时无菌操作不严造成污染。

(2)免疫反应引起

多次输血后,受血者血液中产生白细胞抗体和血小板抗体,当再次输血时,受血者体内产生的抗体与输入血中的白细胞和血小板发生免疫反应,引起发热。

2.临床表现

初起畏寒、寒战,继之体温可升至39℃以上,伴有皮肤潮红、头痛、恶心、呕吐等。轻者持续1~2小时即可缓解,体温逐渐降至正常。

3.预防

严格管理血库保养液和输血用具,有效预防致热原,严格执行无菌操作。

4．护理措施

反应轻者减慢输血速度，症状可自行缓解；严重者应立即停止输血，给予生理盐水静脉滴注，保留静脉通路，密切观察生命体征，及时通知医师，给予对症处理。如患者畏寒、寒战时，应注意保暖；高热时，给予物理降温；必要时按医嘱给予抗过敏药、解热镇痛药或肾上腺皮质激素；将剩余血连同血袋及输血器送检。

（二）过敏反应

1．原因

（1）患者为过敏体质，对某些物质易发生过敏反应，输入血中的异体蛋白质与患者机体的蛋白质结合，形成全抗原而致敏。

（2）供血者在献血前用过可致敏的药物或食物，使输入血中含有致敏物质。

（3）多次输血者，体内可产生过敏性抗体，当再次输血时，抗原抗体相互作用而发生过敏反应。

（4）供血者血液中的变态反应性抗体随血液进入受血者体内，一旦与相应的抗原接触，即可发生过敏反应。

2．临床表现

过敏反应大多发生在输血后期或即将结束输血时，程度轻重不一，通常与症状出现的早晚有关。症状出现越早，反应越严重。轻者出现皮肤瘙痒、荨麻疹、轻度血管神经性水肿（表现为眼睑、口唇水肿）；重者因喉头水肿出现呼吸困难，两肺闻及哮鸣音，甚至发生过敏性休克。

3．预防

（1）勿选用有过敏史的供血者。

（2）供血者在采血前4小时内不宜进食高蛋白和高脂肪食物，宜用少量清淡饮食或糖水。

（3）有过敏史的患者，输血前根据医嘱给予抗过敏药物。

4．护理措施

发生过敏反应时按反应轻重给予处理。轻者减慢输血速度，密切观察，遵医嘱给予抗过敏药物；重者立即停止输血，保持静脉通路，通知医师，根据医嘱皮下注射0.1%肾上腺素0.5～1 mL，给予抗过敏药物，如异丙嗪、氢化可的松或地塞米松等。严密观察病情变化，出现呼吸困难时给予吸氧，严重喉头水肿者协助医师气管插管或气管切开，如发生过敏性休克给予抗休克治疗。

（三）溶血反应

溶血反应是指供血者的红细胞或受血者的红细胞发生异常破坏或溶解而引起的一系列临床表现，为输血中最严重的反应，分为急性溶血反应和迟发性溶血反应。

1．急性溶血反应

（1）原因

1）输入异型血：多由于ABO血型不相容引起，供血者和受血者血型不符而造成血管内溶血。反应发生迅速，一般输入10～15 mL血液即可产生症状，后果严重。

2）输血前红细胞已被破坏溶解：如血液储存过久、保存温度不当、血液震荡过剧、血液受细菌污染、血液内加入高渗或低渗溶液或影响血液pH的药物等，均可导致红细胞大量破坏溶解。

(2)临床表现反应轻重不一,轻者与发热反应相似,重者在输入 10～15 mL 血液时即可出现症状,死亡率高。临床表现分为以下三个阶段:

1)第一阶段(开始阶段):由于红细胞凝集成团,阻塞部分小血管,可引起患者头部胀痛、面部潮红、胸闷、四肢麻木、腰背部剧烈疼痛等症状。

2)第二阶段(中间阶段):由于凝集的红细胞发生溶解,大量血红蛋白释放于血浆中,患者可出现黄疸和血红蛋白尿(尿呈酱油色)。同时伴有寒战、高热、呼吸急促和血压下降等症状。

3)第三阶段(最后阶段):由于大量血红蛋白从血浆中进入肾小管,遇酸性物质后形成结晶体,致使肾小管阻塞;又因为抗原、抗体的相互作用,使肾小管内皮细胞缺血、缺氧而坏死脱落,进一步加重了肾小管阻塞,患者出现少尿、无尿等急性肾功能衰竭症状,严重者可导致患者迅速死亡。

(3)预防

1)认真做好血型鉴定和交叉配血试验,输血前仔细查对,杜绝差错。

2)严格执行血液保管原则,不可使用变质血液。

(4)护理措施一旦发生溶血反应,应进行以下处理:

1)立即停止输血,并通知医师。

2)给予氧气吸入,建立静脉输液通道,遵医嘱给予升压药或其他药物治疗。

3)将剩余血、患者的血标本和尿标本送化验室进行检验。

4)静脉注射碳酸氢钠以碱化尿液,增加血红蛋白在尿液中的溶解度,减少沉淀,避免阻塞肾小管。

5)双侧腰部封闭,并用热水袋热敷双侧肾区,解除肾血管痉挛,保护肾脏。

6)严密观察生命体征和尿量,并做好记录,对少尿、尿闭者按急性肾功能衰竭处理。

7)若出现休克症状,立即配合医师进行抗休克治疗。

8)安慰患者,以缓解焦虑与恐惧。

2. 迟发性溶血反应

一般为血管外溶血,多由 Rh 系统内的抗体如抗 C、抗 D 和抗 E 所造成。临床上常见于 Rh 系统血型反应中,绝大多数是由 D 抗原与其相应的抗体相互作用产生抗原抗体免疫反应所致,反应的结果使红细胞破坏溶解,释放出的游离血红蛋白转化为胆红素,经血液循环至肝脏后迅速分解,然后通过消化道排出体外。Rh 阴性患者首次输入 Rh 阳性血液时不发生溶血反应,但输血后 2～3 周后体内即产生抗 Rh 因子的抗体。如再次接受 Rh 阳性的血液,即可发生溶血反应。Rh 因子不合引起的溶血反应较少见,且发生缓慢,常发生在输血后 24 小时至 28 天,症状较轻,可有乏力、轻度发热、血胆红素升高等。对此类患者应查明原因,尽量避免再次输血。

(四)与大量输血有关的反应

大量输血一般指在 24 小时内紧急输血量大于或相当于患者总血容量。常见的与大量输血有关的反应有循环负荷过重反应(急性肺水肿)、出血倾向、枸橼酸钠中毒等。

1. 循环负荷过重反应（急性肺水肿）

其原因、临床表现及护理同静脉输液反应。

2. 出血倾向

（1）原因：长期反复输血或超过患者原血液总量的输血，由于库存血中血小板破坏较多，使凝血因子减少而引起出血。

（2）临床表现：表现为皮肤、黏膜瘀斑，穿刺部位可见大块瘀血或手术后伤口渗血。

（3）护理措施：①短时间输入大量库存血时，应密切观察患者意识、血压、脉搏等变化，注意皮肤、黏膜或手术伤口有无出血；②严格掌握输血量，每输库存血 3～5 个单位，应补充 1 个单位的新鲜血；③根据凝血因子缺乏情况补充有关成分。

3. 枸橼酸钠中毒反应

（1）原因：大量输血随之输入大量枸橼酸钠，如患者肝功能不全，枸橼酸钠不能完全氧化、排出，与血中游离钙结合而使血钙下降。

（2）临床表现：表现为手足抽搐、血压下降、心率缓慢，甚至心搏骤停。

（3）护理措施：严密观察患者的反应，每输入库存血 1000 mL，需按医嘱静脉注射 10% 葡萄糖酸钙 10 mL，以补充钙离子，防止发生低血钙。

（五）输血相关传染病

通过输血传播的疾病与感染已知有 10 余种，其中最严重的是艾滋病、乙型肝炎和丙型肝炎。在输血相关传染病的预防和控制中，采供血机构和医疗机构的标准化工作和规范化管理起着至关重要的作用。综合预防对策有：提倡无偿献血，严格血液筛查；规范采供血和血液制品制备的操作规程；对血液制品/成分血进行病毒灭活；严格掌握输血适应证，提倡自体输血和成分输血；加强消毒隔离，做好职业防护。

（六）其他反应

其他如空气栓塞、细菌污染反应、体温过低及输血传染的疾病（病毒性肝炎、疟疾、艾滋病及梅毒）等。预防上述输血反应的关键是严格把握采血、贮血和输血操作的各个环节，确保患者输血安全。

第六章 围术期护理

第一节 手术前护理

手术前期是指从患者决定接受手术至将患者送至手术台。手术前护理的重点是在全面评估的基础上，做好必需的术前准备，纠正患者存在及潜在的生理、心理问题，加强健康指导，提高患者对手术和麻醉的耐受能力，使手术的危险性降到最低。

一、术前评估

(一)健康史与相关因素

了解患者身体的一般状况、既往健康状况，皮肤状况，与现有疾病相关的病史、药物应用情况及过敏史、手术史、家族史、遗传病史和女性患者婚育史等。此外还要了解患者既往有无高血压、糖尿病及心脏病，有无体内植入物（金属植入物、起搏器）等，初步判断其手术耐受性。

(二)身体状况

通过患者主诉和全面体格检查，了解其主要内脏器官的功能，是否存在心、肺、肝及肾脏等器官功能不全；有无营养不良、肥胖及水、电解质平衡失调等高危因素，评估手术的安全性。

1.评估各系统状况

如心血管系统、呼吸系统、泌尿系统、神经系统和血液系统等状况和高危因素。

2.辅助检查

了解患者各项实验室检查结果，如血、尿、便常规和血生化检查结果。了解 X 线、B 超、CT 及 MRI 等影像学检查结果，以及心电图、内镜检查报告和其他特殊检查的结果，以助判断病情及完善术前检查。

3.评估患者对手术的耐受能力

全身状况较好、无重要内脏器官功能损害、疾病对全身影响较小者手术耐受良好；全身情况不良、重要内脏器官功能损害较严重、疾病对全身影响明显、手术损害大者手术耐受不良。

(三)心理-社会支持状况

手术患者易产生不良的心理状态，如感到紧张、焦虑、恐惧等，这些都可以削弱患者对手术和麻醉的耐受力，从而影响创伤的愈合和手术效果。评估、识别并判断出手术患者的心理状态，为患者提供及时有效的心理护理。

1.心理状态的改变

(1)睡眠型态紊乱，如失眠。

(2)语言和行为改变，如沉默寡言、易激动、无耐心、易怒或哭泣。

(3)尿频、食欲缺乏、疲劳和虚弱感，自我修饰程度下降。

(4)呼吸、脉搏加快，手心出汗，血压升高等。

2.心理状态改变的相关因素

(1)担心疾病严重甚至危及生命。

(2)担心疾病预后及后续影响。

(3)对手术、麻醉及治疗过程的担忧以及相关知识未知、不确定。

(4)担心住院对家庭的照顾、子女和老人等带来不便。

(5)对住院费用的担忧。除了对患者进行上述评估以外,还要进一步评估其家庭经济状况、家庭成员及其单位同事对其住院的反应、态度,以利于发挥社会支持系统的作用。

(四)手术种类

手术的具体种类取决于患者疾病的情况,同一种外科疾病的不同发展阶段手术种类也可能不同。需要根据患者的具体情况,选择适宜的手术种类。手术类型按手术期限大致分为3类。

1.择期手术

手术时间没有期限的限制,可在充分的术前准备后进行手术,如一般的良性肿瘤切除术、腹股沟疝修补术等。

2.限期手术

手术时间可以选择,但有一定限度,不宜过久以免延误手术时机,应在限定的时间内完成术前准备,如各种恶性肿瘤根治术。

3.急症手术

病情危重,需要在最短时间内进行必要的准备后迅速实施手术,以抢救患者生命,如外伤性肝、脾破裂和肠破裂、胸腹腔大血管破裂等。

(五)麻醉方法与术前准备

患者麻醉前用药的目的在于解除焦虑、镇静和催眠、镇痛、抑制腺体分泌及抑制不良反射。常用的麻醉药物有镇静药和催眠药、镇痛药、抗胆碱能药及抗组胺药。

任何麻醉都可能给患者带来不同程度的损害和风险。为了保障患者在麻醉期间的安全,增强患者对手术和麻醉的耐受性,避免麻醉意外,减少麻醉后并发症,必须做好麻醉前病情评估和准备工作。根据麻醉作用部位和所用药物的不同,临床麻醉分为全身麻醉、局部麻醉、椎管内麻醉、复合麻醉、基础麻醉。局部麻醉又包括表面麻醉、局部浸润麻醉、区域阻滞麻醉、神经及神经丛阻滞麻醉;椎管内麻醉又可分为蛛网膜下隙阻滞和硬脊膜外阻滞。

二、护理措施

(一)手术前的常规准备与护理

1.饮食和休息

术前准备期间根据患者的手术种类、方式、部位和范围,进行饮食指导,鼓励患者多摄入营养丰富、易消化的食物。患者术前应补充足够的热量、蛋白质和维生素。消除引起患者不良睡眠的诱因,创造安静舒适的环境,促进患者睡眠。督促患者活动与休息相结合,必要时遵医嘱予以镇静安眠药。

2.术前适应性训练

(1)指导患者练习使用便盆,在床上排尿和排便。

（2）教会患者自行调整卧位和床上翻身的方法，以适应术后体位的变化。

（3）指导患者练习术中体位，如甲状腺手术者，术前给予肩部垫枕、头后仰的体位训练，以适应术中颈过伸的姿势。

（4）教会患者正确的深呼吸、咳嗽、咳痰方法并进行练习。

3.输血和补液

（1）术前应作好血型和交叉配血实验，备好一定数量的全血、血细胞或血浆。

（2）凡有水、电解质及酸碱平衡失调和贫血者，应在术前予以纠正。

（3）加强病情观察和生命体征监测，发现异常及时给予对症处理。

4.协助完成术前检查

术前做好肝、肾功能检查及出凝血时间、凝血酶原时间、血小板计数检查，必要时监测有关凝血因子。了解肝、肾功能损害程度，最大程度地改善肝、肾功能，提高患者对手术的耐受能力。

5.合理应用抗感染药物，预防术后感染

抗感染药物的预防性应用一般适用于以下几种情况。

（1）涉及感染病灶或切口接近感染区域的手术。

（2）胃肠道手术。

（3）预计操作时间长、创面大的手术。

（4）开放性创伤，创面已污染，清创时间长或清创不彻底者。

（5）涉及大血管的手术。

（6）植入人工制品的手术。

（7）器官移植术。

此外，积极处理已存在的感染灶，避免与其他感染者接触。

6.消化系统的准备

（1）成人择期手术前8～12小时开始禁食，术前4小时开始禁水，以防呕吐引起窒息或吸入性肺炎；小儿术前应4～8小时禁食（奶），2～3小时禁水。

（2）胃肠道手术患者术前1～2天进流质食物，非胃肠道手术患者术前一般不限制饮食种类。

（3）一般性手术的患者，督促其术前晚排便，必要时使用开塞露或0.1％～0.2％肥皂水灌肠等促使残留粪便的排出，以防麻醉后肛门括约肌松弛而有粪便排出，增加污染的机会。

（4）消化道手术或某些特殊疾病（如急性弥散性腹膜炎、急性胰腺炎等），术前应放置胃管。

7.手术前皮肤准备

（1）术前1天督促患者剪短指甲、理发、沐浴及更衣。细菌栖居密度较高的部位（如手、足）或不能接受刺激消毒剂的部位（如面部、会阴部）术前可用氯己定反复清洗，必要时协助其完成。

（2）做好手术区皮肤准备：彻底清除手术切口部位和周围皮肤的污染。术前备皮应当在手术当日进行，确需去除手术部位毛发时，应当使用不损伤皮肤的方法，避免使用刀片刮除毛发。备皮时注意遮挡和保暖，动作轻巧，防止损伤表皮和增加感染的可能性。

(二)心理准备

通过健康教育及术前访视建立良好的护患关系,给予患者心理支持和疏导,帮助患者认识疾病、手术的相关知识及术后用药的注意事项,向患者说明术前准备的必要性,逐步掌握术后配合技巧及康复知识,使患者对手术的风险及可能出现的并发症有足够的认识及心理准备。

(三)术日晨的护理

认真检查、确定各项准备工作的落实情况;若发现患者有不明原因的体温升高,或女性患者月经来潮等情况,应延迟手术;进入手术室前,指导患者排尽尿液;估计手术时间持续4小时以上及接受下腹部或盆腔内手术者应予以留置导尿管并妥善固定;胃肠道及上腹部手术者应放置胃管;嘱患者拭去指甲油、口红等化妆品;取下活动的义齿、发夹、眼镜、手表、首饰和其他贵重物品;备好手术需要的病历、各种影像检查片及特殊药品等,随同患者带入手术室;与手术室接诊人员仔细核对患者、手术部位及名称,做好交接;根据手术类型及麻醉方式准备麻醉床,备好床旁监护设备及物品。

(四)特殊手术患者的护理

1.急症手术

在最短时间内做好急救处理的同时进行必要的术前准备,如立即输液,改善患者水、电解质及酸碱平衡失调状况。若患者处于休克状态,立即建立两条以上静脉通道,迅速补充血容量;尽快处理伤口及原发病等。

2.营养不良

血清蛋白在30~35 g/L以下、血清转铁蛋白低于1.5 mg/L、体重1个月内下降5%者,存在营养不良。营养不良患者常伴低蛋白血症,可引起组织水肿,影响愈合;此外,营养不良者抵抗力低下,易并发感染。因此,术前尽可能改善其营养状况,经口服或静脉补充热量、蛋白质和维生素,以利术后组织的修复和创口愈合,提高机体抵抗力。

3.高血压

血压在160/100 mmHg以下者可不必做特殊准备;高血压患者术前2周停用利血平等降压药,指导患者改用钙离子通道阻断剂或β受体阻滞剂等合适的降压药以控制血压,但不要求血压降至正常水平再手术。

4.心脏病

伴有心血管疾病的患者,术前应注意以下问题。

(1)长期低盐饮食和服用利尿药物导致患者水、电解质平衡失调者,术前需纠正。

(2)有心律失常者,偶发的室性期前收缩一般不需特殊处理;如有心房纤颤伴心室率≥100次/分钟以上者,遵医嘱予毛花苷丙(西地兰)或口服普萘洛尔(心得安),尽可能将心率控制在正常范围;老年冠状动脉粥样硬化性心脏病(冠心病)患者,若出现心动过缓,心室率≤50次/分钟,术前遵医嘱用阿托品0.5~1 mg,必要时放置临时心脏起搏器。

(3)急性心肌梗死患者6个月内不施行择期手术,6个月以上无心绞痛发作者,在监护条件下可施行手术。

(4)心力衰竭患者,在心力衰竭控制3~4周后再施行手术。

5.呼吸功能障碍

(1)术前 2 周停止吸烟,防止呼吸道分泌物过多,影响呼吸道通畅。

(2)伴有阻塞性肺功能不全的患者,遵医嘱行雾化吸入治疗,改善通气功能。

(3)哮喘患者可口服地塞米松等药物,减轻支气管黏膜水肿。

(4)痰液黏稠的患者,可采用雾化吸入或服用药物使痰液稀薄,易于咳出。

(5)急性呼吸系统感染的患者,若为择期手术应推迟至治愈后 1~2 周再行手术;若为急症手术,需应用抗生素并避免吸入麻醉。

(6)重度肺功能不全及并发感染者,必须采取积极措施,改善其肺功能、待感染控制后再施行手术。

6.肝脏疾病

手术创伤和麻醉都将加重肝脏负荷。术前进行肝功能检查,了解患者肝功能情况。肝功能轻度损害者一般不影响手术耐受力;肝功能损害严重或濒于失代偿者,如有营养不良、腹腔积液、黄疸等或急性肝炎患者,手术耐受力明显减弱,除急症抢救外,一般不宜手术。术前予高糖、高蛋白饮食改善营养状况,必要时输注入血清蛋白、少量多次新鲜血液、维生素以纠正贫血、低蛋白血症、增加凝血因子等,改善全身情况。有胸、腹腔积液者,限制钠盐,遵医嘱用利尿剂。

7.肾脏疾病

手术创伤、麻醉和药物都将加重肾脏负荷。术前进行肾功能检查,了解患者肾功能情况。依据 24 小时内肌酐清除率和血尿素氮测定值可将肾功能损害分为轻度、中度、重度。轻度、中度肾功能损害者,经过适当的内科处理多能较好地耐受手术;重度损害者需在有效透析治疗后才可耐受手术,但手术前应最大限度地改善肾功能。

8.糖尿病

糖尿病患者易发生感染,术前应积极控制血糖及相关并发症。一般实施大手术前将血糖水平控制在正常或轻度升高状态(5.6~11.2 mmol/L)、尿糖为＋~＋＋为宜。如应用长效胰岛素或口服降血糖药物者,术前均改为胰岛素皮下注射,每 4~6 小时 1 次,使血糖和尿糖控制在上述水平。为避免发生酮症酸中毒,尽量缩短术前禁食时间,静脉输液时胰岛素与葡萄糖的比例为 1 U：5 g。禁食期间定时监测血糖。

9.妊娠

妊娠患者患外科疾病需行手术治疗时,需将外科疾病对母体及胎儿的影响放在首位。如果手术时机可以选择,妊娠中期相对安全。如果情况可以,术前尽可能全面检查各系统、器官功能,特别是心、肺、肝、肾等功能,若发现异常,术前尽量纠正。需禁食时,从静脉补充营养,尤其是氨基酸和糖类,以保证胎儿的正常发育。

10.使用影响凝血功能药物时

(1)监测凝血功能。

(2)对于长期服用阿司匹林或非甾体药物的患者,术前 7 天停药。

(3)术前使用华法林抗凝的患者,只要国际标准化比值维持在接近正常的水平,小手术可安全实施;大手术前 4~7 天停用华法林,但是对血栓栓塞的高危患者在此期间应继续使用肝素。

(4)择期大手术患者在手术前 12 小时内不使用大剂量低分子量肝素,4 小时内不使用大剂量普通肝素;心脏外科患者手术前 24 小时内不使用低分子量肝素。

(5)在抗凝治疗期间需急诊手术的患者,一般需停止抗凝治疗。用肝素抗凝者,可用鱼精蛋白拮抗;用华法林抗凝者,可用维生素 K、血浆或凝血因子制剂拮抗。

三、健康指导

(1)告知患者与疾病相关的知识,使其理解手术的必要性。

(2)告知麻醉、手术的相关知识,使其掌握术前准备的具体内容。

(3)术前加强营养,注意休息和适当活动,提高抗感染能力。

(4)戒烟,早晚刷牙、饭后漱口,保持口腔卫生;注意保暖,预防上呼吸道感染。

(5)术前指导患者做各种训练,包括呼吸功能锻炼、床上活动、床上使用便盆等。

第二节　手术中护理

手术中期是指从患者被送至手术台到患者手术后送入恢复室(观察室)或外科病房。手术室护理工作重点是保证患者安全、严格无菌操作和恰当术中配合,以确保麻醉和手术的顺利完成。

一、术前准备

(一)环境准备

评估手术室的环境,尽可能降低交叉感染风险,全过程控制污染因素。手术室只有建立健全各项规章制度,明确各类人员的职责,才能防止已经灭菌和消毒的物品、已行无菌准备的手术人员或手术区不再被污染。除参加手术及相关人员外,其他人员一律不准随便进入手术室。患有急性上呼吸道感染、急慢性皮肤感染性疾病者,不可进入手术室,更不能参加手术;凡进入手术室的人员,必须按规定更换手术室的清洁衣裤、口罩、帽子、鞋等。凡来参观者必须在指定的手术间内参观,参观人员不可随意走动;手术间内人数应根据手术间大小决定;手术开始后,应尽量减少开门次数、减少走动和不必要的活动,不可在无菌区内穿行,大声叫喊、咳嗽;无菌手术与有菌手术严格分开,若在同一手术间内接台,应先安排做无菌手术,后做污染或感染手术;所有工作人员应严格执行无菌操作技术,并相互监督。

(二)物品器械准备

评估手术物品及器械的准备及灭菌情况:手术时手术器械和用物直接穿过皮肤或黏膜接触人体组织或器官,属于高危险性物品,所以手术器械和物品的灭菌是预防手术感染的重要环节。

1.手术器械、器具和物品的灭菌

灭菌前准备包括手术器械、物品的清洗、包装、装载,遵循 WS310.2 的要求。

灭菌方法:①耐热、耐湿手术器械。应首选压力蒸汽灭菌。②不耐热、不耐湿手术器械。

应采用低温灭菌方法。③不耐热、耐湿手术器械。应首选低温灭菌方法,无条件的医疗机构可采用灭菌剂浸泡灭菌。④耐热、不耐湿手术器械。可采用干热灭菌方法。⑤外来医疗器械。医疗机构应要求器械公司提供清洗、包装、灭菌方法和灭菌循环参数,并遵循其灭菌方法和灭菌循环参数的要求进行灭菌。⑥植入物。医疗机构应要求器械公司提供植入物的材质、清洗、包装、灭菌方法和灭菌循环参数,并遵循其灭菌方法和灭菌循环参数的要求进行灭菌,植入物灭菌应在生物监测结果合格后放行;紧急情况下植入物的灭菌,应遵循 WS310.3 的要求。⑦动力工具。分气动式和电动式,一般由钻头、锯片、主机、输气连接线、电池等组成。应按照使用说明的要求对各种部件进行清洗、包装与灭菌。

2.手术敷料的灭菌

手术敷料灭菌前应存放于温度 18～22 ℃,相对湿度 35％～70％的环境。棉布类敷料可采用符合 YY/T0698.2 要求的棉布包装。棉纱类敷料可选用符合 YY/T0698.2、YY/T0698.4、YY/T0698.5 要求的医用纸袋、非织造布、皱纹纸或复合包装袋,采用小包装或单包装。

灭菌方法:棉布类敷料和棉纱类敷料应首选压力蒸汽灭菌,符合 YY/T0506.1 要求的手术敷料,应根据材质不同选择相应的灭菌方法。

(三)手术人员准备

避免手术患者伤口感染,手术人员的无菌准备是必要条件之一。评估手术人员的准备情况,手术进行前,手术人员应进行手臂洗刷消毒,穿无菌手术衣,戴无菌手套,防止细菌污染手术切口。

1.外科口罩佩戴方法

(1)方法:①将口罩罩住鼻、口及下巴,口罩下方带系于颈后,上方带系于头顶中部。②将双手指尖放在鼻夹上,从中间位置开始,用手指向内按压,并逐步向两侧移动,根据鼻梁形状塑造鼻夹。③调整系带的松紧度。

(2)注意事项:不应一只手捏鼻夹。医用外科口罩只能一次性使用。口罩潮湿、受到患者体液污染后,应及时更换。

2.外科手消毒

(1)定义:外科手术前医护人员用肥皂(皂液)和流动水洗手,再用手消毒剂清除或者杀灭手部暂居菌和减少常居菌的过程。使用的手消毒剂可具有持续抗菌活性。外科手消毒,监测的细菌菌落总数应≤5 CFU/cm²。

(2)外科手消毒应遵循以下原则:先洗手,后消毒。不同患者手术之间、手套破损或手被污染时,应重新进行外科手消毒。

(3)洗手方法与要求:①洗手之前应先摘除手部饰物,并修剪指甲,长度应不超过指尖。②取适量的清洁剂清洗双手、前臂和上臂下 1/3,并认真揉搓。清洁双手时,应注意清洁指甲下的污垢和手部皮肤的皱褶处。③流动水冲洗双手、前臂和上臂下 1/3。④使用干手物品擦干双手、前臂和上臂下 1/3。

(4)外科手消毒方法。①冲洗手消毒方法:取适量的手消毒剂涂抹至双手的每个部位、前臂和上臂下 1/3,并认真揉搓 2～6 分钟,用流动水冲净双手、前臂和上臂下 1/3,无菌巾彻底擦干。流动水应达到 GB5749 的规定。特殊情况水质达不到要求时,手术医师在戴手套前,应用醇类手消毒剂再消毒双手后戴手套。手消毒剂的取液量、揉搓时间及使用方法遵循产品的使用说明。②免冲洗手消毒方法:取适量的免冲洗手消毒剂涂抹至双手的每个部位、前臂和上臂下 1/3,并认真揉搓直至消毒剂干燥。手消毒剂的取液量、揉搓时间及使用方法遵循产品的使用说明。

(5)注意事项:不应戴假指甲,保持指甲和指甲周围组织的清洁。在整个手消毒过程中应保持双手位于胸前并高于肘部,使水由手部流向肘部。洗手与消毒可使用海绵、其他揉搓用品或双手相互揉搓。术后摘除外科手套后,应用肥皂(皂液)清洁双手。用后的清洁指甲用具、揉搓用品如海绵、手刷等,应放到指定的容器中;揉搓用品每次使用后消毒或者一次性使用;清洁指甲用品应每天清洁与消毒。

3.穿无菌手术衣

许多医院目前已使用全遮盖式手术衣(又称遮背式手术衣,图 6-1),它有 3 对系带:领口一对系带;左页背部与右页内侧腋下各一系带组成一对;右页宽大,能包裹术者背部,其上一系带与左腰部前方的腰带组成一对。

穿戴方法为:①同传统方法穿上无菌手术衣,双手向前伸出袖口外,巡回护士协助提拉并系好领口的一对系带及左页背部与右页内侧腋下的一对系带。②按常规戴好无菌手套。③术者解开腰间活结(由左腰带与右包围页上的带子结成)。④由洗手护士直接或巡回护士用持物钳夹取右页上的带子,自术者后面绕到前面,使手术衣右页遮盖左页,将带子交术者与腰带一起系结于左腰部前。

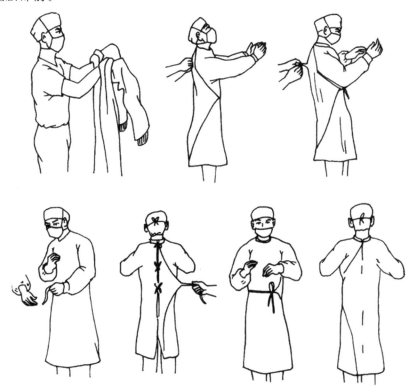

图 6-1　全遮盖式手术衣穿法

4.戴无菌手套

戴无菌手套有闭合式和开放式两种方法(图 6-2,图 6-3)。目前临床提倡采用闭合式戴手套方法。

(1)闭合式:穿上手术衣时双手不出袖口,右手隔衣袖取左手套,将手套指端朝向手臂,拇指相对,放于左手衣袖上,两手拇指隔衣袖分别插入手套反折部并将之翻转包裹于袖口上,手迅速深入手套内;同法戴右手套。

(2)开放式:掀开手套袋,捏住手套口向外翻折部分(即手套内面);取出手套,分清左、右侧;左手捏住并显露右侧手套口,将右手插入手套内,戴好手套,注意未戴手套的手不可接触手套外面(无菌面);用已戴好手套的右手指插入左手手套口翻折部的内面(即手套的外面),帮助左手插入手套并戴好;分别将左、右手套的翻折部翻回,并盖住手术衣的袖口,注意已戴手套的手只能接触手套的外面(无菌面);用无菌生理盐水冲洗手套上的滑石粉。

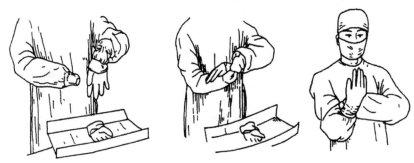

图 6-2　闭合式戴无菌手套法

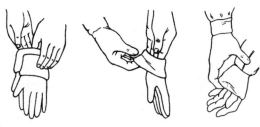

图 6-3　开放式戴无菌手套法

(3)协助他人戴手套:被戴者的手自然下垂,由洗手护士用双手撑开其中一只手套,拇指对准被戴者,协助其将手伸入手套并包裹于袖口上。

(四)手术患者准备

手术时需将患者置于一定的体位,才能充分显露手术野,使手术顺利进行。一般由巡回护士协助医师根据患者的手术部位安置合适的手术体位。利用手术床的转动和附件的支持,应用枕垫、沙袋及固定带物件保持患者的体位,必要时由手术医师和麻醉师核实或配合,共同完成患者手术体位的安置。

1.基本要求

(1)最大限度地保证患者的安全与舒适。

(2)充分暴露手术区域,同时减少不必要的裸露。

（3）肢体及关节托垫须稳妥,不能悬空。

（4）保证呼吸和血液循环通畅,不影响麻醉医师的观察和监测。

（5）妥善固定,避免血管、神经受压、肌肉扭伤及压疮等并发症的发生。

2.常用的手术体位

（1）仰卧位:是最常见的体位,适用于腹部、颌面部、颈部、骨盆及下肢手术等。

（2）侧卧位:适用于胸、腰部及肾手术。

（3）俯卧位:用于脊柱及其他背部手术。

（4）膀胱截石位:适用于会阴部、尿道和肛门部手术。

（5）半坐卧位:适用于鼻咽部手术。

（五）评估手术术野皮肤消毒情况

安置好手术体位后,评估手术切口及周围皮肤的清洁程度、有无破损及感染。若皮肤表面有较多油脂或胶布粘贴的残迹,先用汽油或松节油拭去,用浸有碘伏消毒液的无菌纱球用力均匀地涂擦消毒手术区皮肤,局部擦拭 2 遍。消毒范围应在手术野及其外扩展≥15 cm,由内向外擦拭。已接触消毒范围边缘或污染部位的消毒纱球,不能再返擦清洁处。每遍范围逐渐缩小,不可超出上一次涂擦范围。若为污染、感染切口及会阴、肛门区手术时,消毒的顺序由外向内,由上向下,由手术区外周清洁部向感染伤口或肛门、会阴部涂擦。

二、护理措施

（一）手术中严格执行无菌操作原则

1.明确无菌区域

树立无菌观念,手术人员一经洗手,手臂即不准接触未经消毒的物品。穿无菌手术衣及戴好无菌手套后,背部、腰部以下和肩部以上均应视为有菌区,不能再用手触摸。手术人员的手臂应肘部内收,靠近身体,既不可高举过肩,也不可下垂过腰或交叉放于腋下,手术床边缘以下的布单不可接触。凡下坠超过手术床边缘以下的器械、敷料、皮管及缝线等一概不可再取回使用。无菌桌仅桌缘平面以上属无菌,参加手术人员不得扶持无菌桌的边缘。器械护士和巡回护士都不能接触无菌桌桌缘平面以下的桌布。

2.保持无菌物品的无菌状态

无菌区内所有物品都必须是灭菌的,若灭菌包破损、潮湿或可疑污染时均应视为有菌。手术中若手套破损或接触到有菌物品,应立即更换无菌手套,前臂或肘部若受污染应立即更换手术衣或加套无菌袖套。无菌区的布单若被水或血浸湿即失去无菌隔离作用,应加盖干的无菌巾或更换新的无菌单。巡回护士取用无菌物品时须用无菌持物钳夹取,并与无菌区域保持一定距离。任何无菌包及容器的边缘均视为有菌,取用无菌物品时不可触及。

3.保护皮肤切口

皮肤虽经消毒,但残存在毛囊中的细菌对开放的切口仍有一定潜在威胁,因此,切开皮肤前,一般先用无菌聚乙烯薄膜覆盖,再经薄膜切开皮肤,以保护切口不被污染。切开皮肤和皮下脂肪层后,边缘应以大纱布垫或手术巾遮盖并固定,仅显露手术野。凡与皮肤接触的刀片和器械不应再用,延长切口或缝合前再消毒皮肤一次。手术中途因故暂停时,切口应用无菌巾覆盖。

4.正确传递物品和调换位置

手术时不可在手术人员背后或头顶方向传递器械及手术用品,手术者或助手需要器械时应由器械护士从器械升降台侧方或正面方向递给。手术过程中,手术人员须面向无菌区,并在规定区域内活动,同侧手术人员如需调换位置时,应先退后一步,转过身背对背地转至另一位置,以防触及对方背部不洁区。

5.污染手术的隔离技术

进行胃肠道、呼吸道或宫颈等污染手术时,切开空腔脏器前,先用纱布垫保护周围组织,并随时吸除外流的内容物,被污染的器械和其他物品应放在污染器械专用盘内,避免与其他器械接触,污染的缝针及持针器应在等渗盐水中刷洗。完成全部污染步骤后,手术人员应用灭菌用水冲洗或更换无菌手套,尽量减少污染的机会。

6.减少空气污染、保持洁净效果

手术进行时门窗应关闭,尽量减少人员走动。不用电扇,室内空调机风口也不能吹向手术床,以免扬起尘埃污染手术室内空气。手术过程中保持安静,不高声说话嬉笑,避免不必要的谈话。尽量避免咳嗽、打喷嚏,不得已时须将头转离无菌区。请他人擦汗时,头应转向一侧。口罩若潮湿,应更换。若有参观手术者,每个手术间参观人数不宜超过 2 人,参观手术人员不可过于靠近手术人员或站得过高,也不可在室内频繁走动。

(二)严格执行手术安全核查制度

对手术患者进行安全核查,分别在麻醉实施前、手术开始前、患者离开手术室前由具有执业资质的手术医师、麻醉医师和手术室护士三方依次核对患者身份(科室、姓名、性别、年龄、住院号)、手术方式、知情同意、手术部位与标识、麻醉安全检查、皮肤是否完整、术野皮肤准备、静脉通道建立、患者过敏史、抗生素皮试结果、感染性疾病筛查结果、术前备血情况、假体、体内植入物、影像学资料等其他内容,由核查三方共同核查确认。

(三)严格执行手术室物品清点查对制度

器械护士和巡回护士在手术开始前、关闭体腔前、关闭体腔后、术毕(缝完皮肤后)共同准确清点各种器械、敷料和缝针等数目,核对后并登记;在一些腔隙部位如膈肌、子宫、心包、后腹膜等部位的关闭前、后,器械护士与巡回护士亦应共同清点物品;术中临时添加的器械、敷料,器械护士与巡回护士必须在器械台上及时清点数目至少两次,并检查其完整性,及时准确记录无误后方可使用;手术切口涉及两个或两个以上部位或腔隙,关闭每个部位或腔隙时均需清点。

三、不同麻醉方式护理措施

(一)全身麻醉患者护理措施

1.全麻诱导期的护理措施

患者接受全身麻醉药后,由清醒状态到神志消失,并进入全麻状态后进行气管内插管的阶段称为全麻诱导期。此期为麻醉过程中的危险阶段,机体各器官功能因麻醉药的作用可表现出亢进或抑制,引起一系列的并发症而威胁患者生命。实施麻醉诱导前,应备好麻醉机、气管插管用具和吸引器,建立静脉通路,并测定血压和心率的基础值,监测心电图和血氧饱和度。巡回护士在麻醉诱导期应陪伴在患者身边,保持手术间安静,提供患者心理支持,协助麻醉医师完成全麻诱导及气管插管;出现意外情况时积极协助抢救,如准备抢救药物、提供抢救设备、寻求其他医护人员的帮助等。

2.全麻维持期的护理措施

(1)呼吸功能的监护:主要监测指标为呼吸的频率、节律、幅度及呼吸类型;皮肤、口唇、指(趾)甲的颜色;血氧饱和度;潮气量、每分钟通气量;呼吸末 CO_2。

(2)循环功能的监护:主要监测指标为脉搏、血压、中心静脉压、心电图、尿量、失血量。

(3)预防患者低体温的发生。

手术中低体温的危害:增加伤口感染率、影响凝血功能、影响机体代谢、增加心血管并发症、延缓术后恢复、延长住院时间。

引起围术期低体温的原因主要有:麻醉剂扩张血管,对体温调节有抑制作用。麻醉时采用机械通气吸入干冷气体,也会引起体温下降;手术过程中为患者输入大量没有加温的液体、血液及冲洗液;手术室的温度低于 22 ℃;手术中体腔开放,手术中切口暴露时间过长,使手术切口水分蒸发带走热量。

手术中低体温的预防措施:加强体温监测,维持核心温度在 36 ℃以上;保持温暖环境,应将手术室的温度控制在 22~25 ℃;术中保暖,加强覆盖,避免不必要的暴露以及用温暖毛毯遮盖皮肤;体腔冲洗时,将冲洗液加温至 37 ℃,有利于体温恢复。

3.全麻恢复期的护理措施

见本章第三节"手术后护理"。

(二)局部麻醉患者护理措施

局麻药依其分子结构中间链的不同分为酯类和酰胺类,酯类包括普鲁卡因、丁卡因等,酰胺类包括利多卡因、布比卡因等。常用局部麻醉方法包括表面麻醉、局部浸润麻醉、区域阻滞和神经及神经丛阻滞。

1.局部麻醉患者毒性反应的观察与护理

(1)常见原因:①用量过大。②不慎将药液注入血管。③注射部位血液供应丰富或局麻药中未加入血管收缩药。④患者全身情况差,对局麻药耐受力低。

(2)表现。①中枢毒性:舌或口唇麻木、头痛头晕、耳鸣、视物模糊、言语不清、肌肉抽搐、意识不清、惊厥、昏迷、呼吸停止。②心血管毒性:心律失常、心肌收缩力减弱、心排血量减少、血压下降,甚至心脏停搏。

(3)护理措施:立即停用局麻药、尽早给氧、加强通气。遵医嘱予地西泮 5~10 mg 静脉或肌内注射;有抽搐、惊厥者可加用 2.5% 硫喷妥钠缓慢静脉注射。必要时行气管插管控制呼吸。有呼吸抑制或停止、严重低血压、心律失常或心搏骤停时,加用升压药、输血输液、行心肺脑复苏。

(4)预防措施:一次用药量不超过限量;注药前回抽无回血方可注射;根据患者具体情况及用药部位酌减剂量;如无禁忌,局麻药内加入适量肾上腺素;麻醉前给予巴比妥类或苯二氮䓬类药物,以提高毒性阈值。

2.变态反应

(1)表现:使用少量局麻药后,出现荨麻疹、咽喉水肿、支气管痉挛、低血压及血管神经性水肿等,严重时可危及生命。

(2)护理措施:一旦发生,立即停药,保持呼吸道通畅、给氧;遵医嘱注射肾上腺素,同时给予糖皮质激素和抗组胺药。

(3)预防措施:因局麻药皮肤试验的假阳性率高达50%,故不必常规行局麻药皮试,若患者有过敏史,可选用酰胺类局麻药。

(三)椎管内麻醉患者护理措施

1.蛛网膜下隙阻滞患者手术中并发症观察与护理

(1)血压下降或心率减慢。

病因:血压下降是因为脊神经被阻滞后,麻醉区域血管扩张,回心血流量减少,心排血量降低所致。若麻醉平面超过T4,心脏加速神经被阻滞,迷走神经相对亢进,引起心率过缓。

护理措施:血压下降者,先加快输液速度,增加血容量;必要时用麻黄碱15～20 mg静脉注射,以收缩血管、维持血压;心率过缓者可静脉注射阿托品。

(2)恶心、呕吐。

病因:低血压、迷走神经功能亢进、手术牵拉内脏等因素所致。

护理措施:针对病因进行处理,给氧、升高血压,暂停手术牵拉以减少迷走神经刺激,必要时用氟哌利多2.5 mg止吐。

(3)呼吸抑制。

病因与表现:呼吸抑制由胸段脊神经阻滞引起,表现为肋间肌麻痹、胸式呼吸减弱、潮气量减少、咳嗽无力,甚至发绀。

护理措施:应谨慎用药,给氧。一旦呼吸停止立即行气管插管,给予人工呼吸或机械通气。

2.硬脊膜外阻滞患者手术中并发症的观察与护理

(1)全脊椎麻醉。

病因:局麻药全部或大部分注入蛛网膜下隙而产生脊神经阻滞所致。

表现:呼吸困难、血压下降、意识模糊或消失,甚至呼吸、心跳停止。

护理措施:一旦发生,立即停药,行面罩正压通气,必要时行气管插管维持呼吸;加快输液速度,遵医嘱给予升压药,维持循环功能。

(2)血压下降。

病因:交感神经被阻滞,阻力血管和容量血管扩张。尤其上腹部手术时,因胸腰段交感神经阻滞范围较广,并可阻滞心交感神经引起心动过缓,更易发生低血压。

护理措施:一旦发生,加快输液速度,必要时静脉注射麻黄碱10～15 mg,以提升血压。

(3)呼吸抑制。

病因:因肋间肌及膈肌运动抑制所致。

护理措施:为减轻对呼吸的抑制,采用小剂量、低浓度局麻药,以减轻运动神经阻滞。同时在麻醉期间,严密观察患者的呼吸,常规面罩给氧,并做好相关急救准备。

第三节　手术后护理

手术后期是指从患者被送到恢复室或外科病房至患者出院或继续追踪的时期。手术创伤导致患者防御能力下降,术后禁食、切口疼痛和应激反应等加重了患者的生理、心理负担,不仅影响创伤愈合和康复过程,而且可导致多种并发症的发生。手术后护理的重点是防治并发症,减轻患者的痛苦和不适,促进患者康复。

一、术后评估

(一)术中情况

了解手术方式和麻醉情况,手术进程及术中出血、输血和补液情况以及留置的引流管情况等,以判断手术创伤大小及对机体的影响。

(二)身体状况

1.生命体征

评估患者回到病室时的神志、血压、脉搏、呼吸、血氧。

2.切口状况

了解切口部位及敷料包扎情况。

3.引流管

了解所置引流管的种类、数目和引流部位,注意引流液的量和性状、导尿管引流尿液的量和色泽。

4.肢体功能

了解术后肢体感知觉恢复情况和四肢活动度、皮肤的温度和色泽。

5.体液

评估术后患者尿量、各种引流的丢失量、失血量及术后补液量和种类。

6.营养状态

评估术后患者每天摄入营养素的种类、量和途径,了解术后体重变化。

7.术后不适及并发症

了解有无切口疼痛、恶心呕吐、腹胀、呃逆、尿潴留等不适,观察和评估不适的种类和程度;评估有无术后出血、感染、切口裂开、深静脉血栓形成等并发症及危险因素。

8.辅助检查

了解术后血、尿常规、生化检查、血气分析等结果,尤其注意尿比重、血清电解质水平、血清蛋白及血清转铁蛋白的变化。

(三)心理和社会支持状况

评估术后患者和家属对手术的认识和看法,了解患者术后的心理感受,有无紧张、焦虑不安、恐惧、悲观、猜疑或敏感等心理反应。

进一步评估有无引起术后心理变化的原因:①手术致正常生理结构和功能改变,担忧手术对今后生活、工作及社交带来不利影响,如截肢、乳房切除或结肠造口等。②术后出现的各种不适如切口疼痛、尿潴留或呃逆等。③术后身体恢复缓慢及发生并发症。④担心不良的病理检查结果、预后差或危及生命。⑤担忧住院费用昂贵和难以维持后续治疗。

(四)判断预后

了解术后患者的治疗原则和治疗措施的落实情况。评估其机体修复情况,包括切口愈合、肠功能恢复,精神和体力恢复程度,休息和睡眠状况、食欲及饮食种类等。根据手术情况、术后病理检查结果和患者术后康复情况,判断其预后。

二、护理措施

(一)全麻恢复期的护理

1.生命体征和病情的观察

苏醒前设专人护理,常规监测心电图、血压、呼吸频率和血氧饱和度,每 15～30 分钟测量 1 次,直至患者完全清醒,呼吸循环功能稳定。

2.维持呼吸功能稳定

呕吐和误吸是引起全麻患者呼吸道阻塞、窒息的常见原因。为防止呕吐物误吸,术后应将患者去枕平卧,头偏向一侧,准备好吸引器及时清除口咽部分泌物。密切观察患者的病情变化,保持呼吸道通畅,常规给予患者吸氧,出现并发症时及时通知医师并协助处理。全麻后患者容易发生舌后坠阻塞咽喉部,这也是常见的呼吸道梗阻的原因,此外气管插管拔除后,因麻醉药、肌松药的残留肌力尚未恢复者,口咽部组织松弛的老年人及颈部短的肥胖者也容易发生呼吸道梗阻。表现为不完全呼吸道梗阻,此时可见呼吸时发出强弱不等的鼾声,有时带有哨音,而血氧饱和度呈进行性下降。出现舌后坠时用手托起下颌,放入口咽通气管,清除咽喉部分泌物和异物。

3.维持循环功能稳定

在麻醉恢复期,血压容易波动,体位变化也可影响循环功能。低血压的主要原因包括低血容量、静脉回流障碍、血管张力降低等;高血压常见原因有术后疼痛、尿潴留、低氧血症、高碳酸血症、颅内压升高等。

4.其他

手术结束后,除意识障碍患者需带气管插管回病房外,一般应待患者意识恢复、拔除导管后再送回病房。此阶段工作可在手术间或麻醉苏醒室进行。全麻未清醒前,患者处于意识丧失阶段,必须守护在患者旁边适当防护、加以约束,防止患者发生坠床及引流管意外脱管等,保持引流管通畅,严密观察有无术后出血。维持体温正常,多数麻醉大手术术后患者体温过低,应注意保暖。少数患者,特别是婴幼儿,全麻后可出现高热、惊厥,与全麻药物引起中枢性体温调节失调有关,一旦发现体温升高,应积极进行物理降温,特别是头部降温,以防脑水肿。

5.明确麻醉苏醒进展情况

达到以下标准,可转回病房:①神志清醒,有定向力,回答问题准确。②呼吸平稳,能深呼吸及咳嗽,血氧饱和度>95%。③血压及脉搏稳定 30 分钟以上,心电图无严重的心律失常和心肌缺血改变。

6.苏醒延迟

若全身麻醉后超过 2 小时意识仍未恢复,在排除昏迷后,即可认为是麻醉苏醒延迟。与麻醉药物过量,麻醉药物应用不当,麻醉中低血压和低氧血症,代谢功能紊乱等原因有关。引起的苏醒延迟首先严密观察生命体征,维持呼吸道通畅,及时寻找患者苏醒延迟原因,进行针对性处理。

7.患者的转运

在转运前应补足容量,轻柔、缓慢地搬动患者。转送过程中妥善固定各管道,防止脱出。有呕吐可能者,将其头偏向一侧;全麻状态未醒者,在人工呼吸状态下转运;心脏及大手术、危重患者,在吸入纯氧及监测循环、呼吸等生命体征下转运。

（二）一般护理

1.安置患者

(1)与麻醉师和手术室护士做好床旁交接。

(2)搬运患者时动作轻稳,注意保护头部、手术部位及各引流管和输液管道。

(3)正确连接各引流装置。

(4)检查输液是否通畅。

(5)遵医嘱给氧。

(6)注意保暖,但避免贴身放置热水袋,以免烫伤。

2.合适体位

根据麻醉方式、术式安置患者的卧位。

(1)全身麻醉:尚未清醒的患者应平卧,头偏向一侧,使口腔分泌物或呕吐物易于流出,避免误吸入气管;全身麻醉清醒后根据需要调整卧位。

(2)蛛网膜下隙麻醉:患者应去枕平卧或头低卧位6～8小时,防止脑脊液外渗致头痛。

(3)硬脊膜外隙麻醉:患者一般取平卧位6小时,随后可根据手术部位安置成需要的卧位。

(4)休克:患者取中凹体位或平卧位。下肢抬高15°～20°,头部和躯干抬高20°～30°。

(5)颅脑手术:术后无休克或昏迷的患者可取15°～30°头高脚低斜坡卧位。

(6)颈、胸手术:术后患者多采用高半卧位,便于呼吸和有效引流。

(7)腹部手术:术后多采用低半卧位或斜坡卧位,以减少腹壁张力,便于引流,并可使腹腔渗血渗液流入盆腔,避免形成膈下脓肿。

(8)脊柱或臀部手术后患者可取俯卧或仰卧位。

(9)腹腔内有污染者,在病情许可的情况下,尽早改为半坐位或头高脚低位。

(10)肥胖患者可取侧卧位,以利呼吸和引流。

3.病情观察

(1)生命体征:手术当日每15～30分钟测量1次脉搏、呼吸、血压,监测6～8小时至生命体征平稳。对危重患者,还必须密切观察瞳孔和神志,直至病情稳定,随后可改为每小时测量1次或遵医嘱定时测量,并做好记录。有条件者可使用床旁心电监护仪连续监测。

(2)体液平衡:手术后详细记录24小时出入量;对于病情复杂的危重患者,留置导尿管,观察并记录每小时尿量。

(3)中心静脉压:如果手术中有大量血液、体液丢失,在术后早期应监测中心静脉压。呼吸功能或心脏功能不全者可采用 Swan-Ganz 导管以监测肺动脉压、肺动脉楔压及混合静脉血氧分压等。

（4）其他：特殊监测项目需根据原发病及手术情况而定，如胰岛素瘤患者术后需定时监测血糖、尿糖；颅脑手术后的患者监测颅内压及苏醒程度；血管疾病患者术后定时监测指（趾）端末梢循环状况等。

4.静脉补液

由于手术野的不显性液体丢失、手术创伤及术后禁食等原因，术后患者多需接受静脉输液直至恢复进食。术后输液的量、成分和输注速度，取决于手术的大小、器官功能状态和疾病严重程度。必要时遵医嘱输血浆、红细胞等，以维持有效循环血量。

5.饮食护理

（1）消化道手术：需禁食，待肠道功能恢复、肛门排气后，开始进少量流质饮食，逐步递增至全量流质饮食，至第5～6天进食半流质饮食，第7～9天可过渡到软食，术后10～12天开始普食。术后留置有空肠营养管者，可在术后第2天自营养管滴入营养液。

（2）非消化道手术：视手术大小、麻醉方法及患者的全身反应而定。体表或肢体的手术，全身反应较轻者，术后即可进食；手术范围较大，全身反应明显者，待反应消失后方可进食。局部麻醉者，无任何不适，术后即可按需进食。蛛网膜下隙麻醉和硬脊膜外隙麻醉者，若无恶心、呕吐，术后3～6小时可根据需要适当进食；全身麻醉者，应待完全清醒、无恶心呕吐后方可进食，先给予流质饮食，以后视情况逐步过渡到半流质饮食或普食。

6.引流管护理

区分各引流管放置的部位和作用，做好标记并妥善固定。保持引流通畅，若引流液黏稠，可通过负压吸引防止堵塞；术后经常检查引流管道有无堵塞或扭曲。观察并记录引流液的量、性状和颜色，如有异常及时通知医师。如使用引流瓶，更换连接管及引流瓶时要注意无菌操作技术。熟悉各类引流管的拔管指征，并进行宣教。

（1）置于皮下等浅表部位的乳胶片一般术后1～2天拔除。

（2）烟卷引流一般术后3天拔除。

（3）腹腔引流管若引流液甚少，可于术后1～2天拔除；如作为观察胃肠道吻合口渗漏情况，则需保留至所预防的并发症可能发生的时间后再拔除，一般为术后5～7天。

（4）胸腔引流管：①保持管道的密闭。②严格无菌操作，防止逆行感染。③保持引流管道系统通畅。④观察和记录。⑤妥善固定引流管，防止脱出。⑥拔管指征和方法。

（5）胃肠减压管：在肠功能恢复、肛门排气后拔除，其他引流管则视具体情况而定。

7.休息与活动

（1）休息：保持病室安静，减少对患者的干扰，保证其安静休息及充足的睡眠。

（2）活动：早期活动有助于增加肺活量、减少肺部并发症、改善全身血液循环、促进切口愈合、预防深静脉血栓形成、促进肠功能恢复和减少尿潴留的发生。原则上，大部分患者术后24～48小时内可试行下床活动。病情稳定后鼓励患者早期床上活动，争取在短期内起床活动，除非有治疗方面的禁忌。鼓励并协助患者在床上进行深呼吸运动、四肢主动活动与被动活动、自行翻身等。活动时固定好各种导管，防跌倒，并给予协助。

8.手术切口护理

观察切口有无渗血、渗液,切口及周围皮肤有无发红及切口愈合情况,及时发现切口感染、切口裂开等异常。保持切口敷料清洁干燥,并注意观察术后切口包扎是否限制了胸、腹部呼吸运动或指(趾)端血液循环。对烦躁、昏迷患者及不合作患儿,可适当使用约束带,防止敷料脱落。

(1)外科手术切口的分类。

清洁切口:手术未进入感染炎症区,未进入呼吸道、消化道、泌尿生殖道及口咽部位。

清洁-污染切口:手术进入呼吸道、消化道、泌尿生殖道及口咽部位,但不伴有明显污染。

污染切口:手术进入急性炎症但未化脓区域;开放性创伤手术;胃肠道、尿路、胆道内容物及体液有大量溢出污染;术中有明显污染(如开胸心脏按压)。

感染切口:有失活组织的陈旧创伤手术;已有临床感染或脏器穿孔的手术。

(2)切口愈合等级。

甲级愈合:指愈合良好,无不良反应。

乙级愈合:指愈合处有炎症反应,如红肿、硬结、血肿、积液等,但未化脓。

丙级愈合:指切口已化脓,需要做切开引流等处理。

(3)缝线拆除时间:根据切口部位、局部血液供应情况、患者年龄及全身营养状况决定。一般而言,头、面及颈部切口在术后 4～5 天拆线,下腹部和会阴部切口为术后 6～7 天拆线,胸部、上腹部、背部和臀部术后 7～9 天拆线,四肢术后 10～12 天拆线,减张缝线于术后 14 天拆除。青少年患者拆线时间可适当缩短,年老体弱、营养不良或糖尿病患者拆线时间需适当延迟;切口较长者先间隔拆线,1～2 天后再将剩余缝线拆除。用可吸收缝线者可不拆线。

(三)术后不适的护理

1.切口疼痛

(1)常见原因:麻醉作用消失后,患者开始感觉切口疼痛。切口疼痛在术后 24 小时内最剧烈,2～3 天后逐渐减轻。剧烈疼痛可影响各器官的正常生理功能和休息,故需关心患者,并给予相应的处理和护理。

(2)护理措施。①评估和了解疼痛的程度,可采用口述疼痛分级评分法、数字疼痛评分法、视觉模拟疼痛评分法等。②观察患者疼痛的时间、部位、性质和规律。③鼓励患者表达疼痛的感受,并简单解释切口疼痛的规律。④手术后,可遵医嘱给予患者镇静、镇痛类药物,如地西泮、布桂嗪、哌替啶等。⑤大手术后 1～2 天内,可持续使用患者自控镇痛泵进行镇痛。患者自控镇痛泵(PCA)是指患者感觉疼痛时,通过按压计算机控制的微量泵按钮,向体内注射医师事先设定的药物剂量进行镇痛;给药途径以经静脉、硬膜外最为常用。常用药物为吗啡、芬太尼、曲马多或合用非甾体类抗炎药等。⑥尽可能满足患者对舒适的需要,如协助变换体位,减少压迫等。⑦指导患者运用正确的非药物方法减轻疼痛,减轻对疼痛的敏感性,如分散患者注意力、按摩、放松或听音乐等。

2.发热

发热是术后患者最常见的症状。由于手术创伤的反应,术后患者的体温可略升高,变化幅度在 0.1～1 ℃,一般不超过 38 ℃,称之为外科手术热或吸收热,于术后 1～2 天体温逐渐恢复正常。

(1)常见原因:术后 24 小时内的体温过高(>39 ℃),常为代谢性或内分泌异常、低血压、肺不张和输血反应等;术后 3~6 天的发热或体温降至正常后再度发热,则要警惕继发感染的可能,如手术切口、肺部及尿路感染。如果发热持续不退,要密切注意是否因更为严重的并发症所引起,如体腔术后残余脓肿等。

(2)护理措施。①监测体温及伴随症状。②及时检查切口部位有无红、肿、热、痛或波动感。③遵医嘱应用药物降温或物理降温。④结合病史进行如 X 线胸片、B 超、CT、切口分泌物涂片和培养、血培养、尿液检查等,寻找原因并有针对性治疗。

3.腹胀

(1)常见原因:术后早期腹胀常是由于胃肠道蠕动受抑制,肠腔内积气无法排出所致。随着肠胃功能恢复、肛门排气后症状可缓解。若手术后数日仍无肛门排气、腹胀明显或伴有肠梗阻症状,可能是腹膜炎或其他原因所致的肠麻痹。若腹胀伴有阵发性绞痛、肠鸣音亢进,可能是早期肠粘连或其他原因所引起的机械性肠梗阻,应作进一步检查。

(2)护理措施。①胃肠减压、肛管排气或高渗溶液低压灌肠等。②协助患者勤翻身,下床活动。③遵医嘱使用促进肠蠕动的药物如新斯的明肌内注射。④若是因腹腔内感染或机械性肠梗阻导致的腹胀,非手术治疗不能改善者,需做好再次手术的准备。

4.恶心、呕吐

(1)常见原因。①术后早期的恶心、呕吐常常是麻醉反应所致,待麻醉作用消失后,即可自然停止。②开腹手术对胃肠道的刺激或引起幽门痉挛。③药物影响,常见的如环丙沙星类抗生素、单独静脉使用复方氨基酸、脂肪乳剂等。④严重腹胀。⑤水、电解质及酸碱平衡失调等。

(2)护理措施。①患者呕吐时,将其头偏向一侧,并及时清除呕吐物。②行针灸治疗或遵医嘱给予镇静、止吐药物及解痉药物。③若持续性呕吐,应查明原因,进行相应处理。

5.尿潴留

(1)常见原因。①合并有前列腺增生的老年患者。②蛛网膜下隙麻醉后或全身麻醉后,排尿反射受抑制。③切口疼痛引起后尿道括约肌和膀胱反射性痉挛,尤其是骨盆及会阴部手术后。④手术对膀胱神经的刺激。⑤患者不习惯于床上排尿。⑥镇静药物用量过大或低血钾等。对术后 6~8 小时尚未排尿或虽排尿但尿量少、次数频繁者,应在耻骨上区叩诊检查,明确有无尿潴留。

(2)护理措施。①稳定患者情绪,采用诱导排尿,如变换体位、下腹部热敷或听流水声等。②遵医嘱采用药物、针灸治疗。③上述措施无效时则应考虑在严格无菌技术下导尿,一次放尿液不超过 1000 mL。尿潴留时间过长或导尿时尿液量超过 500 mL 者,应留置导尿管 1~2 天。

6.呃逆

(1)常见原因:术后呃逆可能是神经中枢或膈肌直接受刺激引起。

(2)护理措施。①术后早期发生者,可压迫眶上缘,抽吸胃内积气、积液。②遵医嘱给予镇静或解痉药物。③上腹部术后患者若出现顽固性呃逆,要警惕吻合口漏或十二指肠残端漏、膈下积液或感染的可能,做超声检查可明确病因。一旦明确,配合医师处理。④未查明原因且一般治疗无效时,协助医师行颈部膈神经封闭治疗。

(四)术后并发症的观察与护理

1.出血

(1)常见原因:术后出血的可能原因有术中止血不完善或创面渗血、痉挛的小动脉断端舒张,结扎线脱落或凝血机制障碍等。可发生于手术切口、空腔脏器及体腔内。

(2)护理措施。①严密观察患者生命体征、手术切口,若覆盖切口的敷料被血液渗湿、可怀疑为手术切口出血,应打开敷料检查切口以明确出血情况和原因。②了解各引流管内引流液的性状、量和颜色变化。如胸腔手术后,若胸腔引流血性液体持续超过 200 mL/h,提示进行性出血。③未放置引流管者,可通过密切的临床观察,评估有无低血容量性休克的早期表现,如烦躁、心率增快、尿量少、中心静脉压低于 5 cmH$_2$O(0.49 kPa)等,特别是在输入足够的液体和血液后,休克征象未改善或加重,或好转后又恶化,都提示有术后出血。④腹部手术后腹腔内出血,早期临床表现不明显,只有通过密切的临床观察,必要时行腹腔穿刺,才能明确诊断。⑤少量出血时,一般经过更换切口敷料、加压包扎或全身使用止血剂即可止血;出血量大时,应加快输液,遵医嘱输血或血浆,扩充血容量,并做好再次手术止血的术前准备。

2.压疮

压疮是术后常见的皮肤并发症。

(1)常见原因:术后患者由于切口疼痛、手术特殊要求需长期卧床,局部皮肤组织长期受压,同时受到汗液、尿液、各种引流液等的刺激以及营养不良、水肿等原因,易导致压疮发生。

(2)护理措施。①积极采取预防措施:每 2 小时翻身 1 次;正确使用石膏、绷带及夹板;保持患者皮肤及床单清洁干燥,使用便盆时协助患者抬高臀部;协助并鼓励患者坚持每天进行主动或被动运动,鼓励早期下床;增加营养。②去除致病原因。③小水疱未破裂可自行吸收;大水疱在无菌操作下用注射器抽出疱内液体,再用无菌敷料包扎。④浅度溃疡用透气性好的保湿敷料覆盖;坏死溃疡者,清洁创面、去除坏死组织、保持引流通畅。

3.切口感染

(1)常见原因:切口内留有无效腔、血肿、异物或局部组织供血不良,合并有贫血、糖尿病、营养不良或肥胖等。

(2)护理措施。①术中严格遵守无菌技术原则、严密止血,防止残留无效腔、血肿或异物等。②保持伤口清洁、敷料干燥。③加强营养支持,增强患者抗感染能力。④遵医嘱合理预防性使用抗生素。手术患者皮肤切开前 30 分钟～2 小时内或麻醉诱导期给予合理种类和合理剂量的抗生素。需要做肠道准备的患者,还需术前 1 天分次、足剂量给予非吸收性口服抗生素。若手术时间超过 3 小时,或者手术时间长于所用抗生素半衰期,或者失血量＞1500 mL者,手术中应当对患者追加合理剂量的抗生素。⑤术后密切观察手术切口情况。若术后 3～4天,切口疼痛加重,切口局部有红、肿、热、压痛或波动感等,伴有体温升高、脉率加速和白细胞计数升高,可怀疑为切口感染。感染早期予局部理疗,使用有效抗生素;化脓切口需拆除部分缝线,充分敞开切口,清理切口后,放置凡士林油纱条引流脓液,定期更换敷料,争取二期愈合;若需行二期缝合,做好术前准备。

4.深静脉血栓形成

多见于下肢。开始时患者自感腓肠肌疼痛和紧束,或腹股沟区出现疼痛和压痛,随之下肢出现凹陷性水肿,沿静脉走行有触痛,可扪及索状变硬的静脉。一旦血栓脱落可引起肺动脉栓塞,导致死亡。

(1)常见原因。①术后腹胀、长时间制动、卧床等引起下肢及髂静脉回流受阻(特别是老年及肥胖患者)、血流缓慢。②手术、外伤、反复穿刺置管或输注高渗性液体、刺激性药物等致血管壁和血管内膜损伤。③手术导致组织破坏、癌细胞的分解及体液的大量丢失致血液凝集性增加等。

(2)护理措施。

加强预防:鼓励患者术后早期下床活动;卧床期间进行肢体的主动和被动运动;术后穿弹力袜以促进下肢静脉回流;对于血液处于高凝状态的患者,可预防性口服小剂量阿司匹林或复方丹参片。

正确处理:严禁经患肢静脉输液,严禁局部按摩,以防血栓脱落;抬高患肢、制动,局部50%硫酸镁湿热敷,配合理疗和全身性抗生素治疗;遵医嘱静脉输入低分子右旋糖酐和复方丹参溶液,以降低血液黏滞度,改善微循环;血栓形成3天内,遵医嘱使用溶栓剂(首选尿激酶)及抗凝剂(肝素、华法林)进行治疗。

5.切口裂开

多见于腹部及肢体邻近关节部位。常发生于术后1周左右或拆除皮肤缝线后24小时内。往往发生在患者一次突然腹部用力或有切口的关节伸屈幅度较大时,通常自觉切口疼痛和突然松开,随即有淡红色液体自切口溢出,浸湿敷料。切口裂开分为全层裂开和深层裂开但皮肤缝线完整的部分裂开。腹部切口全层裂开者可见有内脏脱出。

(1)常见原因:营养不良、组织愈合能力差、切口张力大、缝合不当、切口感染及腹内压突然升高,如剧烈咳嗽、打喷嚏或严重腹胀等。

(2)护理措施。①对年老体弱、营养状况差,估计切口愈合不良的患者,术前加强营养支持。②对评估发生此并发症可能性大的患者,在逐层缝合腹壁切口的基础上,加用全层腹壁减张缝线,术后用腹带适当加压包扎伤口,减轻局部张力,延迟拆线时间。③及时处理和消除慢性腹内压升高的因素。④手术切口位于肢体关节活动部位者,拆线后应避免大幅度动作。⑤一旦发生大出血,立即平卧,稳定患者情绪,避免惊慌,告知患者勿咳嗽和进食进饮;用无菌生理盐水纱布覆盖切口,用腹带轻轻包扎,与医师联系,立即送往手术室重新缝合;有肠管脱出者,切勿将其直接回纳腹腔,以免引起腹腔感染。

6.尿路感染

尿路感染常起自膀胱,若上行感染可引起肾盂肾炎。急性膀胱炎的主要表现为尿频、尿急、尿痛,伴或不伴排尿困难,一般无全身症状。急性肾盂肾炎多见于女性,主要表现为畏寒、发热,肾区疼痛等。

(1)常见原因:尿潴留、长期留置导尿管或反复多次导尿是术后尿路感染的常见原因。

(2)护理措施。①术前训练床上排尿。②指导患者术后自主排尿。③出现尿潴留及时处理,若残余尿量超过 500 mL 时,应严格按照无菌操作原则留置导尿管作持续引流。④鼓励患者多饮水,保持尿量在 1500 mL/d 以上。⑤收集尿液并及时送检,根据尿培养及药物敏感试验结果选用有效抗生素控制感染。

7.肺部感染

常发生在胸、腹部大手术后,特别是老年患者、长期吸烟、术前合并急、慢性呼吸道感染者。

(1)常见原因:术后呼吸运动受限、呼吸道分泌物积聚及排出不畅是引起术后肺部感染的主要原因。

(2)护理措施。①保持病室适宜温度(18~22 ℃)、相对湿度(50%~60%),维持每天液体摄入量2000~3000 mL。②术后卧床期间鼓励患者每小时重复做深呼吸5~10次,帮助其翻身、叩背,促进气道内分泌物排出。③教会患者保护切口和进行有效咳嗽、咳痰的方法,用双手按住患者季肋部或切口两侧,限制胸部或腹部活动的幅度以保护切口,在深吸气后用力咳痰,并作间断深呼吸。④协助患者取半卧位,病情允许尽早下床活动。⑤痰液黏稠不易咳出者,予雾化吸入。⑥遵医嘱应用抗生素及祛痰药物。

8.消化道并发症

常见急性胃扩张、肠梗阻等。腹腔手术后胃肠道功能的恢复往往需要一定时间。一般肠道功能的恢复从术后12~24小时开始,此时可闻及肠鸣音;术后48~72小时整个肠道蠕动可恢复正常,肛门排气、排便。

预防措施:①胃肠道手术前灌肠、留置胃管。②维持水、电解质和酸碱平衡,及早纠正低血钾、酸中毒等。③术后禁食、胃肠减压。④取半卧位,按摩腹部。⑤及早下床活动。

(五)心理护理

加强巡视,建立相互信任的护患关系,鼓励患者说出自身想法,明确其所处的心理状态,给予适当的解释和安慰;满足其合理需要,提供有关术后康复、疾病恢复方面的知识,帮助患者缓解术后不适;告知其配合治疗与护理的要点,帮助患者建立疾病康复的信心,正确面对疾病及预后;鼓励患者提升生活自理能力。

(六)健康教育

1.休息与活动

保证充足的睡眠,活动量从小到大,一般出院后2~4周可从事一般性工作和活动。

2.康复锻炼

告知患者康复锻炼的知识,指导术后康复锻炼的具体方法。

3.饮食与营养

恢复期患者合理摄入均衡饮食,避免辛辣刺激食物。

4.用药指导

需继续治疗者,遵医嘱按时、按量服药,定期复查肝、肾功能。

5.切口处理

切口拆线后用无菌纱布覆盖1~2天,以保护局部皮肤。若开放性伤口出院者,向患者及家属交代门诊换药时间及次数。

6.复诊

告知患者恢复期可能出现的症状,有异常立即返院检查。一般手术后1~3个月门诊随访1次,以评估和了解康复过程及切口愈合情况。

第七章　呼吸系统疾病护理

第一节　急性上呼吸道感染

急性呼吸道感染是具有一定传染性的呼吸系统疾病,本病重点要求同学了解其发病的常见诱因,能识别出急性上呼吸道感染和急性气管-支气管炎的临床表现;能找出主要的护理诊断及医护合作性问题并能采取有效的护理措施对患者进行护理。

急性呼吸道感染通常包括急性上呼吸道感染和急性气管-支气管炎。急性上呼吸道感染是鼻腔、咽或喉部急性炎症的总称。常见病原体为病毒,仅有少数由细菌引起。本病全年皆可发病,但冬春季节多发,具有一定的传染性,有时引起严重的并发症,应积极防治。急性气管-支气管炎是指感染、物理、化学、过敏等因素引起的气管-支气管黏膜的急性炎症。可由急性上呼吸道感染蔓延而来。多见于寒冷季节或气候多变时。或气候突变时多发。

一、护理评估

(一)病因及发病机制

1.急性上呼吸道感染

急性上呼吸道感染有 70%～80% 由病毒引起。其中主要包括流感病毒、副流感病毒、呼吸道合胞病毒、腺病毒、鼻病毒等。由于感染病毒类型较多,又无交叉免疫,人体产生的免疫力较弱且短暂,同时在健康人群中有病毒携带者,故一个人可有多次发病。细菌感染占 20%～30%,可直接或继病毒感染之后发生,以溶血性链球菌最为多见,其次为流感嗜血杆菌、肺炎球菌和葡萄球菌等。偶见革兰阴性杆菌。当全身或呼吸道局部防御功能降低时,尤其是年老体弱或有慢性呼吸道疾病者更易患病,原先存在于上呼吸道或外界侵入的病毒和细菌迅速繁殖,引起本病。通过含有病毒的飞沫或被污染的用具传播,引起发病。

2.急性气管-支气管炎

(1)感染:由病毒、细菌直接感染,或急性上呼吸道病毒(如腺病毒、流感病毒)、细菌(如流感嗜血杆菌、肺炎链球菌)感染迁延而来,也可在病毒感染后继发细菌感染。亦可为衣原体和支原体感染。

(2)物理、化学性因素:过冷空气、粉尘、刺激性气体或烟雾的吸入使气管-支气管黏膜受到急性刺激和损伤,引起本病。

(3)变态反应:花粉、有机粉尘、真菌孢子等的吸入以及对细菌蛋白质过敏等,均可引起气管-支气管的变态反应。寄生虫(如钩虫、蛔虫的幼虫)移行至肺,也可致病。

(二)健康史

有无受凉、淋雨、过度疲劳等使机体抵抗力降低等情况,应注意询问本次起病情况,既往健康情况,有无呼吸道慢性疾病史等。

（三）身体状况

1.急性上呼吸道感染

急性上呼吸道感染主要症状和体征个体差异大,根据病因不同可有不同类型,各型症状、体征之间无明显界定,也可互相转化。

(1)普通感冒:又称急性鼻炎或上呼吸道卡他,以鼻咽部卡他症状为主要表现,俗称"伤风"。成人多为鼻病毒所致,起病较急,初期有咽干、咽痒或咽痛,同时或数小时后有打喷嚏、鼻塞、流清水样鼻涕,2~3天后分泌物变稠,伴咽鼓管炎可引起听力减退,伴流泪、味觉迟钝、声嘶、少量咳嗽、低热不适、轻度畏寒和头痛。检查可见鼻腔黏膜充血、水肿、有分泌物,咽部轻度充血。如无并发症,一般经5~7天痊愈。

流行性感冒(简称流感)则由流感病毒引起,起病急,鼻咽部症状较轻,但全身症状较重,伴高热、全身酸痛和眼结膜炎症状。而且常有较大或大范围的流行。

流行性感冒应及早应用抗流感病毒药物:起病1~2天内应用抗流感病毒药物治疗,才能取得最佳疗效。目前抗流感病毒药物包括离子通道 M_2 阻滞剂和神经氨酸酶抑制剂两类。离子通道 M_2 阻滞剂:包括金刚烷胺和金刚乙胺,主要对甲型流感病毒有效。金刚烷胺类药物是治疗甲型流感的首选药物,有效率达70%～90%。金刚烷胺的不良反应有神经质、焦虑、注意力不集中和轻微头痛等中枢神经系统不良反应,一般在用药后几小时出现,金刚乙胺的毒副作用较小。胃肠道反应主要为恶心和呕吐,停药后可迅速消失。肾功能不全的患者需要调整金刚烷胺的剂量,对于老年人或肾功能不全者需要密切监测不良反应。神经氨酸酶抑制剂:奥司他韦(商品名达菲),作用机制是通过干扰病毒神经氨酸酶保守的唾液酸结合位点,从而抑制病毒的复制,对 A(包括 H5N1)和 B 不同亚型流感病毒均有效。奥司他韦成人每次口服75 mg,每天2次,连服5天,但须在症状出现2天内开始用药。奥司他韦不良反应少,一般为恶心、呕吐等消化道症状,也有腹痛、头痛、头晕、失眠、咳嗽、乏力等不良反应的报道。

(2)病毒性咽炎和喉炎:临床特征为咽部发痒、不适和灼热感、声嘶、讲话困难、咳嗽、咳嗽时咽喉疼痛,无痰或痰呈黏液性,有发热和乏力,伴有咽下疼痛时,常提示有链球菌感染,体检发现咽部明显充血和水肿、局部淋巴结肿大且触痛,提示流感病毒和腺病毒感染,腺病毒咽炎可伴有眼结膜炎。

(3)疱疹性咽峡炎:主要由柯萨奇病毒 A 引起,夏季好发。有明显咽痛、常伴有发热,病程约一周。体检可见咽充血,软腭、腭垂、咽和扁桃体表面有灰白色疱疹及浅表溃疡,周围有红晕。多见儿童,偶见于成人。

(4)咽结膜热:常为柯萨奇病毒、腺病毒等引起。夏季好发,游泳传播为主,儿童多见。表现为发热、咽痛、畏光、流泪、咽及结膜明显充血。病程4~6天。

(5)细菌性咽-扁桃体炎多由溶血性链球菌感染所致,其次为流感嗜血杆菌、肺炎球菌、葡萄球菌等引起。起病急,咽痛明显、伴畏寒、发热,体温超过39℃。检查可见咽部明显充血,扁桃体充血肿大,其表面有黄色点状渗出物,颌下淋巴结肿大伴压痛,肺部无异常体征。

本病如不及时治疗可并发急性鼻窦炎、中耳炎、急性气管-支气管炎。部分患者可继发病毒性心肌炎、肾炎、风湿热等。

2.急性气管-支气管炎

急性气管-支气管炎起病较急,常先有急性上呼吸道感染的症状,继之出现干咳或少量黏液性痰,随后可转为黏液脓性或脓性痰液,痰量增多,咳嗽加剧,偶可痰中带血。全身症状一般较轻,可有发热,38 ℃左右,多于3～5日后消退。咳嗽、咳痰为最常见的症状,常为阵发性咳嗽,咳嗽、咳痰可延续2～3周才消失,如迁延不愈,则可演变为慢性支气管炎。呼吸音常正常或增粗,两肺可听到散在干、湿性啰音。

(四)实验室及其他检查

1.血常规

病毒感染者白细胞正常或偏低,淋巴细胞比例升高;细菌感染者白细胞计数和中性粒细胞增高,可有核左移现象。

2.病原学检查

可做病毒分离和病毒抗原的血清学检查,确定病毒类型,以区别病毒和细菌感染。细菌培养及药物敏感试验,可判断细菌类型,并可指导临床用药。

3.X线检查

胸部X线多无异常改变。

二、主要护理诊断及医护合作性问题

(一)舒适的改变

鼻塞、流涕、咽痛、头痛与病毒和(或)细菌感染有关。

(二)潜在并发症

鼻窦炎、中耳炎、心肌炎、肾炎、风湿性关节炎。

三、护理目标

患者躯体不适缓解,日常生活不受影响;体温恢复正常;呼吸道通畅;睡眠改善;无并发症发生或并发症被及时控制。

四、护理措施

(一)一般护理

注意隔离患者,减少探视,避免交叉感染。患者咳嗽或打喷嚏时应避免对着他人。患者使用的餐具、痰盂等用具应按规定消毒,或用一次性器具,回收后焚烧弃去。多饮水,补充足够的热量,给予清淡易消化、高热量、丰富维生素、富含营养的食物。避免刺激性食物,戒烟、酒。患者以休息为主,特别是在发热期间。部分患者往往因剧烈咳嗽而影响正常的睡眠,可给患者提供容易入睡的休息环境,保持病室适宜温度、湿度和空气流通。保证周围环境安静,关闭门窗。指导患者运用促进睡眠的方式,如睡前泡脚、听音乐等。必要时可遵医嘱给予镇咳、祛痰或镇静药物。

(二)病情观察

关注疾病流行情况、鼻咽部发生的症状、体征及血常规和X线胸片改变。注意并发症,如耳痛、耳鸣、听力减退、外耳道流脓等提示中耳炎;如头痛剧烈、发热、伴脓涕、鼻窦有压痛等提示鼻窦炎;如在恢复期出现胸闷、心悸、眼睑水肿、腰酸和关节痛等提示心肌炎、肾炎或风湿性关节炎,应及时就诊。

(三)对症护理

1.高热护理

体温超过 37.5 ℃,应每 4 小时测体温 1 次,观察体温过高的早期症状和体征,体温突然升高或骤降时,应随时测量和记录,并及时报告医师。体温>39 ℃时,要采取物理降温。降温效果不好可遵照医嘱选用适当的解热剂进行降温。患者出汗后应及时处理,保持皮肤的清洁和干燥,并注意保暖。鼓励多饮水。

2.保持呼吸道通畅

清除气管、支气管内分泌物,减少痰液在气管、支气管内的聚积。指导患者采取舒适的体位进行有效咳嗽。观察咳痰情况,如痰液较多且黏稠,可嘱患者多饮水,或遵照医嘱给予雾化吸入治疗,以湿润气道、利于痰液排出。

(四)用药护理

1.对症治疗

选用抗感冒复合剂或中成药减轻发热、头痛,减少鼻、咽充血和分泌物,如对乙酰氨基酚(扑热息痛)、银翘解毒片等。干咳者可选用右美沙芬、喷托维林(咳必清)等;咳嗽有痰可选用复方氯化铵合剂、溴己新(必嗽平),或雾化祛痰。咽痛者可含服喉片或草珊瑚片等。气喘者可用平喘药,如特布他林、氨茶碱等。

2.抗病毒药物

早期应用抗病毒药有一定疗效,可选用利巴韦林、奥司他韦、金刚烷胺、吗啉胍和抗病毒中成药等。

3.抗菌药物

如有细菌感染,最好根据药物敏感试验选择有效抗菌药物治疗,常可选用大环内酯类、青霉素类、氟喹诺酮类及头孢菌素类。

根据医嘱选用药物,告知患者药物的作用、可能发生的不良反应和服药的注意事项,如按时服药;应用抗生素者,注意观察有无迟发过敏反应发生;对于应用解热镇痛药者注意避免大量出汗引起虚脱等。发现异常及时就诊等。

(五)心理护理

急性呼吸道感染预后良好,多数患者于一周内康复,仅少数患者可因咳嗽迁延不愈而发展为慢性支气管炎,患者一般无明显心理负担。但如果咳嗽较剧烈,加之伴有发热,可能会影响患者的休息、睡眠,进而影响工作和学习,个别患者产生急于缓解咳嗽等症状的焦虑情绪。护理人员应与患者进行耐心、细致的沟通,通过对病情的客观评价,解除患者的心理顾虑,建立治疗疾病的信心。

(六)健康指导

1.疾病知识指导

帮助患者和家属掌握急性呼吸道感染的诱发因素及本病的相关知识,避免受凉、过度疲劳,注意保暖;外出时可戴口罩,避免寒冷空气对气管、支气管的刺激。积极预防和治疗上呼吸道感染,症状改变或加重时应及时就诊。

2.生活指导

平时应加强耐寒锻炼,增强体质,提高机体免疫力。有规律生活,避免过度劳累。室内空气保持新鲜、阳光充足。少去人群密集的公共场所。戒烟、酒。

五、护理评价

患者舒适度改善;睡眠质量提高;未发生并发症或发生后被及时控制。

第二节　慢性支气管炎

慢性支气管炎是由于感染或非感染因素引起气管、支气管黏膜及其周围组织的慢性非特异性炎症。临床以咳嗽、咳痰或伴有喘息反复发作为特征,每年持续 3 个月以上,且连续 2 年以上。

一、病因和发病机制

慢性支气管炎的病因极为复杂,迄今尚有许多因素还不够明确,往往是多种因素长期相互作用的综合结果。

(一)感染

病毒、支原体和细菌感染是本病急性发作的主要原因。病毒感染以流感病毒、鼻病毒、腺病毒和呼吸道合胞病毒常见;细菌感染以肺炎链球菌、流感嗜血杆菌和卡他莫拉菌及葡萄球菌常见。

(二)大气污染

化学气体如氯气、二氧化氮、二氧化硫等刺激性烟雾,空气中的粉尘等均可刺激支气管黏膜,使呼吸道清除功能受损,为细菌入侵创造条件。

(三)吸烟

吸烟为本病发病的主要因素。吸烟时间的长短与吸烟量决定发病率的高低,吸烟者的患病率较不吸烟者高 2～8 倍。

(四)过敏因素

喘息型支气管患者,多有过敏史。患者痰中嗜酸性粒细胞和组胺的含量及血中 IgE 明显高于正常。此类患者实际上应属慢性支气管炎合并哮喘。

(五)其他因素

气候变化,特别是寒冷空气对慢支的病情加重有密切关系。自主神经功能失调,副交感神经功能亢进,老年人肾上腺皮质功能减退,慢性支气管炎的发病率增加。维生素 C 缺乏,维生素 A 缺乏,易患慢性支气管炎。

二、临床表现

(一)症状

患者常在寒冷季节发病,出现咳嗽、咳痰,尤以晨起显著,白天多于夜间。病毒感染痰液为白色黏液泡沫状,继发细菌感染,痰液转为黄色或黄绿色黏液脓性,偶可带血。慢性支气管炎反复发作后,支气管黏膜的迷走神经感受器反应性增高,副交感神经功能亢进,可出现过敏现象而发生喘息。

（二）体征

早期多无体征。急性发作期可有肺底部闻及干、湿性啰音。喘息型支气管炎在咳嗽或深吸气后可闻及哮鸣音，发作时，有广泛哮鸣音。

（三）并发症

（1）阻塞性肺气肿：为慢性支气管炎最常见的并发症。

（2）支气管肺炎：慢性支气管炎蔓延至支气管周围肺组织中，患者表现寒战、发热、咳嗽加剧、痰量增多且呈脓性；白细胞总数及中性粒细胞增多；X 线胸片显示双下肺野有斑点状或小片阴影。

（3）支气管扩张症。

三、诊断

（一）辅助检查

1.血常规

白细胞总数及中性粒细胞数可升高。

2.胸部 X 线

单纯型慢性支气管炎，X 线片检查阴性或仅见双下肺纹理增多、增粗、模糊、呈条索状或网状。继发感染时为支气管周围炎症改变，表现为不规则斑点状阴影，重叠于肺纹理之上。

3.肺功能检查

早期病变多在小气道，常规肺功能检查多无异常。

（二）诊断要点

凡咳嗽、咳痰或伴有喘息，每年发作持续 3 个月，连续 2 年或 2 年以上者，并排除其他心、肺疾患（如肺结核、肺尘埃沉着病、支气管哮喘、支气管扩张症、肺癌、肺脓肿、心脏病、心功能不全等）、慢性鼻咽疾患后，即可诊断。如每年发病不足 3 个月，但有明确的客观检查依据（如胸部 X 线片、肺功能等）亦可诊断。

（三）鉴别诊断

1.支气管扩张

多于儿童或青年期发病，常继发于麻疹、肺炎或百日咳后，并有咳嗽、咳痰反复发作的病史，合并感染时痰量增多，并呈脓性或伴有发热，病程中常反复咯血。在肺下部周围可闻及不易消散的湿性啰音。晚期重症患者可出现杵状指（趾）。胸部 X 线上可见双肺下野纹理粗乱或呈卷发状。薄层高分辨 CT（HRCT）检查有助于确诊。

2.肺结核

活动性肺结核患者多有午后低热、消瘦、乏力、盗汗等中毒症状。咳嗽痰量不多，常有咯血。老年肺结核的中毒症状多不明显，常被慢性支气管炎的症状所掩盖而误诊。胸部 X 线上可发现结核病灶，部分患者痰结核菌检查可获阳性。

3.支气管哮喘

支气管哮喘常为特质性患者或有过敏性疾病家族史，多于幼年发病。一般无慢性咳嗽、咳痰史。哮喘多突然发作，且有季节性，血和痰中嗜酸性粒细胞常增多，治疗后可迅速缓解。发作时双肺布满哮鸣音,呼气延长,缓解后可消失,且无症状,但气道反应性仍增高。慢性支气管炎合并哮喘的患者,病史中咳嗽、咳痰多发生在喘息之前,迁延不愈较长时间后伴有喘息,且咳嗽、咳痰的症状多较喘息更为突出,平喘药物疗效不如哮喘等可资鉴别。

4.肺癌

肺癌多发生于 40 岁以上男性,并有多年吸烟史的患者,刺激性咳嗽常伴痰中带血和胸痛。X 线胸片检查肺部常有块影或反复发作的阻塞性肺炎。痰脱落细胞及支气管镜等检查,可明确诊断。

5.慢性肺间质纤维化

慢性咳嗽,咳少量黏液性非脓性痰,进行性呼吸困难,双肺底可闻及爆裂音(Velcro 啰音),严重者发绀并有杵状指。X 线胸片见中下肺野及肺周边部纹理增多紊乱呈网状结构,其间见弥漫性细小斑点阴影。肺功能检查呈限制性通气功能障碍,弥散功能减低,PaO_2 下降。肺活检是确诊的手段。

四、治疗

(一)急性发作期及慢性迁延期的治疗

以控制感染、祛痰、镇咳为主,同时解痉平喘。

1.抗感染药物

及时、有效、足量,感染控制后及时停用,以免产生细菌耐药或二重感染。一般患者可按常见致病菌用药。可选用青霉素 G 80 万 U 肌内注射;复方磺胺甲噁唑(SMZ),每次 2 片,2 次/天;阿莫西林 2~4 g/d,3~4 次口服;氨苄西林 2~4 g/d,分 4 次口服;头孢氨苄 2~4 g/d 或头孢拉定1~2 g/d,分 4 次口服;头孢呋辛 2 g/d 或头孢克洛 0.5~1 g/d,分 2~3 次口服。亦可选择新一代大环内酯类抗生素,如罗红霉素,0.3 g/d,2 次口服。抗菌治疗疗程一般 7~10 天,反复感染病例可适当延长。严重感染时,可选用氨苄西林、环丙沙星、氧氟沙星、阿米卡星、奈替米星或头孢菌素类联合静脉滴注给药。

2.祛痰镇咳药

刺激性干咳者不宜单用镇咳药物,否则痰液不易咳出。可给盐酸溴环己胺醇 30 mg 或羧甲基半胱氨酸 500 mg,3 次/天,口服。乙酰半胱氨酸(富露施)及氯化铵甘草合剂均有一定的疗效。α-糜蛋白酶雾化吸入亦有消炎祛痰的作用。

3.解痉平喘

解痉平喘主要为解除支气管痉挛,利于痰液排出。常用药物为氨茶碱 0.1~0.2 g,8 次/h口服;丙卡特罗 50 mg,2 次/天;特布他林 2.5 mg,2~3 次/天。慢性支气管炎有可逆性气道阻塞者应常规应用支气管舒张剂,如异丙托溴铵(异丙阿托品)气雾剂、特布他林等吸入治疗。阵发性咳嗽常伴不同程度的支气管痉挛,应用支气管扩张药后可改善症状,并有利于痰液的排出。

(二)缓解期的治疗

应以增强体质,提高机体抗病能力和预防发作为主。

(三)中药治疗

采取扶正固本原则,按肺、脾、肾的虚实辨证施治。

五、护理措施

(一)常规护理

1.环境

保持室内空气新鲜,流通,安静,舒适,温湿度适宜。

2.休息

急性发作期应卧床休息,取半卧位。

3.给氧

持续低流量吸氧。

4.饮食

给予高热量、高蛋白、高维生素易消化饮食。

(二)专科护理

(1)解除气道阻塞,改善肺泡通气。及时清除痰液,神志清醒患者应鼓励咳嗽,痰稠不易咯出时,给予雾化吸入或雾化泵药物喷入,减少局部瘀血水肿,以利痰液排出。危重体弱患者,定时更换体位,叩击背部,使痰易于咯出,餐前应给予胸部叩击或胸壁震荡。方法:患者取侧卧位,护士两手手指并拢,手背隆起,指关节微屈,自肺底由下向上,由外向内叩拍胸壁,震动气管,边拍边鼓励患者咳嗽,以促进痰液的排出,每侧肺叶叩击 3～5 分钟。对神志不清者,可进行机械吸痰,需注意无菌操作,抽吸压力要适当,动作轻柔,每次抽吸时间不超过 15 秒,以免加重缺氧。

(2)合理用氧减轻呼吸困难。根据缺氧和二氧化碳潴留的程度不同,合理用氧,一般给予低流量、低浓度、持续吸氧,如病情需要提高氧浓度,应辅以呼吸兴奋剂刺激通气或使用呼吸机改善通气,吸氧后如呼吸困难缓解、呼吸频率减慢、节律正常、血压上升、心率减慢、心律正常、发绀减轻、皮肤转暖、神志转清、尿量增加等,表示氧疗有效。若呼吸过缓,意识障碍加深,需考虑二氧化碳潴留加重,必要时采取增加通气量措施。

第三节 慢性阻塞性肺疾病

慢性阻塞性肺疾病(COPD)是一种以不完全可逆性气流受限为特征,呈进行性发展的肺部疾病。COPD 是呼吸系统疾病中的常见病和多发病,由于患数多,死亡率高,社会经济负担重,已成为一个重要的公共卫生问题。在世界范围内,COPD 的死亡率居所有死因的第四位。根据世界银行/世界卫生组织发表的研究,至 2020 年 COPD 将成为世界疾病经济负担的第五位。在我国,COPD 同样是严重危害人民群体健康的重要慢性呼吸系统疾病,1992 年对我国北部及中部地区农村 102 230 名成人调查显示,COPD 约占 15 岁以上人群的 3%,近年来对我国 7 个地区 20 245 名成年人进行调查,COPD 的患病率占 40 岁以上人群的 8.2%,患病率之高是十分惊人的。

COPD 与慢性支气管炎及肺气肿密切相关。慢性支气管炎(简称慢支)是指气管、支气管黏膜及其周围组织的慢性、非特异性炎症。如患者每年咳嗽、咳痰达 3 个月以上,连续两年或以上,并排除其他已知原因的慢性咳嗽,即可诊断为慢性支气管炎。阻塞性肺气肿(简称肺气肿)是指肺部终末细支气管远端气腔出现异常持久的扩张,并伴有肺泡壁和细支气管的破坏而无明显肺纤维化。当慢性支气管炎和(或)肺气肿患者肺功能检查出现气流受限并且不能完全可逆时,可视为COPD。如患者只有慢性支气管炎和(或)肺气肿,而无气流受限,则不能视为COPD,而视为COPD的高危期。支气管哮喘也具有气流受限。但支气管哮喘是一种特殊的气道炎症性疾病,其气流受限具有可逆性,它不属于COPD。

一、护理评估

(一)病因及发病机制

确切的病因不清,可能与下列因素有关。

1.吸烟

吸烟是最危险的因素。国内外的研究均证明吸烟与慢支的发生有密切关系,吸烟者慢性支气管炎的患病率比不吸烟者高2～8倍,吸烟时间越长,量越大,COPD患病率越高。烟草中的多种有害化学成分,可损伤气道上皮细胞使巨噬细胞吞噬功能降低和纤毛运动减退;黏液分泌增加,使气道净化能力减弱;支气管黏膜充血水肿、黏液积聚,而易引起感染。慢性炎症及吸烟刺激黏膜下感受器,引起支气管平滑肌收缩,气流受限。烟草、烟雾还可使氧自由基增多,诱导中性粒细胞释放蛋白酶,抑制抗蛋白酶系统,使肺弹力纤维受到破坏,诱发肺气肿形成。

2.职业性粉尘和化学物质

职业性粉尘及化学物质,如烟雾、过敏原、工业废气及室内污染空气等,浓度过大或接触时间过长,均可导致与吸烟无关的COPD。

3.空气污染

大气污染中的有害气体(如二氧化硫、二氧化氮、氯气等)可损伤气道黏膜,并有细胞毒作用,使纤毛清除功能下降,黏液分泌增多,为细菌感染创造条件。

4.感染

感染是COPD发生发展的重要因素之一。长期、反复感染可破坏气道正常的防御功能,损伤细支气管和肺泡。主要病毒为流感病毒、鼻病毒和呼吸道合胞病毒等;细菌感染以肺炎链球菌、流感嗜血杆菌、卡他莫拉菌及葡萄球菌为多见,支原体感染也是重要因素之一。

5.蛋白酶-抗蛋白酶失衡

蛋白酶对组织有损伤和破坏作用;抗蛋白酶对弹性蛋白酶等多种蛋白酶有抑制功能。在正常情况下,弹性蛋白酶与其抑制因子处于平衡状态。其中 α_1-抗胰蛋白酶(α_1-AT)是活性最强的一种。蛋白酶增多和抗蛋白酶不足均可导致组织结构破坏产生肺气肿。

6.其他

机体内在因素如呼吸道防御功能及免疫功能降低、自主神经功能失调、营养、气温的突变等都可能参与COPD的发生、发展。

(二)病理生理

COPD的病理改变主要为慢性支气管炎和肺气肿的病理改变。COPD对呼吸功能的影响,早期病变仅局限于细小气道,表现为闭合容积增大。病变侵入大气道时,肺通气功能明显障碍;随肺气肿的日益加重,大量肺泡周围的毛细血管受膨胀的肺泡挤压而退化,使毛细血管大量减少,肺泡间的血流量减少,导致通气与血流比例失调,使换气功能障碍。由通气和换气功能障碍引起缺氧和二氧化碳潴留,进而发展为呼吸衰竭。

(三)健康史

询问患者是否存在引起慢支的各种因素如感染、吸烟、大气污染、职业性粉尘和有害气体的长期吸入、过敏等;是否有呼吸道防御功能及免疫功能降低、自主神经功能失调等。

(四)身体状况

1.主要症状

(1)慢性咳嗽:晨间起床时咳嗽明显,白天较轻,睡眠时有阵咳或排痰。随病程发展可终生不愈。

(2)咳痰:一般为白色黏液或浆液性泡沫痰,偶可带血丝,清晨排痰较多。急性发作伴有细菌感染时,痰量增多,可有脓性痰。

(3)气短或呼吸困难:早期仅在体力劳动或上楼等活动时出现,随着病情发展逐渐加重,日常活动甚至休息时也感到气短。是 COPD 的标志性症状。

(4)喘息和胸闷:重度患者或急性加重时出现喘息,甚至静息状态下也感气促。

(5)其他:晚期患者有体重下降,食欲减退等全身症状。

2.护理体检

早期可无异常,随疾病进展慢性支气管炎病例可闻及干啰音或少量湿啰音。有喘息症状者可在小范围内出现轻度哮鸣音。肺气肿早期体征不明显,随疾病进展出现桶状胸,呼吸活动减弱,触觉语颤减弱或消失;叩诊呈过清音,心浊音界缩小或不易叩出,肺下界和肝浊音界下移,听诊心音遥远,两肺呼吸音普遍减弱,呼气延长,并发感染时,可闻及湿啰音。

3.COPD 严重程度分级

根据第一秒用力呼气容积占用力肺活量的百分比($FEV_1/FVC\%$)、第一秒用力呼气容积占预计值百分比($FEV_1\%$预计值)和症状对 COPD 的严重程度做出分级。

Ⅰ级:轻度,$FEV_1/FVC<70\%$、$FEV_1\geqslant80\%$预计值,有或无慢性咳嗽、咳痰症状。

Ⅱ级:中度,$FEV_1/FVC<70\%$、50%预计值$\leqslant FEV_1<80\%$预计值,有或无慢性咳嗽、咳痰痒状。

Ⅲ级:重度,$FEV_1/FVC<70\%$、30%预计值$\leqslant FEV_1<50\%$预计值,有或无慢性咳嗽、咳痰症状。

Ⅳ级:极重度,$FEV_1/FVC<70\%$、$FEV_1<30\%$预计值或 $FEV_1<50\%$预计值,伴慢性呼吸衰竭。

4.COPD 病程分期

COPD 按病程可分为急性加重期和稳定期,前者指在短期内咳嗽、咳痰、气短和(或)喘息加重、脓痰量增多,可伴发热等症状;稳定期指咳嗽、咳痰、气短症状稳定或轻微。

5.并发症

COPD 可并发慢性呼吸衰竭、自发性气胸、慢性肺源性心脏病。

(五)实验室及其他检查

1.肺功能检查

肺功能检查是判断气流受限的主要客观指标,对 COPD 诊断、严重程度评价、疾病进展、预后及治疗反应等有重要意义。第一秒用力呼气容积(FEV$_1$)占用力肺活量(FVC)的百分比(FEV$_1$/FVC%)是评价气流受限的敏感指标。第一秒用力呼气容积(FEV$_1$)占预计值百分比(FEV$_1$%预计值),是评估 COPD 严重程度的良好指标。当 FEV$_1$/FVC<70% 及 FEV$_1$<80%预计值者,可确定为不能完全可逆的气流受限。FEV$_1$ 的逐渐减少,大致提示肺部疾病的严重程度和疾病进展的阶段。

肺气肿呼吸功能检查示残气量增加,残气量占肺总量的百分比增大,最大通气量低于预计值的 80%;第一秒时间肺活量常低于 60%;残气量占肺总量的百分比增大,往往超过 40%;对阻塞性肺气肿的诊断有重要意义。

2.胸部 X 线检查

早期胸片可无变化,可逐渐出现肺纹理增粗、紊乱等非特异性改变,肺气肿的典型 X 线表现为胸廓前后径增大,肋间隙增宽,肋骨平行,膈低平。两肺透亮度增加,肺血管纹理减少或有肺大泡征象。X 线检查对 COPD 诊断特异性不高。

3.动脉血气分析

早期无异常,随病情进展可出现低氧血症、高碳酸血症、酸碱平衡失调等,用于判断呼吸衰竭的类型。

4.其他

COPD 合并细菌感染时,血白细胞增高,核左移。痰培养可能检出病原菌。

(六)心理、社会评估

COPD 由于病程长、反复发作,每况愈下,给患者带来较重的精神和经济负担,病现焦虑、悲观、沮丧等心理反应,甚至对治疗丧失信心。病情一旦发展到影响工作和会导致患者心理压力增加,生活方式发生改变,也会影响到工作,甚至因无法工作孤独。

二、主要护理诊断及医护合作性问题

(一)气体交换受损

气体交换受损与气道阻塞、通气不足、呼吸肌疲劳、分泌物过多和肺泡呼吸有关。

(二)清理呼吸道无效

清理呼吸道无效与分泌物增多而黏稠、气道湿度减低和无效咳嗽有关。

(三)低效性呼吸型态

低效性呼吸型态与气道阻塞、膈肌变平以及能量不足有关。

(四)活动无耐力

活动无耐力与疲劳、呼吸困难、氧供与氧耗失衡有关。

(五)营养失调,低于机体需要量

营养失调,低于机体需要量与食欲降低、摄入减少、腹胀、呼吸困难、痰液增多关。

(六)焦虑

焦虑与健康状况的改变、病情危重、经济状况有关。

三、护理目标

患者痰能咳出,喘息缓解;活动耐力增强;营养得到改善;焦虑减轻。

四、护理措施

（一）一般护理

1.休息和活动

患者采取舒适的体位,晚期患者宜采取身体前倾位,使辅助呼吸肌参与呼吸。发热、咳喘时应卧床休息,视病情安排适当的活动量,活动以不感到疲劳、不加重症状为宜。室内保持合适的温湿度,冬季注意保暖,避免直接吸入冷空气。

2.饮食护理

呼吸功的增加可使热量和蛋白质消耗增多,导致营养不良。应制订出高热量、高蛋白、高维生素的饮食计划。正餐进食量不足时,应安排少量多餐,避免餐前和进餐时过多饮水。餐后避免平卧,有利于消化。为减少呼吸困难,保存能量,患者饭前至少休息 30 分钟。每日正餐应安排在患者最饥饿、休息最好的时间。指导患者采用缩唇呼吸和腹式呼吸减轻呼吸困难。为促进食欲,提供给患者舒适的就餐环境和喜爱的食物,餐前及咳痰后漱口,保持口腔清洁;腹胀的患者应进软食,细嚼慢咽。避免进食产气的食物,如汽水、啤酒、豆类、马铃薯和胡萝卜等;避免易引起便秘的食物,如油煎食物、干果、坚果等。如果患者通过进食不能吸收足够的营养,可应用管喂饮食或全胃肠外营养。

（二）病情观察

观察咳嗽、咳痰的情况,痰液的颜色、量及性状,咳痰是否顺畅;呼吸困难的程度,能否平卧,与活动的关系,有无进行性加重;患者的营养状况、肺部体征及有无慢性呼吸衰竭、自发性气胸、慢性肺源性心脏病等并发症产生。监测动脉血气分析和水、电解质、酸碱平衡情况。

（三）氧疗的护理

呼吸困难伴低氧血症者,遵医嘱给予氧疗。一般采用鼻导管持续低流量吸氧,氧流量 $1\sim2$ L/min。对 COPD 慢性呼吸衰竭者提倡进行长期家庭氧疗(LTOT)。LTOT 为持续低流量吸氧它能改变疾病的自然病程,改善生活质量。LTOT 是指一昼夜吸入低浓度氧 15 小时以上,并持续较长时间,使 $PaO_2 \geqslant 60$ mmHg(7.99 kPa),或 SaO_2 升至 90% 的一种氧疗方法。LTOT 指征:①$PaO_2 \leqslant 55$ mmHg(7.33 kPa)或 $SaO_2 \leqslant 88\%$,有或没有高碳酸血症。②PaO_2 $55\sim60$ mmHg(7.99~7.33 kPa)或 $SaO_2 < 88\%$,并有肺动脉高压、心力衰竭所致的水肿或红细胞增多症(血细胞比容>0.55)。LTOT 对血流动力学、运动耐力、肺生理和精神状态均会产生有益的影响,从而提高 COPD 患者的生活质量和生存率。

COPD 患者因长期二氧化碳潴留,主要靠缺氧刺激呼吸中枢,如果吸入高浓度的氧,反而会导致呼吸频率和幅度降低,引起二氧化碳潴留。而持续低流量吸氧维持 $PaO_2 \geqslant 60$ mmHg(7.99 kPa),既能改善组织缺氧,也可防止因缺氧状态解除而抑制呼吸中枢。护理人员应密切注意患者吸氧后的变化,如观察患者的意识状态、呼吸的频率及幅度、有无窒息或呼吸停止和动脉血气复查结果。氧疗有效指标:患者呼吸困难减轻、呼吸频率减慢、发绀减轻、心率减慢、活动耐力增加。

（四）用药护理

1.稳定期治疗用药

（1）支气管舒张药:短期应用以缓解症状,长期规律应用预防和减轻症状。常选用 $β_2$ 肾上腺素受体激动剂、抗胆碱药、氨茶碱或其缓(控)释片。

(2)祛痰药:对痰不易咳出者可选用盐酸氨溴索或羧甲司坦。

2.急性加重期的治疗用药

使用支气管舒张药及对低氧血症者进行吸氧外,应根据病原菌类型及药物敏感情况合理选用抗生素治疗。如给予β内酰胺类/β内酰胺酶抑制剂;第二代头孢菌素、大环内酯类或喹诺酮类。如出现持续气道阻塞,可使用糖皮质激素。

3.遵医嘱用药

遵医嘱应用抗生素,支气管舒张药,祛痰药物,注意观察疗效及不良反应。

(五)呼吸功能锻炼

COPD患者需要增加呼吸频率来代偿呼吸困难,这种代偿多数是依赖于辅助呼吸肌参与呼吸,即胸式呼吸,而非腹式呼吸。然而胸式呼吸的有效性要低于腹式呼吸,患者容易疲劳。因此,护理人员应指导患者进行缩唇呼气、腹式呼吸、膈肌起搏(体外膈神经电刺激)、吸气阻力器等呼吸锻炼,以加强胸、膈呼吸肌肌力和耐力,改善呼吸功能。

1.缩唇呼吸

缩唇呼吸的技巧是通过缩唇形成的微弱阻力来延长呼气时间,增加气道压力,延缓气道塌陷。患者闭嘴经鼻吸气,然后通过缩唇(吹口哨样)缓慢呼气,同时收缩腹部。吸气与呼气时间比为1:2或1:3。缩唇大小程度与呼气流量,以能使距口唇15~20 cm处,与口唇等高点水平的蜡烛火焰随气流倾斜又不至于熄灭为宜。

2.膈式或腹式呼吸

患者可取立位、平卧位或半卧位,两手分别放于前胸部和上腹部。用鼻缓慢吸气时,膈肌最大程度下降,腹肌松弛,腹部凸出,手感到腹部向上抬起。呼气时用口呼出,腹肌收缩,膈肌松弛,膈肌随腹腔内压增加而上抬,推动肺部气体排出,手感到腹部下降。

另外,可以在腹部放置小枕头、杂志或书锻炼腹式呼吸。如果吸气时,物体上升,证明是腹式呼吸。缩唇呼吸和腹式呼吸每日训练3~4次,每次重复8~10次。腹式呼吸需要增加能量消耗,因此指导患者只能在疾病恢复期如出院前进行训练。

(六)心理护理

COPD患者因长期患病,社会活动减少、经济收入降低等方面发生的变化,容易形成焦虑和压抑的心理状态,失去自信,躲避生活。也可由于经济原因,患者可能无法按医嘱常规使用某些药物,只能在病情加重时应用。医护人员应详细了解患者及其家庭对疾病的态度,关心体贴患者,了解患者心理、性格、生活方式等方面发生的变化,与患者和家属共同制订和实施康复计划,定期进行呼吸肌功能锻炼、合理用药等,减轻症状,增强患者战胜疾病的信心;对表现焦虑的患者,教会患者缓解焦虑的方法,如听轻音乐、下棋、做游戏等娱乐活动,以分散注意力,减轻焦虑。

(七)健康指导

1.疾病知识指导

使患者了解COPD的相关知识,识别和消除使疾病恶化的因素,戒烟是预防COPD的重要且简单易行的措施,应劝导患者戒烟;避免粉尘和刺激性气体的吸入;避免和呼吸道感染患者接触,在呼吸道传染病流行期间,尽量避免去人群密集的公共场所。指导患者要根据气候变化,及时增减衣物,避免受凉感冒。学会识别感染或病情加重的早期症状,尽早就医。

2.康复锻炼

使患者理解康复锻炼的意义,充分发挥患者进行康复的主观能动性,制订个体化的锻炼计划,选择空气新鲜、安静的环境,进行步行、慢跑、气功等体育锻炼。在潮湿、大风、严寒气候时,避免室外活动。教会患者和家属依据呼吸困难与活动之间的关系,判断呼吸困难的严重程度,以便合理的安排工作和生活。

3.家庭氧疗

对实施家庭氧疗的患者,护理人员应指导患者和家属做到以下几点。

(1)了解氧疗的目的、必要性及注意事项;注意安全,供氧装置周围严禁烟火,防止氧气燃烧爆炸;吸氧鼻导管需每日更换,以防堵塞,防止感染;氧疗装置定期更换、清洁、消毒。

(2)告诉患者和家属宜采取低流量(氧流量 $1\sim2$ L/min 或氧浓度 $25\%\sim29\%$)吸氧,且每日吸氧的时间不宜少于 $10\sim15$ 小时,因夜间睡眠时,部分患者低氧血症更为明显,故夜间吸氧不宜间断;监测氧流量,防止随意调高氧流量。

4.心理指导

引导患者适应慢性病并以积极的心态对待疾病,培养生活乐趣,如听音乐、培养养花种草等爱好,以分散注意力,减少孤独感,缓解焦虑、紧张的精神状态。

五、护理评价

氧分压和二氧化碳分压维持在正常范围内;能坚持药物治疗;能演示缩唇呼吸和腹式呼吸技术;呼吸困难发作时能采取正确体位,使用节能法;清除过多痰液,保持呼吸道通畅;使用控制咳嗽方法;增加体液摄入;减少症状恶化;根据身高和年龄维持正常体重;减少急诊就诊和入院的次数。

第四节　支气管肺炎

一、概述

肺炎是指终末气道、肺泡和肺间质的炎症,可由病原微生物、理化因素、免疫损伤、过敏及药物所致。细菌性肺炎是最常见的肺炎。也是最常见的感染性疾病之一。尽管新的强效抗生素不断投入应用,但其发病率和病死率仍很高,其原因可能有社会人口老龄化、吸烟人群的低龄化、伴有基础疾病、免疫功能低下,加之病原体变迁、医院获得性肺炎发病率增加、病原学诊断困难、抗生素的不合理使用导致细菌耐药性增加和部分人群贫困化加剧等因素有关。

(一)分类

肺炎可按解剖、病因或患病环境加以分类。

1.解剖分类

(1)大叶性(肺泡性)肺炎:为肺实质炎症,通常并不累及支气管。病原体先在肺泡引起炎症,经肺泡间孔向其他肺泡扩散,导致部分或整个肺段、肺叶发生炎症改变。致病菌多为肺炎链球菌。

(2)小叶性(支气管)肺炎：指病原体经支气管入侵,引起细支气管、终末细支气管和肺泡的炎症。病原体有肺炎链球菌、葡萄球菌、病毒、肺炎支原体以及军团菌等。常继发于其他疾病,如支气管炎、支气管扩张、上呼吸道病毒感染以及长期卧床的危重患者。

(3)间质性肺炎：以肺间质炎症为主,病变累及支气管壁及其周围组织,有肺泡壁增生及间质水肿。可由细菌、支原体、衣原体、病毒或肺孢子菌等引起。

2.病因分类

(1)细菌性肺炎：如肺炎链球菌、金黄色葡萄球菌、甲型溶血性链球菌、肺炎克雷白杆菌、流感嗜血杆菌、铜绿假单胞菌、棒状杆菌、梭形杆菌等引起的肺炎。

(2)非典型病原体所致肺炎：如支原体、军团菌和衣原体等。

(3)病毒性肺炎：如冠状病毒、腺病毒、呼吸道合胞病毒、流感病毒、麻疹病毒、巨细胞病毒、单纯疱疹病毒等。

(4)真菌性肺炎：如白念珠菌、曲霉、放射菌等。

(5)其他病原体所致的肺炎：如立克次体(如 Q 热立克次体)、弓形虫(如鼠弓形虫)、寄生虫(如肺包虫、肺吸虫、肺血吸虫)等。

(6)理化因素所致的肺炎：如放射性损伤引起的放射性肺炎、胃酸吸入、药物等引起的化学性肺炎等。

3.患病环境分类

由于病原学检查阳性率低,培养结果滞后,病因分类在临床上应用较为困难,目前多按肺炎的获得环境分成两类,有利于指导经验治疗。

(1)社区获得性肺炎(CAP)是指在医院外罹患的感染性肺实质炎症,也称院外肺炎,包括具有明确潜伏期的病原体感染而在入院后平均潜伏期内发病的肺炎。常见致病菌为肺炎链球菌、流感嗜血杆菌、卡他莫拉菌和非典型病原体。

(2)医院获得性肺炎(HAP)简称医院内肺炎,是指患者入院时既不存在、也不处于潜伏期,而于入院 48 小时后在医院(包括老年护理院、康复院等)内发生的肺炎,也包括出院后48 小时内发生的肺炎。无感染高危因素患者的常见病原体依次为肺炎链球菌、流感嗜血杆菌、金黄色葡萄球菌、铜绿假单胞菌、大肠杆菌、肺炎克雷白杆菌等;有感染高危因素患者的常见病原体依次为金黄色葡萄球菌、铜绿假单胞菌、肠杆菌属、肺炎克雷白杆菌等。

(二)病因及发病机制

正常的呼吸道免疫防御机制(支气管内黏液-纤毛运载系统、肺泡巨噬细胞防御的完整性等)使气管隆凸以下的呼吸道保持无菌。肺炎的发生主要由病原体和宿主两个因素决定。如果病原体数量多、毒力强和(或)宿主呼吸道局部和全身免疫防御系统损害,即可发生肺炎。病原体可通过空气吸入、血行播散、邻近感染部位蔓延、上呼吸道定植菌的误吸引起社区获得性肺炎。医院获得性肺炎还可通过误吸胃肠道的定植菌(胃食管反流)和通过人工气道吸入环境中的致病菌引起。

二、肺炎链球菌肺炎

肺炎链球菌肺炎或称肺炎球菌肺炎,是由肺炎链球菌或称肺炎球菌所引起的肺炎,约占社区获得性肺炎的半数以上。通常急骤起病,以高热、寒战、咳嗽、血痰及胸痛为特征。X 线胸片呈肺段或肺叶急性炎性实变,近年来因抗菌药物的广泛使用,致使本病的起病方式、症状及 X 线改变均不典型。

肺炎链球菌为革兰染色阳性球菌,多成双排列或短链排列。有荚膜,其毒力大小与荚膜中的多糖结构及含量有关。根据荚膜多糖的抗原特性,肺炎链球菌可分为 86 个血清型。成人致病菌多属 1～9 及 12 型,以第 3 型毒力最强,儿童则多为 6、14、19 及 23 型。肺炎链球菌在干燥痰中能存活数月,但在阳光直射 1 小时,或加热至 52 ℃ 10 分钟即可杀灭,对石炭酸等消毒剂亦甚敏感。机体免疫功能正常时,肺炎链球菌是寄居在口腔及鼻咽部的一种正常菌群,其带菌率常随年龄、季节及免疫状态的变化而有差异。机体免疫功能受损时,有毒力的肺炎链球菌入侵人体而致病。肺炎链球菌除引起肺炎外,少数可发生菌血症或感染性休克,老年人及婴幼儿的病情尤为严重。

本病以冬季与初春多见,常与呼吸道病毒感染相伴行。患者常为原先健康的青壮年或老年与婴幼儿,男性较多见。吸烟者、痴呆者、慢性支气管炎、支气管扩张、充血性心力衰竭、慢性病患者以及免疫抑制宿主均易受肺炎链球菌侵袭。肺炎链球菌不产生毒素,不引起原发性组织坏死或形成空洞。其致病力是由于有高分子多糖体的荚膜对组织的侵袭作用,首先引起肺泡壁水肿,出现白细胞与红细胞渗出,含菌的渗出液经肺泡间孔向肺的中央部分扩展,甚至累及几个肺段或整个肺叶,因病变开始于肺的外周,故叶间分界清楚,易累及胸膜,引起渗出性胸膜炎。

病理改变有充血期、红肝变期、灰肝变期及消散期。表现为肺组织充血水肿,肺泡内浆液渗出及红、白细胞浸润,白细胞吞噬细菌,继而纤维蛋白渗出物溶解、吸收、肺泡重新充气。在肝变期病理阶段实际上并无确切分界,经早期应用抗菌药物治疗,此种典型的病理分期已很少见。病变消散后肺组织结构多无损坏,不留纤维瘢痕。极个别患者肺泡内纤维蛋白吸收不完全,甚至有成纤维细胞形成,形成机化性肺炎。老年人及婴幼儿感染可沿支气管分布(支气管肺炎)。若未及时使用抗菌药物,5％～10％的患者可并发脓胸,10％～20％的患者因细菌经淋巴管、胸导管进入血循环,可引起脑膜炎、心包炎、心内膜炎、关节炎和中耳炎等肺外感染。

(一)护理评估

1.健康史

肺炎的发生与细菌的侵入和机体防御能力的下降有关。吸入口咽部的分泌物或空气中的细菌、周围组织感染的直接蔓延、菌血症等均可成为细菌入侵的途径;吸烟、酗酒、年老体弱、长期卧床、意识不清、吞咽和咳嗽反射障碍、慢性或重症患者、长期使用糖皮质激素或免疫抑制剂、接受机械通气及大手术者均可因机体防御机制降低而继发肺炎。注意询问患者起病前是否存在机体抵抗力下降、呼吸道防御功能受损的因素,了解患者既往的健康状况。

2.身体状况

发病前常有受凉、淋雨、疲劳、醉酒、病毒感染史,多有上呼吸道感染的前驱症状。

(1)主要症状:起病多急骤,高热、寒战、全身肌肉酸痛,体温通常在数小时内升至 39～40 ℃,高峰在下午或傍晚,或呈稽留热,脉率随之增速。可有患侧胸部疼痛,放射到肩部或腹部,咳嗽或深呼吸时加剧。痰少,可带血或呈铁锈色,食欲锐减,偶有恶心、呕吐、腹痛或腹泻,易被误诊为急腹症。

(2)护理体检:患者呈急性病容,面颊绯红,鼻翼扇动,皮肤灼热、干燥,口角及鼻周有单纯疱疹;病变广泛时可出现发绀。有败血症者,可出现皮肤、黏膜出血点,巩膜黄染。早期肺部体征无明显异常,仅有胸廓呼吸运动幅度减小,叩诊稍浊,听诊可有呼吸音减低及胸膜摩擦音。肺实变时叩诊浊音、触觉语颤增强并可闻及支气管呼吸音。消散期可闻及湿啰音。心率增快,有时心律不齐。重症患者有肠胀气,上腹部压痛多与炎症累及膈胸膜有关。重症感染时可伴休克、急性呼吸窘迫综合征及神经精神症状,表现为神志模糊、烦躁、呼吸困难、嗜睡、谵妄、昏迷等。累及脑膜时有颈抵抗及出现病理性反射。

本病自然病程大致1～2周。发病5～10天,体温可自行骤降或逐渐消退;使用有效的抗菌药物后可使体温在1～3天内恢复正常。患者的其他症状与体征亦随之逐渐消失。

(3)并发症:肺炎链球菌肺炎的并发症近年来已很少见。严重败血症或毒血症患者易发生感染性休克,尤其是老年人。表现为血压降低、四肢厥冷、多汗、发绀、心动过速、心律失常等,而高热、胸痛、咳嗽等症状并不突出。其他并发症有胸膜炎、脓胸、心包炎、脑膜炎和关节炎等。

3.实验室及其他检查

(1)血常规检查:血白细胞计数(10～20)×10^9/L,中性粒细胞多在80%以上,并有核左移,细胞内可见中毒颗粒。年老体弱、酗酒、免疫功能低下者的白细胞计数可不增高,但中性粒细胞的百分比仍增高。

(2)痰直接涂片作革兰染色及荚膜染色镜检:发现典型的革兰染色阳性、带荚膜的双球菌或链球菌,即可初步做出病原诊断。

(3)痰培养:24～48小时可以确定病原体。痰标本送检应注意器皿洁净无菌,在抗菌药物应用之前漱口后采集,取深部咳出的脓性或铁锈色痰。

(4)聚合酶链反应(PCR)检测及荧光标记抗体检测:可提高病原学诊断率。

(5)血培养:约10%～20%患者合并菌血症,故重症肺炎应做血培养。

(6)细菌培养:如合并胸腔积液,应积极抽取积液进行细菌培养。

(7)X线检查:早期仅见肺纹理增粗,或受累的肺段、肺叶稍模糊。随着病情进展,肺泡内充满炎性渗出物,表现为大片炎症浸润阴影或实变影,在实变阴影中可见支气管充气征,肋膈角可有少量胸腔积液。在消散期,X线显示炎性浸润逐渐吸收,可有片状区域吸收较快,呈现"假空洞"征,多数病例在起病3～4周后才完全消散。老年患者肺炎病灶消散较慢,容易出现吸收不完全而成为机化性肺炎。

4.心理-社会评估

肺炎起病多急骤,短期内病情严重,加之高热和全身中毒症状明显,患者及家属常深感不安。当出现严重并发症时,患者会表现出忧虑和恐惧。

(二)主要护理诊断及医护合作性问题

1.体温过高

与肺部感染有关。

2.气体交换受损

与肺部炎症、痰液黏稠等引起呼吸面积减少有关。

3.清理呼吸道无效

与胸痛、气管、支气管分泌物增多、黏稠及疲乏有关。

4.疼痛

胸痛与肺部炎症累及胸膜有关。

5.潜在并发症

感染性休克。

(三)护理目标

体温恢复正常范围;患者呼吸平稳,发绀消失;症状减轻呼吸道通畅;疼痛减轻,感染控制未发生休克。

(四)护理措施

1.一般护理

(1)休息与环境:保持室内空气清新,病室保持适宜的温、湿度,环境安静、清洁、舒适。限制患者活动,限制探视,避免因谈话过多影响体力。要集中安排治疗和护理活动,保证足够的休息,减少氧耗量,缓解头痛、肌肉酸痛、胸痛等症状。

(2)体位:协助或指导患者采取合适的体位。对有意识障碍患者,如病情允许可取半卧位,增加肺通气量;或侧卧位,以预防或减少分泌物吸入肺内。为促进肺扩张,每2小时变换体位1次,减少分泌物淤积在肺部而引起并发症。

(3)饮食与补充水分:给予高热量、高蛋白质、高维生素、易消化的流质或半流质饮食,以补充高热引起的营养物质消耗。宜少食多餐,避免压迫膈肌。若有明显麻痹性肠梗阻或胃扩张,应暂时禁食,遵医嘱给予胃肠减压,直至肠蠕动恢复。鼓励患者多饮水(1～2 L/天),来补充发热、出汗和呼吸急促所丢失的水分,并利于痰液排出。轻症者无须静脉补液,脱水严重者可遵医嘱补液,补液有利于加快毒素排泄和热量散发,尤其是食欲差或不能进食者。心脏病或老年人应注意补液速度,过快过多易导致急性肺水肿。

2.病情观察

监测患者神志、体温、呼吸、脉搏、血压和尿量,并做好记录。尤其应注意密切观察体温的变化。观察有无呼吸困难及发绀,及时适宜给氧。重点观察儿童、老年人、久病体弱者的病情变化,注意是否伴有感染性休克的表现。观察痰液颜色、性状和量,如肺炎球菌肺炎呈铁锈色,葡萄球菌肺炎呈粉红色乳状,厌氧菌感染者痰液多有恶臭等。

3.对症护理

(1)高热的护理。

(2)咳嗽、咳痰的护理:协助和鼓励患者有效咳嗽、排痰,及时清除口腔和呼吸道内痰液、呕吐物。痰液黏稠不易咳出时,在病情允许情况下可扶患者坐起,给予拍背,协助咳痰,遵医嘱应用祛痰药以及超声雾化吸入,稀释痰液,促进痰的排出。必要时吸痰,预防窒息。吸痰前,注意告知病情。

(3)气急发绀的护理:监测动脉血气分析值,给予吸氧,提高血氧饱和度,改善发绀,增加患者的舒适度。氧流量一般为每分钟4～6 L,若为COPD患者,应给予低流量低浓度持续吸氧。注意观察患者呼吸频率、节律、深度等变化,皮肤色泽和意识状态有无改变,如果病情恶化,准备气管插管和呼吸机辅助通气。

(4)胸痛的护理:维持患者舒适的体位。患者胸痛时,常随呼吸、咳嗽加重,可采取患侧卧位,在咳嗽时可用枕头等物夹紧胸部,必要时用宽胶布固定胸廓,以降低胸廓活动度,减轻疼痛。疼痛剧烈者,遵医嘱应用镇痛、止咳药,缓解疼痛和改善肺通气,如口服可待因。此外可用物理止痛和中药止痛擦剂。物理止痛,如按摩、针灸、经皮肤电刺激止痛穴位或局部冷敷等,可降低疼痛的敏感性。中药经皮肤吸收,无创伤,且发挥药效快,对轻度疼痛效果好。中药止痛擦剂具有操作简便、安全,毒副作用小,无药物依赖现象等优点。

(5)其他:鼓励患者经常漱口,做好口腔护理。口唇疱疹者局部涂液体石蜡或抗病毒软膏,防止继发感染。烦躁不安、谵妄、失眠者酌情使用地西泮或水合氯醛,禁用抑制呼吸的镇静药。

4.感染性休克的护理

(1)观察休克的征象:密切观察生命体征、实验室检查和病情的变化。发现患者神志模糊、烦躁、发绀、四肢湿冷、脉搏细数、脉压变小、呼吸浅快、面色苍白、尿量减少(每小时少于30mL)等休克早期症状时,及时报告医师,采取救治措施。

(2)环境与体位:应将感染性休克的患者安置在重症监护室,注意保暖和安全。取仰卧中凹位,抬高头胸部 20°,抬高下肢约 30°,有利于呼吸和静脉回流,增加心排出量。尽量减少搬动。

(3)吸氧:应给高流量吸氧,维持动脉氧分压在 60 mmHg(7.99 kPa)以上,改善缺氧状况。

(4)补充血容量:快速建立两条静脉通路,遵医嘱给予右旋糖酐或平衡液以维持有效血容量,降低血液的黏稠度,防止弥散性血管内凝血。随时监测患者一般情况、血压、尿量、尿比重、血细胞比容等;监测中心静脉压,作为调整补液速度的指标,中心静脉压<5 cmH_2O(0.49 kPa)可放心输液,达到10 cmH_2O(0.98 kPa)应慎重。以中心静脉压不超过 10 cmH_2O(0.98 kPa)、尿量每小时在 30mL 以上为宜。补液不宜过多过快,以免引起心力衰竭和肺水肿。若血容量已补足而 24 小时尿量仍<400mL、尿比重<1.018 时,应及时报告医师,注意是否合并急性肾衰竭。

(5)纠正酸中毒:有明显酸中毒可静脉滴注 5%的碳酸氢钠,因其配伍禁忌较多,宜单独输入。随时监测和纠正电解质和酸碱失衡等。

(6)应用血管活性药物的护理:遵医嘱在应用血管活性药物,如多巴胺、间羟胺(阿拉明)时,滴注过程中应注意防止液体溢出血管外,引起局部组织坏死和影响疗效。可应用输液泵单独静脉输入血管活性药物,根据血压随时调整滴速,维持收缩压在 90～100 mmHg(11.99～13.33 kPa),保证重要器官的血液供应,改善微循环。

(7)对因治疗:应联合、足量应用强有力的广谱抗生素控制感染。

(8)病情转归观察:随时监测和评估患者意识、血压、脉搏、呼吸、体温、皮肤、黏膜、尿量的变化,判断病情转归。如患者神志逐渐清醒、皮肤及肢体变暖、脉搏有力、呼吸平稳规则、血压回升、尿量增多,预示病情已好转。

5.用药护理

遵医嘱及时使用有效抗感染药物,注意观察药物疗效及不良反应。

(1)抗菌药物治疗:一经诊断即应给予抗菌药物治疗,不必等待细菌培养结果。首选青霉素 G,用药途径及剂量视病情轻重及有无并发症而定:对于成年轻症患者,可用 240 万 U/d,分

3 次肌内注射,或用普鲁卡因青霉素每 12 小时肌内注射 60 万 U。病情稍重者,宜用青霉素 G 240 万～480 万 U/d,分次静脉滴注,每 6～8 小时 1 次;重症及并发脑膜炎者,可增至 1000 万～3000 万 U/d,分 4 次静脉滴注。对青霉素过敏者或耐青霉素或多重耐药菌株感染者,可用呼吸氟喹诺酮类、头孢噻肟或头孢曲松等药物,多重耐药菌株感染者可用万古霉素、替考拉宁等。药物治疗 48～72 小时后应对病情进行评价,治疗有效表现为体温下降、症状改善、白细胞逐渐降低或恢复正常等。如用药 72 小时后病情仍无改善,需及时报告医师并作相应处理。

(2)支持疗法:患者应卧床休息,注意补充足够蛋白质、热量及维生素。密切监测病情变化,注意防止休克。剧烈胸痛者,可酌情用少量镇痛药,如可卡因 15 mg。不用阿司匹林或其他解热药,以免过度出汗、脱水及干扰真实热型,导致临床判断错误。鼓励饮水每日 1～2 L,轻症患者不需常规静脉输液,确有失水者可输液,保持尿比重在 1.020 以下,血清钠保持在 145 mmol/L 以下。中等或重症患者($PaO_2 < 60$ mmHg或有发绀)应给氧。若有明显麻痹性肠梗阻或胃扩张,应暂时禁食、禁饮和胃肠减压,直至肠蠕动恢复。烦躁不安、谵妄、失眠者酌用地西泮 5 mg 或水合氯醛 1～1.5 g,禁用抑制呼吸的镇静药。

(3)并发症的处理:经抗菌药物治疗后,高热常在 24 小时内消退,或数日内逐渐下降。若体温降而复升或 3 天后仍不降者,应考虑肺炎链球菌的肺外感染,如脓胸、心包炎或关节炎等。持续发热的其他原因尚有耐青霉素的肺炎链球菌(PRSP)或混合细菌感染、药物热或并存其他疾病。肿瘤或异物阻塞支气管时,经治疗后肺炎虽可消散,但阻塞因素未除,肺炎可再次出现。约 10%～20%肺炎链球菌肺炎伴发胸腔积液者,应酌情取胸液检查及培养以确定其性质。若治疗不当,约 5%并发脓胸,应积极排脓引流。

6.心理护理

患病前健康状态良好的患者会因突然患病而焦虑不安;病情严重或患有慢性基础疾病的患者则可能出现消极、悲观和恐慌的心理反应。要耐心给患者讲解疾病的有关知识,解释各种症状和不适的原因,讲解各项诊疗、护理操作目的、操作程序和配合要点,使患者清楚大部分肺炎治疗、预后良好。询问和关心患者的需要,鼓励患者说出内心感受,与患者进行有效的沟通。帮助患者祛除不良心理反应,树立治愈疾病的信心。

7.健康指导

(1)疾病知识指导:让患者及家属了解肺炎的病因和诱因,有皮肤疖、痈、伤口感染、毛囊炎、蜂窝织炎时应及时治疗。避免受凉、淋雨、酗酒和过度疲劳,特别是年老体弱和免疫功能低下者,如糖尿病、慢性肺病、慢性肝病、血液病、营养不良、艾滋病等。天气变化时随时增减衣服,预防上呼吸道感染。可注射流感或肺炎免疫疫苗,使之产生免疫力。

(2)生活指导:劝导患者要注意休息,劳逸结合,生活有规律。保证摄取足够的营养物质,适当参加体育锻炼,增强机体抗病能力。对有意识障碍、慢性病、长期卧床者,应教会家属注意帮助患者经常改变体位、翻身、拍背,协助并鼓励患者咳出痰液,有感染征象时及时就诊。

(3)出院指导:出院后需继续用药者,应指导患者遵医嘱按时服药,向患者介绍所服药物的疗效、用法、疗程、不良反应,不能自行停药或减量。教会患者观察疾病复发症状,如出现发热、咳嗽、呼吸困难等不适表现时,应及时就诊。告知患者随诊的时间及需要准备的有关资料,如X 线胸片等。

(五)护理评价

患者体温恢复正常;能进行有效咳嗽,痰容易咳出,显示咳嗽次数减少或消失,痰量减少;休克发生时及时发现并给予及时的处理。

三、其他类型肺炎

(一)葡萄球菌肺炎评估

葡萄球菌肺炎是由葡萄球菌引起的急性肺部化脓性炎症。葡萄球菌的致病物质主要是毒素与酶,具有溶血、坏死、杀白细胞和致血管痉挛等作用。其致病力可用血浆凝固酶来测定,阳性者致病力较强,是化脓性感染的主要原因。但其他凝固酶阴性的葡萄球菌亦可引起感染。随着医院内感染的增多,由凝固酶阴性葡萄球菌引起的肺炎也不断增多。

医院获得性肺炎中,葡萄球菌感染占 $11\% \sim 25\%$。常发生于有糖尿病、血液病、艾滋病、肝病或慢性阻塞性肺疾病等原有基础疾病者。若治疗不及时或不当,病死率甚高。

1.临床表现

起病多急骤,寒战、高热,体温高达 $39 \sim 40\ ℃$,胸痛,咳大量脓性痰,带血丝或呈脓血状。全身肌肉和关节酸痛,精神萎靡,病情严重者可出现周围循环衰竭。院内感染者常起病隐袭,体温逐渐上升,咳少量脓痰。老年人症状可不明显。

早期可无体征,晚期可有双肺散在湿啰音。病变较大或融合时可出现肺实变体征。但体征与严重的中毒症状和呼吸道症状不平行。

2.实验室及其他检查

(1)血常规:白细胞计数及中性粒细胞显著增加,核左移,有中毒颗粒。

(2)细菌学检查:痰涂片可见大量葡萄球菌和脓细胞,血、痰培养多为阳性。

(3)X线检查:胸部 X 线显示短期内迅速多变的特征,肺段或肺叶实变,可形成空洞,或呈小叶状浸润,可有单个或多个液气囊腔,约2～4周后完全消失,偶可遗留少许条索状阴影或肺纹理增多等。

3.治疗要点

为早期清除原发病灶,强有力的抗感染治疗,加强支持疗法,预防并发症。通常首选耐青霉素酶的半合成青霉素或头孢菌素,如苯唑西林、头孢呋辛等。对甲氧西林耐药株(MRSA)可用万古霉素、替考拉宁等治疗。疗程约2～3周,有并发症者需4～6周。

(二)肺炎支原体肺炎评估

肺炎支原体肺炎是由肺炎支原体引起的呼吸道和肺部的急性炎症。常同时有咽炎、支气管炎和肺炎。肺炎支原体是介于细菌和病毒之间,兼性厌氧、能独立生活的最小微生物。健康人吸入患者咳嗽、打喷嚏时喷出的口鼻分泌物可感染,即通过呼吸道传播。病原体通常吸附宿主呼吸道纤毛上皮细胞表面,不侵入肺实质,抑制纤毛活动和破坏上皮细胞。其致病性可能与患者对病原体及其代谢产物的过敏反应有关。

支原体肺炎约占非细菌性肺炎的1/3以上,或各种原因引起的肺炎的10%。以秋冬季发病较多,可散发或小流行,患者以儿童和青年人居多,婴儿间质性肺炎亦应考虑本病的可能。

1.临床表现

通常起病缓慢,潜伏期2～3周,症状主要为乏力、咽痛、头痛、咳嗽、发热、食欲不振、肌肉酸痛等。多为刺激性咳嗽,咳少量黏液痰,发热可持续 2~3 周,体温恢复正常后可仍有咳嗽。偶伴有胸骨后疼痛。

可见咽部充血、颈部淋巴结肿大等体征。肺部可无明显体征,与肺部病变的严重程度不相称。

2.实验室及其他检查

(1)血常规:血白细胞计数正常或略增高,以中性粒细胞为主。

(2)免疫学检查:起病 2 周后,约 2/3 的患者冷凝集试验阳性,滴度效价大于 1∶32,尤以滴度逐渐升高更有价值。约半数患者对链球菌 MG 凝集试验阳性。还可评估肺炎支原体直接检测、支原体 IgM 抗体、免疫印迹法和聚合酶链反应(PCR)等检查结果。

(3)X 线检查:肺部可呈多种形态的浸润影,呈节段性分布,以肺下野为多见,有的从肺门附近向外伸展。3~4 周后病变可自行消失。

3.治疗要点

肺炎支原体肺炎首选大环内酯类抗生素,如红霉素。疗程一般为 2~3 周。

(三)病毒性肺炎评估

病毒性肺炎评估是由上呼吸道病毒感染,向下蔓延所致的肺部炎症。常见病毒为甲、乙型流感病毒、腺病毒、副流感病毒、呼吸道合胞病毒和冠状病毒等。患者可同时受一种以上病毒感染,气道防御功能降低,常继发细菌感染。病毒性肺炎为吸入性感染,常有气管-支气管炎。呼吸道病毒通过飞沫与直接接触而迅速传播,可暴发或散发流行。

病毒性肺炎约占需住院的社区获得性肺炎的 8%,大多发生于冬春季节。密切接触的人群或有心肺疾病者、老年人等易受感染。

1.临床表现

一般临床症状较轻,与支原体肺炎症状相似。起病较急,发热、头痛、全身酸痛、乏力等较突出。有咳嗽、少痰或白色黏液痰、咽痛等症状。老年人或免疫功能受损的重症患者,可表现为呼吸困难、发绀、嗜睡、精神萎靡,甚至并发休克、心力衰竭和呼吸衰竭,严重者可发生急性呼吸窘迫综合征。

本病常无显著的胸部体征,病情严重者有呼吸浅速、心率增快、发绀、肺部干湿性啰音。

2.实验室及其他检查

(1)血常规:白细胞计数正常、略增高或偏低。

(2)病原体检查:呼吸道分泌物中细胞核内的包涵体可提示病毒感染,但并非一定来自肺部。需进一步评估下呼吸道分泌物或肺活检标本培养是否分离出病毒。

(3)X 线检查:可见肺纹理增多,小片状或广泛浸润。病情严重者,显示双肺呈弥漫性结节浸润,而大叶实变及胸腔积液者不多见。

3.治疗要点

病毒性肺炎以对症治疗为主,板蓝根、黄芪、金银花、连翘等中药有一定的抗病毒作用。对某些重症病毒性肺炎应采用抗病毒药物,如选用利巴韦林(病毒唑)、阿昔洛韦(无环鸟苷)等。

(四)真菌性肺炎评估

肺部真菌感染是最常见的深部真菌病。真菌感染的发生是机体与真菌相互作用的结果,最终取决于真菌的致病性、机体的免疫状态及环境条件对机体与真菌之间关系的影响。广谱抗生素、糖皮质激素、细胞毒药物及免疫抑制剂的广泛使用,人免疫缺陷病毒(HIV)感染和艾滋病增多使肺部真菌感染的机会增加。

真菌多在土壤中生长,孢子飞扬于空气中,极易被人体吸入而引起肺真菌感染(外源性);或使机体致敏。引起表现为支气管哮喘的过敏性肺泡炎。有些真菌为寄生菌,如念珠菌和放线菌,当机体免疫力降低时可引起感染。静脉营养疗法的中心静脉插管如留置时间过长。白念珠菌能在高浓度葡萄糖中生长,引起念珠菌感染中毒症。空气中到处有曲霉属孢子,在秋冬及阴雨季节。储藏的谷草发热霉变时更多。若大量吸入可能引起急性气管—支气管炎或肺炎。

1.临床表现

真菌性肺炎多继发于长期应用抗生素、糖皮质激素、免疫抑制剂、细胞毒药物或因长期留置导管、插管等诱发,其症状和体征无特征性变化。

2.实验室及其他检查

(1)真菌培养:其形态学辨认有助于早期诊断。

(2)X线检查:可表现为支气管肺炎、大叶性肺炎、弥漫性小结节及肿块状阴影和空洞。

3.治疗要点

真菌性肺炎目前尚无理想的药物,两性霉素 B 对多数肺部真菌仍为有效药物,但由于其不良反应较多,使其应用受到限制。其他药物尚有氟胞嘧啶、米康唑、酮康唑、制霉菌素等也可选用。

(五)重症肺炎评估

目前重症肺炎还没有普遍认同的标准,各国诊断标准不一,但都注重肺部病变的范围、器官灌注和氧合状态。我国制定的重症肺炎标准为:①意识障碍。②呼吸频率>30 次/分。③PaO_2 <60 mmHg(7.99 kPa),PO_2/FiO_2<300,需行机械通气治疗。④血压<90/60 mmHg(11.99/7.99 kPa)。⑤胸片显示双侧或多肺叶受累,或入院 48 小时内病变扩大≥50%。⑥少尿:尿量每小时<20mL,或每 4 小时<80mL,或急性肾衰竭需要透析治疗。

第五节　肺脓肿

肺脓肿是由多种病原菌引起肺实质坏死的肺部化脓性感染。早期为肺组织的化脓性炎症,继而坏死、液化,由肉芽组织包绕形成脓肿。高热、咳嗽和咳大量脓臭痰为其临床特征。本病可见于任何年龄,青壮年男性及年老体弱有基础疾病者多见。自抗生素广泛应用以来,发病率有明显降低。

一、护理评估

(一)病因及发病机制

急性肺脓肿的主要病原体是细菌,常为上呼吸道、口腔的定植菌,包括需氧、厌氧和兼性厌氧菌。厌氧菌感染占主要地位,较重要的厌氧菌有核粒梭形杆菌、消化球菌等。常见的需氧和兼性厌氧菌为金黄色葡萄球菌、化脓链球菌(A 组溶血性链球菌)、肺炎克雷白杆菌和铜绿假单胞菌等。免疫力低下者,如接受化学治疗、白血病或艾滋病患者其病原菌也可为真菌。根据不同病因和感染途径,肺脓肿可分为以下三种类型。

1.吸入性肺脓肿

吸入性肺脓肿是临床上最多见的类型,病原体经口、鼻、咽吸入致病,误吸为最主要的发病原因。正常情况下,吸入物可由呼吸道迅速清除,但当由于受凉、劳累等诱因导致全身或局部免疫力下降时;在有意识障碍,如全身麻醉或气管插管、醉酒、脑血管意外时,吸入的病原菌即可致病。此外,也可由上呼吸道的慢性化脓性病灶,如扁桃体炎、鼻窦炎、牙槽脓肿等脓性分泌物经气管被吸入肺内致病。吸入性肺脓肿发病部位与解剖结构有关,常为单发性,由于右主支气管较陡直,且管径较粗大,因而右侧多发。病原体多为厌氧菌。

2.继发性肺脓肿

继发性肺脓肿可继发于:①某些肺部疾病如细菌性肺炎、支气管扩张、空洞型肺结核、支气管肺癌、支气管囊肿等感染。②支气管异物堵塞也是肺脓肿尤其是小儿肺脓肿发生的重要因素。③邻近器官的化脓性病变蔓延至肺,如食管穿孔感染、膈下脓肿、肾周围脓肿及脊柱脓肿等波及肺组织引起肺脓肿。阿米巴肝脓肿可穿破膈肌至右肺下叶,形成阿米巴肺脓肿。

3.血源性肺脓肿

因皮肤外伤感染、痈、疖、骨髓炎、静脉吸毒、感染性心内膜炎等肺外感染病灶的细菌或脓毒性栓子经血行播散至肺部引起小血管栓塞,产生化脓性炎症、组织坏死导致肺脓肿。金黄色葡萄球菌、表皮葡萄球菌及链球菌为常见致病菌。

(二)病理

肺脓肿早期为含致病菌的污染物阻塞细支气管,继而形成小血管炎性栓塞,进而致病菌繁殖引起肺组织化脓性炎症、坏死,形成肺脓肿,继而肺坏死组织液化破溃经支气管部分排出,形成有气液平的脓腔。另因病变累及部位不同,可并发支气管扩张、局限性纤维蛋白性胸膜炎、脓胸、脓气胸、支气管胸膜瘘等。急性肺脓肿经积极治疗或充分引流,脓腔缩小甚至消失,或仅剩少量纤维瘢痕。如治疗不彻底,或支气管引流不畅,炎症持续存在,超过 3 个月以上称为慢性肺脓肿。

(三)健康史

多数吸入性肺脓肿患者有齿、口咽部的感染灶,故要了解患者是否有口腔、上呼吸道慢性感染病灶如龋齿、化脓性扁桃体炎、鼻窦炎、牙周溢脓等;或手术、劳累、受凉等;是否应用了大量抗生素。

(四)身体状况

1.症状

急性肺脓肿患者,起病急、寒战、高热,体温高达 39～40 ℃,伴有咳嗽、咳少量黏液痰或黏液脓性痰,典型痰液呈黄绿色、脓性,有时带血。炎症累及胸膜可引起胸痛。伴精神不振、全身乏力、食欲减退等全身毒性症状。如感染未能及时控制,于发病后 10～14 日可突然咳出大量脓臭痰及坏死组织,痰量可达300～500mL/d,痰静置后分三层。厌氧菌感染时痰带腥臭味。一般在咳出大量脓痰后,体温明显下降,全身毒性症状随之减轻。约 1/3 患者有不同程度的咯血,偶有中、大量咯血而突然窒息死亡者。部分患者发病缓慢,仅有一般的呼吸道感染症状。血源性肺脓肿多先有原发病灶引起的畏寒、高热等全身脓毒血症的表现。经数日或数周后出现咳嗽、咳痰,痰量不多,极少咯血。慢性肺脓肿患者除咳嗽、咳脓痰、不规则发热、咯血外,还有贫血、消瘦等慢性消耗症状。

2.体征

肺部体征与肺脓肿的大小、部位有关。早期病变较小或位于肺深部,多无阳性体征;病变发展较大时可出现肺实变体征,有时可闻及异常支气管呼吸音;病变累及胸膜时,可闻及胸膜摩擦音或胸腔积液体征。慢性肺脓肿常有杵状指(趾)、消瘦、贫血等。血源性肺脓肿多无阳性体征。

(五)实验室及其他检查

1.实验室检查

急性肺脓肿患者血常规白细胞计数明显增高,中性粒细胞在 90％以上,多有核左移和中毒颗粒。慢性肺脓肿血白细胞可稍升高或正常,红细胞和血红蛋白减少。血源性肺脓肿患者的血培养可发现致病菌。并发脓胸时,可做胸腔脓液培养及药物敏感试验。

2.痰细菌学检查

气道深部痰标本细菌培养可有厌氧菌和(或)需氧菌存在。血培养有助于确定病原体和选择有效的抗菌药物。

3.影像学检查

X线胸片早期可见肺部炎性阴影,肺脓肿形成后,脓液排出,脓腔出现圆形透亮区和气液平面,四周有浓密炎症浸润。炎症吸收后遗留有纤维条索状阴影。慢性肺脓肿呈厚壁空洞,周围有纤维组织增生及邻近胸膜增厚。CT能更准确定位及发现体积较小的脓肿。

4.纤维支气管镜检查

纤维支气管镜检查有助于明确病因、病原学诊断及治疗。

(六)心理、社会评估

部分肺脓肿患者起病多急骤,畏寒、高热伴全身中毒症状明显,厌氧菌感染时痰有腥臭味等,使患者及家属常深感不安。患者会表现出忧虑、悲观、抑郁和恐惧。

二、主要护理诊断及医护合作性问题

(一)体温过高

与肺组织炎症性坏死有关。

(二)清理呼吸道无效

与脓痰聚积有关。

(三)营养失调,低于机体需要量

与肺部感染导致机体消耗增加有关。

(四)气体交换受损

与气道内痰液积聚、肺部感染有关。

(五)潜在并发症

咯血、窒息、脓气胸、支气管胸膜瘘。

三、护理目标

体温降至正常,营养改善,呼吸系统症状减轻或消失,未发生并发症。

四、护理措施

(一)一般护理

保持室内空气流通、适宜温湿度、阳光充足。晨起、饭后、体位引流后及睡前协助患者漱口,做好口腔护理。鼓励患者多饮水,进食高热量、高蛋白、高维生素等营养丰富的食物。

(二)病情观察

观察痰的颜色、性状、气味和静置后是否分层。准确记录 24 小时排痰量。当大量痰液排出时,要注意观察患者咳痰是否顺畅,咳嗽是否有力,避免脓痰引起窒息;当痰液减少时,要观察患者中毒症状是否好转,若中毒症状严重,提示痰液引流不畅,做好脓液引流的护理,以保持呼吸道通畅。若发现血痰,应及时报告医师,咯血量较多时,应严密观察体温、脉搏、呼吸、血压以及神志的变化,准备好抢救药品和用品,嘱患者患侧卧位,头偏向一侧,警惕大咯血或窒息的突然发生。

(三)用药及体位引流护理

肺脓肿治疗原则是抗生素治疗和痰液引流。

1.抗生素治疗

吸入性肺脓肿一般选用青霉素,对青霉素过敏或不敏感者可用林可霉素、克林霉素或甲硝唑等药物。开始给药采用静脉滴注,体温通常在治疗后 3～10 天降至正常,然后改为肌内注射或口服。如抗生素有效,宜持续 8～12 周,直至胸片上空洞和炎症完全消失,或仅有少量稳定的残留纤维化。若疗效不佳,要注意根据细菌培养和药物敏感试验结果选用有效抗菌药物。遵医嘱使用抗生素、祛痰药、支气管扩张剂等药物,注意观察疗效及不良反应。

2.痰液引流

痰液引流可缩短病程,提高疗效。无大咯血、中毒症状轻者可进行体位引流排痰,每日 2～3 次,每次 10～15 分钟。痰黏稠者可用祛痰药、支气管舒张药或生理盐水雾化吸入以利脓液引流。有条件应尽早应用纤维支气管镜冲洗及吸引治疗,脓腔内还可注入抗生素,加强局部治疗。

3.手术治疗

内科积极治疗 3 个月以上效果不好,或有并发症可考虑手术治疗。

(四)心理护理

向患者及家属及时介绍病情,解释各种症状和不适的原因,说明各项诊疗、护理操作目的、操作程序和配合要点。由于疾病带来口腔脓臭气味使患者害怕与人接近,在帮助患者口腔护理的同时消除患者的紧张心理。主动关心并询问患者的需要,使患者增加治疗的依从性和信心,指导患者正确对待本病,使其勇于说出内心感受,并积极进行疏导。教育患者家属配合医护人员做好患者的心理指导,使患者树立治愈疾病的信心,以促进疾病早日康复。

(五)健康指导

1.疾病知识指导

指导患者及家属了解肺脓肿发生、发展、治疗和有效预防方面的知识。积极治疗肺炎、皮肤疖、痈或肺外化脓性等原发病灶。教会患者练习深呼吸,鼓励患者咳嗽并采取有效的咳嗽方式进行排痰,保持呼吸道的通畅,促进病变的愈合。对重症患者做好监护,教育家属及时发现病情变化,并及时向医师报告。

2.生活指导

指导患者生活要有规律,注意休息,劳逸结合,应增加营养物质的摄入。提倡健康的生活方式,重视口腔护理,在晨起、饭后、体位引流后、晚睡前要漱口、刷牙,防止污染分泌物误吸入下呼吸道。鼓励平日多饮水,戒烟、酒。保持环境整洁、舒适,维持适宜的室温与湿度,注意保暖,避免受凉。

3.用药指导

抗生素治疗非常重要,但需要时间较长,为防止病情反复,应遵从治疗计划。指导患者及家属根据医嘱服药,向患者讲解抗生素等药物的用药疗程、方法、不良反应,发现异常及时向医师报告。

4.加强易感人群护理

对意识障碍、慢性病、长期卧床者,应注意指导家属协助患者经常变换体位、翻身、拍背促进痰液排出,疑有异物吸入时要及时清除。有感染征象时应及时就诊。

五、护理评价

患者体温平稳,呼吸系统症状消失,营养改善,无并发症发生或发生后及时得到处理。

第六节 支气管哮喘

支气管哮喘是一种慢性气管炎症性疾病,其支气管壁存在以肥大细胞、嗜酸细胞和 T 淋巴细胞为主的炎性细胞浸润,可经治疗缓解或自然缓解。本病多发于青少年,儿童多于成人,城市多于农村。近年的流行病学显示,哮喘的发病率或病死率均有所增加,我国哮喘发病率为1%～2%。支气管哮喘的病因较为复杂,大多在遗传因素的基础上,受到体内外多种因素激发而发病,并反复发作。

一、临床表现

(一)症状和体征

典型的支气管哮喘,发作前多有鼻痒、打喷嚏、流涕、咳嗽、胸闷等先兆症状,进而出现呼气性的呼吸困难伴喘鸣,患者被迫半端坐呼吸,咳嗽、咳痰。发作持续几十分钟至数小时后自行或经治疗缓解。此为速发性哮喘反应。迟发性哮喘反应时,患者气管呈持续高反应性状态,上述表现更为明显,较难控制。

少数患者可出现哮喘重度或危重度发作,表现为重度呼气性呼吸困难、焦虑,烦躁、端坐呼吸、大汗淋漓、嗜睡或意识模糊,经应用一般支气管扩张药物不能缓解。此类患者不及时救治,可危及生命。

(二)辅助检查

1.血液检查

嗜酸性粒细胞、血清总免疫球蛋白 E(IgE)及特异性免疫球蛋白 E 均可增高。

2.胸部 X 线检查

哮喘发作期由于肺脏充气过度,肺部透亮度增高,合并感染时可见肺纹理增多及炎症阴影。

3.肺功能检查

哮喘发作期有关呼气流速的各项指标,如第一秒用力呼气容积(FEV)、最大呼气流速峰值(PEF)等均降低。

二、治疗原则

本病的防治原则是去除病因,控制发作和预防发作。控制发作应根据患者发作的轻重程度,抓住解痉、抗炎两个主要环节,迅速控制症状。

(一)解痉

哮喘轻、中度发作时,常用氨茶碱稀释后静脉注射或加入液体中静脉滴注。根据病情吸入或口服 β_2-受体激动剂。常用的 β_2-受体激动剂气雾吸入剂有特布他林、喘乐宁、沙丁胺醇等。

哮喘重度发作时,应及早静脉给予足量氨茶碱及琥珀酸氢化可的松或甲泼尼龙琥珀酸钠,待病情得到控制后再逐渐减量,改为口服泼尼松龙,或根据病情吸入糖皮质激素,应注意不宜骤然停药,以免复发。

(二)抗感染

肺部感染的患者,应根据细菌培养及药敏结果选择应用有效抗生素。

(三)稳定内环境

及时纠正水、电解质及酸碱失衡。

(四)保证气管通畅

痰多而黏稠不易咳出或有严重缺氧及二氧化碳潴留者,应及时行气管插管吸出痰液,必要时行机械通气。

三、护理

(一)一般护理

(1)将患者安置在清洁、安静、空气新鲜、阳光充足的房间,避免接触过敏源,如花粉、皮毛、油烟等。护理操作时防止灰尘飞扬。喷洒灭蚊蝇剂或某些消毒剂时要转移患者。

(2)患者哮喘发作呼吸困难时应给予适宜的靠背架或过床桌,让患者伏桌而坐,以帮助呼吸,减少疲劳。

(3)给予营养丰富的易消化的饮食,多食蔬菜、水果,多饮水。同时注意保持大便通畅,减少因用力排便所致的疲劳。严禁食用与患者发病有关的食物,如鱼、虾、蟹等,并协助患者寻找过敏原。

(4)危重期患者应保持皮肤清洁干燥,定时翻身,防止褥疮发生。因大剂量使用糖皮质激素,应做好口腔护理,防止发生口腔炎。

(5)哮喘重度发作时,由于大汗淋漓,呼吸困难甚至有窒息感,所以患者极度紧张、烦躁、疲倦。要耐心安慰患者,及时满足患者需求,缓解紧张情绪。

(二)观察要点

1.观察哮喘发作先兆

如患者主诉有鼻、咽、眼部发痒及咳嗽、流鼻涕等黏膜过敏症状时,应及时报告医师采取措施,减轻发作症状,尽快控制病情。

2.观察药物毒副作用

氨茶碱 0.25 g 加入 25％～50％葡萄糖注射液 20mL 中静脉推注,时间至少要在 5 分钟以上,因浓度过高或推注过快可使心肌过度兴奋而产生心悸、惊厥、血压骤降等严重反应。使用时要现配现用,静脉滴注时,不宜和维生素 C、促皮质激素、去甲肾上腺素、四环素类等配伍。糖皮质激素类药物久用可引起钠潴留、血钾降低、消化道溃疡病、高血压、糖尿病、骨质疏松、停药反跳等,须加强观察。

3.根据患者缺氧情况调整氧流量

一般为 3～5 L/min。保持气体充分湿化,氧气湿化瓶每日更换、消毒,防止医源性感染。

4.观察痰液黏稠度

哮喘发作患者由于过度通气,出汗过多,因而身体丢失水分增多,致使痰液黏稠形成痰栓,阻塞小支气管,导致呼吸不畅,感染难以控制。应通过静脉补液和饮水补足水分和电解质。

5.严密观察有无并发症

如自发性气胸、肺不张、脱水、酸碱失衡、电解质紊乱、呼吸衰竭、肺性脑病等并发症。监测动脉血气、生化指标,如发现异常需及时对症处理。

6.注意呼吸频率、深浅幅度和节律

重度发作患者喘鸣音减弱乃至消失,呼吸变浅,神志改变,常提示病情危急,应及时处理。

(三)家庭护理

1.增强体质,积极防治感染

平时注意增加营养,根据病情做适量体力活动,如散步、做简易操、打太极拳等,以提高机体免疫力。当感染发生时应及时就诊。

2.注意防寒避暑

寒冷可引起支气管痉挛,分泌物增加,同时感冒易致支气管及肺部感染。因此,冬季应适当提高居室温度,秋季进行耐寒锻炼防治感冒,夏季避免大汗,防止痰液过稠不易咳出。

3.尽量避免接触过敏源

患者应戒烟,尽量避免到人员众多、空气污浊的公共场所。保持居室空气清新,室内可安装空气净化器。

4.防止呼吸肌疲劳

坚持进行呼吸锻炼。

5.稳定情绪

一旦哮喘发作,应控制情绪,保持镇静,及时吸入支气管扩张气雾剂。

6.家庭氧疗

又称缓解期氧疗,对于患者的病情控制,存活期的延长和生活质量的提高有着重要意义。家庭氧疗时应注意氧流量的调节,严禁烟火,防止火灾。

7.缓解期处理

哮喘缓解期的防治非常重要,对于防止哮喘发作及恶化,维持正常肺功能,提高生活质量,保持正常活动量等均具有重要意义。哮喘缓解期患者,应坚持吸入糖皮质激素,可有效控制哮喘发作,吸入色甘酸钠和口服酮替酚亦有一定的预防哮喘发作的作用。

第七节　支气管扩张症

支气管扩张是指直径大于 2 mm 的支气管由于管壁的肌肉和弹性组织破坏引起的慢性异常扩张。临床特点为慢性咳嗽、咳大量脓性痰和(或)反复咯血。患者常有童年麻疹、百日咳或支气管肺炎等病史。随着人民生活条件的改善,麻疹、百日咳疫苗的预防接种,以及抗生素的应用,本病发病率已明显降低。

一、病因及发病机制

(一)支气管-肺组织感染和支气管阻塞

是支气管扩张的主要病因。感染和阻塞症状相互影响,促使支气管扩张的发生和发展。其中婴幼儿期支气管-肺组织感染是最常见的病因,如婴幼儿麻疹、百日咳、支气管肺炎等。

由于儿童支气管较细,易阻塞,且管壁薄弱,反复感染破坏支气管壁各层结构,尤其是平滑肌和弹性纤维的破坏削弱了对管壁的支撑作用。支气管炎使支气管黏膜充血、水肿、分泌物阻塞管腔,导致引流不畅而加重感染。支气管内膜结核、肿瘤、异物引起管腔狭窄、阻塞,也是导致支气管扩张的原因之一。由于左下叶支气管细长,且受心脏血管压迫引流不畅,容易发生感染,故支气管扩张左下叶比右下叶多见。肺结核引起的支气管扩张多发生在上叶。

(二)支气管先天性发育缺陷和遗传因素

此类支气管扩张较少见,如巨大气管-支气管症、Kartagener 综合征(支气管扩张、鼻窦炎和内脏转位)、肺囊性纤维化、先天性丙种球蛋白缺乏症等。

(三)全身性疾病

目前已发现类风湿关节炎、Crohn 病、溃疡性结肠炎、系统性红斑狼疮、支气管哮喘等疾病可同时伴有支气管扩张;有些不明原因的支气管扩张患者,其体液免疫和(或)细胞免疫功能有不同程度的异常,提示支气管扩张可能与机体免疫功能失调有关。

二、临床表现

(一)症状

1.慢性咳嗽、大量脓痰

痰量与体位变化有关。晨起或夜间卧床改变体位时,咳嗽加剧、痰量增多。痰量多少可估计病情严重程度。感染急性发作时,痰量明显增多,每日可达数百毫升,外观呈黄绿色脓性痰,痰液静置后出现分层的特征:上层为泡沫;中层为脓性黏液;下层为坏死组织沉淀物。合并厌氧菌感染时痰有臭味。

2.反复咯血

50%～70%的患者有程度不等的反复咯血,咯血量与病情严重程度和病变范围不完全一致。大量咯血最主要的危险是窒息,应紧急处理。部分发生于上叶的支气管扩张,引流较好,痰量不多或无痰,以反复咯血为唯一症状,称为"干性支气管扩张"。

3.反复肺部感染

其特点是同一肺段反复发生肺炎并迁延不愈。

4.慢性感染中毒症状

反复感染者可出现发热、乏力、食欲减退、消瘦、贫血等,儿童可影响发育。

(二)体征

早期或干性支气管扩张多无明显体征,病变重或继发感染时在下胸部、背部常可闻及局限性、固定性湿啰音,有时可闻及哮鸣音;部分慢性患者伴有杵状指(趾)。

三、辅助检查

(一)胸部 X 线检查

早期无异常或仅见患侧肺纹理增多、增粗现象。典型表现是轨道征和卷发样阴影,感染时阴影内出现液平面。

(二)胸部 CT 检查

管壁增厚的柱状扩张或成串成簇的囊状改变。

(三)纤维支气管镜检查

有助于发现患者出血的部位,鉴别腔内异物、肿瘤或其他支气管阻塞原因。

四、诊断要点

根据患者有慢性咳嗽、大量脓痰、反复咯血的典型临床特征,以及肺部闻及固定而局限性的湿啰音,结合儿童时期有诱发支气管扩张的呼吸道病史,一般可做出初步临床诊断。胸部影像学检查和纤维支气管镜检查可进一步明确诊断。

五、治疗要点

治疗原则是保持呼吸道引流通畅,控制感染,处理咯血,必要时手术治疗。

(一)保持呼吸道通畅

1.药物治疗

祛痰药及支气管舒张药具有稀释痰液、促进排痰作用。

2.体位引流

对痰多且黏稠者作用尤其重要。

3.经纤维支气管镜吸痰

若体位引流排痰效果不理想,可经纤维支气管镜吸痰及生理盐水冲洗痰液,也可局部注入抗生素。

(二)控制感染

是支气管扩张急性感染期的主要治疗措施。应根据症状、体征、痰液性状,必要时参考细菌培养及药物敏感试验结果选用抗菌药物。

(三)手术治疗

对反复呼吸道急性感染或大咯血,病变局限在一叶或一侧肺组织,经药物治疗无效,全身状况良好的患者,可考虑手术切除病变肺段或肺叶。

六、常用护理诊断

(一)清理呼吸道无效

咳嗽、大量脓痰、肺部湿啰音与痰液黏稠和无效咳嗽有关。

(二)有窒息的危险

与痰多、痰液黏稠或大咯血造成气道阻塞有关。

(三)营养失调

乏力、消瘦、贫血、发育迟缓与反复感染导致机体消耗增加以及患者食欲不振、营养物质摄入不足有关。

(四)恐惧

精神紧张、面色苍白、出冷汗与突然或反复大咯血有关。

七、护理措施

(一)一般护理

1.休息与环境

急性感染或咯血时应卧床休息,大咯血患者需绝对卧床,取患侧卧位。病室内保持空气流通,维持适宜的温、湿度,注意保暖。

2.饮食护理

提供高热量、高蛋白、高维生素饮食,发热患者给予高热量流质或半流质饮食,避免冰冷、油腻、辛辣食物诱发咳嗽。鼓励患者多饮水,每天 1500mL 以上,以稀释痰液。指导患者在咳痰后及进食前后用清水或漱口液漱口,保持口腔清洁,促进食欲。

(二)病情观察

观察痰液量、颜色、性质、气味和与体位的关系,记录 24 小时痰液排出量;定期测量生命体征,记录咯血量,观察咯血的颜色、性质及量;病情严重者需观察有无窒息前症状,发现窒息先兆,立即向医师汇报并配合处理。

(三)对症护理

1.促进排痰

(1)指导有效咳嗽和正确的排痰方法。

(2)采取体位引流者需依据病变部位选择引流体位,使病肺居上,引流支气管开口向下,利于痰液流出。一般于饭前 1 小时进行。引流时可配合胸部叩击,提高引流效果。

(3)必要时遵医嘱选用祛痰剂或 β_2 受体激动剂喷雾吸入,扩张支气管、促进排痰。

2.预防窒息

(1)痰液排除困难者,鼓励多饮水或雾化吸入,协助患者翻身、拍背或体位引流,以促进痰液排除,减少窒息发生的危险。

(2)密切观察患者的表情、神志、生命体征,观察并记录痰液的颜色、量与性质,及时发现和判断患者有无发生窒息的可能。如患者突然出现烦躁不安、神志不清,面色苍白或发绀、出冷汗、呼吸急促、咽喉部明显的痰鸣音,应警惕窒息的发生,并及时通知医师。

(3)对意识障碍、年老体弱、咳嗽咳痰无力、咽喉部明显的痰鸣音、神志不清者、突然大量呕吐物涌出等高危患者,立即做好抢救准备,如迅速备好吸引器、气管插管或气管切开等用物,积极配合抢救工作。

(四)心理护理

病程较长,咳嗽、咳痰、咯血反复发作或逐渐加重时,患者易产生焦虑、沮丧情绪。护士应多与其交谈,讲明支气管扩张反复发作的原因及治疗进展,帮助患者树立战胜疾病的信心,缓解焦虑不安情绪。咯血时医护人员应陪伴、安慰患者,帮助情绪稳定,避免因情绪波动加重出血。

(五)健康教育

1.疾病知识指导

帮助患者及家属了解疾病发生、发展与治疗、护理过程。与其共同制定长期防治计划。宣传防治百日咳、麻疹、支气管肺炎、肺结核等呼吸道感染的重要性;及时治疗上呼吸道慢性病灶;避免受凉,预防感冒;戒烟、减少刺激性气体吸入,防止病情恶化。

2.生活指导

讲明加强营养对机体康复的作用,使患者能主动摄取必需的营养素,以增强机体抗病能力。鼓励患者参加体育锻炼,建立良好的生活习惯,劳逸结合,以维护心、肺功能状态。

3.用药指导

向患者介绍常用药物的用法和注意事项,观察疗效及不良反应。指导患者及家属学习和掌握有效咳嗽、胸部叩击、雾化吸入和体位引流的方法,以利于长期坚持,控制病情的发展;了解抗生素的作用、用法和不良反应。

4.自我监测指导

定期复查。嘱患者按医嘱服药,教患者学会观察药物的不良反应。教会患者识别病情变化的征象,观察痰液量、颜色、性质、气味和与体位的关系,并记录 24 小时痰液排出量。如有咯血,窒息先兆,立即前往医院就诊。

第八章 消化系统疾病护理

第一节 反流性食管炎

反流性食管炎(RE),是指胃、十二指肠内容物反流入食管所引起的食管黏膜炎症、糜烂、溃疡和纤维化等病变,甚至引起咽喉、气道等食管以外的组织损害。其发病男性多于女性,男女比例大约为(2~3):1,发病率为1.92%。随着年龄的增长,食管下段括约肌收缩力的下降,胃、十二指肠内容物自发性反流,而使老年人反流性食管炎的发病率有所增加。

一、病因与发病机制

(一)抗反流屏障削弱

食管下括约肌是指食管末端3~4 cm长的环形肌束。正常人静息时压力为10~30 mmHg(1.3~4.0 kPa),为一高压带,防止胃内容物反流入食管。由于年龄的增长,机体老化导致食管下括约肌的收缩力下降引起食物反流。一过性食管下括约肌松弛也是反流性食管炎的主要发病机制。

(二)食管清除作用减弱

正常情况下,一旦发生食物的反流,大部分反流物通过1~2次食管自发和继发性的蠕动性收缩将食管内容物排入胃内,即容量清除,剩余的部分则由唾液缓慢地中和。老年人食管蠕动缓慢和唾液产生减少,影响了食管的清除作用。

(三)食管黏膜屏障作用下降

反流物进入食管后,可以凭借食管上皮表面黏液、不移动水层和表面 HCO_3^-、复层鳞状上皮等构成上皮屏障,以及黏膜下丰富的血液供应构成的后上皮屏障,发挥其抗反流物对食管黏膜损伤的作用。随着机体老化,食管黏膜逐渐萎缩,黏膜屏障作用下降。

二、护理评估

(一)健康史

询问患者的饮食结构及习惯、有无长期服用药物史。

(二)身体评估

1.反流症状

反酸、反食、反胃(指胃内容物在无恶心和不用力的情况下涌入口腔)、嗳气等,多在餐后明显或加重,平卧或躯体前屈时易出现。

2.反流物引起的刺激症状

胸骨后或剑突下烧灼感、胸痛、吞咽困难等。常由胸骨下段向上伸延,常在餐后1小时出现,平卧、弯腰或腹压增高时可加重。反流物刺激食管痉挛导致胸痛,常发生在胸骨后或剑突下。严重时可为剧烈刺痛,可放射到后背、胸部、肩部、颈部、耳后,有的酷似心绞痛的特点。

3.其他症状

咽部不适,有异物感、棉团感或堵塞感,可能与酸反流引起食管上段括约肌压力升高有关。

4.并发症

(1)上消化道出血:因食管黏膜炎症、糜烂及溃疡可以导致上消化道出血。

(2)食管狭窄:食管炎反复发作致使纤维组织增生,最终导致瘢痕性狭窄。

(3)Barrett 食管:在食管黏膜的修复过程中,食管-贲门交界处 2 cm 以上的食管鳞状上皮被特殊的柱状上皮取代,称之为 Barrett 食管。Barrett 食管发生溃疡时,又称 Barrett 溃疡。Barrett 食管是食管癌的主要癌前病变,其腺癌的发生率较正常人高 30~50 倍。

(三)辅助检查

1.内镜检查

内镜检查是反流性食管炎最准确、最可靠的诊断方法,能判断其严重程度和有无并发症,结合活检可与其他疾病相鉴别。

2.24 小时食管 pH 监测

应用便携式 pH 记录仪在生理状态下对患者进行 24 小时食管 pH 连续监测,可提供食管是否存在过度酸反流的客观依据。在进行该项检查前 3 日,应停用抑酸药与促胃肠动力的药物。

3.食管吞钡 X 线检查

对不愿意接受或不能耐受内镜检查者行该检查。严重患者可发现阳性 X 线征。

(四)心理社会状况

反流性食管炎长期持续存在,病情反复、病程迁延,因此患者会出现食欲减退,体重下降,导致患者心情烦躁、焦虑;合并消化道出血时会使患者紧张、恐惧。应注意评估患者的情绪状态及对本病的认知程度。

三、常见护理诊断及问题

(一)疼痛:胸痛

与胃食管黏膜炎性病变有关。

(二)营养失调:低于机体需要量

与害怕进食、消化吸收不良等有关。

(三)有体液不足的危险

与合并消化道出血引起活动性体液丢失、呕吐及液体摄入量不足有关。

(四)焦虑

与病情反复、病程迁延有关。

(五)知识缺乏

缺乏对反流性食管炎病因和预防知识的了解。

四、诊断要点与治疗原则

(一)诊断要点

临床上有明显的反流症状,内镜下有反流性食管炎的表现,食管过度酸反流的客观依据即可做出诊断。

(二)治疗原则

以药物治疗为主,对药物治疗无效或发生并发症者可做手术治疗。

1.药物治疗

目前多主张采用递减法,即开始使用质子泵抑制剂加促胃肠动力药,迅速控制症状,待症状控制后再减量维持。

(1)促胃肠动力药:目前主要常用的药物是西沙必利。常用量为每次 $5\sim15$ mg,每天 $3\sim4$ 次,疗程 $8\sim12$ 周。

(2)抑酸药:①H_2 受体拮抗剂(H_2RA):西咪替丁 400 mg、雷尼替丁 150 mg、法莫替丁 20 mg,每日2次,疗程 $8\sim12$ 周。②质子泵抑制剂(PPI):奥美拉唑 20 mg、兰索拉唑 30 mg、泮托拉唑 40 mg、雷贝拉唑 10 mg 和埃索美拉唑 20 mg,一日 1 次,疗程 $4\sim8$ 周。③抗酸药:仅用于症状轻、间歇发作的患者作为临时缓解症状用。反流性食管炎有并发症或停药后很快复发者,需要长期维持治疗。H_2RA、西沙必利、PPI 均可用于维持治疗,其中以 PPI 效果最好。维持治疗的剂量因患者而异,以调整至患者无症状的最低剂量为合适剂量。

2.手术治疗

手术为不同术式的胃底折叠术。手术指征为:①严格内科治疗无效。②虽经内科治疗有效,但患者不能忍受长期服药。③经反复扩张治疗后仍反复发作的食管狭窄。④确证由反流性食管炎引起的严重呼吸道疾病。

3.并发症的治疗

(1)食管狭窄:大部分狭窄可行内镜下食管扩张术治疗。扩张后予以长程PPI维持治疗可防止狭窄复发。少数严重瘢痕性狭窄需行手术切除。

(2)Barrett 食管:药物治疗是预防 Barrett 食管发生和发展的重要措施,必须使用 PPI 治疗及长期维持。

五、护理措施

(一)一般护理

为减少平卧时及夜间反流可将床头抬高 $15\sim20$ cm。避免睡前 2 小时内进食,白天进餐后亦不宜立即卧床。应避免食用使食管下括约肌压力降低的食物和药物,如高脂肪、巧克力、咖啡、浓茶及硝酸甘油、钙拮抗剂等。应戒烟及禁酒。减少一切影响腹压增高的因素,如肥胖、便秘、紧束腰带等。

(二)用药护理

遵医嘱给予药物治疗,注意观察药物的疗效及不良反应。

1.H_2 受体拮抗剂

药物应在餐中或餐后即刻服用,若需同时服用抗酸药,则两药应间隔 1 小时以上。若静脉给药应注意控制速度,过快可引起低血压和心律失常。西咪替丁对雄性激素受体有亲和力,可导致男性乳腺发育、阳痿以及性功能紊乱,应做好解释工作。该药物主要通过肾排泄,用药期间应监测肾功能。

2.质子泵抑制剂

奥美拉唑可引起头晕,应嘱患者用药期间避免开车或做其他必须高度集中注意力的工作。

兰索拉唑的不良反应包括荨麻疹、皮疹、瘙痒、头痛、口苦、肝功能异常等,轻度不良反应不影响继续用药,较严重时应及时停药。泮托拉唑的不良反应较少,偶可引起头痛和腹泻。

3.抗酸药

该药在饭后 1 小时和睡前服用。服用片剂时应嚼服,乳剂给药前应充分摇匀。

抗酸剂应避免与奶制品、酸性饮料及食物同时服用。

(三)饮食护理

(1)指导患者有规律地定时进餐,饮食不宜过饱,选择营养丰富,易消化的食物。避免摄入过咸、过甜、过辣的刺激性食物。

(2)制定饮食计划:与患者共同制定饮食计划,指导患者及家属改进烹饪技巧,增加食物的色、香、味,刺激患者食欲。

(3)观察并记录患者每天进餐次数、量、种类,以了解其摄入营养素的情况。

六、健康指导

(一)疾病知识的指导

向患者及家属介绍本病的有关病因,避免诱发因素。保持良好的心理状态,平时生活要有规律,合理安排工作和休息时间,注意劳逸结合,积极配合治疗。

(二)饮食指导

指导患者加强饮食卫生和饮食营养,养成有规律的饮食习惯;避免过冷、过热、辛辣等刺激性食物及浓茶、咖啡等饮料;嗜酒者应戒酒。

(三)用药指导

根据病因及病情进行指导,嘱患者长期维持治疗,介绍药物的不良反应,如有异常及时复诊。

第二节　慢性胃炎

慢性胃炎是由不同原因引起的胃黏膜慢性炎症。病变可局限于胃的一部分(常见于胃窦部),也可累及整个胃部。慢性胃炎一般可分为慢性浅表性胃炎、慢性萎缩性胃炎两大类,前者是慢性胃炎中最常见的一种,占 60%～80%,后者则由于易发生癌变而受到人们的关注。慢性胃炎的发病率随年龄增长而增加。

一、护理要点

合理应用药物,及时对症处理;戒除烟酒嗜好,养成良好的饮食习惯;做好健康指导,保持良好心理状态;重视疾病变化,定期检查随访。

二、护理措施

(1)慢性胃炎的患者应立即解除疲劳的工作状态而加强休息,必要时卧床休息。患者应撇开一切烦恼,保持安详、乐观的人生态度。周围环境应保持清洁、卫生和安静。可以听一点轻音乐,将有助于慢性胃炎的康复。

(2)改变不规律进食、过快进食或暴饮暴食等不良习惯,养成定时、定量规律进食的好习惯。进食宜细嚼慢咽,使食物与唾液充分混合,减少对胃黏膜的刺激。

(3)停止进食过冷、过烫、辛辣、高钠、粗糙的食物。患者最好以细纤维素,易消化的面食为主食。

(4)慢性胃炎的患者必须彻底戒除烟酒,最好也不要饮用浓茶。

(5)停止服用水杨酸类药物。对胃酸减少或缺乏者,可适当喝米醋。

三、用药及注意事项

(一)保护胃黏膜

1.硫糖铝

它能与胃黏膜中的黏蛋白结合,形成一层保护膜,是一种很好的胃黏膜保护药。同时,它还可以促进胃黏膜的新陈代谢。每次 10 g,每日 3 次。

2.甘珀酸

能促使胃黏液分泌增加和胃黏膜上皮细胞寿命延长,从而形成保护黏膜的屏障,增强胃黏膜的抵抗力。每次 50～100 mg,每日 3 次,对高血压患者不宜应用。

3.胃膜素

为猪胃黏膜中提取的抗胃酸多糖质,遇水变为具有附着力的黏浆,附贴于胃黏膜而起保护作用,并有制酸作用。每次 2～3 g,每日 3 次。

4.麦滋林-S 颗粒

此药具有胃黏膜保护功能,最大的优点是不被肠道吸收入血,故几乎无任何不良反应。每次 0.67 g,每日 3 次。

(二)调整胃运动功能

1.甲氧氯普胺

能抑制延脑的催吐化学感受器,有明显的镇吐作用;同时能调整胃窦功能,增强幽门括约肌的张力,防止和减少碱性反流。每次 5～10 mg,每日 3 次。

2.吗丁啉

作用较甲氧氯普胺强而不良反应少,且不透过血脑屏障,不会引起锥体外系反应,是目前较理想的促进胃蠕动的药物。每次 10～20 mg,每日 3 次。

3.西沙比利(普瑞博斯)

作用类似吗丁啉,但不良反应更小,疗效更好。每次 5 mg,每日 3 次。

(三)抗酸或中和胃酸

1.西咪替丁

它能使基础胃酸分泌减少约 80%,使各种刺激引起的胃酸分泌减少约 70%。每次 200 mg,每日 3 次。

2.泰胃美

作用比较温和,而且能符合胃的生理功能,是比较理想的治疗胃酸增多的慢性浅表性胃炎的药物。每次 400 mg,每日 3 次。

(四)促胃酸分泌

1.卡尼汀

能促进胃肠功能,使唾液、胃液、胆液、胰液及肠液等的分泌增加,从而加强消化功能,有利于低酸的恢复。

2.多酶片

每片内含淀粉酶 0.12 g、胃蛋白酶 0.04 g、胰酶 0.12 g,作用也是加强消化功能。每次 2 片,每日 3 次。

(五)抗感染

1.庆大霉素

庆大霉素口服每次 4 万 U,每日 3 次;对于治疗诸如上呼吸道炎症、牙龈炎、鼻炎等慢性炎症,有较快较好的疗效。

2.枸橼酸铋钾

其主要成分是胶体次枸橼酸铋,具有杀灭幽门螺杆菌的作用。每次 240 mg,每日 2 次。服药时间最长不得超过 3 个月,因为久服胶体铋,有引起锥体外系中毒的危险。

3.三联疗法

即胶体枸橼酸铋＋甲硝唑＋四环素或阿莫西林,是当前根治幽门螺杆菌的最佳方案,根治率可达 96%。用法为:枸橼酸铋钾每次 240 mg,每日 2 次;甲硝唑每次 0.4 g,每日 3 次;四环素每次 500 mg,每日 4 次;阿莫西林每次 1.0 g,每日 4 次。此方案连服 14 天为 1 个疗程。

四、健康指导

慢性胃炎由于病程较长,治疗进展缓慢,而且可能反复发作,所以患者常有严重焦虑,而焦虑不安、精神紧张,又是慢性胃炎病情加重的重要因素之一。如此恶性循环,必将严重影响慢性胃炎的治疗。因此,对患者进行心理疏导治疗,往往能收到良好的效果。告诫患者生活要有规律,保持乐观情绪;饮食应少食多餐,戒烟酒,以清淡无刺激性易消化为宜;禁用或慎用阿司匹林等可致溃疡的药物;定期复诊,如上腹疼痛节律发生变化或出现呕血、黑便时应立即就医。

第三节　消化性溃疡

消化性溃疡是一种常见的胃肠道疾病,简称溃疡病,通常指发生在胃或十二指肠球部的溃疡,并分别称之为胃溃疡或十二指肠溃疡。事实上,本病可以发生在与酸性胃液相接触的其他胃肠道部位,包括食管下端、胃肠吻合术后的吻合口及其附近的肠襻,以及含有异位胃黏膜的 Meckel 憩室。

消化性溃疡是一组常见病、多发病,人群中患病率高达 5%～10%,严重危害人们的健康。本病可见于任何年龄,以 20～50 岁之间为多,占 80%,10 岁以下或 60 岁以上者较少。胃溃疡(GU)常见于中年和老年人,男性多于女性,二者之比约为 3∶1。十二指肠球部溃疡(DU)多于胃溃疡,患病率是胃溃疡的 5 倍。

一、病因及发病机制

消化性溃疡病因和发病机制尚不十分明确,学说甚多,归纳起来有三个方面:损害因素的作用,即化学性、药物性等因素的直接破坏作用;保护因素的减弱;易感及诱发因素(遗传、性激素、工作负荷等)。目前认为胃溃疡多以保护因素减弱为主,而十二指肠球部溃疡则以损害因素的作用为主。

（一）损害因素作用

1.胃酸及胃蛋白酶分泌异常

31％～46％的 DU 患者胃酸分泌率高于正常高限（正常男 11.6～60.6 mmol/h，女 8.0～40.1 mmol/h）。因胃蛋白酶原随胃酸分泌，故患者中胃蛋白酶原分泌增加的百分比大致与胃酸分泌增加的百分比相同。

多数 GU 患者酸分泌率正常或低于正常，仅少数患者（如卓-艾综合征）酸分泌率高于正常。虽然如此，并不能排除胃酸及胃蛋白酶是某些 GU 的病因。通常认为在胃酸分泌高的溃疡患者中，胃酸和胃蛋白酶是导致发病的重要因素。

基础胃酸分泌增加可由下列因素所致：①胃泌素分泌增加（卓-艾综合征等）。②乙酰胆碱刺激增加（迷走神经功能亢进）。③组织胺刺激增加（系统性肥大细胞病或嗜碱性粒细胞白血病）。

2.药物性因素

阿司匹林、糖皮质激素、非甾体抗炎药等可直接破坏胃黏膜屏障，被认为与消化性溃疡的发病有关。

3.胆汁及胰液反流

胆酸、溶血卵磷脂及胰酶是引起一些消化性溃疡的致病因素，尤其见于某些 GU。这些GU 患者幽门括约肌功能不全，胆汁和（或）胰酶反流入胃造成胃炎，继发 GU。

胆汁及胰液损伤胃黏膜的机制可能是改变覆盖上皮细胞表面的黏液，损伤胃黏膜屏障，使黏膜更易受胃酸和胃蛋白酶的损害。

（二）保护因素减弱

1.黏膜防护异常

胃黏膜屏障由黏膜上皮细胞顶端的一层脂蛋白膜所组成，使黏膜免受胃内容损伤或在损伤后迅速地修复。黏液的分泌减少或结构异常均能使凝胶层黏液抵抗力减弱。胃黏膜血流减少导致细胞损伤与溃疡。胃黏膜缺血是严重内、外科疾病患者发生急性胃黏膜损伤的直接原因。胃小弯处易发溃疡可能与其侧枝血管较少有关。黏膜碳酸氢盐和前列腺素分泌减少亦可使黏膜防御功能降低。

2.胃肠道激素

胃肠道黏膜与胰腺的内分泌细胞分泌多种肽类和胺类胃肠道激素（胰泌素、胆囊收缩素、血管活性肠肽、高血糖素、肠抑胃肽、生长抑素、前列腺素等）。它们具有一定生理作用，主要参与食物消化过程，调节胃酸/胃蛋白酶分泌，并能营养和保护胃肠黏膜，一旦这些激素分泌和调节失衡，即易产生溃疡。

（三）易感及诱发因素

1.遗传倾向

消化性溃疡有相当高的家族发病率。曾有报告 20％～50％的患者有家族史，而一般人群的发病率仅为 5％～10％。许多临床调查研究表明，DU 患者的血型以"O"型多见，消化性溃疡伴并发症者也以"O"型多见，这与 50％DU 患者和 40％GU 患者不分泌 ABH 血型物质有关。DU 与 GU 的遗传易感基因不同。提示 GU 与 DU 是两种不同的疾病。GU 患者的子女患 GU 风险为一般人群的 3 倍，而 DU 患者的子女的风险则并不比一般人群高。曾有报道

62%的儿童 DU 患者有家族史。消化性溃疡的遗传因素还直接表现为某些少见的遗传综合征。

2.性腺激素因素

国内报道消化性溃疡的男女性别比(3.9～8.5)∶1,这种差异被认为与性激素作用有关。女性激素对消化道黏膜具有保护作用。生育期妇女罹患消化性溃疡明显少于绝经期后妇女,妊娠期妇女的发病率亦明显低于非妊娠期。现认为女性性腺激素,特别是黄体酮,能阻止溃疡病的发生。

3.心理社会因素

研究认为,消化性溃疡属于心理生理疾患的范畴,特别是 DU 与心理社会因素的关系尤为密切。与溃疡病的发生有关的心理社会因素主要有:

(1)长期的精神紧张:不良的工作环境和劳动条件,长期的脑力活动造成的精神疲劳,加之睡眠不足,缺乏应有的休息和调节导致精神过度紧张。

(2)强烈的精神刺激:重大的生活事件,生活情景的突然改变,社会环境的变迁,如丧偶、离婚、自然灾害、战争动乱等造成的心理应激。

(3)不良的情绪反应:指不协调的人际关系,工作生活中的挫折,无所依靠而产生的心理上的"失落感"和愤怒、抑郁、忧虑、沮丧等不良情绪。消化系统是情绪反应的敏感器官系统,所以这些心理社会因素就会在其他一些内外致病因素的综合作用下,促使溃疡病的发生。

4.个性和行为方式

个性特点和行为方式与本病的发生也有一定关系,它既可作为本病的发病基础,又可改变疾病的过程,影响疾病的转归。溃疡病患者的个性和行为方式有以下几个特点:

(1)竞争性强,雄心勃勃。有的人在事业上虽取得了一定成就,但其精神生活往往过于紧张,即使在休息时,也不能取得良好的精神松弛。

(2)独立和依赖之间的矛盾,生活中希望独立,但行动上又不愿吃苦,因循守旧、被动、顺从、缺乏创造性、依赖性强,因而引起心理冲突。

(3)情绪不稳定,遇到刺激,内心情感反应强烈,易产生挫折感。

(4)惯于自我克制。情绪虽然容易波动,但往往喜怒不形于色,即使在愤怒时,也常常是"怒而不发",情绪反应被阻抑,导致更为强烈的自主神经系统功能紊乱。

(5)其他,性格内向、孤僻、过分关注自己、不好交往、自负、焦虑、易抑郁、事无巨细等。

5.吸烟

吸烟与溃疡发病是否有关,尚不明确。但流行病学研究发现溃疡患者中吸烟比例较对照组高;吸烟量与溃疡病流行率呈正相关;吸烟者死于溃疡病者比不吸烟者多;吸烟者的 DU 较不吸烟者难愈合;吸烟者的 DU 复发率比不吸烟者高。吸烟与 GU 的发病关系则不清楚。

6.酒精及咖啡饮料

两者都能刺激胃酸分泌,但缺乏引起胃、十二指肠溃疡的确定依据。

二、症状和体征

(一)疼痛

溃疡疼痛的确切机制尚不明确。较早曾提出胃酸刺激是溃疡疼痛的直接原因。因溃疡疼痛发生于进餐后一段时期,此时胃内胃酸浓度达到最高水平。然而,以酸灌注溃疡病患者却不能诱发疼痛;"酸理论"亦不能解释十二指肠溃疡疼痛。由于溃疡痛与胃内压力的升高同步,故胃壁肌紧张度增高与十二指肠球部痉挛均被认为是溃疡痛的原因。溃疡周围水肿与炎症区域的肌痉挛,或溃疡基底部与胃酸接触可引起持续烧灼样痛。给溃疡病患者服用安慰剂,发现其具有与抗酸剂同样的缓解疼痛疗效,进食在有些患者反而会加重疼痛,因此溃疡疼痛的另一种机制可能与胃、十二指肠运动功能异常有关。

1.疼痛的性质与强度

溃疡痛常为绞痛、针刺样痛、烧灼样痛和钻痛,也可仅为烧灼样感或类似饥饿性胃收缩感以至难与饥饿感相区别。疼痛的程度因人而异,多数呈钝痛,可忍受,无须立即停止工作。老年人感觉迟钝,疼痛往往较轻。少数则剧痛,需使用止痛剂才可缓解。约10%的患者在病程中不觉疼痛,直至出现并发症时才被诊断,故被称之为无痛性溃疡。

2.疼痛的部位和放射

无并发症的 GU 的疼痛部位常在剑突下或上腹中线偏左;DU 多在剑突下偏右,范围较局限。疼痛常不放射。一旦发生穿透性溃疡或溃疡穿孔,则疼痛向背部、腹部其他部位,甚至肩部放射。有报道在一些吸烟的溃疡病患者,疼痛可向左下胸放射,类似心绞痛,称为胃心综合征。患者戒烟和溃疡治愈后,左下胸痛即消失。

3.疼痛的节律性

消化性溃疡病中一项最特别的表现是疼痛的出现与消失呈节律性,这与胃的充盈和排空有关。疼痛常与进食有明显关系。GU 疼痛多在餐后 0.5~2 小时出现,至下餐前消失,即有"进食→疼痛→舒适"的规律。DU 疼痛多在餐后 3~4 小时出现,进食后可缓解,即有"进食→舒适→疼痛"的规律。疼痛还可出现在晚间睡前或半夜痛醒,称为夜间痛。

4.疼痛的周期性

消化性溃疡的疼痛发作可延续数天或数周后自行缓解,称为溃疡痛小周期。每逢深秋至冬春季节交替时疼痛发作,构成溃疡痛的大周期。溃疡病病程的周期性原因不明,可能与机体全身反应,特别是神经系统兴奋性的改变有关,也与气候变化和饮食失调有关。一般饮食不当,情绪波动,气候突变等可加重疼痛;进食、饮牛奶、休息、局部热敷、服制酸药物可缓解疼痛。

(二)胃肠道症状

1.恶心、呕吐

溃疡病的呕吐为胃性呕吐,属于反射性呕吐。呕吐前常有恶心且与进食有关。但恶心与呕吐并非是单纯性胃、十二指肠溃疡的症状。消化性溃疡患者发生呕吐很可能伴有胃潴留或与幽门附近溃疡刺激有关。刺激性呕吐于进食后迅速发生,患者在呕吐大量胃内容物后感觉轻松。幽门梗阻胃潴留所致呕吐很可能发生于清晨,呕吐物中含有隔宿的食物,并带有酸馊气味。

2.嗳气与胃灼热

(1)嗳气可见于溃疡病患者,此症状无特殊意义。多见于年轻的 DU 患者,可伴有幽门痉挛。

(2)胃灼热(亦称烧心)是位于心窝部或剑突后的发热感,见于 60%~80%溃疡病患者,患者多有高酸分泌。可在消化性溃疡发病之前多年发生。胃灼热与溃疡痛相似,有在饥饿时与夜间发生的特点,且同样具有节律性与周期性。胃灼热发病机制仍有争论,目前多认为是由于反流的酸性胃内容物刺激下段食管的黏膜引起。

3.其他消化系统症状

消化性溃疡患者食欲一般无明显改变,少数有食欲亢进。由于疼痛常与进食有关,往往不敢多食。有些患者因长期疼痛或并发慢性胃、十二指肠炎,胃分泌与运动功能减退,导致食欲减退,这较多见于慢性GU。有些DU患者有周期性唾液分泌增多,可能与迷走神经功能亢进有关。

痉挛性便秘是消化性溃疡常见症状之一,但其原因与溃疡病无关,而与迷走神经功能亢进,严重偏食使纤维食物摄取过少以及药物(铝盐、铋盐、钙盐、抗胆碱能药)的不良反应有关。

(三)全身性症状

除胃肠道症状外,患者可有自主神经功能紊乱的症状,如缓脉、多汗等。久病更易出现焦虑、抑郁和失眠等精神症状。疼痛剧烈影响进食者可有消瘦及贫血。

三、并发症

约1/3的消化性溃疡患者病程中出现出血、穿孔或梗阻等并发症。

(一)出血

出血是消化性溃疡最常见的并发症,见于15%～20%的DU和10%～15%GU患者。它标志着溃疡病变处于高度活动期。发生出血的危险率与病期长短无关,1/3～1/4患者发生出血时无溃疡病史。出血多见于寒冷季节。

出血是溃疡腐蚀血管所致。急性出血最常见现象为黑便和呕血。仅50～75mL的少量出血即可表现为黑便。GU者大量出血时有呕血伴黑便。DU则多为黑便,量多时反流入胃亦可表现为呕血。如大量血流快速通过胃肠道,粪色则为暗红或酱色。大量出血导致急性循环血量下降,出现体位性心动过速、血压脉压减小和直立性低血压,严重者发生休克。

(二)穿孔

溃疡严重,穿破浆膜层可致:十二指肠内容物经过溃疡穿孔进入腹膜腔即游离穿孔;溃疡侵蚀穿透胃、十二指肠壁,但被胰、肝、脾等实质器官所封闭而不形成游离穿孔;溃疡扩展至空腔脏器如胆总管、胰管、胆囊或肠腔形成瘘管。

6%～11%的DU和2%～5%的GU患者发生游离穿孔,甚至以游离穿孔为起病方式。老年男性及服用非类固醇抗炎药者较易发生游离穿孔。十二指肠前壁溃疡容易穿孔,偶有十二指肠后壁溃疡穿孔至小网膜囊引起背痛而非弥漫性腹膜炎症。GU穿孔多位于小弯处。

游离穿孔的特点为突然出现、发展很快,有持续的剧烈疼痛。痛始于上腹部,很快发展为全腹痛,活动可加剧,患者多取仰卧不动的体位。腹部触诊压痛明显,腹肌广泛板样强直。由于体液向腹膜腔内渗出,常有血压降低、心率加快、血液浓缩及白细胞增高,而少有发热。16%患者血清淀粉酶轻度升高。75%患者的直立位胸腹部X线可见游离气体。经鼻胃管注入400～500mL空气或碘造影剂后摄片,更易发现穿孔。

有时,游离穿孔的临床表现可不典型:如穿孔很快闭合,腹腔细菌污染很轻,临床症状可很快自动改善;老年或有神经精神障碍者,腹痛及腹部体征不明显,仅表现为原因不明的休克;体液缓慢渗漏入腹膜腔而集积于右结肠旁沟,临床表现似急性阑尾炎。

溃疡穿孔至胰腺者通常有难治性溃疡疼痛。十二指肠后壁穿透者血清淀粉酶及脂酶水平可升高。偶尔,穿孔可引起瘘管,如十二指肠穿孔至胆总管瘘管,胃溃疡穿通至结肠或十二指肠瘘管。

穿孔死亡率约为 5％～15％,而靠近贲门的高位胃溃疡的死亡率更高。

(三)幽门梗阻

约 5％DU 和幽门溃疡患者出现幽门梗阻。梗阻由水肿、平滑肌痉挛、纤维化或诸种因素合并所致,梗阻多为溃疡病后期表现。消化性溃疡并发梗阻的死亡率为 7％～26％。

由于梗阻使胃排空延缓,患者常出现恶心、呕吐、上腹部饱满、胀气、食欲减退、早饱、畏食和体重明显下降。上腹痛经呕吐后可暂时缓解。呕吐多在进食后 1 小时或更长时间后出现,吐出量大,为不含胆汁的未消化食物,此种症状可持续数周至数月。体格检查可见血容量不足征象(低血压、心动过速、皮肤黏膜干燥),上腹部蠕动波及胃部振水音。

实验室检查常有血液浓缩、肾前性氮质血症等血容量不足征象及呕吐引起的低钾低氯代谢性碱中毒。若体重丧失明显,可出现低蛋白血症。

(四)癌变

少数 GU 发生癌变,发生率不详。凡 45 岁以上患者,内科积极治疗无效者以及营养状态差、贫血、粪便隐血试验持续阳性者均应做钡餐、纤维胃镜检查及活组织病理检查,以尽早发现癌变。

四、检查

(一)血清胃泌素含量

放免法检测胃泌素可检出卓-艾综合征及其他高胃酸分泌性消化性溃疡。未服过大剂量的抗酸剂、H_2 受体拮抗剂或质子泵抑制剂等药者,如空腹血清胃泌素水平＞200 pg/mL,应测定胃酸分泌量,以明确是否由于恶性贫血、萎缩性胃炎、胃癌或迷走神经切除等因素胃泌素反馈性增高。血清胃泌素含量及基础酸排量均增加仅见于少数疾病。测定静脉注射胰泌素后的血清胃泌素浓度,有助于确诊诊断不明的卓-艾综合征。

(二)胃酸分泌试验方法

是在透视下将胃管置入胃内,管端位于胃窦,以吸引器吸取胃液,测定每次吸取的胃液量及酸浓度。健康人胃酸分泌量见表 8-1。GU 的酸排量与正常人相似,而 DU 则空腹和夜间均维持较高水平。胃酸分泌幅度在正常人和消化性溃疡患者之间重迭,GU 与 DU 之间亦有重迭,故胃酸分泌检查对溃疡病的定性诊断意义不大。对缺乏胃酸的溃疡病,应疑有癌变;胃酸很高,基础酸排量和最高酸排量明显增高,则提示胃泌素瘤可能。

表 8-1　健康男女性正常胃酸分泌的高限及低限值

	基础(mmol/h)	最高(mmol/h)	最大(mmol/h)	基础/最大(mmol/h)
男性(N=172)高限值	10.5	60.6	47.7	0.31
男性(N=172)低限值	0	11.6	9.3	0
女性(N=76)高限值	5.6	40.1	31.2	0.29
女性(N=76)低限值	0	8.0	5.6	0

(三)X 线钡餐检查

X 线钡餐检查是确定诊断的有效方法,尤其对临床表现不典型者。消化性溃疡在 X 线征象上出现形态和功能的改变,即直接征象与间接征象。由钡剂充填溃疡形成龛影为直接征象,是最可靠的诊断依据。溃疡病周围组织的炎性病变与局部痉挛产生钡餐检查时的局部压痛或激惹现象及溃疡愈合形成瘢痕收缩使局部变形均属于间接征象。

(四)纤维胃镜检查

胃镜检查对消化性溃疡的诊断和鉴别诊断有很大价值。该检查可以发现 X 线所难以发现的浅小溃疡,确切地判断溃疡的部位、数目、大小、深浅、形态及病期(活动期、愈合期、瘢痕期),对随访溃疡的过程和判定治疗的效果有价值。胃镜检查还可在直视下作胃黏膜活组织检查等,故对溃疡良性、恶性的鉴别价值较大。

(五)粪便隐血试验

溃疡活动期,溃疡面有微量出血,粪隐血试验大都阳性,治疗 1~2 周后多转为阴性。如持续阳性,则疑有癌变。

(六)幽门螺杆菌(HP)感染检查

近来 HP 在消化性溃疡发病中的重要作用备受重视。我国人群中 HP 感染率为 40%~60%。HP 在 GU 和 DU 中的检出率更是分别高达 70%~80%和 90%~100%。诊断 HP 方法有多种:①直接从活检胃黏膜中细菌培养、组织涂片或切片染色查 HP。②用尿素酶试验、^{14}C尿素呼吸试验、胃液尿素氮检测等方法测定胃内尿素酶活性。③血清学查抗 HP 抗体。④聚合酶链式反应技术查 HP。

五、护理

(一)护理观察

1.腹痛

观察腹痛的部位、性质、强度,有无放射痛,与进食、服药的关系,腹痛有无周期性。

2.呕吐

观察呕吐物性质、气味、量、颜色、呕吐次数及与进食关系,注意有无因呕吐而致脱水和低钾、低钠血症以及低氯性碱中毒。

3.呕血和黑粪

观察呕血、便血的量、次数和性质。注意出血前有无恶心、呕吐、上腹不适、血中是否混有食物,以便与咯血相区别。半数以上溃疡出血者有 38.5 ℃ 以下的低热,持续时间与出血时间一致,可作为出血活动的一个标志,故应每日多次测体温。

4.穿孔

由于老年人常有其他慢性病,穿孔时腹痛、腹肌紧张不明显,可无显著压痛和反跳痛,常易误诊,死亡率高,应予密切观察生命体征和腹部情况。

5.幽门梗阻观察以下情况可了解胃潴留程度

餐后 4 小时后胃液量(正常＜300mL),禁食 12 小时后胃液量(正常＜200mL),空腹胃注入 750mL 生理盐水 30 分钟后胃液量(正常＜400mL)。

6.其他

注意观察有无影响溃疡愈合的焦虑和忧郁、饮食不节、熬夜、过度劳累、服药不正规,服用阿司匹林和肾上腺皮质激素、吸烟等。

(二)常规护理

1.休息

消化性溃疡属于典型的心身疾病,心理-社会因素对发病起着重要作用。因此,规律的生活和劳逸结合的工作安排,无论在本病的发作期或缓解期都十分重要。休息是消化性溃疡基本和重要的护理。休息包括精神休息和躯体休息。病情轻者可边工作边治疗,较重者应卧床数天至 2 周,继之休息 1～2 月。平卧休息时胆汁反流明显减少,对胃溃疡患者有利。另外应保证充足的睡眠,服用适量镇静剂。

2.戒烟、酒及其他嗜好品

吸烟者,消化性溃疡的发病率较不吸烟者多。吸烟可使溃疡恶化或延迟溃疡愈合。吸烟会削弱十二指肠液中和胃酸的能力,还能引起十二指肠液反流入胃。患者戒烟后溃疡症状明显改善。有研究认为就重症患者而言,戒烟比服西咪替丁更重要。

酒精能损坏胃黏膜屏障引起胃炎而加重症状,延迟愈合。此外,还能减弱胰泌素对胰外分泌腺分泌水和碳酸氢根的作用,降低了胰液中和胃酸的能力。临床观察也显示消化性溃疡患者停止饮酒后症状减轻,故应劝患者戒酒。

咖啡等物质能刺激胃酸与胃蛋白酶分泌,还可使胃黏膜充血,加剧溃疡病症状。故应不饮或少饮咖啡、可口可乐、茶、啤酒等。

3.饮食

饮食护理是消化性溃疡病治疗的重要组成部分。饮食护理的目的是减轻机械性和化学性刺激、缓解和减轻疼痛。合理营养有利改善营养状况、纠正贫血、促进溃疡愈合,避免发生并发症。

(三)饮食护理原则

1.宜少量多餐,定时,定量进餐

每日 5～7 餐,每餐量不宜过饱,约为正常量的 2/3。因少量多餐可中和胃酸,减少胃酸对溃疡面的刺激,又可供给足够营养。少量多餐在急性消化性溃疡时更为适宜。

2.宜选食用营养价值高、质软而易于消化的食物

如牛奶、鸡蛋、豆浆、鱼、嫩的瘦猪肉等食物,经加工烹调变得细软易消化,对胃肠无刺激。同时注意补充足够的热量及蛋白质和维生素。

3.蛋白质、脂肪、碳水化合物的供给要求

蛋白质按每日每千克体重 1～1.5 g 供给;脂肪按每日 70～90 g 供给,选择易消化吸收的乳融状脂肪(如奶油、牛奶、蛋黄、黄油、奶酪等),也可用适量的植物油,碳水化合物按每日300～350 g供给。选择易消化的糖类如粥、面条、馄饨等,但蔗糖不宜供给过多,否则可使胃酸增加,且易胀气。

4.避免化学性和机械性刺激的食物

化学刺激性的食物有咖啡、浓茶、可可、巧克力等这些食物可刺激胃酸分泌增加;机械性刺激的食物有油炸猪排、花生米、粗粮、芹菜、韭菜、黄豆芽等,这些食物可刺激胃黏膜表面血管和溃疡面。总之溃疡病患者不宜吃过咸、过甜、过酸、过鲜、过冷、过热及过硬的食物。

5.食物烹调必须切碎制烂

可选用蒸、煮、汆、烧、烩、焖等的烹调方法。不宜采用爆炒、滑溜、干炸、油炸、生拌、烟熏、腌腊等烹调方法。

6.必须预防便秘

溃疡病饮食中含粗纤维少,食物细软,易引起便秘,宜经常吃些润肠通便的食物如果子冻、果汁、菜汁等,可预防便秘。

溃疡病急性发作或出血刚停止后,进流质饮食,每天 6～7 餐。无消化道出血且疼痛较轻者宜进厚流质或少渣半流,每天 6 餐。病情稳定、自觉症状明显减轻或基本消失者,每日 6 餐细软半流质。基本愈合者每日 3 餐普食加 2 餐点心,不宜进食油煎、炸和粗纤维多的食物。

出现呕血、幽门梗阻严重或急性穿孔均应禁食。

(四)心理护理

在治疗护理过程中应注重教育,应把防病治病的基本知识介绍给患者,如让患者注意避免精神紧张和不良情绪的刺激,注意精神卫生,注意锻炼身体、增强体质、培养良好的生活习惯,生活有规律,注意劳逸结合,节制烟酒,慎用对胃黏膜有损害的药物等,使患者了解本病的规律性,治疗原则和方法,从而坚定战胜疾病的信心,自觉配合治疗和护理。在心理护理过程中,护士应当了解患者在疾病的不同时期所出现的心理反应,如否认、焦虑、抑郁、孤独感、依赖心理等心理反应,护理上重点要给患者以心理支持,特别帮助他们克服紧张、焦虑、抑郁等常见的心理问题,帮助他们进行认识重建,即认识个人、认识社会,调整和处理好人与人、个人与社会之间的关系,重新找到自己新的起点,减少疾病造成的痛苦和不安。心理护理中,护士应当实施针对性、个性化的心理护理。如对那些具有明显心理素质上弱点的患者,有易暴怒、抑郁、孤僻及多疑倾向者应及早通过心理指导加强其个性的培养,对那些有明显行为问题者,如酗酒、吸烟、多食、缺少运动及 A 型行为等,应用心理学技术指导其进行矫正;对那些工作和生活环境里存在明显应激源的人,应及时帮助其进行适当的调整,减少不必要的心理刺激。

(五)药物治疗护理

1.制酸剂

胃酸、胃蛋白酶对消化性溃疡的发病有重要作用。制酸药能中和胃酸从而缓解疼痛并降低胃蛋白酶的活性。常用的制酸药分可溶性和不溶性两种。可溶性抗酸药主要为碳酸氢钠,该药止痛效果快,但自肠道吸收迅速,大量及长期应用可引起钠潴留和代谢性碱中毒,且与胃酸相遇可产生 CO_2,引起腹胀和继发胃酸增高,故不宜单独使用,而应小剂量与其他抗酸药混合服用。不溶性抗酸药有氢氧化铝、碳酸铝、氧化铝、三硅酸镁等,作用缓慢而持久,肠道不吸收,可单独或联合用药。各种抗酸剂均有其特点,临床上常联合应用,以提高疗效,减少不良反应。抗酸药对缓解溃疡疼痛十分有效,是否能促进溃疡愈合,尚无肯定结论。

使用抗酸药应注意:①在饭后 1～2 小时服,可延长中和作用时间,而不可在餐前或就餐时服药。睡前加服 1 次,可中和夜间所分泌的大量酸。②片剂嚼碎后服用效果较好,因药物颗粒愈小溶解愈快,中和酸的作用愈大,因此凝胶或溶液的效果最好,粉剂次之,片剂较差。③抗酸药除可引起便秘、腹泻外,尚可引起一些其他不良反应,特别是当患者有肾功能不全或心力衰竭时,如碳酸氢钠可造成钠潴留和碱中毒;碳酸钙剂量过大时,高血钙可刺激 G 细胞分泌大量胃泌素,引起胃酸分泌反跳而加重上腹痛;长期大量服用氢氧化铝后,因铝结合饮食中的磷,使肠道对磷的吸收减少,严重缺磷可引起食欲不振、软弱无力等,甚至导致软骨病或骨质疏松。

2.抗胆碱能药

这类药物可抑制迷走神经功能,因而具有减少胃酸分泌、解除平滑肌和血管痉挛、改善局部营养和延缓胃排空等作用,后者有利于延长抗酸药和食物对胃酸的中和,达到止痛目的。但其延缓胃排空引起胃窦部潴留,可促使胃酸分泌所以认为不宜用于胃溃疡。抗胆碱能药服后2小时出现最大药理作用,故常于餐后6小时及睡前服用。抗胆碱能药物最大缺点是不但能抑制胃酸分泌,也抑制乙酰胆碱在全身的生理作用,故有口干、视力模糊、心动过速、汗闭、便秘和尿潴留等不良反应,故溃疡出血、幽门梗阻、反流性食管炎、青光眼、前列腺肥大等患者均不宜使用。常用的药物有:普鲁苯辛、溴甲阿托品、贝那替秦、山莨菪碱、阿托品等。

3.H_2 受体阻滞剂

组织胺通过两种受体而产生效应,其中与胃酸分泌有关的是 H_2 受体。阻滞 H_2 受体能抑制胃酸的分泌。代表药是西咪替丁,它对胃酸的分泌具有强大抑制作用。口服后很快被小肠所吸收,在 1～2 小时内血液浓度达高峰,可完全抑制由饮食或胃泌素所引起的胃酸分泌达6～7 小时。该药常常于进餐时与食物同服。年龄大,伴有肾功能和其他疾病者易发生不良反应。常见的不良反应有:头痛、腹泻、嗜睡、疲劳、肌痛、便秘等。其他常用的药物还有:雷尼替丁、法莫替丁等。西咪替丁会影响华法林、茶碱或苯妥英的药物代谢,与抗酸剂合用时,间隔时间不小于 2 小时。

4.丙谷胺及其他减少胃酸分泌药

丙谷胺的分子结构与胃泌素的末端相似,能抑制基础酸排量和最大酸排量,竞争性抑制胃泌素受体,并对胃黏膜有保护和促进愈合作用,其抑酸和缓解症状的作用较西咪替丁弱。该药常常于饭前 15 分钟服,无明显不良反应。哌仑西平,能选择性拮抗乙酰胆碱的促胃分泌效应而不拮抗其他效应,很少有不良反应,宜餐前 90 分钟服用。甲氧氯普胺为胃运动促进剂,能增强胃窦蠕动加速胃排空,减少食糜等对胃窦部的刺激而使胃酸分泌减少,还可减少胆汁反流,减轻胆汁对胃黏膜的损害。一般用药后 60～90 分钟可达作用高峰,故宜在餐前 30 分钟服用,严重的不良反应为锥体外系反应。

5.细胞保护剂

临床常用的细胞保护剂有多种。甘珀酸能加强胃黏液分泌,强固胃黏膜屏障,促进胃黏膜再生。但具有醛固酮样效应,可引起高血压、水肿、水钠潴留、低血钾等不良反应,故高血压、心脏病、肾脏病和肝脏病患者慎用。服药的最佳时间为餐前 15～30 分钟和睡前服。胶态次枸橼酸铋,在酸性胃液中与溃疡坏死组织螯合,形成保护性铋蛋白凝固物,使溃疡面与胃酸、胃蛋白酶隔离。宜在餐前 1 小时和睡前服。严重肾功能不全者忌用,少数人服药后便秘、转氨酶升高。硫糖铝可与胃蛋白酶直接络合或结合,使酶失去活性而发挥作用,宜餐前 30 分钟及睡前服,偶见口干、便秘、恶心等不良反应。前列腺素 E_1(喜克溃)抑制胃酸分泌,保护黏膜屏障,主要用于非类固醇抗炎药合用者,最常见不良反应是腹泻和腹痛,孕妇忌用。

6.质子泵抑制剂

洛赛克(或奥美拉唑)直接抑制质子泵,有强烈的抑酸能力,疗效明显起效快,不良反应少而轻,无严重不良反应。

(六)急性大量出血的护理

1.急诊处理

首先按医嘱插入鼻胃管,建立静脉通道,输液开始宜快,可选用等渗盐水、林格液、右旋糖酐或其他血浆代用品,一般不用高渗溶液。观察意识、血压、脉搏、体温、面色、鼻胃管引出胃液量和颜色、皮肤(干、湿、温度)、肠鸣、上腹压痛、出入量。

2.重症监护

急诊处理后,患者应予重症监护。除密切观察生命体征和出血情况外,应抽血查血红蛋白、血球压积(出血4～6小时后才开始变化)、血型和交叉反应、凝血酶原时间、部分凝血酶原时间或激活部分凝血酶原时间、血钠(开始代偿性升高,补液后降低)、血钾(大量呕吐后降低。多次输液后可增高)、尿素氮(急性出血后24～48小时内升高,一般丢失1000mL血,尿素氮升高为正常值的2～5倍)、肌酐(肾灌注不足致肌酐升高)。向患者介绍为了确诊可能需做的钡餐、纤维胃镜、胃液分析等检查的过程,使患者受检时更好地合作。告知患者检查时体位、术前服镇静药可能会产生昏睡感,喉部喷局麻药会引起不适。及时了解胃镜检查结果,如无严重再出血应拔除鼻胃管以减少机械刺激。在恶心反射出现前,仍予禁食。

3.再出血

首先观察鼻胃管引出血量、颜色、患者生命体征。再次确定鼻胃管位置是否正确、引流瓶处于低位持续吸引、压力为80mmHg。如明确再次出血,安慰患者不必紧张,使患者相信医护人员是可以很好地处理再次出血。

4.胃管灌注

为使血管收缩,减少黏膜血流量,达到一过性止血效果,常经胃管灌注冰生理盐水或冷开水。灌注时抬高头位30°～45°,关闭吸引管。灌注时应加快滴注速度,观察血压、体温、脉搏、寒战。发生寒战可多盖被,给患者解释不必紧张。注意寒战易诱发心律失常。灌注后注意有无输液过多的症状(呼吸困难)和体征(脉搏快,颈静脉怒张,肺部捻发音)。

(七)急性穿孔的护理

任何消化性溃疡均可发生穿孔,穿孔前常无明显诱因,有些可能由服用肾上腺皮质激素、阿司匹林、饮酒和过度劳累诱发。上腹部难以忍受的剧痛及恶心呕吐,常是穿孔引起腹膜炎的症状。患者两腿卷曲,腹肌强直伴反跳痛,甚至出现面色苍白、出冷汗、脉搏细速、血压下降、休克。一般在穿孔后6小时内及时治疗,疗效较佳,若不及时抢救可危及生命。一经确诊,患者就应绝对卧床休息,禁食并留置胃管抽吸胃内容物进行胃肠减压。补液、应用抗生素控制腹腔感染。密切观察生命体征,及时发现和纠正休克,迅速做好各种术前准备。

(八)幽门梗阻的护理

功能性或器质性幽门梗阻的早期处理基本相同,包括:①纠正体液和电解质紊乱,严格正确记录每日出入量,抽血测定血清钾、钠、氯及血气分析,了解电解质及酸碱失衡情况,及时补充液体和电解质。②胃肠减压:幽门梗阻者每日清晨和睡前用3%盐水或苏打水洗胃,保留1小时后排出。必要时行胃肠减压,连续72小时吸引胃内容物,可解除胃扩张和恢复胃张力,抽出胃液也可减轻溃疡周围的炎症和水肿。若对梗阻的性质不明,应作上消化道内镜或钡餐检查,同时也可估计治疗效果。病情好转给流质饮食,每晚餐后4小时洗胃1次,测胃内潴留量,准确记录颜色、气味、性质。临床操作过程中常遇胃管不畅的情况,通常原因是胃管扭曲在口腔或咽部;胃管置入深度不够;胃管置入过深至幽门部或十二指肠内;胃管侧孔紧贴胃壁;食物残渣或凝血块阻塞。有报道胃肠减压过程中发生少见的并发症,如下胃管困难致环杓关节脱位,减压器故障大量气体入胃致腹膜炎,蛔虫堵塞致无效减压,胃管结扎致拔管困难等。③能进流质时,同时服用抗酸剂、西咪替丁等药物治疗。禁用抗胆碱能药物。

对并发症观察经处理后病情是否好转,若未见改善,做好手术准备,考虑外科手术。

第四节　肝硬化

肝硬化是长期肝细胞坏死继发广泛纤维化伴结节形成的结果。一种或多种致病因子长期或反复损伤肝实质,致使肝细胞弥漫性变性、坏死和再生,进而引起肝脏结缔组织弥漫性增生和肝细胞再生,最后导致肝小叶结构破坏和重建,肝内血液循环发生障碍。肝功能损害和门脉高压为本病的主要临床表现,晚期常出现严重的并发症。

肝硬化是世界性疾病,所有种族、不论国籍、年龄或性别均可罹患。男性和中年人易罹患。在我国主要为肝炎后肝硬化。血吸虫病性、单纯乙醇性、心源性、胆汁性肝硬化均少见。

一、病因

引起肝硬化的病因很多,以病毒性肝炎最为常见。同一病例可由一种、两种或两种以上病因同时或先后作用引起,有些病例则原因不明。

(一)病毒性肝炎

病毒性肝炎经慢性活动性肝炎阶段逐步演变为肝硬化,称为肝炎后肝硬化。乙型肝炎和丙型肝炎常见,甲型肝炎一般不发展为肝硬化。由急性或亚急性重型肝炎演变的肝硬化称为坏死后肝硬化。

(二)寄生虫感染

感染血吸虫病时,大量血吸虫卵进入肝窦前的门脉小血管内,刺激结缔组织增生引起门脉高压。肝细胞的坏死和增生一般不明显,没有肝细胞的结节再生。但如伴发慢性乙型肝炎,其结果多为混合结节型肝硬化。

(三)酒精中毒

主要由酒精的中间代谢产物(乙醛)对肝脏的直接损害引起。酗酒引起长期营养失调,使肝脏对某些毒性物质的抵抗力降低,在发病机制上也起一定作用。

(四)胆汁淤积

肝外胆管阻塞或肝内胆汁淤积持续存在时,高浓度的胆酸和胆红素对肝细胞有损害作用,久之可发展为肝硬化。由于肝外胆管阻塞引起的肝硬化称为继发性胆汁性肝硬化。由原因未明的肝内胆汁淤积引起的肝硬化称为原发性胆汁性肝硬化。

(五)循环障碍

慢性充血性心力衰竭、缩窄性心包炎和各种病因引起肝小静脉阻塞综合征等,导致肝脏充血、肝细胞缺氧,引起小叶中央区肝细胞坏死及纤维组织增生,最终发展为肝硬化。

(六)药物和化学毒物

长期服用某些药物如双醋酚汀、辛可芬、异烟肼、甲基多巴、PAS和利福平等或反复接触化学毒物如四氯化碳、磷、砷、氯仿等均可损伤肝脏,引起中毒性肝炎,最后演变为肝硬化。

(七)遗传和代谢性疾病

血友病、肝豆状核变性、半乳糖血症、糖原贮积等遗传代谢性疾病,亦可发展为肝硬化,称之代谢性肝硬化。

(八)慢性肠道感染和营养不良

慢性菌痢、溃疡性结肠炎等常引起消化和吸收障碍,发生营养不良,同时肠内的细菌毒素及蛋白质腐败的分解产物等经门静脉到达肝内,引起肝细胞损害,演变为肝硬化。

(九)隐匿性肝硬化

病因难以肯定的称为隐匿性肝硬化,其中很大部分病例可能与隐匿性无黄疸型肝炎有关。

二、临床表现

肝硬化的病程一般比较缓慢,可能隐伏数年至数十年之久。由于肝脏具有很强的代偿功能,因此,早期临床表现常不明显或缺乏特征性。肝硬化的临床分期为肝功能代偿期和肝功能失代偿期。

(一)肝功能代偿期

一般症状较轻,缺乏特征性。常有乏力、食欲减退、消化不良、恶心、厌油、腹胀、中上腹隐痛或不适及腹泻,部分有踝部水肿、鼻衄、齿龈出血等。上述症状多呈间歇性,常因过度疲劳而发病,经适当休息及治疗可缓解。体征一般不明显,肝脏可轻度肿大,无或有轻度压痛,部分患者可有脾脏肿大。肝功能检查结果多在正常范围内或有轻度异常。

(二)肝功能失代偿期

随着疾病的进展,症状逐渐明显,肝脏常逐渐缩小,质变硬。临床表现主要是肝功能减退和门脉高压。

1.肝功能减退

(1)营养障碍:表现为消瘦、贫血、乏力、水肿、皮肤干燥而松弛、面色灰暗、黝黑、口角炎、毛发稀疏无光泽等。

(2)消化道症状:早期出现的食欲不振、腹胀、恶心、腹泻等消化道症状逐渐明显,稍进油腻肉食,即引起腹泻。部分患者还可出现轻度黄疸。

(3)出血倾向:轻者有鼻衄、齿龈出血,重者有胃肠道黏膜弥漫性出血及皮肤紫癜。这与肝脏合成凝血因子减少、脾大及脾功能亢进引起血小板减少有关。毛细血管脆性增加是出血倾向的附加因素。

(4)发热:部分患者可有低热,多为病变活动及肝细胞坏死时释出的物质影响体温调节中枢所致。此类发热用抗生素治疗无效,只有肝病好转时才能消失。如持续发热或高热,则提示合并有感染、血栓性门静脉炎、原发性肝癌等。

(5)黄疸:表现为巩膜浅黄、尿色黄。如巩膜甚至全身皮肤黏膜呈深度金黄色,应考虑有肝硬化伴肝内胆汁瘀积的可能。

(6)内分泌功能失调的表现:肝对雌激素灭活作用减退导致脸、颈、肩、手背及上胸处的蜘蛛痣及(或)毛细血管扩张。肝掌表现为大、小鱼际和指尖斑点状发红,加压后褪色。可出现男性乳房发育、睾丸萎缩、性功能减退,女性月经不调、闭经、不孕等。皮肤色素沉着,面色污黑、晦暗,可能由继发性肾上腺皮质功能减退所致,也可能与肝脏不能代谢黑色素有关。继发性醛固酮、抗利尿激素增加导致水、钠潴留,尿量减少,对浮肿与腹水的形成亦起重要促进作用。

2.门脉高压症

在肝硬化发展过程中,肝细胞的坏死、再生结节的形成、结缔组织增生和肝细胞结构的改建,使肝静脉小分支闭塞、扭曲,门静脉血流障碍,导致门脉压力增高。

(1)脾肿大及脾功能亢进:门脉压力增高时,脾脏瘀血、纤维结缔组织及网状内皮细胞增生,使脾脏肿大(多为正常的2～3倍,部分可平脐或达脐下)。脾肿大时常伴有脾功能亢进,表现为末梢血中白细胞和血小板减少,红细胞也可减少。胃底静脉破裂出血时脾缩小,输血、补液后渐增大。关于脾功能亢进的原因,可能由于增生的网状内皮细胞对血细胞的吞噬、破坏作用加强;或由于脾脏产生某些体液因素抑制骨髓造血功能或加速血细胞的破坏。

(2)侧支循环的形成:因门静脉回流受阻,门静脉与腔静脉间的吻合支渐次扩张开放,形成侧支循环。胃冠状静脉与食管静脉丛吻合,形成食管下段和胃底静脉曲张。这些静脉位于黏膜下疏松组织中,常由于腹内压突然增高或消化液反流侵蚀及食物的摩擦而破裂出血。脐旁静脉与脐周腹壁静脉沟通,形成脐周腹壁静脉曲张,有时该处可听到连续的静脉杂音。直肠上静脉与直肠中、下静脉吻合扩张形成内痔。门静脉回流受阻时,侧支循环血流方向。

(3)腹水:腹水的产生表明肝硬化病情较重。初起时有腹胀感,体检可发现移动性浊音(腹水量>500mL)。大量腹水可使横膈抬高而致呼吸困难和心悸,腹部膨隆,腹壁皮肤张紧发亮,有移动性浊音和水波感。腹内压力明显增高时,脐可突出而形成脐疝。在腹水出现的同时,常可发生肠胀气。部分腹水患者伴有胸腔积液,其中以右侧多见,两侧者较少。胸腔积液系腹水通过横膈淋巴管进入胸腔所致。腹水为草黄色漏出液。腹水形成的主要因素有:清蛋白合成减少,蛋白质摄入和吸收障碍,当血浆清蛋白<(23～30)g/L时,血浆胶体渗透压降低,促使血浆外渗;门脉压力增高至2.94～5.88 kPa(正常约为0.785～1.18 kPa),腹腔毛细血管的滤过压增高,组织液回吸收减少而漏入腹腔;进入肝静脉血流受阻使肝淋巴液增加与回流障碍,淋巴管内压增高,造成大量淋巴液从肝包膜及肝门淋巴管溢出;肝脏对醛固酮、抗利尿激素灭活作用减退;腹水形成后循环血容量减少,通过肾小球旁器使肾素分泌增加,产生肾素-血管紧张素-醛固酮系统反应,醛固酮分泌增多,导致肾远曲小管水钠潴留作用加强,腹水进一步加重。

(4)食管和胃底曲张静脉破裂出血:是门脉高压症的主要并发症,死亡率为30%～60%。当门静脉压力超过下腔静脉压力达1.47～1.60 kPa时,曲张静脉就可发生出血。曲张静脉大者比曲张静脉小者更易破裂出血。最常见的表现是呕血。出血可以是大量的,并迅速发生休克;也可自行停止,以后复发。偶尔仅表现为便血或黑便。

3.肝肾综合征

肝肾综合征(功能性肾衰)指严重肝病患者出现肾功能不良,并排除其他引起肾功不良的原因。肝肾综合征的发病机制尚未明确。肝肾综合征通常见于严重的肝脏疾病患者。主要表现为少尿、蛋白尿、尿钠低(<10 mmol/L),尿与血浆肌酐比值≥30:1,尿与血浆渗透压比值>1。这些尿的改变与急性肾小管坏死不同。肾功能损害的发展不一,一些患者于数日内肾功能完全丧失,另一些患者血清肌酐随肝脏功能逐渐恶化而缓慢上升达数周之久。

4.肝性脑病

肝性脑病指肝脏功能衰竭而导致代谢紊乱、中枢神经系统功能失调的综合征。是晚期肝硬化的最严重表现,也是常见致死原因。临床上以意识障碍和昏迷为主要表现。

肝硬化是肝性脑病的最主要原发病因。常见的诱发因素有:上消化道出血,感染,摄入高蛋白饮食、含氮药物、大量利尿或放腹水、大手术、麻醉、安眠药和饮酒等。肝性脑病的发病机制尚未明了。主要有氨和硫醇中毒学说,假性神经介质学说、γ-氨基丁酸能神经传导功能亢进等学说。

临床上按意识障碍、神经系统表现和脑电图改变分为四期(表8-2)。

表 8-2　肝性脑病分期

分　期	精神状况	运动改变
亚临床期	常规检查无变化;完成工作或驾驶能力受损	完成常规精神运动试验或床边实验,如画图或数字连接的能力受损
Ⅰ期(前驱期)	思维紊乱、淡漠、激动、不安、睡眠紊乱	细震颤,协调动作缓慢,扑翼样震颤
Ⅱ期(昏迷前期)	嗜睡、昏睡、定向障碍、行为失常	扑翼样震颤,发音困难,初级反射出现
Ⅲ期(昏睡期)	思维显著紊乱,言语费解	反射亢进,巴宾斯基征,尿便失禁,肌阵挛,过度换气
Ⅳ期(昏迷期)	昏迷	去大脑体位,短促的眼头反射,疼痛刺激反应早期存在,进展为反应减弱和刺激反应消失

肝性脑病患者呼气中常具有一种类似烂苹果样臭味,这与肝脏不能分解甲硫氨酸中间产物二甲基硫和甲基硫醇有关,肝臭可在昏迷前出现,是一种预后不良的征象。

5.其他

肝硬化患者常因抵抗力降低,并发各种感染,如支气管炎、肺炎、自发性腹膜炎、结核性腹膜炎、尿路感染等。腹膜炎发生的机制可能是细菌通过血液或淋巴液播散入腹腔,并可穿过肠壁而入腹腔。腹水患者易于发生,死亡率高,早期诊断非常重要。自发性腹膜炎起病较急者常为腹痛和腹胀。起病缓者则多为低热或不规则的发热,伴有腹部隐痛、恶心、呕吐及腹泻。体检可发现腹膜刺激征,腹水性质由漏出液转为渗出液。

长期低钠盐饮食,利尿及大量放腹水易发生低钠血症和低钾血症。长期使用高渗葡萄糖溶液与肾上腺糖皮质激素、呕吐及腹泻亦可使钾、氯减少,而产生低钾、低氯血症,并致代谢性碱中毒和肝性脑病。

(三)肝脏体征

肝脏大小不一,早期肝脏肿大,质地中等或中等偏硬,晚期缩小、坚硬、表面呈颗粒状或结节状。一般无压痛,但在肝细胞进行性坏死或并发肝炎或肝周围炎时,则可有触痛与叩击痛。肝边缘锐利提示无炎症活动,边缘圆钝表明有炎症、水肿、脂肪浸润或纤维化。肝硬化时右叶下缘不易触及而左叶增大。

三、检查

(一)血常规

白细胞和血小板明显减少。失血、营养障碍、叶酸及维生素 B_{12} 缺乏导致缺铁性或巨幼红细胞性贫血。

(二)肝功能检查

早期蛋白电泳即显示球蛋白增高,而清蛋白到晚期才降低。絮状及浊度试验在肝功能代偿期可正常或轻度异常,而在失代偿期多为异常。失代偿期转氨酶活力可呈轻、中度升高,一般以 SGPT 活力升高较显著,肝细胞有严重坏死时,则 SGOT 活力常高于 SGPT。

静脉注射磺溴酞 5 mg/kg 体重 45 分钟后,正常人血内滞留量应低于 5%,肝硬化时多有不同程度的增加。磺溴酞可有过敏反应,检查前应作皮内过敏试验。吲哚菁青绿亦是一种染料,一般静脉注射0.5 mg/kg体重 15 分钟后,正常人血中滞留量<10%,肝硬化尤其是结节性肝硬化患者的潴留值明显增高,约在 30% 以上。本试验为诊断肝硬化的最好的方法,比溴磺酞试验更敏感,更安全可靠。

肝功能代偿期,血中胆固醇多正常或偏低;失代偿期,血中胆固醇下降,特别是胆固醇酯部分常低于正常水平。凝血酶原时间测定在代偿期可正常,失代偿期则呈不同程度延长,虽注射维生素 K 亦不能纠正。

(三)影像学检查

B 型超声波检查可探查肝、脾大小及有无腹水。可显示脾静脉和门静脉增宽,有助于诊断。食管静脉曲张时,吞钡 X 线检查可见蚯蚓或串珠状充盈缺损,纵行黏膜皱襞增宽。胃底静脉曲张时,可见菊花样充盈缺损。放射性核素肝脾扫描可见肝摄取减少、分布不规则,脾摄取增加,脾脏增大可明显显影。

(四)纤维食管镜

纤维食管镜检查可见食管钡餐检查阴性的食管静脉曲张。

(五)肝穿刺活组织检查

肝活组织检查常可明确诊断,但此为创伤性检查,仅在临床诊断确有困难时才选用。

(六)腹腔镜检查

可直接观察肝脏表面、色泽、边缘及脾脏等改变,并可在直视下进行有目的穿刺活组织检查,对鉴别肝硬化、慢性肝炎和原发性肝癌以及明确肝硬化的病因很有帮助。

四、基本护理

(一)观察要点

一般症状和体征的观察:观察患者全身情况,有无消瘦、贫血、乏力、面色灰暗黝黑、口角炎、毛发稀疏无光泽等营养障碍表现。观察皮肤黏膜、巩膜有无黄染,尿色有无变化。注意蜘蛛痣、杵状指、色素沉着、肝臭、水肿、男性乳房发育等体征。了解有无肝区疼痛、食欲缺乏、厌油、恶心、呕吐、排便不规则、腹胀等消化道症状。

(二)并发症的观察

1.门脉高压症

观察腹水、腹胀和其他压迫症状,腹壁静脉曲张、痔出血、贫血以及鼻衄、齿龈出血、瘀点、瘀斑、呕血、黑便。

2.腹水

观察尿量、腹围、体重变化和有无水肿。

3.肝性脑病

注意意识和精神活动,有无嗜睡、昏睡、昏迷、定向障碍、胡言乱语,有无睡眠节律紊乱和扑翼样震颤。

(三)一般护理

1.合理的休息

研究证明卧位与站立时肝脏血流量有明显差异,前者比后者多40%以上。因此合理的休息既可减少体能消耗,又能降低肝脏负荷,增加肝脏血流量,防止肝功能进一步受损和促进肝细胞恢复。肝功能代偿期患者应适当减少活动和工作强度,注意休息,避免劳累。若病情不稳定、肝功能试验异常,则应减少活动,充分休息。有发热、黄疸、腹水等表现的失代偿患者,应以卧床休息为主,并保证充足的睡眠。

2.正确的饮食

饮食营养是改善肝功能的基本措施之一。正确的进食和合理的营养,能促进肝细胞再生,反之则会加重病情,诱发上消化道出血、肝昏迷、腹泻等。肝硬化患者应以高热量、高蛋白、高维生素且易消化的食物为宜。适当限制动物脂肪的摄入。不食增加肝脏解毒负荷的食物和药物。一般要求每日总热量在10.46~12.55 kJ(2.5~3.0 kcal)。蛋白质每日 100~150 g,蛋白食物宜多样化、易消化、含有丰富的必需氨基酸。脂肪每日 40~50 g。要有足量的维生素 B、维生素 C 等。为防便秘,可给含纤维素多的食物。肝功能显著减退的晚期患者或有肝昏迷先兆者给予低蛋白饮食,限制蛋白每日在 30 g 左右。伴有腹水者按病情给予低盐(每日 3~5 g)和无盐饮食。腹水严重时应限制每日的入水量。黄疸患者补充胆盐。禁忌饮酒、咖啡、烟草和高盐食物。避免有刺激性及粗糙坚硬的食物,进食时应细嚼慢咽,以防引起食管或胃底静脉破裂出血。教育患者和家属认识到正确饮食和合理营养的意义,并且理解饮食疗法必须长期持续,要有耐心和毅力,使患者能正确的掌握、家属能予以监督。

(四)心理护理

肝硬化患者病程漫长,久治不愈,尤其进入失代偿期后,患者心身遭受很大痛苦,承受的心理压力大,心理变化也大,因此在常规治疗护理中更应强调心理护理,须做好以下几方面:①保持病房的整洁、安静、舒适,从视、听、嗅、触等方面消除不良刺激,使患者在生活起居感到满意。②对病情稳定者,要主动指导患者和家属掌握治疗性自我护理方法,包括通过多种形式宣教有关医疗知识,消除他们恐惧悲观感,树立信心;帮助分析并发症发生的诱因,增强患者预防能力;对心理状态稳定型患者可客观地介绍病情及检查化验结果,以取得其配合。③对病情反复发作者,要热情帮助其恢复生活自理能力,增加战胜疾病的信心。对忧郁悲观型患者应予极大的同情心,充分理解他们,帮助他们解决困难。对怀疑类型的患者应明确告知诊断无误,客观介绍病情,并使其冷静面对现实。④根据病情需要适当安排娱乐活动。

(五)药物治疗的护理

严重患者特别是老年患者进食少时。可静脉供给能量,以补充机体所需。研究表明,约80%~100%的肝硬化患者存在程度不同的蛋白质能量营养不足。因此老年人按每日每千克体重摄入 1.0 g 蛋白质作为基础要量,附加由疾病相关因素造成的额外丢失。补充蛋白质(氨基酸)时,应提供以必需氨基酸为主的氨基酸溶液。若肝功损害严重,则以含丰富支链氨基酸(45%)的溶液作为氨源为佳。目前冰冻血浆的使用越来越广泛,使用过程中应注意掌握正确的融化方法和输注不良反应的观察。一般融化后不再复冻。

使用利尿剂时,应教会患者正确服用利尿药物。通常需向患者讲述常用利尿药的作用及不良反应。指导患者掌握利尿药观察方法,如体重每日减少 0.5 kg,尿量每日达 2000~2500mL,腹围逐渐缩小。

第五节　急性胰腺炎

急性胰腺炎是常见的急腹症之一,为胰酶对胰脏本身自身消化所引起的化学性炎症。胰腺病变轻重不等,轻者以水肿为主,临床经过属自限性,一次发作数日后即可完全恢复,少数呈复发性急性胰腺炎;重者胰腺出血坏死,易并发休克、胰假性囊肿和脓肿等,死亡率高达 25%~40%。

关于急性胰腺炎的发生率,目前尚无精确统计。国内报告急性胰腺炎患者占住院患者的 0.32%~2.04%。本病患者一般女多于男,患者的平均年龄 50~60 岁。职业以工人多见。

一、病因及发病机制

胰腺是一个其有内、外分泌功能的实质性器官,胰腺的腺泡分泌胰液(外分泌),对食物的消化起重要作用;而散在地分布在胰腺内的胰岛,其功能细胞主要分泌胰岛素和胰高糖素(内分泌)。正常情况下,当胰液中无活力的胰蛋白酶原等进入十二指肠时,在碱性环境中被胆汁和十二指肠液中的肠激酶激活,成为具有消化能力的胰蛋白酶。在胆总管、胰管、壶腹部炎症、梗阻等病理情况下,多种胰酶在胰腺内被激活,并大量溢出管壁及腺泡壁外,导致胰腺自身消化,引起水肿、出血、坏死等,而产生急性胰腺炎。

引起急性胰腺炎的病因甚多。常见病因为胆管疾病、酗酒。急性胰腺炎的各种致病相关因素(表 8-3)。

表 8-3　急性胰腺炎致病相关因素

梗阻因素	①胆管结石。②乏特氏壶腹或胰腺肿瘤。③寄生虫或肿瘤使乳头阻塞。④胰腺分离现象并伴副胰管梗阻。⑤胆总管囊肿。⑥壶腹周围的十二指肠憩室。⑦奥狄氏括约肌压力增高。⑧十二指肠袢梗阻
毒素	①乙醇。②甲醇。③蝎毒。④有机磷杀虫剂
药物	①肯定有关(有重要试验报告)硫唑嘌呤/6-巯基嘌呤、丙戊酸、雌激素、四环素、甲硝唑、呋喃妥因、呋塞米、磺胺、甲基多巴、阿糖胞苷、西咪替丁。②不一定有关(无重要试验报告)噻嗪利尿剂、依他尼酸、苯乙双胍、普鲁卡因胺、氯噻酮、L-门冬酰胺酶、对乙酰氨基酚
代谢因素	①高甘油三酯血症。②高钙血症
外伤因素	①创伤-腹部钝性伤。②医源性——手术后、内镜下括约肌切开术、奥狄氏括约肌测压术
先天性因素	
感染因素	①寄生虫——蛔虫、华支睾吸虫。②病毒——流行性腮腺炎、甲型肝炎、乙型肝炎、柯萨奇 B 病毒、EB 病毒。③细菌——支原体、空肠弯曲菌
血管因素	①局部缺血——低灌性(如心脏手术)。②动脉粥样硬化性栓子。③血管炎——系统性红斑狼疮、结节性多发性动脉炎、恶性高血压
其他因素	①穿透性消化性溃疡。②十二指肠克罗恩病。③妊娠有关因素。④儿科有关因素 Reye's 综合征、囊性纤维化特发性

(一)梗阻因素

胆石症常是老年人急性胰腺炎首次发作的原因,老年女性特别常见。一般认为是在胆石一过性阻塞胰管开口处或紧邻此开口处的胆总管时发生。如在胆石性胰腺炎发作后立即仔细收集和检查粪便,常常可以找到胆结石。胆石症引起胰腺炎的机制尚不清楚。可能是乏特氏壶腹被胆石阻塞,引起胆汁反流入胰管,损伤胰腺实质。也有认为是胰管一过性梗阻而无胆汁反流。

有人认为副乳头的先天畸形和狭窄必然引起胰腺炎。奥狄氏括约肌压力增高是急性胰腺炎反复发作的原因之一,据此内镜下括约肌切开术治疗已获得良好效果。胰小管或壶腹周围的小肿瘤也能引起胰腺炎。

(二)毒素和药物因素

乙醇、甲醇、蝎毒和有机磷杀虫剂等均可引起急性胰腺炎。

药物诱发的胰腺炎通常与对药物的超敏有关而与剂量无关。其特点是在接触药物的第一个月内发生,通常病情轻且有自限性。与成人胰腺炎发病有关的药物最常见的是硫唑嘌呤及其类似物 6-巯基嘌呤。应用这类药物的个体中有 3%~5% 发生胰腺炎,引起儿童胰腺炎最常见的药物是丙戊酸。

(三)代谢因素

甘油三酯水平超过 11.3 mmol/L 时,易发中至重度的急性胰腺炎。如其水平降至 5.65 mmol/L 以下,反复发作次数可明显减少。各种原因引起的高钙血症亦易发生急性胰腺炎。

(四)外伤因素

胰腺的创伤或手术都可引起胰腺炎。内窥镜逆行胰胆管造影所致创伤也可引起胰腺炎,发生率为 1%~5%。

(五)先天性因素

胰腺炎的易感性呈常染色体显性遗传。临床特点是儿童或青年期起病,逐渐演变成慢性胰腺炎和胰功能不全。胰腺结石可显著。少数家族还合并有氨基酸尿症。

(六)感染因素

血管功能不全(低容量灌注,动脉粥样硬化)和血管炎可能因减少胰腺血流而引起或加重胰腺炎。

二、临床表现

急性胰腺炎的临床表现和病程,取决于其病因、病理类型和治疗是否及时。水肿型胰腺炎一般 3~5 天内症状即可消失,但常有反复发作。如症状持续一周以上,应警惕已演变为出血坏死型胰腺炎。出血坏死型胰腺炎亦可在一开始时即发生,呈暴发性经过。

(一)腹痛

为本病最主要表现,约见于 95% 急性胰腺炎病例,多数突然发作,常在饱餐和饮酒后发生。轻重不一,轻者上腹钝痛,患者常能忍受,重者呈腹绞痛、钻痛或刀割痛。疼痛常呈持续性伴阵发性加剧。疼痛的部位可因病变的部位不同而异,通常在上中腹部。如炎症以胰头部为主,疼痛常在右上腹及中上腹部;如炎症以胰体、尾部为主,常为中上腹及左上腹疼痛,并向腰背放射。疼痛在弯腰或起坐前倾时可减轻。病情轻者腹痛 3~5 天缓解;出血坏死型的病情发展较快,腹痛延续较长。由于渗出液扩散至腹腔,腹痛可弥漫至全腹。极少数患者尤其年老体弱者可无腹痛或极轻微痛。

腹肌常紧张,并可有反跳痛。但不像消化道穿孔时表现的肌强硬,如检查者将手紧贴于患者腹部,仍可能按压下去。有时按压腹部反可使腹痛减轻。腹痛发生的原因是胰管扩张;胰腺炎症、水肿;渗出物、出血或胰酶消化产物进入后腹膜腔,刺激腹腔神经丛;化学性腹膜炎;胆管和十二指肠痉挛及梗阻。

(二)恶心、呕吐

84％的患者有频繁恶心和呕吐,常在进食后发生。呕吐物多为胃内容物,重者含胆汁甚至血样物。呕吐是机体对腹痛或胰腺炎症刺激的一种防御性反射。呕吐后,进入十二指肠的胃酸减少,从而减少胰泌素及缩胆素的释放,减少了胰液胰酶的分泌。

(三)发热

大多数患者有中度以上发热,少数可超过 39.0 ℃,一般持续 3～5 天。发热系胰腺炎症或坏死产物进入血循环,作用于中枢神经系统体温调节中枢所致。多数发热患者中找不到感染的证据,但如果高热不退强烈提示合并感染或并发胰腺脓肿。

(四)黄疸

黄疸可于发病后 1～2 天出现,常为暂时性阻塞性黄疸。黄疸的发生主要由于肿大的胰头部压迫了胆总管所致。合并存在的胆管病变如胆石症和胆管炎症亦是黄疸的常见原因。少数患者后期可因并发肝损害而引起肝细胞性黄疸。

(五)低血压及休克

出血坏死型胰腺炎常发生低血压和休克。患者烦躁不安,皮肤苍白、湿冷、呈花斑状,脉细弱,血压下降,少数可在发病后短期内猝死。发生休克的机制主要有:

(1)胰血管舒缓素原释放,被胰蛋白酶激活后致血浆中缓激肽生成增多。缓激肽可引起血管扩张,毛细血管通透性增加,使血压下降。

(2)血液和血浆渗出到腹腔或后腹膜腔,引起血容量不足,这种体液丧失量可达血容量的 30％。

(3)腹膜炎时大量体液流入腹腔或积聚于麻痹的肠腔内。

(4)呕吐丢失体液和电解质。

(5)坏死的胰腺释放心肌抑制因子使心肌收缩不良。

(6)少数患者并发肺栓塞、胃肠道出血。

(六)肠麻痹

肠麻痹是重型或出血坏死型胰腺炎的主要表现。初期,邻近胰腺的上腹部可见扩张的充气肠祥,后期则整个肠道均发生肠麻痹性梗阻。临床上以高度腹胀、肠鸣音消失为主要表现。肠麻痹可能是肠管对腹膜炎的一种反应。另外,炎症的直接作用,血管和循环的异常、低钠和低钾血症,肠壁神经丛的损害也是肠麻痹发生的重要促发因素。

(七)腹水

胰腺炎时常有少量腹水,由胰腺和腹膜在炎症过程中液体渗出或漏出所致。淋巴管受阻塞或不畅可能也起作用。偶尔出现大量的顽固性腹水,多由于假性囊肿中液体外漏引起。胰性腹水中淀粉酶含量甚高,以此可以与其他原因的腹水区别。

(八)胸膜炎

常见于严重病例,系腹腔内炎性渗出透过横膈微孔进入胸腔所引起的炎性反应。

(九)电解质紊乱

胰腺炎时,机体处于代谢紊乱状态,可以发生电解质平衡失调,血清钠、镁、钾常降低。特别是血钙降低,约见于 25% 的病例,常低于 2.25 mmol/L(9 mg/dL),如低于 1.75 mmol/L(7 mg/dL)提示预后不良。血钙下降的原因是大量钙沉积于脂肪坏死区,同时胰高糖素分泌增加刺激,降钙素分泌,抑制了肾小管对钙的重吸收。

(十)皮下瘀血斑

出血坏死型胰腺炎,因血性渗出物透过腹膜后渗入皮下,可在肋腹部形成蓝绿-棕色血斑,称为 Grey-Turner 征;如在脐周围出现蓝色斑,称为 Cullen 征。此两种征象无早期诊断价值,但有确诊意义。

三、并发症

急性水肿型胰腺炎很少有并发症发生,而急性出血坏死型则常出现多种并发症。

(一)局部并发症

1.胰脓肿形成

出血坏死型胰腺炎起病 2～3 周以后,如继发细菌感染,于胰腺内及其周围可有脓肿形成。检查局部有包块,全身感染中毒症状。

2.胰假性囊肿

系由胰液和坏死组织在胰腺本身或其周围被包裹而成。常发生于出血坏死型胰腺炎起病后 3～4 周,多位于胰体尾部。囊肿可累及邻近组织,引起相应的压迫症状,如黄疸、门脉高压、肠梗阻、肾盂积水等。囊肿穿破可造成胰源性腹水。

3.胰性腹膜炎

含有活性胰酶的渗出物进入腹腔,可引起化学性腹膜炎。腹腔内出现渗出性腹水。如继发感染,则可引起细菌性腹膜炎。

4.其他

胰局部炎症和纤维素性渗出可累及周围脏器,引起脾周围炎、脾梗阻、脾粘连、结肠粘连(常见为脾曲综合征)、小肠坏死出血及肾周围炎。

(二)全身并发症

1.败血症

常见于胰腺炎并发胰腺脓肿时,死亡率甚高。病原体大多数为革兰阴性杆菌,如大肠杆菌、产碱杆菌、产气杆菌、铜绿假单胞菌等。患者表现为持续高热,白细胞升高,以及明显的全身毒性症状。

2.呼吸功能不全

因腹胀、腹痛,患者的膈运动受限,加之磷脂酶 A 和在该酶作用下生成的溶血卵磷脂对肺泡的损害,可发生肺炎、肺瘀血、肺水肿、肺不张和肺梗死,患者出现呼吸困难,血氧饱和度降低,严重者发生急性呼吸窘迫综合征。

3.心律失常和心功能不全

因有效血容量减少和心肌抑制因子的释放,导致心肌缺血和损害,临床上表现为心律失常和急性心衰。

4.急性肾衰

出血坏死型胰腺炎晚期,可因休克、严重感染、电解质紊乱和播散性血管内凝血而发生急性肾衰。

5.胰性脑病

出血坏死型胰腺炎时,大量活性蛋白水解酶、磷脂酶 A 进入脑内,损伤脑组织和血管,引起中枢神经系统损害综合征,称为胰性脑病。偶可引起脱髓鞘病变。患者可出现谵妄、意识模糊、昏迷、烦躁不安、抑郁、恐惧、妄想、幻觉、语言障碍、共济失调、震颤、反射亢进或消失及偏瘫等。脑电图可见异常。某些患者昏迷系并发糖尿病所致。

6.消化道出血

可为上消化道或下消化道出血。上消化道出血主要为胃黏膜炎性糜烂或应激性溃疡,或因脾静脉阻塞引起食管静脉破裂。下消化道出血则由于结肠本身或结肠血管受累所致。近年来发现胰腺炎时可发生胃肠型微动脉瘤,瘤破裂后可引起大出血。

7.糖尿病

约于 5%～35% 的患者在病程中出现糖尿病,常见于暴发性坏死型胰腺炎患者,系由 B 细胞遭到破坏,胰岛素分泌下降;A 细胞受刺激,胰高糖素分泌增加所致。严重病例可发生糖尿病酮症酸中毒和糖尿病昏迷。

8.慢性胰腺炎

重症胰腺炎病例可因胰腺泡大量破坏而并发胰外分泌功能不全,演变成慢性胰腺炎。

9.猝死

见于极少数病例,由胰腺-心脏性反应所致。

四、检查

实验室检查对胰腺炎的诊断具有决定性意义,一般对水肿型胰腺炎,检测血清淀粉酶和尿淀粉酶已足够,对出血坏死型胰腺炎,则需检查更多项目。

(一)淀粉酶测定

血清淀粉酶常于起病后 2～6 小时开始上升,12～24 小时达高峰。一般大于 500 U。轻者 24～72 小时即可恢复正常,最迟不超过 3～5 天。如血清淀粉酶持续增高达 1 周以上,常提示有胰管阻塞或假性囊肿等并发症。病情严重度与淀粉酶升高程度之间并不一致,出血坏死型胰腺炎,因胰腺泡广泛破坏,血清淀粉酶值可正常甚至低于正常。若无肾功能不良,则尿淀粉酶常明显增高,一般在血清淀粉酶增高后 2 小时开始增高,维持时间较长,在血清淀粉酶恢复正常后仍可增高。尿淀粉酶下降缓慢,为时可达 1～2 周,故适用于起病后较晚入院的患者。

胰淀粉酶分子量约 55 000 D,易通过肾小球。急性胰腺炎时胰腺释放胰血管舒缓素,体内产生大量激肽类物质,引起肾小球通透性增加,肾脏对胰淀粉酶清除率增加,而对肌酐清除率无改变。故淀粉酶,肌酐清除率比率(cam/ccr)测定可提高急性胰腺炎的诊断特异性。正常人 cam/ccr 为 1.5%～5.5%。平均为 3.1%±1.1%,急性胰腺炎为 9.8%±1.1%,胆总管结石时为 3.2%±

0.3%。cam/ccr>5.5%即可诊断急性胰腺炎。

(二)血清胰蛋白酶测定

应用放射免疫法测定,正常人及非胰病患者平均为 400 ng/mL。急性胰腺炎时增高 10~40 倍。因胰蛋白酶仅来自胰腺,故具特异性。

(三)血清脂肪酶测定

血清脂肪酶正常范围为 0.2~1.5 U。急性胰腺炎时脂肪酶血中活性升高,常人于 1.7 U。该酶在病程中升高较晚,且持续时间较长,达 7~10 天。在淀粉酶恢复正常时,脂肪酶仍升高,故对起病后就诊较晚的急性胰腺炎病例有诊断价值。特别有助于与腮腺炎加以鉴别,后者无脂肪酶升高。

(四)血清正铁清蛋白(MHA)测定

腹腔内出血后,红细胞破坏释放的血红蛋白经脂肪酸和弹性蛋门酶作用,转变为正铁血红蛋白。正铁血红蛋白与清蛋白结合形成 MHA。出血坏死型胰腺炎起病 12 小时后血中 MHA即出现,而水肿型胰腺炎呈阴性,故可作该两型胰腺炎的鉴别。

(五)血清电解质测定

急性胰腺炎时血钙通常不低于 2.12 mmol/L。血钙<1.75 mmol/L。仅见于重症胰腺炎患者。低钙血症可持续至临床恢复后 4 周。如胰腺炎由高钙血症引起,则出现血钙升高。对任何胰腺炎发作期血钙正常的患者,在恢复期均应检查有无高钙血症存在。

(六)其他

测定 α_2 巨球蛋白、α_1 抗胰蛋白酶、磷脂酶 A_2、C-反应蛋白、胰蛋白酶原激活肽及粒细胞弹性蛋白酶等均有助于鉴别轻、重型急性胰腺炎,并能帮助病情判断。

五、护理

(一)休息

发作期绝对卧床休息,或取屈膝侧卧位等舒适体位,避免衣服过紧、剧痛而辗转不安者要防止坠床,保证睡眠,保持安静。

(二)输液

急性出血坏死型胰腺炎的抗休克和纠正酸碱平衡紊乱自入院始贯穿于整个病程中,护理上需经常、准确记录 24 小时出入量,依据病情灵活调节补液速度,保证液体在规定的时间内输完,每日尿量应>500mL。必要时建立两条静脉通道。

(三)饮食

饮食治疗是综合治疗中的重要环节。近来临床中发现,少数胰腺炎患者往往在有效的治疗后,因饮食不当而加重病情,甚至危及生命。采用分期饮食新法则取得较满意效果。胰腺炎的分期饮食分为禁食、胰腺炎Ⅰ号、胰腺炎Ⅱ号、胰腺炎Ⅲ号、低脂饮食五期。

1.禁食

绝对禁食可使胰腺安静休息,胰腺分泌减少至最低限度。患者需限制饮水,口渴者可含漱或湿润口唇。此期患者需静脉补充足够液体及电解质。禁食适用于胰腺炎的急性期,一般患者2~3 天,重症患者5~7 天。

2.胰腺炎Ⅰ号饮食

该饮食内不含脂肪和蛋白质。主要食物有米汤、果子水、藕粉、每日 6 餐,每次约 100mL,每日热量约为 1.4 kJ(334 卡),用于病情好转初期的试餐阶段。此期仍需给患者补充足够液体及电解质。Ⅰ号饮食适用于急性胰腺炎患者的康复初期,一般在病后 5～7 天。

3.胰腺炎Ⅱ号饮食

该饮食内含少量蛋白质,但不含脂肪。主要食物有小豆汤、果子水、藕粉、龙须面和少量鸡蛋清,每日 6 餐,每次约 200mL,每日热量约为 1.84 kJ。此期可给患者补充少量液体及电解质。Ⅱ号饮食适用于急性胰腺炎患者的康复中期(病后 8～10 天)及慢性胰腺炎患者。

4.胰腺炎Ⅲ号饮食

该饮食内含有蛋白质和极少量脂类。主要食物有米粥、小豆汤、龙须面、菜沫、鸡蛋清和豆油(5～10 g/d),每日 5 餐,每次约 400mL,总热量约为 4.5 kJ。Ⅲ号饮食适用于急、慢性胰腺炎患者康复后期,一般在病后 15 天左右。

5.低脂饮食

该饮食内含有蛋白质和少量脂肪(约 30 g),每日 4～5 餐,用于基本痊愈患者。

(四)营养

急性胰腺炎时,机体处于高分解代谢状态,代谢率可高于正常水平的 20%～25%,同时由于感染使大量血浆渗出。因此如无合理的营养支持,必将使患者的营养状况进一步恶化,降低机体抵抗力、延缓康复。

1.全胃肠外营养(TPN)支持的护理

急性胰腺炎特别是急性出血坏死型胰腺炎患者的营养任务主要由 TPN 来承担。TPN 具有使消化道休息、减少胰腺分泌、减轻疼痛、补充体内营养不良、刺激免疫机制、促进胰外漏自发愈合等优点。近来更有代谢调理学说认为通过营养支持供给机体所需的能源和氮源,同时使用药物或生物制剂调理体内代谢反应,可降低分解代谢,共同达到减少机体蛋白质的分解,保存器官结构和功能的目的。应用 TPN 时需严密监护,最初数日每 6 小时检查血糖、尿糖,每 1～2 天检测血钾、钠、氯、钙、磷;定期检测肝、肾功能;准确记录 24 小时出入量;经常巡视,保持输液速度恒定,不突然更换无糖溶液;每日或隔日检查导管、消毒插管处皮肤,更换无菌敷料,防止发生感染。一旦发生感染要立即拔管,尖端部分常规送细菌培养。TPN 支持一般经过 2 周左右的时间,逐渐过渡到肠道营养(EN)支持。

2.EN 支持的护理

EN 即从空肠造口管中滴入要素饮食,混合奶、鱼汤、菜汤、果汁等多种营养。EN 护理上要求:

(1)应用不能过早,一定待胃肠功能恢复、肛门排气后使用。

(2)EN 开始前 3 天,每 6 小时监测尿糖 1 次,每日监测血糖、电解质、酸碱度、血红蛋白、肝功能,病情稳定后改为每周 2 次。

(3)营养液浓度从 5%开始渐增加到 25%,多以 20%以下的浓度为宜。现配现用,4 ℃下保存。

(4)营养液滴速由慢到快,从 40mL/h(15～20 滴/分钟)逐渐增加到 100～120mL/h。由于小肠有规律性蠕动,当蠕动波近造瘘管时可使局部压力增高,甚至发生滴入液体逆流,因此在滴入过程中要随时调节滴速。

(5)滴入空肠的溶液温度要恒定在 40 ℃左右,因肠管对温度非常敏感,故需将滴入管用温水槽或热水袋加温,如果应用不当很容易发生腹胀、恶心、呕吐、腹痛、腹泻等症状。

(6)灌注时取半卧位,滴注时床头升高 45°,注意电解质补充,不足的部分可用温盐水代替。

3.口服饮食的护理

经过 3~4 周的 EN 支持,此时患者进入恢复阶段,食欲增加,护理上要指导患者订好食谱,少吃多餐,食物要多样化,告诫患者切不可暴饮暴食增加胰腺负担,防止再次诱发急性胰腺炎。

(五)胃肠减压

抽吸胃内容和胃内气体可减少胰腺分泌,防止呕吐。虽本疗法对轻—中度急性胰腺炎无明显疗效,但对并发麻痹性肠梗阻的严重病例,胃肠减压是不可缺少的治疗措施。减压同时可向胃管内间歇注入氢氧化铝凝胶等碱性药物中和胃酸,间接抑制胰腺分泌。腹痛基本缓解后即可停止胃肠减压。

(六)药物治疗的护理

1.镇痛解痉

予阿托品、654-2、普鲁苯辛、可待因、水杨酸、异丙嗪、哌替啶等及时对症处理减轻患者痛苦。据报道静脉滴注硫酸镁有一定镇痛效果。禁止单用吗啡止痛,因其可引起奥狄括约肌痉挛加重疼痛。抗胆碱能药亦不宜长期使用。

2.预防感染

轻症急性水肿型胰腺炎通常无须使用抗生素。出血坏死型易并发感染,应使用足量有效抗生素。处理时应按医嘱正确使用抗生素,合理安排输注顺序,保证体内有效浓度,保持患者体表清洁,尤其应注意口腔及会阴部清洁,出汗多时应尽快擦干并及时更换衣、裤等。

3.抑制胰腺分泌

抗胆碱能药物、制酸剂、H_2 受体拮抗剂、胰岛素与胰高糖素联合应用、生长抑素、降钙素、缩胆囊素受体拮抗剂(丙谷胺)等均有抑制胰腺分泌作用。使用时注意抗胆碱能药不能用于有肠麻痹者及老年人,H_2 受体拮抗剂可有皮肤过敏。

4.抗胰酶药物

早期应用抗胰酶药物可防止向重型转化和缩短病程。常用药有 FOY(Gabexate Meslate)、Micaclid、胞磷胆碱、6-氨基己酸等。使用前二者时应控制速度,药液不可溢出血管外,注意测血压,观察有无皮疹发生。对有精神障碍者慎用胞磷胆碱。

5.胰酶替代治疗

慢性胰功能不全者需长期用胰浸膏。每餐前服用效佳。注意观察少数患者可出现过敏和叶酸水平下降。

(七)心理护理

对急性发作患者应予以充分的安慰,帮助患者减轻或去除疼痛加重的因素。由于疼痛持续时间长,患者常有不安和郁闷而主诉增多,护理时应以耐心的态度对待患者的痛苦和不安情绪,耐心听取其诉说,尽量理解其心理状态。采用松弛疗法,皮肤刺激疗法等方法减轻疼痛。对禁食等各项治疗处理方法及重要意义向患者充分解释,关心、支持和照顾患者,使其情绪稳定、配合治疗,促进病情好转。

第六节　慢性胰腺炎

慢性胰腺炎是一种伴有胰实质进行性毁损的慢性炎症,我国以胆石症为常见原因,国外则以慢性酒精中毒为主要病因。慢性胰腺炎可伴急性发作,称为慢性复发性胰腺炎。由于本病临床表现缺乏特异性,可为腹痛、腹泻、消瘦、黄疸、腹部肿块、糖尿病等,易被误诊为消化性溃疡、慢性胃炎、胆管疾病、肠炎、消化不良、胃肠神经官能症等。本病虽发病率不高,但近年来有逐步增高的趋势。

一、病因

慢性胰腺炎的发病因素与急性胰腺炎相似,主要有胆管系统疾病、酒精、腹部外伤、代谢和内分泌障碍、营养不良、高钙血症、高脂血症、血管病变、血色病、先天性遗传性疾病、肝脏疾病及免疫功能异常等。

二、临床表现

慢性胰腺炎的症状繁多且无特异性。典型病例可出现五联症,即上腹疼痛、胰腺钙化、胰腺假性囊肿、糖尿病及脂肪泻。但是同时具备上述五联症的患者较少,临床上常以某一或某些症状为主要特征。

(一)腹痛

腹痛为最常见症状,见于 $60\%\sim100\%$ 的病例,疼痛常剧烈,并持续较长时间。一般呈钻痛或钝痛,绞痛少见。多局限于上腹部,放射至季肋下,半数以上病例放射至背部。疼痛发作的频度和持续时间不一,一般随着病变的进展,疼痛期逐渐延长,间歇期逐渐变短,最后整天腹痛。在无痛期,常有轻度上腹部持续隐痛或不适。

痛时患者取坐位,膝屈曲,压迫腹部可使疼痛部分缓解,躺下或进食则加重(这种体位称为胰体位)。

(二)体重减轻

是慢性胰腺炎常见的表现,见于 3/4 以上病例。主要由于患者担心进食后疼痛而减少进食所致。少数患者因胰功能不全、消化吸收不良或糖尿病而有严重消瘦,经过补充营养及助消化剂后,体重减轻往往可暂时好转。

(三)食欲减退

常有食欲欠佳,特别是厌油类或肉食。有时食后腹胀、恶心和呕吐。

(四)吸收不良

吸收不良表现疾病后期,胰脏丧失 90% 以上的分泌能力,可引起脂肪泻。患者有腹泻,大便量多、带油滴、恶臭。由于脂肪吸收不良,临床上也可出现脂溶性维生素缺乏症状。碳水化合物的消化吸收一般不受影响。

(五)黄疸

少数病例可出现明显黄疸(血清胆红素高达 20 mg/dL),由胰腺纤维化压迫胆总管所致,但更常见假性囊肿或肿瘤的压迫所致。

(六)糖尿病症状

2/3 的慢性胰腺炎病例有葡萄糖耐量减少,半数有显性糖尿病,常出现于反复发作腹痛持续几年以后。当糖尿病出现时,一般均有某种程度的吸收不良存在。糖尿病症状一般较轻,易用胰岛素控制。偶可发生低血糖、糖尿病酸中毒、微血管病变和肾病变。

(七)其他

少数病例腹部可扪及包块,易误诊为胰腺肿瘤。个别患者呈抑郁状态或有幻觉、定向力障碍等。

三、并发症

慢性胰腺炎的并发症甚多,一些与胰腺炎有直接关系,另一些则可能是病因(如酒精)作用的后果。

(一)假性囊肿

见于 9%～48% 的慢性胰腺炎患者。多数为单个囊肿。囊肿大小不一,表现多样。假性囊肿内胰液泄漏至腹腔,可引起胰性无痛性腹水,呈隐匿起病,腹水量甚大,内含高活性淀粉酶。

巨大假性囊肿,压迫胃肠道,可引起幽门或十二指肠近端狭窄,甚至压迫十二指肠空肠交接处和横结肠,引起不全性或完全性梗阻。假性囊肿破入邻近脏器可引起内瘘。囊肿内胰酶腐蚀囊肿壁内小血管可引起囊肿内出血,如腐蚀邻近大血管,可引起消化道出血或腹腔内出血。

(二)胆管梗阻

约 8%～55% 的慢性胰腺炎患者发生胆总管的胰内段梗阻,临床上有无黄疸不定。有黄疸者中罕有需手术治疗者。

(三)其他

酒精性慢性胰腺炎可合并存在酒精性肝硬化。慢性胰腺炎患者好发口腔、咽、肺、胃和结肠癌肿。

四、实验室检查

(一)血清和尿淀粉酶测定

慢性胰腺炎急性发作时血尿淀粉酶浓度和 Cam/Ccr 比值可一过性地增高。随着病变的进展和较多的胰实质毁损,在急性炎症发作时可不合并淀粉酶升高。测定血清胰型淀粉酶同工酶(Pam)可作为反映慢性胰腺炎时胰功能不全的试验。

(二)葡萄糖耐量试验

可出现糖尿病曲线。有报告慢性胰腺炎者中 78.7% 试验阳性。

(三)胰腺外分泌功能试验

在慢性胰腺炎时有 80%～90% 病例胰外分泌功能异常。

（四）吸收功能试验

最简便的是做粪便脂肪和肌纤维检查。

（五）血清转铁蛋白放射免疫测定

慢性胰腺炎血清转铁蛋白明显增高，特别对酒精性钙化性胰腺炎有特异价值。

五、护理

（一）体位

协助患者卧床休息，选择舒适的卧位。有腹膜炎者宜取半卧位，利于引流和使炎症局限。

（二）饮食

脂肪对胰腺分泌具有强烈的刺激作用并可使腹痛加剧。因此，一般以适量的优质蛋白、丰富的维生素、低脂无刺激性半流质或软饭为宜，如米粥、藕粉、脱脂奶粉、新鲜蔬菜及水果等。每日脂肪供给量应控制在 20～30 g，避免粗糙、干硬、胀气及刺激性食物或调味品。少食多餐、禁止饮酒。对伴糖尿病患者，应按糖尿病饮食进餐。

（三）疼痛护理

绝对禁酒、避免进食大量肉类饮食、服用大剂量胰酶制剂等均可使胰液与胰酶的分泌减少，缓解疼痛。护理中应注意观察疼痛的性质、部位、程度及持续时间，有无腹膜刺激征。协助取舒适卧位以减轻疼痛。适当应用非麻醉性镇痛剂，如阿司匹林、吲哚美辛、布洛芬、对乙酰氨基酚等非甾体抗炎药。对腹痛严重，确实影响生活质量者，可酌情使用麻醉性镇痛剂，但应避免长期使用，以免导致患者对药物产生依赖性。给药 20～30 分钟后须评估并记录镇痛药物的效果及不良反应。

（四）维持营养需要量

蛋白-热量营养不良在慢性胰腺炎患者是非常普遍的。进餐前 30 分钟为患者镇痛，以防止餐后腹痛加剧，使患者惧怕进食。进餐时胰酶制剂同食物一起服用，可以保证酶和食物适当混合，取得满意效果。同时，根据医嘱及时给予静脉补液，保证热量供给，维持水、电解质、酸碱平衡。严重的慢性胰腺炎患者和中至重度营养不良者，在准备手术阶段应考虑提供肠外或肠内营养支持。护理上需加强肠内、外营养液的输注护理，防止并发症。

（五）心理护理

因病程迁延，反复疼痛、腹泻等症状，患者常有消极悲观的情绪反应，对手术及预后的担心常引起焦虑和恐惧。护理上应关心患者，采用同情、安慰、鼓励法与患者沟通，稳定患者情绪，讲解疾病知识，帮助患者树立战胜疾病的信心。

第九章　神经系统疾病护理

第一节　脑卒中

脑血管病(CVD)是一组由脑血管发生血液循环障碍而引起的脑功能障碍的疾病。脑卒中又称中风或脑血管意外,是一组以急性起病、局灶性或弥漫性脑功能缺失为共同特征的脑血管病,通常指包括脑出血、脑梗死、蛛网膜下隙出血。脑卒中主要由于血管壁异常、血栓、栓塞以及血管破裂等所造成的神经功能障碍性疾病。我国脑卒中呈现高发病率、高复发率、高致残率、高死亡率的特点。据世界卫生组织调查结果显示,我国脑卒中发病率高于世界平均水平。世界卫生组织 MONICA 研究表明,我国的脑卒中发生率正以每年 8.7% 的速率上升。我国居民第三次死因调查报告显示,脑血管病已成为国民第一位的死因。我国脑卒中的死亡率高于欧美国家 4～5 倍,是日本的 3.5 倍,甚至高于泰国、印度等发展中国家。MONICA 研究也表明,脑卒中病死率为 20%～30%。世界卫生组织对中国脑卒中死亡的人数进行了预测,如果死亡率维持不变,到 2030 年,我国每年将有近 400 万人口死于脑卒中。如果死亡率增长 1%,到 2030 年,我国每年将有近 600 万人口死于脑卒中,我国现幸存脑卒中患者近 700 万,其中致残率高达 75%,约有 450 万患者不同程度丧失劳动能力或生活不能自理。脑卒中复发率超过 30%,5 年内再次发生率达 54%。

一、脑出血的护理评估

脑出血(ICH)是指原发于脑内动脉、静脉和毛细血管的病变出血,以动脉出血为多见,血液在脑实质内积聚形成脑内血肿。脑内出血临床病理过程与出血量和部位有关。小量出血时,血液仅渗透在神经纤维之间,对脑组织破坏较少;出血量较大时,血液在脑组织内积聚形成血肿,血肿的占位效应压迫周围脑组织,撕裂神经纤维间的横静脉使血肿进一步增大,血液成分特别是凝血酶、细胞因子 IL-1、TNF-α、血红蛋白的溶出等致使血肿周围的脑组织可在数小时内形成明显脑水肿、缺血和点状的微出血,血肿进一步扩大,导致邻近组织受压移位以至形成脑疝。脑内血肿和脑水肿可向内压迫脑室使之移位,向下压迫丘脑、下丘脑,引起严重的自主神经功能失调症状。幕上血肿时,中脑受压的危险性很大;小脑血肿时,延髓易于受下疝的小脑扁桃体压迫。脑内血肿可破入脑室或蛛网膜下隙,形成继发性脑室出血和继发性蛛网膜下隙出血。

(一)病因分析

高血压动脉硬化是自发性脑出血的主要病因,高血压患者约有 1/3 的机会发生脑出血,而 93.91% 脑出血患者中有高血压病史。其他还包括脑淀粉样血管病、动脉瘤、动脉-静脉畸形、动脉炎、血液病等。

（二）临床观察

高血压性脑出血以 50 岁左右高血压患者发病最多。由于与高血压的密切关系以致在年轻高血压患者中，个别甚至仅 30 余岁也可发生。脑出血虽然在休息或睡眠中也会发生，但通常是在白天情绪激动、过度用力等体力或脑力活动紧张时即刻发病。除有头昏、头痛、工作效率差、鼻出血等高血压症状外，平时身体一般情况常无特殊。脑出血发生前常无预感。极个别患者在出血前数小时或数天有瞬时或短暂意识模糊、手脚动作不便或说话含糊不清等脑部症状。高血压性脑出血常突然发生，起病急骤，往往在数分钟到数小时内病情发展到高峰(图 9-1)。

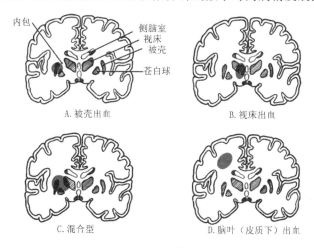

图 9-1　高血压性脑出血

1.壳核出血

大脑基底节为最常见的出血部位，约占脑出血的 60%。由于损伤到内囊故称为内囊出血。除具有脑出血的一般症状外，内囊出血的患者常有头和眼转向出血病灶侧，呈"凝视病灶"状和"三偏"症状，即偏瘫、偏身感觉障碍和偏盲。

（1）偏瘫：出血病灶对侧的肢体偏瘫，瘫痪侧鼻唇沟较浅，呼气时瘫侧面颊鼓起较高。瘫痪肢体由弛缓性瘫痪逐渐转为痉挛性瘫痪，上肢呈屈曲内收，下肢强直，腱反射转为亢进，可出现踝阵挛，病理反射阳性，呈典型上运动神经元性偏瘫。

（2）偏身感觉障碍：出血灶对侧偏身感觉减退，用针刺激肢体、面部时无反应或反应较另一侧迟钝。

（3）偏盲：在患者意识状态能配合检查时还可发现病灶对侧同向偏盲，主要是由于经过内囊的视放射受累所致。

另外，主侧大脑半球出血可伴有失语症，脑出血患者亦可发生顶叶综合征，如体象障碍(偏瘫无知症、幻多肢、错觉性肢体移位等)、结构性失用症、地理定向障碍等。记忆力、分析理解、计算等智能活动往往在脑出血后明显减退。

2.脑桥出血

常突然起病，出现剧烈头痛、头晕、眼花、坠地、呕吐、复视、讷吃、吞咽困难、一侧面部发麻等症状。起病初意识可部分保留，但常在数分钟内进入深度昏迷。出血往往先自一侧脑桥开始，表现为交叉性瘫痪，即出血侧面部瘫痪和对侧上下肢弛缓性瘫痪。头和两眼转向非出血侧,呈"凝视瘫肢"状。脑桥出血常迅速波及两侧,出现两侧面部和肢体均瘫痪,肢瘫大多呈弛缓性。少数呈痉挛性或呈去脑强直。双侧病理反射呈阳性。头和两眼位置回到正中,两侧瞳孔极度缩小。这种"针尖样"瞳孔见于1/3的脑桥出血患者,为特征性症状,系由于脑桥内交感神经纤维受损所致。脑桥出血常阻断下丘脑对体温的正常调节而使体温急剧上升,呈持续高热状态。由于脑干呼吸中枢的影响常出现不规则呼吸,可于早期就出现呼吸困难。脑桥出血后,如两侧瞳孔散大、对光反射消失、呼吸不规则、脉搏和血压失调、体温不断上升或突然下降,则提示病情危重。

3.小脑出血

小脑出血多发生在一侧小脑半球,可导致急性颅内压增高,脑干受压,甚至发生枕大孔疝。起病急骤,少数病情凶险异常,可即刻出现神志深度昏迷,短时间内呼吸停止;多数患者于起病时神志清楚,常诉一侧后枕部剧烈头痛和眩晕,呕吐频繁,发音含糊;瞳孔往往缩小,两眼球向病变对侧同向凝视,病变侧肢体动作共济失调,但瘫痪可不明显,可有脑神经麻痹症状、颈项强直等。病情逐渐加重,意识渐趋模糊或昏迷,呼吸不规则。

4.脑室出血

脑室出血(IVH)多由于大脑基底节处出血后破入到侧脑室,以致血液充满整个脑室和蛛网膜下隙系统。小脑出血和脑桥出血也可破入到第四脑室,这种情况极其严重。意识往往在1~2小时内陷入深度昏迷,出现四肢抽搐发作或四肢瘫痪。双侧病理反射呈阳性。四肢常呈弛缓性瘫痪,所有腱反射均引不出,可阵发出现强直性痉挛或去脑强直状态。呕吐咖啡色残渣样液体,高热、多汗和瞳孔极度缩小,呼吸深沉带有鼾声,后转为浅速和不规则。

(三)辅助检查

1.CT检查

CT检查可显示血肿部位、大小、形态,是否破入脑室,血肿周围有无低密度水肿带及占位效应、脑组织移位等。24小时内出血灶表现为高密度,边界清楚(图9-2)。48小时以后,出血灶高密度影周围出现低密度水肿带。

2.DSA

脑血管DSA对颅内动脉瘤、脑血管畸形等的诊断均有重要价值(图9-3)。颈内动脉造影正位像可见大脑前、中动脉间距在正常范围,豆纹动脉外移(黑箭头)。

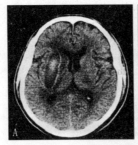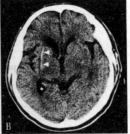

图9-2 壳核外囊型脑出血的演变CT

脑出血发病40天后CT平扫(图9-2A)显示右侧壳核外囊区有一个卵圆形低密度病灶,其中心密度略高,同侧侧脑室较对侧略小。2.5个月后复查CT(图9-2B)平扫可见原病灶部位呈裂隙状低密度,为后遗脑软化灶,并行伴有条状血肿壁纤维化高密度(白箭头),同侧侧脑室扩大

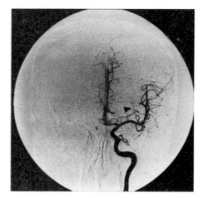

图 9-3　内囊出血 DSA

3.MRI

MRI 具有比 CT 更高的组织分辨率,且可直接多方位成像,无颅骨伪影干扰,又具有血管流空效应等特点,使对脑血管疾病的显示率及诊断准确性,比 CT 更胜一筹。CT 能诊断的脑血管疾病,MRI 均能做到;而对发生于脑干、颞叶和小脑等的血管性疾病,MRI 比 CT 更佳;对脑出血、脑梗死的演变过程,MRI 比 CT 显示更完整;对 CT 较难判断的脑血管畸形、烟雾病等,MRI 比 CT 更敏感。

4.TCD

多普勒超声检查最基本的参数为血流速度与频谱形态。血流速度增加可表示高血流量、动脉痉挛或动脉狭窄;血流速度减慢则可能是动脉近端狭窄或循环远端阻力增高的结果。

(四)内科治疗

(1)静脉补液:静脉给予生理盐水或乳酸 Ringer 溶液静点,维持正常的血容量。

(2)控制血糖:既往有糖尿病病史和血糖＞200 mg/L 应给予胰岛素。低血糖者最好给予10%～20%葡萄糖静脉输液,或静推 50%葡萄糖溶液纠正。

(3)血压的管理:有高血压病史的患者,血压水平应控制在平均动脉压(MAP)130 mmHg以下。颅内压(ICP)监测增高的患者,脑灌注压(CPP)[CPP＝(MAP－ICP)]应保持大于70 mmHg。刚刚进行过手术后的患者应避免平均动脉压大于 110 mmHg。心力衰竭、心肌缺血或动脉内膜剥脱,血压＞200/110 mmHg 者,应控制平均动脉压在 130 mmHg 以下。

(4)控制体温:体温大于 38.5 ℃的患者及细菌感染者,给予退烧药及早期使用抗生素。

(5)维持体液平衡。

(6)禁用抗血小板和抗凝治疗。

(7)降颅压治疗:甘露醇(0.25～0.5 g/kg 静脉滴注),每隔 6 小时给 1 次。通常每天的最大量是2 g/kg。

(8)纠正凝血异常:常用药物如华法林、鱼精蛋白、6-氨基己酸、凝血因子Ⅷ和新鲜血小板。

(五)手术治疗

1.开颅血肿清除术

对基底节区出血和皮层下出血,传统手术为开颅血肿清除。壳核出血一般经颞叶中切开入路。1972 年 Suzuki 提倡经侧裂入路,以减少颞叶损害。对脑室积血较多可经额叶前角或经侧脑室三角区入路清除血肿,并行脑室外引流术。传统开颅术因时间较长,出血较多,手术常需全麻,术后并发症较多,易发生肺部感染及上消化道出血,而使年龄较大、心肺功能较差的患者失去手术治疗的机会。优点在于颅压高、有脑疝的患者可同时行去骨片减压术。

2.颅骨开窗血肿清除术

用于壳核出血、皮层下出血及小脑出血。壳核出血在患侧颞部作一向前的弧形皮肤切口,分开颞肌,颅骨钻孔后扩大骨窗至 3 cm×3 cm 大小,星形剪开脑膜,手术宜在显微镜下进行,既可减小皮层切开以及脑组织切除的范围,还能窥清出血点。在颞中回作 1.5 cm 皮层切开,用窄脑压板轻轻牵开脑组织,见血肿后用吸引器小心吸除血块,其内侧壁为内囊方向不易出血,应避免压迫或电灼,而血肿底部外侧常见豆纹动脉出血点,用银夹夹闭或用双极电凝止血,其余地方出血常为静脉渗血,用吸收性明胶海绵片压迫即可止血。小脑出血如血肿不大,无扁桃体疝也可在患侧枕外隆凸水平下 2 cm,正中旁开 3 cm 为中心做皮肤切口,钻颅后咬除枕鳞部成 3 cm 直径骨窗即可清除小脑出血。该手术方法简单、快捷、失血较少,在局麻下也可完成,所以术后意识恢复较快、并发症特别是肺部感染相对减少,即使高龄、一般情况差的患者也可承受该手术。

3.钻颅血肿穿刺引流术

多采用CT引导下立体定向穿刺加引流术。现主要有三种方法:以CT示血肿中心为靶点,局麻下颅骨钻孔行血肿穿刺,首次抽吸量一般达血肿量的 1/3～1/2,然后注入尿激酶 6000 U,6～12 小时后再次穿刺及注药,或同时置入硅胶引流管作引流,以避免反复穿刺而损伤脑组织。医学专家用此方法治疗除脑干外的其他各部位出血 175 例,半年后随访优良率达86%,死亡率 11%。优点在于操作简单、安全、局麻下能完成,同时应用尿激酶可较全清除血肿,高龄或危重患者均可采用,但在出血早期因血肿无液化效果不好。

4.椎颅血肿碎吸引流术

以 CT 示血肿中心为靶点,局麻下行椎颅血肿穿刺,置入带螺旋绞丝的穿刺针于血肿中心,在负压吸引下将血块粉碎吸出,根据吸除量及 CT 复查结果,血肿清除量平均可达 70%。此法简单易行,在急诊室和病床旁均可施行,高龄及危重患者也可应用。但有碎吸过度损伤脑组织及再出血危险,一般吸出量达血肿量 50%～70% 即应终止手术。

5.微创穿刺冲洗尿激酶引流术

是带锥颅、穿刺、冲洗引流为一体的穿刺管,将其置入血肿中心后用含尿激酶、肝素的生理盐水每天冲洗 1 次,现已有许多医院应用。

6.脑室外引流术

单纯脑室出血和脑内出血破入脑室无开颅指征者,可行脑室外引流术。一般行双额部钻孔引流,1980 年Suzuki 提出在双侧眶上缘、中线旁开 3 cm 处分别钻孔,置管行外引流,因放入引流管与侧脑室体部大致平行,可引流出后角积血。也有人主张双侧置管,一管作冲洗另一管用于引流,或注入尿激酶加速血块的溶解。

7.脑内镜辅助血肿清除术

颅骨钻孔或小骨窗借助脑镜在直视下清除血肿,其对脑组织的创伤小,清除血肿后可以从不同角度窥清血肿壁。

二、蛛网膜下隙出血的护理评估

颅内血管破裂后血液流入蛛网膜下隙时,称为蛛网膜下隙出血(SAH)。自发性蛛网膜下隙出血可由多种病因所致,临床表现为急骤起病的剧烈头痛、呕吐、意识障碍、脑膜刺激征和血性脑脊液,占脑卒中的 10%～15%。其中半数以上是先天性颅内动脉瘤破裂所致,其余是由各种其他的病因所造成的。

(一)病因分析

引起蛛网膜下隙出血的病因很多,在 SAH 的病因中以动脉瘤破裂占多数,达 76%,动-静脉畸形占 6%～9%,动-静脉畸形合并动脉瘤占 2.7%～22.8%。较常见的为:①颅内动脉瘤及动静脉畸形的破裂。②高血压、动脉硬化引起的动脉破裂。③血液病,如白血病、血友病、恶性贫血等。④颅内肿瘤,原发者有胶质瘤、脑膜瘤等;转移者有支气管性肺癌等。⑤血管性变态反应,如多发性结节性动脉炎系统性红斑狼疮等。⑥脑与脑膜炎症,包括化脓性、细菌性、病毒性、结核性等。⑦抗凝治疗的并发症。⑧脑血管闭塞性疾病引起出血性脑梗死。脑底异常血管网病常以蛛网膜下隙出血为主要表现。⑨颅内静脉的血栓形成。⑩妊娠并发症。

(二)临床观察

蛛网膜下隙出血任何年龄均可发病,以青壮年多见,最常见的表现为颅内压增高症状、意识障碍、脑膜刺激征、脑神经损伤症状、肢体活动障碍或癫痫等。

1.出血前症状及诱因

部分患者于数日或数周前出现头痛、头昏、动眼神经麻痹或颈强直等先驱症状,又称前兆渗漏。其产生与动脉瘤扩大压迫邻近结构有关(图 9-4)。只有 1/3 患者是在活动状态下发病,如解大小便、弯腰、举重、咳嗽、生气等。

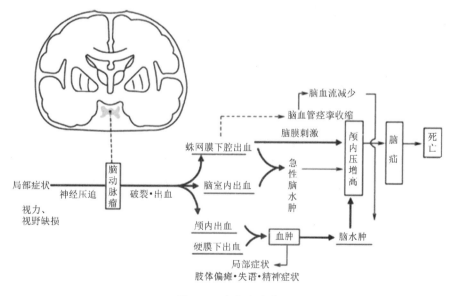

图 9-4　动脉瘤破裂

2.出血后观察

由于脑血管突然破裂,起病多很急骤。患者突感头部劈裂样剧痛,分布于前额、后枕或整个头部,并可延及颈、肩、背、腰及两腿部。伴有面色苍白、全身出冷汗、恶心呕吐。半数以上的患者出现不同程度的意识障碍。轻者有短暂的神志模糊,重者则昏迷逐渐加深。有的患者意识始终清醒,但表现为淡漠、嗜睡,并有畏光、胆小、怕响、拒动,有的患者出现谵妄、木僵、定向及记忆障碍、幻觉及其他精神症状。有的患者伴有部分性或全身性癫痫发作。起病初期,患者血压上升,1～2天后逐渐恢复至原有水平,脉搏明显加快,有时节律不齐,呼吸无显著改变。起病24小时后可逐渐出现发热、脉搏不稳、血压波动、多汗、皮肤黏膜充血、腹胀等。重症患者立即陷入深昏迷,伴有去大脑强直发作及脑疝形成,可很快导致死亡。老年患者临床表现常不典型,头痛多不明显,而精神症状和意识障碍则较多见。

3.护理查体

颈项强直明显,克尼格征及布鲁辛斯基征阳性。往往发病1～2天内出现,是蛛网膜下隙出血最常见的体征。眼底检查可见视盘周围、视网膜前的玻璃体下出血。

(三)辅助检查

1.CT检查

利用血液浓缩区判定动脉瘤的部位。急性期(1周内)多数可见脑沟、脑池或外侧裂中有高密度影。在蛛网膜下隙高密度区中出现局部特高密度影者,可能为破裂的动脉瘤。脑表面出现局部团块影像者,可能为脑血管畸形。

2.DSA检查

脑血管DSA是确定颅内动脉瘤、脑血管畸形等的"金标准"。一般选在发病后3天内或3周后。

3.脑脊液检查

脑脊液压力一般均增高,多为均匀一致血性。

4.血液检查

监测血糖、血脂等化验检查。

5.MRI检查

急性期不宜显示病变,亚急性期 T_1 加权像上蛛网膜下隙呈高信号,MRI对超过1周的蛛网膜下隙出血有重要价值。

三、脑梗死的护理评估

(一)疾病概述

脑梗死是指局部脑组织(包括神经细胞、胶质细胞和血管)由于血液供应缺乏而发生的坏死。引起脑梗死的根本原因是:供应脑部血液的颅外或颅内动脉中发生闭塞性病变而未能获得及时、充分的侧支循环,使局部脑组织的代谢需要与可能得到的血液供应之间发生超过一定限度的供不应求现象所致。

血液供应障碍的原因,有以下三个方面。

1.血管病变

最重要而常见的血管病变是动脉粥样硬化和在此基础上发生的血栓形成。其次是高血压病伴发的脑小动脉硬化。其他还有血管发育异常,如先天性动脉瘤和脑血管畸形可发生血栓形成,或出血后导致邻近区域的血供障碍、脉管炎,如感染性的风湿热、结核病和国内已极罕见的梅毒等所致的动脉内膜炎等。

2.血液成分改变

血管病变处内膜粗糙,使血液中的血小板易于附着、积聚以及释放更多的五羟色胺等化学物质;血液成分中脂蛋白、胆固醇、纤维蛋白原等含量的增高,可使血液黏度增高和红细胞表面负电荷降低,致血流速度减慢;以及血液病如白血病、红细胞增多症、严重贫血等和各种影响血液凝固性增高的因素均使血栓形成易于发生。

3.血流速度改变

脑血流量的调节受到多种因素的影响。血压的改变是影响局部血流量的重要因素。当平均动脉压低于 9.3 kPa(70 mmHg)和高于 24 kPa(180 mmHg)时,由于血管本身存在的病变,血管狭窄,自动调节功能失调,局部脑组织的血供即将发生障碍。

一些全身性疾病如高血压、糖尿病等可加速或加重脑动脉粥样硬化,亦与脑梗死的发生密切相关。通常临床上诊断为脑梗死或脑血栓形成的患者中,大多数是动脉粥样硬化血栓形成性脑梗死,简称为动脉硬化性脑梗死。

此外,导致脑梗死的另一类重要病因是脑动脉的栓塞,即脑动脉栓塞性脑梗死,简称为脑栓塞。脑栓塞患者供应脑部的血管本身多无病变,绝大多数的栓子来源于心脏。

(二)动脉硬化性脑梗死的护理评估

动脉粥样硬化血栓形成性脑梗死,简称动脉硬化性脑梗死,是供应脑部的动脉系统中的粥样硬化和血栓形成使动脉管腔狭窄、闭塞,导致急性脑供血不足所引起的局部脑组织坏死,临床上常表现为偏瘫、失语等突然发生的局灶性神经功能缺失。

1.病因分析

动脉硬化性脑梗死的基本病因是动脉粥样硬化,最常见的伴发病是高血压,两者之间虽无直接的病因联系,但高血压常使动脉粥样硬化的发展加速、加重。动脉粥样硬化是可以发生在全身各处动脉管壁的非炎症性病变。其发病原因与脂质代谢障碍和内分泌改变有关,确切原因尚未阐明。

脑动脉的粥样硬化和全身各处的动脉粥样硬化相同,主要改变是动脉内膜深层的脂肪变性和胆固醇沉积,形成粥样硬化斑块及各种继发病变,使管腔狭窄甚至闭塞。管腔狭窄需达80％～90％方才影响脑血流量。硬化斑块本身并不引起症状。如病变逐渐发展,则内膜分裂、内膜下出血(动脉本身的营养血管破裂所致)和形成内膜溃疡。内膜溃疡处易发生血栓形成,使管腔进一步变狭窄或闭塞;硬化斑块内容物或血栓的碎屑可脱入血流形成栓子。

2.临床观察

脑动脉粥样硬化性发展,较同样程度的冠状动脉粥样硬化一般在年龄方面晚 10 年。60 岁以后动脉硬化性脑梗死发病率增高。男性较女性稍多。高脂肪饮食者血胆固醇高而高密度脂蛋白胆固醇偏低时,易有动脉粥样硬化形成。在高血压、糖尿病、吸烟、红细胞增多症患者中,均有较高发病率。

动脉硬化性脑梗死占卒中的 60％～80％。本病起病较其他脑卒中稍慢些,常在数分钟到数小时、半天,甚至一两天达到高峰。数天到 1 周内逐渐加重到高峰极为少见。不少患者在睡眠中发生。占小半数的患者以往经历过短暂脑缺血发作。

　　起病时患者可有轻度头痛,可能由于侧支循环血管代偿性扩张所致。头痛常以缺血侧头部为主,有时可伴眼球后部疼痛。动脉硬化性脑梗死发生偏瘫时意识常很清楚。如果起病时即有意识不清,要考虑椎-基底动脉系统脑梗死。大脑半球较大区域梗死、缺血、水肿可影响间脑和脑干的功能,而在起病后不久出现意识障碍。

　　脑的局灶损害症状主要根据受累血管的分布而定。如颈动脉系统动脉硬化性脑梗死的临床表现主要为病变对侧肢体瘫痪或感觉障碍;主侧半球病变常伴不同程度的失语、非主侧半球病变伴偏瘫无知症,患者的两眼向病灶侧凝视。如病灶侧单眼失明伴对侧肢体运动或感觉障碍,为颈内动脉病变无疑。颈内动脉狭窄或闭塞可使整个大脑半球缺血造成严重症状,也可仅表现轻微症状。这种变异极大的病情取决于前、后交通动脉,眼动脉,脑浅表动脉等侧支循环的代偿功能状况。如瘫痪和感觉障碍限于面部和上肢,以大脑中动脉供应区缺血的可能性为大。大脑前动脉的脑梗死可引起对侧的下肢瘫痪,但由于大脑前交通动脉的侧支循环供应,这种瘫痪亦可不发生。大脑后动脉供应大脑半球后部、丘脑及上脑干,脑梗死可出现对侧同向偏盲,如病变在主侧半球时除皮质感觉障碍外还可出现失语、失读、失写、失认和顶叶综合征。椎-基底动脉系统动脉硬化性脑梗死主要表现为眩晕、眼球震颤、复视、同向偏盲、皮质性失明、眼肌麻痹、发音不清、吞咽困难、肢体共济失调、交叉性瘫痪或感觉障碍、四肢瘫痪。可有后枕部头痛和程度不等的意识障碍。

　　3.辅助检查

　　(1)血生化、血流变学检查、心电图等。

　　(2)CT 检查:早期多正常,24～48 小时后出现低密度灶(图 9-5)。

　　(3)MRI:急性脑梗死及伴发的脑水肿,在 T_1 加权像上均为低信号,T_2 加权像上均为高信号,如伴出血,T_1 加权像上可见高信号区(图 9-6)。

　　(4)TCD 和颈动脉超声检查:发现有血管高度狭窄或局部血流异常。

　　(5)脑脊液检查脑脊液多正常。

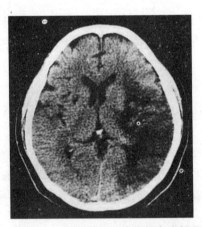

图 9-5　CT 左侧颞顶叶大片状低密度梗死灶

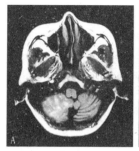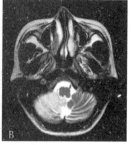

图 9-6　小脑出血性梗死

小脑出血性梗死发病 4 天 MRI 平扫横断 T_1 加权像(A)可见右侧小脑半球脑沟
消失,内部混杂有斑点状高信号;T_2 加权像(B)显示右侧小脑半球为均匀高信号

4.防治

患动脉粥样硬化者应摄取低脂饮食,多吃蔬菜和植物油,少吃胆固醇含量丰富的食物和动物内脏、蛋黄和动物油等。如伴有高血压、糖尿病等,应重视对该病的治疗。注意防止可能引起血压骤降的情况,如降压药物过量、严重腹泻、大出血等。生活要有规律。注意劳逸结合、避免身心过度疲劳。经常进行适当的保健体操,加强心血管的应激能力。对已有短暂性脑缺血发作者,应积极治疗。这是防止发生动脉硬化性脑梗死的重要环节。

(三)脑栓塞的护理评估

由于异常的物体(固体、液体、气体)沿血液循环进入脑动脉或供应脑的颈部动脉,造成血流阻塞而产生脑梗死,称为脑栓塞,亦属于缺血性卒中。脑栓塞占卒中发病率的 10%～15%。2/3 患者的复发均发生在第一次发病后的 1 年之内。

1.病因分析

脑栓塞的栓子来源可分为心源性、非心源性、来源不明性三大类。

2.临床观察

脑栓塞的起病年龄不一。因多数与心脏病尤其是风湿性心脏病有关,所以发病年龄以中青年居多。起病急骤,大多数并无任何前驱症状。起病后常于数秒钟或很短时间内症状发展到高峰。个别患者可在数天内呈阶梯式进行性恶化,系由反复栓塞所致,脑栓塞可仅发生在单一动脉,也可广泛多发,因而临床表现不一。除颈内动脉栓塞外患者一般并不昏迷。一部分患者可在起病时有短暂的意识模糊、头痛或抽搐。神经系统局灶症状突然发生,并限于一个动脉支的分布区。约 4/5 栓塞发生在脑底动脉环前半部的分布区,因而临床表现为面瘫、上肢单瘫、偏瘫、失语、局灶性抽搐等颈内动脉-大脑中动脉系统病变的表现。偏瘫也以面部和上肢为重,下肢较轻。感觉和视觉可能有轻度影响。但一般不明显。抽搐大多数为局限性,如为全身性大发作,则提示梗死范围广泛,病情较重。1/5 的脑栓塞发生在脑底部动脉环的后半部的分布区,可出现眩晕、复视、共济失调、交叉性瘫痪等椎-基底动脉系统病变的表现。

3.辅助检查

(1)血生化、血流变学检查等。

(2)CT 检查:一般于 24～48 小时后出现低密度灶。病程中如低密度区中有高密度影,则提示为出血性梗死。

(3)颈动脉和主动脉超声检查可发现有不稳定斑块。

(4)TCD栓子检测可发现脑血流中有过量的栓子存在。

(5)脑脊液检查:感染性梗死者脑脊液中的白细胞增加,出血性梗死者可见红细胞。脂肪栓塞时,可见脂肪球。

(6)心电图:有心房颤动。必要时做超声心动。

4.治疗

防治心脏病是防治脑栓塞的一个重要环节。一旦发生脑栓塞,其治疗原则上与动脉硬化性脑梗死相同。患者应取左侧卧位。右旋糖酐、扩血管药物、激素均有 定作用。由于风湿性二尖瓣病变等心源性脑栓塞的充血性梗死区极易出血,故抗凝治疗必须慎用。

四、短暂性脑缺血发作的护理评估

短暂性脑缺血发作(TIA)是颈内动脉系统或椎-基底动脉系统的短暂性血液供应不足,表现为突然发作的局限性神经功能缺失,在数秒钟、数分钟及数小时,最长不超过24小时完全恢复,而不留任何症状和体征,常反复发作。该定义是在20世纪50年代提出来的。随着临床脑卒中的研究,尤其是缺血性卒中起病早期溶栓治疗的应用,国内外有关TIA的时限提出争议。最近美国TIA工作组推荐的定义为:TIA是由于局部脑组织或者视网膜缺血,引起短暂的神经功能异常发作,典型的临床症状持续不超过1小时,没有临床急性梗死的证据。一旦出现持续的临床症状或者临床症状虽很短,但是已经出现典型的影像学异常就应该诊断为脑梗死而不是TIA。

(一)病因分析

引起TIA动脉粥样硬化是最主要的原因。主动脉弓、颈总动脉和颅内大血管动脉粥样斑块脱落,是引起动脉至动脉微栓塞最常见的原因。余详见脑出血。

(二)临床观察

TIA发作好发于中年以后,50~70岁多见,男性多于女性。起病突然,历时短暂,症状和体征出现后迅速达高峰,持续时间为数秒至数分钟、数小时,24小时内完全恢复正常而无后遗症。各个患者的局灶性神经功能缺失症状常按一定的血管支配区而反复刻板地出现,多则一日数次,少则数周、数月甚至数年才发作1次,椎-基底动脉系统TIA发作较频繁。根据受累的血管不同,临床上将TIA分为两大类:颈内动脉系和椎-基底动脉系TIA。

1.颈内动脉系统TIA

症状多样,以大脑中动脉支配区TIA最常见。常见的症状可有患侧上肢和(或)下肢无力、麻木、感觉减退或消失,亦可有失语、失读、失算、书写障碍,偏盲较少见,瘫痪通常以上肢和面部较重。短暂的单眼失明是颈内动脉分支眼动脉缺血的特征性症状,为颈内动脉系统TIA所特有。如果发作性偏瘫伴有瘫痪对侧的短暂单眼失明或视觉障碍,则临床上可诊断为失明侧颈内动脉短暂性脑缺血发作。上述症状可单独或合并出现。

2.椎-基底动脉系统TIA

有时仅表现为头昏、眼花、走路不稳等含糊症状而难以诊断,局灶性症状以眩晕为最常见,一般不伴有明显的耳鸣。若有脑干、小脑受累的症状如复视、构音障碍、吞咽困难、交叉性或双侧肢体瘫痪等感觉障碍、共济失调,则诊断较为明确,大脑后动脉供血不足可表现为皮质性盲和视野缺损。倾倒发作为椎-基底动脉系 TIA 所特有,患者突然双下肢失去张力而跌倒在地,而无可觉察的意识障碍,患者可即刻站起,此乃双侧脑干网状结构缺血所致。枕后部头痛、猝倒,特别是在急剧转动头部或上肢运动后发作,上述症状均提示椎-基底动脉系供血不足并有颈椎病、锁骨下动脉盗血征等存在的可能。

3.共同症状

症状既可见于颈内动脉系统,亦可见于椎-基底动脉系统。这些症状包括构音困难、同向偏盲等。发作时单独表现为眩晕(伴或不伴恶心、呕吐)、构音困难、吞咽困难、复视者,最好不要轻易诊断为 TIA,应结合其他临床检查寻找确切的病因。上述两种以上症状合并出现,或交叉性麻痹伴运动、感觉、视觉障碍及共济失调,即可诊断为椎-基底动脉系统 TIA 发作。

4.发作时间

TIA 的时限短暂,持续 15 分钟以下,一般不超过 30 分钟,少数也可达 12~24 小时。

(三)辅助检查

1.CT 和 MRI 检查

多数无阳性发现。恢复几天后,MRI 可有缺血改变。

2.TCD 检查

了解有无血管狭窄及动脉硬化程度。VBI 患者早期发现脑血流量异常。

3.单光子发射计算机断层扫描

单光子发射计算机断层扫描(SPECT)脑血流灌注显像可显示血流灌注减低区。发作和缓解期均可发现异常。

4.其他

血生化检查血液成分或流变学检查等。

(四)临床治疗

1.抗血小板聚集治疗

阿司匹林是治疗 TIA 首选的抗血小板药物。对服用阿司匹林仍有 TIA 发作者,可改用噻氯匹定或氯吡格雷。

2.抗凝治疗

肝素或低分子肝素。

3.危险因素的干预

控制高血压、糖尿病;治疗冠状动脉性疾病和心律不齐、充血性心力衰竭、瓣膜性心脏病;控制高脂血症;停用口服避孕药;终止吸烟;减少饮酒;适量运动。

4.外科治疗

对于颈动脉狭窄达 70% 以上的患者可做颈动脉内膜剥脱术。颅内动脉狭窄的血管内支架治疗正受到重视,但对 TIA 预防效果正在评估中。

五、脑卒中的常见护理问题

(一)意识障碍

患者出现昏迷,说明患者病情危重,而正确判断患者意识状态,给予适当的护理,则可以防止不可逆的脑损伤。

(二)气道阻塞

分泌物及胃内容物的吸入造成气道阻塞或通气不足可引起低氧血症及高碳酸血症,导致心肺功能的不稳定,缺氧加重脑组织损伤。

(三)肢体麻痹或畸形

大脑半球受损时,对侧肢体的运动与感觉功能便发生了障碍,再加上脑血管疾病初期,肌肉呈现张力迟缓的现象,紧接着会发生肌肉张力痉挛,若发病初期未给予适当的良肢位摆放,则肢体关节会有僵硬、挛缩的现象,将导致肢体麻痹或畸形。

(四)语言沟通障碍

左侧大脑半球受损时,因语言中枢的受损部位不同而产生感觉性失语、表达性失语或两者兼有,因而与患者间会发生语言沟通障碍的问题。

(五)吞咽障碍

因口唇、颊肌、舌及软腭等肌肉的瘫痪,食物团块经口腔向咽部及食管入口部移动困难,食管入口部收缩肌不能松弛,食管入口处开大不全等阻碍食物团块进入食管,导致食物易逆流入鼻腔及误入气管。吞咽障碍可致营养摄入不足。

(六)恐惧、绝望、焦虑

脑卒中患者在卒中突然发生后处于急性心理应激状态,由于生理的、社会的、经济的多种因素,可引起患者一系列心理变化:害怕病治不好而恐惧;对疾病的治疗无信心,自己会成为一个残疾的人而绝望;来自对工作、家庭等的忧虑,担心自己并不会好,成为家庭和社会的负担。

(七)知觉刺激不足

由于中枢神经的受损,在神经传导上,可能在感觉刺激传入时会发生障碍,以致知觉刺激无法传达感受,尤其是感觉性失语症的患者,会失去语言讯息的刺激感受。此外,患者由于一侧肢体麻痹,因此所感受的触觉刺激也减少,常造成知觉刺激不足。

(八)并发症

1.神经源性肺水肿

脑卒中引起下丘脑功能紊乱,中枢交感神经兴奋,释放大量儿茶酚胺,使周围血管收缩,血液从高阻的体循环向低阻的肺循环转移,肺血容量增加,肺毛细血管压力升高而诱发肺水肿;中枢神经系统的损伤导致体内血管活性物质大量释放,使肺毛细血管内皮和肺泡上皮通透性增高,肺毛细血管流体静压增高,致使动-静脉分流,加重左心负担,出现左心功能衰竭而加重肺部瘀血;颅内高压引起的频繁呕吐,患者昏迷状态下误吸入酸性胃液,可使肺组织发生急性损伤,引起急性肺水肿。由于脑卒中,呼吸中枢处于抑制状态,支气管敏感部位的神经反应性及敏感性降低,咳嗽能力下降,不能有效排出过多的分泌物而流入肺内造成肺部感染。平卧、床头角度过低增加向食管反流及分泌物逆流入呼吸道的机会。

2.发热

体温升高的原因包括体内产热增加、散热减少和下丘脑体温调节中枢功能异常。脑卒中患者发热的原因可分为感染性和非感染性。

3.压疮

由于脑卒中患者发生肢体瘫痪或长期卧床而容易发生压疮,临床又叫压迫性溃疡。它是脑卒中患者的严重并发症之一。

4.应激性溃疡

脑卒中患者常因颅内压增高,下丘脑及脑干受损而引起上消化道应激性溃疡出血。多在发病后7~15天,也有发病后数小时就发生大量呕血而致患者死亡者。

5.肾功能损害

由于脑损伤使肾血管收缩,肾血流减少,造成肾皮质损伤,肾小管坏死;另外脑损伤神经体液调节紊乱直接影响肾功能;脑损伤神经体液调节紊乱,心肺功能障碍,造成肾缺血、缺氧;脑损伤神经内分泌调节功能紊乱,肾素-血管紧张素分泌增加,肾缺血加重。加之使用脱水药,肾血管和肾小管的细胞膜通透性改变,易出现肾缺血、坏死。

6.便失禁

脑卒中引起上运动神经元或皮质损害,可出现粪嵌塞伴有溢出性便失禁。长期粪嵌塞,直肠膨胀感消失和外括约肌收缩无力导致粪块外溢;昏迷、吞咽困难等原因导致营养不良及低蛋白血症,肠道黏膜水肿,容易发生腹泻。

7.便秘

便秘是由于排便反射被破坏、长期卧床、脱水治疗、摄食减少、排便动力不足、焦虑及抑郁所致。

8.尿失禁

脑卒中可直接导致高反射性膀胱或48小时内低张力性膀胱;当皮质排尿中枢损伤,不能接收和发出排尿信息,出现不择时间和地点的排尿,表现为尿失禁。由于脑桥水平以上的中枢抑制解除,膀胱表现为高反射性,或者脑休克导致膀胱表现为低反射性,引起膀胱-骶髓反射弧的自主控制功能丧失,导致尿失禁;长期卧床导致耻骨尾骨肌和尿道括约肌松弛,使者在没有尿意的情况下尿液流出。

9.下肢深静脉血栓

下肢深静脉血栓(DVT)是指血液在下肢深静脉系统的不正常凝结若未得到及时诊治可导致下肢深静脉致残性功能障碍。有资料显示卧床2周的发病率明显高于卧床3天的患者。严重者血栓脱落可继发致命性肺栓塞(PE)。

六、脑卒中的护理目标

(1)抢救患者生命,保证气道通畅。

(2)摄取足够营养。

(3)预防并发症。

(4)帮助患者达到自我照顾。

(5)指导患者及家属共同参与。

(6)稳定患者的健康和保健。

(7)帮助患者达到期望。

七、脑卒中的护理措施

(一)脑卒中的院前救护

发生脑卒中要启动急救医疗服务体系,使患者得到快速救治,并能在关键的时间窗内获得有益的治疗。脑卒中处理的要点可记忆为 7"D":检诊(Detection)、派送(Dispatch)、转运(Delivery)、收入急诊(Door)、资料(Data)、决策(Decision)、药物(Drug)。前三个"D"是基本生命支持阶段,后四个"D"是进入医院脑卒中救护急诊绿色通道流程。在脑卒中紧急救护中护理人员起着重要的作用。

1.分诊护士职责

(1)鉴别下列症状、体征为脑血管常见症状,需分诊至神经内科:①身体一侧或双侧,上肢、下肢或面部出现无力、麻木或瘫痪。②单眼或双眼突发视物模糊,或视力下降,或视物成双。③言语表达困难或理解困难。④头晕目眩、失去平衡,或任何意外摔倒,或步态不稳。⑤头痛(通常是严重且突然发作)或头痛的方式意外改变。

(2)出现下列危及生命的情况时,迅速通知神经内科医师,并将患者护送至抢救室:①意识障碍。②呼吸、循环障碍。③脑疝。

(3)对极危重患者监测生命体征:意识、瞳孔、血压、呼吸、脉搏。

2.责任护士职责

(1)生命体征监测。

(2)开辟静脉通道,留置套管针。

(3)采集血标本:血常规、血生化(血糖、电解质、肝肾功能)、凝血四项。

(4)行心电图(ECG)检查。

(5)静脉输注第一瓶液体:生理盐水或林格液。

3.护理员职责

(1)对佩戴绿色通道卡片者,一对一地负责患者。

(2)运送患者行头颅 CT 检查。

(3)对无家属陪同者,必要时送血、尿标本。

(二)院中护理

1.观察病情变化,防止颅内压增高

(1)患者急性期要绝对卧床休息,避免不必要的搬动,保持环境安静。出血性卒中患者应将床头抬高 30°,缺血性卒中患者可平卧。意识障碍者头偏向一侧,如呼吸道有分泌物应立即协助吸出。

(2)评估颅内压变化,密切观察患者生命体征、意识和瞳孔等变化,评估患者吞咽、感觉、语言和运动等情况。

(3)了解患者思想情况,防止过度兴奋、情绪激动。对癫痫、偏瘫和有精神症状的患者,应加用床档或适当约束,防止坠床发生意外。感觉障碍者,保暖时注意防止烫伤。患者应避免用力咳嗽、用力排便等,保持大便通畅。

(4)若有发热,应设法控制患者的体温。

2.评估吞咽情况,给予营养支持

(1)暂禁食:首先评价患者吞咽和胃肠功能情况,如是否有呕吐、腹胀、排便异常、未排气及肠鸣音异常、应激性溃疡出血量在 100mL 以上者,必要时应暂禁食。

(2)观察脱水状态:很多患者往往会出现相对脱水状态,脱水所致血细胞比容和血液黏稠度增加,血液明显减少,使动脉血压降低。护理者可通过观察颈静脉搏动的强或弱、周围静脉的充盈度和末梢体温来判断患者是否出现脱水状态。

(3)营养支持:在补充营养时,应尽量避免静脉内输液,以免增加缺血性脑水肿的蓄积作用,最好的方法是鼻饲法。多数吞咽困难患者需要 2 周左右的营养支持。有误吸危险的患者,则需将管道末端置于十二指肠。有消化道出血的患者应暂停鼻饲,可改用胃肠外营养。经口腔进食的患者,要给予高蛋白、高维生素、低盐、低脂、富有纤维素的饮食,还可多吃含碘的食物。

(4)给予鼻饲喂养预防误吸护理:评估胃管的深度和胃潴留量。鼻饲前查看管道在鼻腔外端的长度,嘱患者张口查看鼻饲管是否盘卷在口中。用注射器注入 10mL 空气,同时在腹部听诊,可听到气过水声;或鼻饲管中抽吸胃内容物,表明鼻饲管在胃内。无肠鸣音或胃潴留量过100~150mL 应停止鼻饲。抬高床头 30°呈半卧位减少反流,通常每天喂入总量以 2000~2500mL 为宜,天气炎热或患者发热和出汗多时可适当增加。可喂入流质饮食,如牛奶、米汤、菜汁、西瓜水、橘子水等,药品要研成粉末。在鼻饲前后和注药前后,应冲洗管道,以预防管道堵塞。对于鼻饲患者,要注意固定好鼻饲管。躁动患者的手要适当地加以约束。

(5)喂食注意:对面肌麻痹的患者,喂食时应将食物送至口腔健侧近舌根处。进食时宜采用半卧位、颈部向前屈的姿势,这样既可以利用重力使食物容易吞咽,又可减少误吸。每口食物量要从少量开始,逐步增加,寻找合适的"一口量"。进食速度应适当放慢,出现食物残留口腔、咽部而不能完全吞咽情况时,应停止喂食并让患者重复多次吞咽动作或配合给予一些流质来促进残留食物吞入。

3.心脏损害的护理

心脏损害是脑卒中引起的循环系统并发症之一,大都在发病 1 周左右发生,如心电图显示心肌缺血、心律不齐和心力衰竭等,故护理者应经常观察心电图变化。在患者应用脱水剂时,应注意尿量和血容量,避免脱水造成血液浓缩或入量太多加重心脏负担。

4.应激性溃疡的护理

应注意患者的呕吐物和大便的性状,鼻饲患者于每天喂食前应先抽取胃液观察,同时定期检查胃中潜血及酸碱度。腹胀者应注意肠鸣音是否正常。

5.泌尿系统并发症的护理

对排尿困难的患者,尽可能避免导尿,可用诱导或按摩膀胱区的方法以助患者排尿。患者由于限制活动,处于某些妨碍排尿的位置;也可能是由于失语不能表达所致。护理者应细心观察,主动询问,定时给患者便器,在可能情况下尽量取直立姿势解除排尿困难。

(1)尿失禁的男患者可用阴茎套连接引流尿袋,每天清洁会阴部,以保持会阴部清洁舒适。

(2)女性尿失禁患者,留置导尿管虽然影响患者情绪,但在急性期内短期的应用是必要的,因为它明显增加了患者的舒适感并减少了压疮发生的机会。

(3)留置导尿管期间要每日进行会阴部护理。密闭式集尿系统除因阻塞需要冲洗外,集合系统的接头不可轻易打开。应定时查尿常规,必要时做尿培养。

6.压疮的护理

可因感染引起骨髓炎、化脓性关节炎、蜂窝织炎,甚至迅速通过表浅组织引起败血症等,这些并发症往往严重威胁患者的生命。

(1)压疮好发部位:多在受压和缺乏脂肪组织保护、无肌肉包裹或肌层较薄的骨骼隆突处,如枕骨粗隆、耳郭、肩胛部、肘部、脊椎体隆突处、髋部、骶尾部、膝关节的内外侧、内外踝、足跟部等处。

(2)压疮的预防措施:①压疮的预防要求做到"七勤":勤翻身、勤擦洗、勤按摩、勤换洗、勤整理、勤检查、勤交代。定时变换体位,1~2 小时翻身 1 次。如皮肤干燥且有脱屑者,可涂少量润滑剂,以免干裂出血。另外还应监测患者的清蛋白指标。②患者如有大、小便失禁,呕吐及出汗等情况,应及时擦洗干净,保持干燥,及时更换衣服、床单,褥子应柔软、干燥、平整。③对肢体瘫痪的卧床患者,配备气垫床以达到对患者整体减压的目的,气垫床使用时注意根据患者的体重调节气垫床充其量。骨骼隆突易受压处,放置海绵垫或棉圈、软枕、气圈等,以防受压水肿、肥胖者不宜用气圈,以软垫更好,或软枕置于腿下,并抬高肢体,变换体位,更为重要。可疑压疮部位使用减压贴保护。④护理患者时动作要轻柔,不可拖拽患者,以防止关节牵拉、脱位或周围组织损伤。翻身后要仔细观察受压部位的皮肤情况,有无将要发生压疮的迹象,如皮肤呈暗红色。检查鼻管、尿管、输液管等是否脱出、折曲或压在身下。取放便盆时,动作更轻巧,防止损伤皮肤。

7.下肢深静脉血栓的护理

长期卧床者,首先在护理中应帮助他们减少形成静脉血栓的因素,例如抬高下肢 20°~30°,下肢远端高于近端,尽量避免膝下垫枕,过度屈髋,影响静脉回流。另外,肢体瘫痪者增加患肢活动量,并督促患者在床上主动屈伸下肢作跖屈和背屈运动,内、外翻运动,足踝的"环转"运动;被动按摩下肢腿部比目鱼肌和腓肠肌,下肢应用弹力长袜,以防止血液滞留在下肢。还应减少在下肢输血、输液,并注意观察患肢皮温、皮色,倾听患者疼痛主诉,因为下肢深静脉是静脉血栓形成的好发部位,鼓励患者深呼吸及咳嗽和早期下床活动。

8.发热的护理

急性脑卒中患者常伴有发热,主要原因为感染性发热、中枢性发热、吸收热和脱水热。

(1)感染性发热:多在急性脑卒中后数天开始,体温逐渐升高,常不规则,伴有呼吸、心率增快,白细胞总数升高。应做细菌培养,应用有效抗生素治疗。

(2)中枢性发热:是病变侵犯了下丘脑,患者的体温调节中枢失去调节功能,导致发热。主要表现两种情况:其一是持续性高热,发病数小时后体温升高至 39~40 ℃,持续不退,躯干和肢体近端大血管处皮肤灼热,四肢远端厥冷,肤色灰暗,静脉塌陷等,患者表现深昏迷、去大脑强直(一种病理性体征)、阵挛性或强直性抽搐、无汗、肢体发凉,患者常在 1~2 天内死亡。其二是持续性低热,患者表现为昏迷、阵发性大汗、血压不稳定、呼吸不规则、血糖升高、瞳孔大小多变,体温多在 37~38 ℃。对中枢性发热主要是对病因进行治疗,同时给予物理降温,如乙醇擦浴、头置冰袋或冰帽等。但应注意缺血性脑卒中患者禁用物理降温法,可行人工冬眠。

物理降温:①乙醇、温水擦浴:可通过在皮肤上蒸发,吸收而带走机体大量的热;②冰袋降温:冰袋可放置在前额或体表大血管处(如颈部、腋下、腹股沟、窝等处);③冰水灌肠:要保留30 分钟后再排出,便后30 分钟测量体温。

人工冬眠疗法:冬眠法分冬眠Ⅰ号和冬眠Ⅱ号,应用人工冬眠疗法可降低组织代谢,减少氧的消耗,并增强脑组织对创伤和缺氧的耐受力,减轻脑水肿和降低颅内压,改善脑缺氧,有利于损伤后的脑细胞功能恢复。

人工冬眠注意事项:①用药前应测量体温、脉搏、呼吸和血压。②注入冬眠药半小时内不宜翻身和搬动患者,防止直立性低血压。③用药半小时后,患者进入冬眠状态,方可行物理降温,因镇静降温作用较强。④冬眠期间,应严密观察生命体征变化及神经系统的变化,如有异常及时报告医师处理。冬眠期间每2小时测量生命体征1次,并详细记录,警惕颅内血肿引起脑疝。结束冬眠仍应每4小时测体温1次,保持观察体温的连贯性。⑤冬眠期间应加强基础护理,防止并发症发生。⑥减少输液量,并注意水、电解质和酸碱平衡。⑦停止冬眠药物和物理降温时,首先停止物理降温,然后逐渐停用冬眠药,以免引起寒战或体温升高,如有体温不升者要适当保暖,增加盖被和热水袋保温。

(3)吸收热:是脑出血或蛛网膜下隙出血时,红细胞分解后吸收而引起反应热。常在患者发病后3~10天发生,体温多在37.5 ℃左右。吸收热一般不需特殊处理,但要观察记录出入量并加强生活护理。

(4)脱水热:是由于应用脱水剂或补水不足,使血浆渗透压明显升高,脑组织严重脱水,脑细胞和体温调节中枢受损导致发热。患者表现体温升高,意识模糊,皮肤黏膜干燥,尿少或比重高,血清钠升高,血细胞比容增高。治疗给予补水或静脉输入5%葡萄糖,待缺水症状消失后,根据情况补充电解质。

4.介入治疗的护理

神经介入治疗是指在 X 线下,经血管途径借助导引器械(针、导管、导丝)递送特殊材料进入中枢神经系统的血管病变部位,如各种颅内动脉瘤、颅内动静脉畸形、颈动脉狭窄、颈动脉海绵窦瘘、颅内血管狭窄及其他脑血管病。治疗技术分为血管成形术(血管狭窄的球囊扩张、支架植入)、血管栓塞术(固体材料栓塞术、液体材料栓塞术、可脱球囊栓塞术、弹簧圈栓塞术等)、血管内药物灌注(超选择性溶栓、超选择性化疗、局部止血)。广义的神经介入治疗还包括经皮椎间盘穿刺髓核抽吸术、经皮穿刺椎体成形术、微创穿刺电刺激等,以及在影像仪器定位下进行和神经功能治疗有关的各种穿刺、活检技术等。相比常规开颅手术的优点:血管内治疗技术具有创伤小,恢复快,疗效好的特点(图 9-7)。

在护理上应做到:

(1)治疗前护理:①遵医嘱查血、尿、便常规,血型及生化,凝血四项和出凝血时间等。②准备好物品:注射泵,监护仪器,药品如甘露醇、天普乐新等。③建立可靠的静脉通路(套管针),尽量减少患者的穿刺,防止出血及瘀斑。④须手术者术前手术区域备皮,沐浴,更衣。遵医嘱局麻4~6 小时、全麻9~12 小时前,需禁食、水、药。遵医嘱给予留置导尿。监测生命体征,遵医嘱给术前药。⑤心理护理:术前了解患者思想动态,减轻心理负担,创造安静的修养环境,使患者得到充分休息。

(2)治疗中护理:①密切观察给药时间及患者的病情变化,遵医嘱调节好给药的速度及浓度,并做好详细记录,以利于了解病情。②注意血压的变化,溶栓过程中每15 分钟测量1 次,如出现异常应及时处理。③患者如在溶栓过程中出现烦躁、意识障碍加重、瞳孔异常等生命体征的改变,并伴有鼻出血和四肢肌力瘫痪加重等各种异常反应时,应及时通知医师停止溶栓。

④患者如在用药过程中出现寒战、高热等不良反应时,应停止溶栓。⑤护理者应准确、熟练地遵医嘱给药。

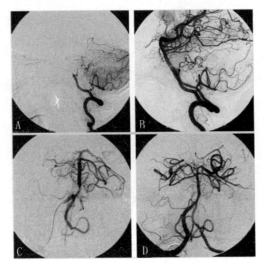

图 9-7　神经介入治疗

A.大脑后动脉栓塞;B.大脑后动脉栓塞溶栓治疗后;C.大脑基底动脉不全栓塞;D.大脑基底动脉栓塞溶栓治疗后

　　(3)治疗后护理:①神经系统监测:严密观察病情变化,如意识、瞳孔、生命体征、感觉、运动、语言等。特别是血压、心率的异常变化。②行腹股沟穿刺者穿刺区加压包扎制动 24 小时,观察有无出血及血肿。避免增加腹压动作,咳嗽时用手压迫穿刺部位,防止出血。观察穿刺肢体皮肤的色泽、温度,15 分钟测量1次足背动脉搏动共 2 小时。保持动脉鞘通畅,防止脱落。鼓励患者多饮水,增加血容量,促进造影剂的排泄。③注意观察四肢的肌力,防止血栓再形成而引起的偏瘫、偏身感觉障碍。④24 小时监测出凝血时间、凝血酶原时间、纤维蛋白原,防止血栓再形成。⑤应用抗凝药前做出、凝血功能以及肝、肾功能测定。用肝素初期应每小时测定出、凝血时间,稳定后可适当延长。注意观察穿刺处、切口是否渗血过多或有无新的渗血,有无皮肤、黏膜、消化道、泌尿道出血,反复检查大便潜血及尿中有无红细胞。⑥用肝素时主要观察APTT,为正常的 1.5～2.5 倍;用法华林时主要监测 AT,应降至正常的 20%～50%。注意观察药物的其他不良反应,肝素注意有无过敏如荨麻疹、哮喘、发热、鼻炎等;注意华法林有无皮肤坏死、无脱发、皮疹、恶心、腹泻等不良反应。⑦使用速避凝皮下注射时应选择距肚脐 4.5～5 cm处的皮下脂肪环行注射,并捏起局部垂直刺入,拔出后应按压片刻。注射前针头排气时要避免肝素挂在针头外面,造成皮下组织微小血管出血。⑧术后遵医嘱行颈动脉超声,观察支架的位置及血流情况。

　　5.患者早期康复训练,提高患者的生活质量

　　(1)早期康复的内容有:①保持良好的肢体位置。②体位变换。③关节的被动活动。④预防吸入性肺炎。⑤床上移动训练。⑥床上动作训练。⑦起坐训练。⑧坐位平衡训练。⑨日常生活活动能力训练。⑩移动训练等。

　　(2)早期康复的时间:康复治疗开始的时间应为患者生命体征稳定,神经病学症状不再发展后 48 小时。有人认为,康复应从急性期开始,只要不妨碍治疗,康复训练越早,功能恢复的

可能性越大,预后就越好。脑卒中后,只要不影响抢救,马上就可以康复治疗、保持良肢位、体位变换和适宜的肢体被动活动等,而主动训练则应在患者神志清醒、生命体征平稳且精神症状不再进展后48小时开始。由于SAH近期再发的可能性很大,故对未手术的患者,应观察1个月左右再谨慎地开始康复训练。

(3)影响脑卒中预后和康复的主要因素:①不利因素。影响脑卒中预后和康复的不利因素有:发病至开始训练的时间较长;病灶较大;以前发生过脑血管意外;年龄较大;严重的持续性弛缓性瘫痪;严重的感觉障碍或失认症;二便障碍;完全失语;严重认知障碍或痴呆;抑郁症状明显;以往有全身性疾病,尤其是心脏病;缺乏家庭支持。②有利因素。对脑卒中患者预后和康复的有利因素有:发病至开始训练的时间较短;病灶较小;年轻;轻偏瘫或纯运动性偏瘫;无感觉障碍或失认症;反射迅速恢复;随意运动有所恢复;能控制小便;无言语困难;认知功能完好或损害甚少;无抑郁症状;无明显复发性疾病;家庭支持。

(4)早期的康复治疗和训练:正确的床上卧位关系到康复预后的好坏。为预防并发症,应使患者肢体置于良好体位,即良肢位。这样既可使患者感觉舒适,又可使肢体处于功能位置,预防压疮和肢体挛缩,为进一步康复训练创造条件。

保持抗痉挛体位:其目的是预防或减轻以后易出现的痉挛模式。取仰卧位时,头枕枕头,不要有过伸、过屈和侧屈。患肩垫起防止肩后缩,患侧上肢伸展、稍外展,前臂旋后,拇指指向外方。患髋垫起以防止后缩,患腿股外侧垫枕头以防止大腿外旋。本体位是护理上最容易采取的体位,但容易引起紧张性迷路反射及紧张性颈反射所致的异常反射活动,为“应避免的体位”。“推荐体位”是侧卧位:取健侧侧卧位时,头用枕头支撑,不让向后扭转,躯干大致垂直,患侧肩胛带充分前伸,肩屈曲90°～130°,肘和腕伸展,上肢置于前面的枕头上;患侧髋、膝屈曲似踏出一步置于身体前面的枕头上,足不要悬空。取患侧侧卧位时,头部用枕头舒适地支撑,躯干稍后仰,后方垫枕头,避免患肩被直接压于身体下,患侧肩胛带充分前伸,肩屈曲90°～130°,患肘伸展,前臂旋后,手自然地呈背屈位;患髋伸展,膝轻度屈曲;健肢上肢置于体上或稍后方,健腿屈曲置于前面的枕头上,注意足底不放任何支撑物,手不握任何物品(图9-8)。

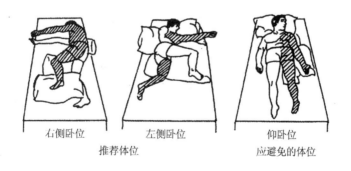

右侧卧位　　　　左侧卧位　　　　仰卧位
推荐体位　　　　　　　　应避免的体位

图 9-8　抗痉挛体位

体位变换:主要目的是预防褥疮和肺感染,另外由于仰卧位强化伸肌优势,健侧侧卧位强化患侧屈肌优势,患侧侧卧位强化患侧伸肌优势,不断变换体位可使肢体的伸屈肌张力达到平衡,预防痉挛模式出现。一般每60～120分钟变换体位一次。

关节被动运动:主要是为了预防关节活动受限(挛缩),另外可能有促进肢体血液循环和增加感觉输入的作用。先从健侧开始,然后参照健侧关节活动范围进行患侧运动。一般按从肢体近端到肢体远端的顺序进行,动作要轻柔缓慢。重点进行肩关节外旋、外展和屈曲,肘关节伸展,腕和手指伸展,髋关节外展和伸展,膝关节伸展,足背屈和外翻。在急性期每天做两次,每次每个关节做 3～5 遍,以后视肌张力情况确定被动运动次数,肌张力越高被动关节运动次数应越多。较长时间卧床者尤其要注意做此项活动。

6.心理护理措施

(1)护理者对患者要热情关心,多与患者交流,在病情允许的情况下,鼓励患者做自己力所能及的事情,减少过多、过细的照顾,给予患者心理上战胜疾病的信念。

(2)注意发挥药物的生理效应,在患病急性期要及时向患者通报疾病好转的消息,减少患者过分的担心和不必要、不准确的对自身疾病的猜疑等。

(3)鼓励患者参与治疗护理计划,教育患者重建生活、学习和工作内容,开始新的生活,使患者能早日回归家庭、回归社会。

7.语言沟通障碍的护理

(1)评估:失语的性质、理解能力,记录患者能表达的基本语言。观察患者手势、表情等,及时满足患者需要。向护理者/患者解释语言锻炼的目的、方法,促进语言功能恢复。如鼓励讲话、不耻笑患者,消除其羞怯心理,为患者提供练习机会。

(2)训练。

肌群运动:指进行唇、舌、齿、软腭、咽、喉与颌部肌群运动。包括缩唇,叩齿,卷舌,上下跳举舌,弹舌,鼓腮,吹气-叹气,咳嗽-清嗓子等活动。

发音训练:先练习易发或能够发的音,由无意义的词→有意义的词→短语→句子。举例:你→你好→你住院→你配合医师治疗。发单音后训练发复音,教患者先做吹的动作然后发p音。

复述训练:复述单字和词汇。命名训练让患者说出常用物品的名称。①词句训练与会话训练:给患者一个字音,让其组成各种词汇造句并与其会话交流。②听觉言语刺激训练:听语指图、指物、指字,并接触实物叫出物名。

(3)方法:①手势法:与患者共同约定手势意图,如上竖拇指表示大便,下竖拇指表示小便;张口是吃饭,手掌上、下翻动是翻身。手捂前额表示头痛,手在腹部移动表示腹部不适。除偏瘫或双侧肢体瘫者和听力或理解力障碍患者不能应用外,其他失语均可应用。②实物图片法:利用一些实物图片,进行简单的思想交流以满足生理需要,解决实际困难。利用常用物品如茶杯、便器、碗、人头像、病床等,反复教患者使用。如茶杯表示要喝水,人头像表示头痛,病床表示翻身。此种方法最适合于听力障碍的交流。③文字书写法:适用于文化素质高,无机械书写障碍和视空间书写障碍的患者,在认识疾病的特点后,医护人员、护理者有什么要求,可用文字表达,根据病情和需要进行卫生知识宣教。

(4)沟通。

对理解能力有缺陷的患者(感觉性失语)的沟通:①交谈时减少外来的干扰。②若患者不注意,他将难以了解对方说了些什么,所以需将患者精神分散的情形减至最低。③自患者视野中除去不必要的东西,关掉收音机或电视。④一次只有一人对患者说话。⑤若患者精神分散,则重复叫患者的名字或拍其肩膀,走进其视野,使其注意。

对表达能力有缺陷的患者(运动性失语)的沟通:①用简短的"是""不是"的问题让患者回答。②说话的时候缓慢,并给予患者充分的时间以回答问题。③设法了解患者的某些需要,主动询问他们是否需要哪一件东西。④若患者所说的话,我们听不懂,则应加以猜测并予以澄清。⑤让患者说有关熟悉的事物,例如:家人的名字、工作的性质,则患者较易表达。⑥可教导患者用手势或用手指出其需要或身体的不适。⑦利用所有的互动方式刺激患者说话。⑧若患者对于说出物体的名称有困难,则先对患者说一遍,例如,先对患者说出"水"这个字,然后写下"水",给患者看,让患者跟着念或拿实物给患者看。

8.控制危险因素,建立良好生活方式

(1)了解脑卒中的危险因素。

不可改变的危险因素:①年龄:是主要的危险因素,脑卒中发病随年龄的升高而增高,55岁以上后每增加10年卒中危险加倍,60~65岁后急剧增加,发病率和死亡率分别是60岁以前的2~5倍。②性别:一般男性高于女性。③家族史:脑卒中家族史是易发生卒中的一个因素。父母双方直系亲属发生卒中或心脏病时年龄小于60岁即为有家族史。④种族:不同种族的卒中发病率不同,可能与遗传因素有关。社会因素如生活方式和环境,也可能起一部分作用。非洲裔的发病率大于亚洲裔。我国北方各少数民族卒中率水平高于南方。⑤出生低体重:出生体重<2500 g者发生卒中的概率高于出生体重≥4000 g者两倍以上(中间出生体重者有显著的线性趋势)。

明确且可以改变的危险因素:①高血压:是脑卒中的主要危险因素,大量研究资料表明,90%脑卒中归因于高血压,70%~80%的脑卒中患者都患有高血压,无论是缺血还是出血性脑卒中都与高血压密切相关。在有效控制高血压后,脑卒中的发病率和死亡率随之下降。②吸烟:是缺血性脑卒中独立的危险因素,长期吸烟者发生卒中的危险性是不吸烟者的6倍。戒烟者发生卒中的危险性可减少50%。吸烟会促进狭窄动脉的血栓形成,加重动脉粥样硬化,可使不明原因卒中的发生风险提高将近3倍。③心房纤颤:是发生缺血性脑卒中重要的危险因素,随年龄的增长,心房纤颤患者血栓栓塞性脑卒中的发生率迅速增长。心房颤动可使缺血性脑卒中的年发病率增加0.5%~12%。其他血管危险因素调整后单独心房颤动可以增加卒中的风险3~4倍。④冠心病:心肌梗死后卒中危险性为每年1%~2%。心肌梗死后1个月内脑卒中危险性最高可达31%。有冠心病史患者的脑卒中危险性增加2~2.2倍。⑤高脂血症:总胆固醇每升高1 mmol/L,脑卒中发生率就会增加25%。⑥无症状颈动脉狭窄:50%~99%的无症状性颈动脉狭窄者脑卒中的年发病率在1%~3.4%。⑦TIA/卒中史:TIA是早期脑卒中的危险因素,高达10%的未经治疗的缺血性脑卒中患者将在1个月内发生再次脑卒中。高达15%的未经治疗的缺血性脑卒中患者将在1年内发生再次脑卒中。高达40%的未经治疗的缺血性脑卒中患者将在5年内发生再次脑卒中。⑧镰状细胞病:5%~25%镰状细胞性贫血患者有发生TIA/脑卒中的风险。

明确且潜在可改变的危险因素:①糖尿病:是缺血性脑卒中独立的危险因素,2型糖尿病患者发生卒中的危险性增加2倍。②高同型半胱氨酸血症:血浆同型半胱氨酸每升高

5 μmol/L,脑卒中风险增高 1.5 倍。

较少证据的危险因素:肥胖、过度饮酒、凝血异常、缺乏体育锻炼、口服避孕药、激素替代治疗和口服替代治疗、呼吸暂停综合征。

(2)脑卒中危险因素干预建议:①控制高血压:定时测量血压,合理服用降压药,全面评估缺血性事件的病因后,高血压的治疗应以收缩压低于 140 mmHg,舒张压低于 90 mmHg 为目标。对于患有糖尿病的患者,建议血压小于 130/85 mmHg。降压不能过快,选用平稳降压的降压药,降压药要长期规律服用;降压药最好在早晨起床后立即服用,不要在睡前服用。②冠状动脉疾病、心律失常、充血性心衰及心脏瓣膜病应给予治疗。③严格戒烟:采取咨询专家、烟碱替代治疗及正规的戒烟计划等戒烟措施。④禁止酗酒,建议正规的戒酒计划。轻到中度的乙醇摄入(1~2 杯)可减少卒中的发生率。饮酒者男性每日饮酒的乙醇含量不应超过 20~30 g(相当于葡萄酒 100~150mL;啤酒 250~500mL;白酒 25~50mL;果酒 200mL),女性不应超过 15~20 g。⑤治疗高脂血症:限制食物中的胆固醇量;减少饱和脂肪酸,增加多烯脂肪酸;适当增加食物中的混合碳水化合物、降低总热量,假如血脂维持较高水平(LDL>130 mg/dL),建议应用降脂药物。治疗的目标应使 LDL<100 mg/dL。⑥控制糖尿病:监测血糖,空腹血糖应<7 mmol/L,可通过控制饮食、口服降糖药物或使用胰岛素控制高血糖。⑦控制体重:适度锻炼,维持理想体重,成年人每周至少进行 3~4 次适度的体育锻炼活动,每次活动的时间不少于 30 分钟。运动后感觉自我良好,且保持理想体重,则表明运动量和运动方式合适。⑧合理膳食:根据卫生部发布的中国居民膳食指南及平衡膳食宝塔,建议每日食物以谷薯类及豆类为主,辅以蔬菜和水果,适当进食蛋类、鱼虾类、畜禽肉类及奶类,少食菜用油和盐。

(3)注意卒中先兆,及时就诊:卒中虽然多为突然发病,但有些脑卒中在发病前有先兆,生活中要多加注意,如发现一侧手脚麻木、无力、全身疲倦;头痛、头昏、颈部不适;恶心、剧烈呕吐;视力模糊;口眼歪斜要立即到医院就诊。

第二节　帕金森病

帕金森病由 James Parkinson(1817 年)首先描述,旧称震颤麻痹,是发生于中年以上的中枢神经系统慢性进行性变性疾病,病因至今不明。多缓慢起病,逐渐加重。其病变主要在黑质和纹状体。其他疾病累及锥体外系统也可引起同样的临床表现者,则称为震颤麻痹综合征或帕金森综合征。65 岁以上人群患病率为 1000/10 万,随年龄增高,男性稍多于女性。

一、临床表现

(一)震颤

肢体和头面部不自主抖动,这种抖动在精神紧张时和安静时尤为明显,病情严重时抖动呈持续性,只有在睡眠后消失。

(二)肌肉僵直,肌张力增高

表现手指伸直,掌指关节屈曲,拇指内收,腕关节伸直,头前倾,躯干俯屈,髋关节和膝关屈曲等特殊姿势。

(三)运动障碍

运动减少,动作缓慢,写字越写越小,精细动作不能完成,开步困难,慌张步态,走路前冲,呈碎步,面部缺乏表情。

(四)其他症状

多汗、便秘,油脂脸,直立性低血压,精神抑郁症状等,部分患者伴有智力减退。

二、体格检查

(一)震颤

检查可发现静止性、姿势性震颤,手部可有搓丸样动作。

(二)肌强直

患肢肌张力增高,可因均匀的阻力而出现"铅管样强直",如伴有震颤则似齿轮样转动,称为"齿轮样强直"。四肢躯干颈部和面部肌肉受累出现僵直,患者出现特殊姿态。

(三)运动障碍

平衡反射、姿势反射和翻正反射等障碍以及肌强直导致的一系列运动障碍,写字过小症以及慌张步态等。

(四)自主神经系统体征

仅限于震颤一侧的大量出汗和皮脂腺分泌增加等体征,食管、胃及小肠的功能障碍导致吞咽困难和食管反流,以及顽固性便秘等。

三、辅助检查

(一)MRI

唯一的改变为在 T_2 相上呈低信号的红核和黑质网状带间的间隔变窄。

(二)正电子发射计算机断层扫描(PET)

可检出纹状体摄取功能下降,其中又以壳核明显,尾状核相对较轻,即使症状仅见于单侧的患者也可查出双侧纹状体摄功能降低。尚无明确症状的患者,PET 若检出纹状体的摄取功能轻度下降或处于正常下界,以后均发病。

四、诊断

(一)诊断思维

(1)帕金森病实验室检查及影像学检查多无特殊异常,临床诊断主要依赖发病年龄、典型临床症状及治疗性诊断(即应用左旋多巴有效)。

(2)帕金森病诊断明确后,还须进行 UPDRS 评分及分级,来评判帕金森病的严重程度并指导下步治疗。

(二)鉴别诊断

1.脑炎后帕金森综合征

通常所说的昏睡性脑炎所致帕金综合征,已近 70 年未见报道,因此该脑炎所致脑炎后帕金森综合征也随之消失。近年报道病毒性脑炎患者可有帕金森样症状,但本病有明显感染症状,可伴有颅神经麻痹、肢体瘫痪、抽搐、昏迷等神经系统损害的症状,脑脊液可有细胞数轻中度增高、蛋白增高、糖减低等。病情缓解后其帕金森样症状随之缓解,可与帕金森病鉴别。

2.肝豆状核变性

隐性遗传性疾病、约1/3有家族史,青少年发病、可有肢体肌张力增高、震颤、面具样脸、扭转痉挛等锥体外系症状。具有肝脏损害,角膜 K-F 环及血清铜蓝蛋白降低等特征性表现,可与帕金森病鉴别。

3.特发性震颤

特发性震颤属显性遗传病,表现为头、下颌、肢体不自主震颤,震颤频率可高可低,高频率者甚似甲状腺功能亢进,低频者甚似帕金森震颤。本病无运动减少、肌张力增高及姿势反射障碍,并于饮酒后消失,普萘洛尔治疗有效等,可与原发性帕金森病鉴别。

4.进行性核上性麻痹

本病也多发于中老年,临床症状可有肌强直、震颤等锥体外系症状。但本病有突出的眼球凝视障碍、肌强直以躯干为重、肢体肌肉受累轻而较好的保持了肢体的灵活性、颈部伸肌张力增高致颈项过伸与帕金森病颈项屈曲显然不同,均可与帕金森病鉴别。

5.Shy-Drager 综合征

临床常有锥体外系症状,但因有突出的自主神经症状,如:晕厥、直立性低血压、性功能及膀胱功能障碍,左旋多巴制剂治疗无效等,可与帕金森病鉴别。

6.药物性帕金森综合征

过量服用利血平、氯丙嗪、氟哌啶醇及其他抗抑郁药物均可引起锥体外系症状,因有明显的服药史,并于停药后减轻可资鉴别。

7.良性震颤

良性震颤指没有脑器质性病变的生理性震颤(肉眼不易觉察)和功能性震颤。功能性震颤包括:①生理性震颤加强(肉眼可见):多呈姿势性震颤,与肾上腺素能的调节反应增强有关;也见于某些内分泌疾病,如嗜铬细胞瘤、低血糖、甲状腺功能亢进;②可卡因和乙醇中毒以及一些药物的不良反应;癔症性震颤,多有心因性诱因,分散注意力可缓解震颤;③其他:情绪紧张时和做精细动作时出现的震颤。良性震颤临床上无肌强直、运动减少和姿势异常等帕金森病的特征性表现。

五、治疗

(一)一般治疗

因本病的临床表现为震颤、强直、运动障碍、便秘和生活不能自理,故家属及医务人员应鼓励 PD 早期患者多做主动运动,尽量继续工作,培养业余爱好,多吃蔬菜水果或蜂蜜,防止摔跤,避免刺激性食物和烟酒。对晚期卧床患者,应勤翻身,多在床上做被动运动,以防发生关节固定、褥疮及坠积性肺炎。

(二)药物治疗

PD 宜首选内科治疗,多数患者可通过内科药物治疗缓解症状。

各种药物治疗虽能使患者的症状在一定时期内获得一定程度的好转,但皆不能阻止本病的自然发展。药物治疗必须长期坚持,而长期服药则药效减退和不良反应难以避免。虽然有相当一部分患者通过药物治疗可获得症状改善,但即使目前认为效果较好的左旋多巴或复方多巴(美多芭及信尼麦),也有 15% 左右患者根本无效。用于治疗本病的药物种类繁多,现今最常用者仍为抗胆碱能药和多巴胺替代疗法。

1.抗胆碱能药物

该类药物最早用于 Parkinson 病的治疗,常用者为苯海索 2 mg,每日 3 次口服,可酌情增加;东莨菪碱 0.2 mg,每日 3～4 次口服;甲磺酸苯扎托品 2～4 mg,每日 1～3 次口服等。因甲磺酸苯扎托品对周围副交感神经的阻滞作用,不良反应多,应用越来越少。

2.多巴胺替代疗法

此类药物主要补充多巴胺的不足,使乙酰胆碱-多巴胺系统重获平衡而改善症状。最早使用的是左旋多巴,但其可刺激外周多巴胺受体,引起多方面的外周不良反应,如恶心、呕吐、厌食等消化道症状和血压降低、心律失常等心血管症状。目前不主张单用左旋多巴治疗,用它与苄丝肼或卡比多巴的复合制剂。常用的药物有美多芭、息宁或帕金宁。

(1)美多芭:是左旋多巴和苄丝肼 4∶1 配方的混合剂。对病变早期的患者,开始剂量可用 62.5 mg,日服 3 次。如患者开始治疗时症状显著,则开始剂量可为 125 mg,每日 3 次;如效果不满意,可在第 2 周每日增加 125 mg,第 3 周每日再增加 125 mg。如果患者的情况仍不满意,则应每隔 1 周每日再增加125 mg。如果美多芭的日剂量＞1000 mg,需再增加剂量只能每月增加 1 次。该药明显减少了左旋多巴的外周不良反应,但却不能改善其中枢不良反应。

(2)息宁:是左旋多巴和卡比多巴 10∶1 的复合物,开始剂量可用 125 mg,日服 2 次,以后根据病情逐渐加量。其加药的原则和上述美多芭的加药原则是一致的。帕金宁是左旋多巴和卡比多巴 10∶1 的复合物的控释片,它可使左旋多巴血浓度更稳定并达 4～6 小时,有利于减少左旋多巴的剂末现象、开始现象和剂量高峰多动现象。但是,控释片也有一些缺陷,如起效慢,并且由于在体内释放缓慢,有可能在体内产生蓄积作用,反而有时出现异动症的现象,改用美多芭后消失。

3.多巴胺受体激动剂

多巴胺受体激动剂能直接激动多巴胺能神经细胞突触受体,刺激多巴胺释放。

(1)溴隐亭:最常用,对震颤疗效好,对运动减少和强直均不及左旋多巴,常用剂量维持量为每日15～40 mg。

(2)协良行:患者使用时应逐步增加剂量,以达到不出现或少出现不良反应的目的。一般来讲,增加到每日 0.3 mg 是比较理想的剂量,但对于个别早期的患者,可能并不需要增加到这个剂量,那么可以在你认为合适的剂量长期服用而不再增加。如果效果不理想,还可以根据病情的需要及对药物的耐受情况,每隔 5 天增加 0.025 mg 或 0.05 mg。

(3)氯烯雌醚达:使用剂量是每日 100～200 mg。可以从小剂量每日 50 mg 开始,可逐渐增加剂量。在帕金森病的早期,可以单独使用氯烯雌醚达治疗帕金森病,剂量最大可增加至每日 150 mg。如果和左旋多巴合并使用,剂量可以维持在每日 50～150 mg。一般每使用 250 mg 左旋多巴,可考虑合并使用氯烯雌醚达 50 mg 左右。

(三)外科手术治疗

1.立体定向手术治疗

立体定向手术包括脑内核团毁损、慢性电刺激和神经组织移植。

(1)脑内核团毁损:①第一次手术适应证:长期服药治疗无效或药物治疗不良反应严重者;

疾病进行性缓慢发展已超过3年以上;年龄在70岁以下;工作能力和生活能力受到明显限制(分级为Ⅱ~Ⅳ级);术后短期复发,同侧靶点再手术。②第二次对侧靶点毁损手术适应证:第一次手术效果好,术后震颤僵直基本消失,无任何并发症者;手术近期疗效满意并保持在12个月以上;年龄在70岁以下;两次手术间隔时间要1年;目前无明显自主神经功能紊乱症状或严重精神症状,病情仍维持在Ⅱ~Ⅳ级。

禁忌证:症状很轻,仍在工作者;年老体弱;出现严重关节挛缩或有明显精神障碍;严重的心、肝、肾功能不全,高血压脑动脉硬化者或有其他手术禁忌者。

(2)脑深部慢性电刺激(DBS):目前DBS最常用的神经核团为丘脑腹中间核(VIM),丘脑底核(STN)和苍白球腹后部(PVP)。

慢性刺激术控制震颤的效果优于丘脑腹外侧核毁损术,后者发生并发症也常影响手术的成功。通过改变刺激参数可减少不必要的不良反应,远期疗效可靠。该法尚可用于非帕金森性震颤,如多发硬化和创伤后震颤。

丘脑底核(STN)也是刺激术时选用的靶点。有学者(1994年)报道应用此方法观察治疗一例运动不能的PD患者。靶点定位方法为脑室造影,并参照立体定向脑图谱,同时根据慢性电极刺激和电生理记录进行调整。发现神经元活动自发增多的区域位于AC-PC平面下2~4 mm,AC-PC线中点旁10 mm。对该处进行130 Hz刺激,可立即缓解运动不能症状(主要在对侧肢体),但不诱发半身舞蹈症等运动障碍。上述观察表明,对STN进行慢性电刺激可用于治疗运动严重障碍的PD患者。

2.脑细胞移植和基因治疗

帕金森病脑细胞移植术和基因治疗已在动物实验上取得很大成功,但最近临床研究显示,胚胎脑移植只能轻微改善60岁以下患者的症状,并且50%的患者在手术后出现不随意运动的不良反应,因此,目前此手术还不宜普遍采用。基因治疗还停留在实验阶段。

六、护理

(一)护理评估

1.健康史评估

(1)询问患者职业,农民的发病率较高,主要是他们与杀虫剂、除草剂接触有关。

(2)评估患者家族中有无患此病的人,PD与家族遗传有关,患者的家族发病率为7.5%~94.5%。

(3)评估患者居住、生活、工作的环境,农业环境中神经毒物(杀虫剂、除草剂),工业环境中暴露重金属等是PD的重要危险因素。

2.临床观察评估

帕金森病常为50岁以上的中老年人发病,发病年龄平均为55岁,男性稍多,起病缓慢,进行性发展,首发症状多为动作不灵活与震颤,随着病程的发展,可逐渐出现下列症状和体征。

(1)震颤:常为首发症状,多由一侧上肢远端(手指)开始,逐渐扩展到同侧下肢及对侧肢体,下颌、口唇、舌及头部通常最后受累,典型表现是静止性震颤,拇指与屈曲的食指间呈"搓丸样"动作,安静或休息时出现或明显,随意运动时减轻或停止,紧张时加剧,入睡后消失。

(2)肌强直:肌强直表现为屈肌和伸肌同时受累,被动运动关节时始终保持增高的阻力,类似弯曲软铅管的感觉,故称"铅管样强直";部分患者因伴有震颤,检查时可感到在均匀掌的阻力中出现断续停顿,如同转动齿轮感,称为"齿轮样强直",是由于肌强直与静止性震颤叠加所致。

(3)运动迟缓:表现为随意动作减少,包括行动困难和运动迟缓,并因肌张力增高,姿势反射障碍而表现一系列特征性运动症状,如起床、翻身、步行、方向变换等运动迟缓;面部表情肌活动减少,常常双眼凝视,瞬目运动减少,呈现"面具"脸;手指做精细动作如扣钮、系鞋带等困难;书写时字越写越小,呈现"写字过小征"。

(4)姿势步态异常:站立时呈屈曲体姿,步态障碍甚为突出,患者自坐位、卧位起立困难,迈步后即以极小的步伐向前冲去,越走越快,不能及时停步或转弯,称为慌张步态。

(5)其他症状:反复轻敲眉弓上缘可诱发眨眼不止。口、咽、腭肌运动障碍,讲话缓慢,语音低沉、单调,流涎,严重时可有吞咽困难。还有顽固性便秘、直立性低血压等;睡眠障碍;部分患者疾病晚期可出现认知功能减退、抑郁和视幻觉等,但常不严重。

3.诊断性检查评估

(1)头颅 CT:CT 可显示脑部不同程度的脑萎缩表现。

(2)生化检测:采用高效液相色谱(HPLC)可检测到脑脊液和尿中 HVA 含量降低。

(3)基因检测:DNA 印迹技术、PCR、DNA 序列分析等在少数家族性 PD 患者可能会发现基因突变。

(4)功能显像检测:采用 PET 或 SPECT 与特定的放射性核素检测,可发现 PD 患者脑内 DAT 功能显著降低,且疾病早期即可发现,D_2 型 DA 受体(D_2R)活性在疾病早期超敏、后期低敏,以及 DA 递质合成减少,对 PD 的早期诊断、鉴别诊断及病情进展监测均有一定的价值。

(二)护理问题

1.运动障碍

帕金森病患者由于其基底核或黑质发生病变,以致负责运动的锥体外束发生功能障碍,患者运动的随意肌失去了协调与控制,产生运动障碍并随之带来一定的意外伤害。

(1)跌倒:震颤、关节僵硬、动作迟缓,协调功能障碍常是患者摔倒的原因。

(2)误吸:舌头、唇、颈部肌肉和眼睑亦有明显的震颤及吞咽困难。

2.营养摄取不足

患者常因手、头不自主的震颤,进食时动作太慢,常常无法独立吃完一顿饭,以致未能摄取日常所需热量,因此,约有 70% 的患者有体重减轻的现象。

3.便秘

由于药物的不良反应、缺乏运动、胃肠道中缺乏唾液(因吞咽能力丧失,唾液由口角流出)、液体摄入不足及肛门括约肌无力,所以大多数患者有便秘。

4.尿潴留

吞咽功能障碍以致水分摄取不足,贮存在膀胱的尿液不足 200～300mL 则不会有排尿的冲动感;排尿括约肌无力引起尿潴留。

5.精神障碍

疾病使患者协调功能不良、顺口角流唾液,而且又无法进行日常生活的活动,因此患者会有心情抑郁、产生敌意、罪恶感或无助感等情绪反应。由于外观的改变,有些患者还会发生因自我形象的改变而造成与社会隔离的问题。

(三)护理目标

(1)患者未发生跌倒或跌倒次数减少。

(2)患者有足够的营养;患者进食水时不发生呛咳。

(3)患者排便能维持正常。

(4)患者能维持部分自我照顾的能力。

(5)患者及家属的焦虑症状减轻。

(四)护理措施

1.安全护理

(1)安全配备:由于患者行动不便,在病房楼梯两旁、楼道、门把附近的墙上,增设沙发或木制的扶手,以增加患者开、关门的安全性;配置牢固且高度适中的座厕、沙发或椅。以利于患者坐下或站起,并在厕所、浴室增设可供扶持之物,使患者排便及穿脱衣服方便;应给患者配置助行器辅助设备;呼叫器置于患者床旁,日常生活用品放在患者伸手可及处。

(2)定时巡视:主动了解患者的需要,既要指导和鼓励患者增强自我照顾能力,做力所能及的事情,又要适当协助患者洗漱、进食、沐浴、如厕等。

(3)防止患者自伤:患者动作笨拙,常有失误,应谨防其进食时烫伤。端碗持筷困难者,尽量选择不易打碎的不锈钢餐具,避免使用玻璃和陶瓷制品。

2.饮食护理

(1)增加饮食中的热量、蛋白质的含量及容易咀嚼的食物;吃饭少量多餐。定时监测体重变化;在饮食中增加纤维与液体的摄取,以预防便秘。

(2)进食时,营造愉快的气氛,因患者吞咽困难及无法控制唾液,所以有的患者喜欢单独进食;应将食物事先切成小块或磨研,并给予粗大把手的叉子或汤匙,使患者易于把持;给予患者充分的进食时间,若进食中食物冷却了,应予以温热。

(3)吞咽障碍严重者,吞咽可能极为困难,在进食或饮水时有呛咳的危险,而造成吸入性肺炎,故不要勉强进食,可改为鼻饲喂养。

3.保持排便畅通

给患者摄取足够的营养与水分,并教导患者解便与排尿时,吸气后闭气,利用增加腹压的方法解便与排尿。另外,依患者的习惯,在进食后半小时应试着坐于马桶上排便。

4.运动护理

告之患者运动锻炼的目的在于防止和推迟关节僵直和肢体挛缩,与患者和家属共同制定锻炼计划,以克服运动障碍的不良影响。

(1)尽量参与各种形式的活动,如散步、太极拳、床边体操等。注意保持身体和各关节的活动强度与最大活动范围。

(2)对于已出现某些功能障碍或坐起已感到困难的患者,要有目的有计划地锻炼。告诉患者知难而退或由他人包办只会加速功能衰退。如患者感到坐立位变化有困难,应每天做完一般运动后,反复练习起坐动作。

（3）必须指导患者注意姿势，以预防畸形。应小心观察头与颈部是否有弯曲的倾向。正确姿势有助于头、颈直立。躺于床上时，不应垫枕头，且患者应定期俯卧。

（4）本病常使患者起步困难和步行时突然僵住，因此嘱患者步行时思想要放松。尽量跨大步伐；向前走时脚要抬高，双臂摆动，目视前方而不要注视地面；转弯时，不要碎步移动，否则会失去平衡；护士和家属在协助患者行走时，不要强行拖着患者走；当患者感到脚黏在地上时，可告诉患者先向后退一步，再往前走，这样会比直接向前容易。

（5）过度震颤者让他坐在有扶手的椅子上，手抓着椅臂，可以稍加控制震颤。

（6）晚期患者出现显著的运动障碍时。要帮助患者活动关节，按摩四肢肌肉，注意动作轻柔，勿给患者造成疼痛。

（7）鼓励患者尽量试着独立完成日常生活的活动，自己安排娱乐活动，培养兴趣。

（8）让患者穿轻便宽松的衣服，可减少流汗与活动的束缚。

5.合并抑郁症的护理

帕金森病患者的抑郁与帕金森疾病程度呈正相关，即患者的运动障碍愈重对其神经心理的影响愈严重。在护理患者时要教会患者一些心理调适技巧：重视自己的优点和成就；尽量维持过去的兴趣和爱好，积极参加文体活动，寻找业余爱好；向医师、护士及家人倾诉内心想法，疏泄郁闷，获得安慰和同情。

6.睡眠异常的护理

（1）创造良好的睡眠环境：建议患者要有舒适的睡眠环境，如室温和光线适宜；床褥不宜太软，以免翻身困难；为运动过缓和僵直较重的患者提供方便上下床的设施；卧室内放尿壶及便器，有利于患者夜间如厕等。避免在有限的睡眠时间内实施影响患者睡眠的医疗护理操作，必须进行的治疗和护理操作应穿插于患者的自然觉醒时，以减少被动觉醒次数。

（2）睡眠卫生教育：指导患者养成良好的睡眠习惯和方式，建立比较规律的活动和休息时间表。

（3）睡眠行为干预：①刺激控制疗法：只在有睡意时才上床；床及卧室只用于睡眠，不能在床上阅读、看电视或工作；若上床15～20分钟不能入睡，则应考虑换别的房间，仅在又有睡意时才上床（目的是重建卧室与睡眠间的关系）；无论夜间睡多久，清晨应准时起床；白天不打瞌睡。②睡眠限制疗法：教导患者缩短在床上的时间及实际的睡眠时间，直到允许躺在床上的时间与期望维持的有效睡眠时间一样长。当睡眠效率超过90％时，允许增加15～20分钟卧床时间。睡眠效率低于80％，应减少15～20分钟卧床时间。睡眠效率80％～90％，则保持卧床时间不变。最终，通过周期性调整卧床时间直至达到适度的睡眠时间。③依据睡眠障碍的不同类型和药物的半衰期遵医嘱有的放矢地选择镇静催眠药物。并主动告知患者及家属使用镇静催眠药的原则，即最小剂量、间断、短期用药，注意停药反弹、规律停药等。

7.治疗指导

药物不良反应的观察：

（1）遵医嘱准时给药，预防或减少"开关"现象、剂末现象、异动症的发生。

（2）药物治疗初起可出现胃肠不适，表现为恶心、呕吐等，有些患者可出现幻觉。但这些不良反应可以通过逐步增加剂量或降低剂量的办法得到克服。特别值得指出的是，有一部分患者过分担心药物的不良反应,表现为尽量推迟使用治疗帕金森病的药物,或过分地减少药物的服用量,这不仅对疾病的症状改善没有好处,长期如此将导致患者的心、肺、消化系统等出现严重问题。

(3)精神症状:服用苯海索、金刚烷胺药物后,患者易出现幻觉,当患者表述一些离谱事时,护士应考虑到是服药引起的幻觉,立即报告医师,遵医嘱给予停药或减药,以防其发生意外。

8.功能神经外科手术治疗护理

(1)手术方法:外科治疗方法目前主要有神经核团细胞毁损手术与脑深部电刺激器埋置手术两种方式。原理是为了抑制脑细胞的异常活动,达到改善症状的目的。

(2)手术适应证:诊断明确的原发性帕金森病患者都是手术治疗的适合人群,尤其是对左旋多巴(美多巴或息宁)长期服用以后疗效减退,出现了"开关"波动现象、异动症和"剂末"恶化效应的患者。

(3)手术并发症:因手术靶点的不同,会有不同的并发症。苍白球腹后部(PVP)切开术可能出现偏盲或视野缺损,丘脑腹外侧核(VIM)毁损术可出现感觉异常如嘴唇、指尖麻木等,丘脑底核(STN)毁损术可引起偏瘫。

(4)手术前护理:①术前教育:相关知识教育。②术前准备:术前一天头颅备皮;对术中术后应用的抗生素遵医嘱做好皮试;嘱患者晚12:00后开始禁食水药;嘱患者清洁个人卫生,并在术前晨起为患者换好干净衣服。③术前30分钟给予患者术前哌替啶25 mg肌内注射;并将一片美巴多备好交至接手术者以便术后备用。④患者离病房后为其备好麻醉床、无菌小巾、一次性吸痰管、心电监护。

(5)手术后护理:①交接患者:术中是否顺利、有无特殊情况发生、术后意识状态、伤口的引流情况等。②安置患者于麻醉床上,头枕于无菌小巾上,取平卧位,嘱患者卧床2天,减少活动,以防诱发颅内出血;嘱患者禁食、水、药6小时后逐渐改为流食、半流食、普通饮食。③术后治疗效果观察:原有症状改善情况并记录。④术后并发症的观察:术后患者会出现脑功能障碍、脑水肿、颅内感染、颅内出血等并发症。因此术后严密观察患者神志、瞳孔变化,有无高热、头疼、恶心、呕吐等症状;有无偏盲、视野变窄及感知觉异常;观察患者伤口有无出血及分泌物等。⑤心电监测、颅脑监测24小时,低流量吸氧6小时。

9.给予患者及家属心理的支持

对于心情抑郁的患者,应鼓励其说出对别人依赖感的感受。对于怀有敌意、罪恶感或无助感的患者,应给予帮助与支持,提供良好的照顾。寻找患者有兴趣的活动,鼓励患者参与。

10.健康教育

(1)指导术后服药(参见本章节治疗中所述),针对手术的患者,要让患者认识到手术虽然改善运动障碍,但体内多巴胺缺乏客观存在,仍需继续服药。

(2)指导日常生活中的运动训练告知患者运动锻炼的目的在于防止和推迟关节僵直和肢体挛缩,与患者和家属共同制定锻炼计划,以克服运动障碍的不良影响。①关节活动度的训练:脊柱、肩、肘、腕、指、髋、膝、踝及趾等各部位都应进行活动度训练。对于脊柱,主要进行前屈后伸、左右侧屈及旋转运动。②肌力训练:上肢可进行哑铃操或徒手训练;下肢股四头肌的力量和膝关节控制能力密切相关,可进行蹲马步或反复起坐练习;腰背肌可进行仰卧位的桥式运动或俯卧位的燕式运动;腹肌力量较差行仰卧起坐训练。③姿势转换训练:必须指导患者注意姿势,以预防畸形。应小心观察头与颈部是否有弯曲的倾向。正确姿势有助于头、颈直立。躺于床上时,不应垫枕头,且患者应定期俯卧,注意翻身、卧位转为坐位、坐位转为站位训练。④重心转移和平衡训练:训练坐位平衡时可让患者重心在两臀间交替转移,也可训练重心的前后移动;训练站立平衡时双足分开 5～10 cm,让患者从前后方或侧方取物,待稳定后便可突然施加推或拉外力,最好能诱发患者完成迈步反射。⑤步行步态训练:对于下肢起步困难者,最初可用脚踢患者的足跟部向前,用膝盖推挤患者腘窝使之迈出第一步,以后可在患者足前地上放一矮小障碍物,提醒患者迈过时方能起步。抬腿低可进行抬高腿练习,步距短的患者行走时予以提醒;步频快则应给予节律提示。对于上下肢动作不协调的患者,一开始嘱患者做一些站立相的两臂摆动,幅度可较大;还可站于患者身后,两人左、右手分别共握一根体操棒,然后喊口令一起往前走,手的摆动频率由治疗师通过体操棒传给患者。⑥让患者穿轻便宽松的衣服,可减少流汗与活动的束缚。

第三节　三叉神经痛

三叉神经痛是指三叉神经分布范围内反复发作短暂性剧烈疼痛,分为原发性及继发性两种。前者病因未明,可能是某些致病因素使三叉神经脱髓鞘而产生异位冲动或伪突触传递,近年来由于显微血管减压术的开展,多数认为主要原因是邻近血管压迫三叉神经根所致。继发性三叉神经痛常见原因有鼻咽癌颅底转移、中颅窝脑膜瘤、听神经瘤、半月节肿瘤、动脉瘤压迫、颅底骨折、脑膜炎、颅底蛛网膜炎、三叉神经节带状疱疹病毒感染等。

一、病因和发病机制

近年来由于显微血管减压术的开展,认为三叉神经痛的病因是邻近血管压迫了三叉神经根所致。绝大部分为小脑上动脉从三叉神经根的上方或内上方压迫了神经根,少数为小脑前下动脉从三叉神经根的下方压迫了神经根。血管对神经的压迫,使神经纤维挤压在一起,逐渐使其发生脱髓鞘改变,从而引起相邻纤维之间的短路现象,轻微的刺激即形成一系列的冲动通过短路传入中枢,引起一阵阵剧烈的疼痛。

二、临床表现

多发生于 40 岁以上,女略多于男,多为单侧发病。突发闪电样、刀割样、钻顶样、烧灼样剧痛,严格限三叉神经感觉支配区内,伴有面部抽搐,又称"痛性抽搐",每次发作持续数秒钟至1～2分钟即骤然停止,间歇期无任何疼痛。在疲劳或紧张时发作较频。

三、治疗原则

三叉神经痛,无论原发性或继发性,在未明确病因或难以查出病因的情况下均可用药物治疗或封闭治疗,以缓解症状,倘若一旦确诊病因,应针对病因治疗,除非因高龄、身患严重疾患等因素难以接受者或病因去除治疗后仍疼痛发作,可继续采用药物治疗或封闭疗法。若服药不良反应大者亦可先选择封闭疗法。

四、治疗

(一)药物治疗

三叉神经痛的药物治疗,主要用于患者发病初期或症状较轻者。经过一段时间的药物治疗,部分患者可达到完全治愈或症状得到缓解,表现在发作程度减轻、发作次数减少。

目前应用最广泛的、最有效的药物是抗癫痫药。在用药方面应根据患者的具体情况进行具体分析,各药可单独使用,亦可互相联合应用。在采用药物治疗过程中,应特别注意各种药物不良反应,联合应用。在采用药物治疗过程中,应特别注意各种药物不良反应,进行必要的检测,以免发生不良反应。

1.痛痉宁

痛痉宁亦称卡马西平、痛可宁等。该药对三叉神经脊束核及丘脑中央内侧核部位的突触传导有显著的抑制作用。用药达到有效治疗量后多数患者于 24 小时内发作性疼痛即消失或明显减轻,文献报道,卡马西平可使 70% 以上的患者完全止痛,20% 患者疼痛缓解,此药需长期服用才能维持疗效,多数停药后疼痛再现。不少患者服药后疗效有时会逐渐下降,需加大剂量。此药不能根治三叉神经痛,复发者再次服用仍有效。

用法与用量:口服开始时一次 0.1~0.2 g,每日 1~2 次,然后逐日增加 0.1 g。每日最大剂量不超过1.6 g,取得疗效后,可逐日逐次地减量,维持在最小有效量。如最大剂量应用 2 周后疼痛仍不消失或减轻时,则应停止服用,改用其他药物或治疗方法。

不良反应有眩晕、嗜睡、步态不稳、恶心,数天后消失,偶有白细胞减少、皮疹,可停药。

2.苯妥英钠

苯妥英钠为一种抗癫痫药,在未开始应用卡马西平之前,该药曾被认为是治疗三叉神经痛的首选药物,本药疗效不如卡马西平,止痛效果不完全,长期使用止痛效果减弱,因此,目前已列为第二位选用药物。

本品主要通过增高周围神经对电刺激的兴奋阈值及抑制脑干三叉神经脊髓束的突触间传导而起作用。其疗效仅次于卡马西平,文献报道有效率为 88%~96%,但需长期用药,停药后易复发。

用法与用量:成人开始时每次 0.1 g,每日 3 次口服。如用药后疼痛不见缓解,可加大剂量到每日0.2 g,每日 3 次,但最大剂量不超过 0.8 g/d。取得疗效后再逐渐递减剂量,以最小量维持。肌内注射或静脉注射:一次 0.125~0.25 g,每日总量不超过 0.5 g。临用时用等渗盐水溶解后方可使用。

不良反应为长期服用该药或剂量过大,可出现头痛、头晕、嗜睡、共济失调以及神经性震颤等。一般减量或停药后可自行恢复。本品对胃有刺激性,易引起厌食、恶心、呕吐及上腹痛等症状。饭后服用可减轻上述症状。长期服用可出现黏膜溃疡,多见于口腔及生殖器,并可引起牙龈增生,同时服用钙盐及抗过敏药可减轻。苯妥英钠并可引起白细胞减少、视力减退等症状。大剂量静脉注射,可引起心肌收缩力减弱、血管扩张、血压下降,严重时可引起心脏传导阻滞,心脏骤停。

3.氯硝西泮

本品为抗癫痫药物,对三叉神经痛也有一定疗效。服药 4~12 天,血浆药浓度达到稳定水平,为30～60 μg/mL。口服氯硝西泮后,30～60 分钟作用逐渐显著,维持 6～8 小时,一般在最初 2 周内可达最大效应,其效果次于卡马西平和苯妥英钠。

用法与用量:氯硝安定药效强,开始 1 mg/d,分 3 次服,即可产生治疗效果。而后每 3 日调整药量0.5～1 mg,直至达到满意的治疗效果,至维持剂量为 3～12 mg/d。最大剂量为 20 mg/d。

不良反应有嗜睡、行为障碍、共济失调、眩晕、言语不清、肌张力低下等,对肝肾功能也有一定的损害,有明显肝脏疾病的禁用。

4.山莨菪碱(654-2)

山莨菪碱为从我国特产茄科植物山莨菪中提取的一种生物碱,其作用与阿托品相似,可使平滑肌松弛,解除血管痉挛(尤其是微血管),同时具有镇痛作用。本药对治疗三叉神经痛有一定疗效,近期效果满意,据文献报道有效率为 76.1%～78.4%,止痛时间一般为 2～6 个月,个别达 5 年之久。

用法与用量:①口服:每次 5～10 mg,每日 3 次,或每次 20～30 mg,每日 1 次。②肌内注射:每次10 mg,每日 2～3 次,待疼痛减轻或疼痛发作次数减少后改为每次 10 mg,每日一次。

不良反应有口干、面红、轻度扩瞳、排尿困难、视近物模糊及心率增快等反应。以上反应多在1～3小时内消失,长期用药不会蓄积中毒。有青光眼和心脏病患者忌用。

5.巴氯芬

巴氯芬化学名[β-(P-氯苯基)γ-氨基丁酸]是抑制性神经递质 γ 氨基丁酸的类似物,临床实验研究表明本品能缓解三叉神经痛。用法:巴氯芬开始每次 10 mg,每日 3 次,隔日增加每日 10 mg,直到治疗的第2周结束时,将用量递增至每日 60～80 mg。每日平均维持量:单用者为 50～60 mg,与卡马西平或苯妥英钠合用者为 30～40 mg。文献报道,治疗三叉神经痛的近期疗效,巴氯芬与卡马西平几乎相同,但远期疗效不如卡马西平,巴氯芬与卡马西平或苯妥英钠均具有协同作用,且比卡马西平更安全,这一特点使巴氯芬在治疗三叉神经痛方面颇受欢迎。

6.麻黄碱

本品可以兴奋脑啡肽系统,因而具有镇痛作用,其镇痛程度为吗啡的 1/12～1/7。用法:每次 30 mg,肌内注射,每日 2 次。甲亢、高血压、动脉硬化、心绞痛等患者禁用。

7.硫酸镁

本品在眶上孔或眶下孔注射可治疗三叉神经痛。

8.维生素 B_{12}

据有关文献报道,用大剂量维生素 B_{12},对治疗三叉神经痛确有较好疗效。方法:维生素 B_{12} 4000 μg 加维生素 B_1 200 mg 加 2% 普鲁卡因 4mL 对准扳机点作深浅上下左右四点式注药,对放射的始端作深层肌下进药,放射的终点作浅层四点式进药,药量可根据疼痛轻重适量进入。但由于药物作用扳机点可能变位,治疗时可酌情根据变位更换进药部位。

9.哌咪清(匹莫齐特)

文献报道,用其他药物治疗无效的顽固性三叉神经痛患者本品有效,且其疗效明显优于卡马西平。开始剂量为每日 4 mg,逐渐增加至每日 12～14 mg,分 2 次服用。不良反应以锥体外系反应较常见,亦可有口干、无力、失眠等。

10.维生素 B₁

在神经组织蛋白合成过程中起辅酶作用,参与胆碱代谢,其止痛效果差,只能作为辅助药物。用法与用量:①肌内注射 1 mg/d,每日 1 次,10 天后改为 2~3 次/周,持续 3 周为一个疗程。②三叉神经分支注射:根据疼痛部位可作眶上神经、眶下神经、上颌神经和下颌神经注射。剂量 500~1000 μg/次,每周2~3 次。③穴位注射:每次 25~100 μg,每周 2~3 次。常用颊车、下关、四白及阿是穴等。

11.激素

原发性三叉神经痛和继发性三叉神经痛的病例,其病理改变在光镜和电镜下都表现为三叉神经后根有脱髓鞘改变。在临床治疗中发现,许多用卡马西平、苯妥英钠等治疗无效的患者,改用强的松、地塞米松等治疗有效。这种激素治疗的原理与治疗脱髓鞘疾病相同,利用激素的免疫抑制作用达到治疗三叉神经痛的目的。由于各学者报告的病例少,只是对一部分卡马西平、苯妥英钠治疗无效者应用有效,其长期效果和机制有待进一步观察。剂量与用量:①强的松(泼尼松,去氧可的松),5 mg/次,每日 3 次。②地塞米松(氟美松),0.75 mg/次,每日 3 次。注射剂:5 mg/支,5 mg/次,每日一次,肌内或静脉注射。

(二)神经封闭法

神经封闭法主要包括三叉神经半月节及其周围支酒精封闭术和半月节射频热凝法,其原理是通过酒精的化学作用或热凝的物理作用于三叉神经纤维,使其发生坏变,从而阻断神经传导达到止痛目的。

1.三叉神经酒精封闭法

封闭用酒精一般在浓度 80% 左右(因封闭前注入局麻,故常用 98% 浓度)。

(1)眶上神经封闭:适用于三叉神经第 1 支痛。方法为:患者取坐或卧位,位于眶上缘中内 1/3 交界处触及切迹,皮肤消毒及局麻后,用短细针头自切迹刺入皮肤直达骨面,找到骨孔后刺入,待患者出现放射痛时,先注入 2% 利多卡因 0.5~1mL,待眶上神经分布区针感消失,再缓慢注入酒精 0.5mL 左右。

(2)眶下神经封闭:在眶下孔封闭三叉神经上颌支的眶下神经。适用于三叉神经第 2 支痛(主要疼痛局限在鼻旁、下眼睑、上唇等部位)。方法为:患者取坐或卧位,位于距眶下缘约 1 cm,距鼻中线 3 cm,触及眶下孔,该孔走向与矢状面成 40°~45°角,长约 1 cm,故穿刺时针头由眶下孔作 40°~45°角向外上、后进针,深度不超过 1 cm,患者出现放射痛时,以下操作同眶上神经封闭。

(3)后上齿槽神经封闭:在上颌结节的后上齿槽孔处进行。适用于三叉神经第二支痛(痛区局限在上白齿及其外侧黏膜者)。方法为:患者取坐或卧位,头转向健侧,穿刺点在颧弓下缘与齿槽嵴成角处,即相当于过眼眶外缘的垂线与颧骨下缘相交点,局部消毒后,先用左手指将附近皮肤向下前方拉紧,继之以4~5 cm长穿刺针自穿刺点稍向后上方刺入直达齿槽嵴的后侧骨面,然后紧贴骨面缓慢深入 2 cm 左右,即达后上齿槽孔处,先注入 2% 利多卡因,后再注入酒精。

(4)颏神经封闭:在下颌骨的颏孔处进行,适用于三叉神经第三支痛(主要局限在颏部、下唇)。方法为:在下颌骨上、下缘间之中点相当于咬肌前缘和颏正中线之间中点找到颏孔,然后自后上方并与皮肤成 45°角向前下进针刺入骨面,插入颏孔,以下操作同眶上神经封闭。

(5)上颌神经封闭:用于三叉神经第二支痛(痛区广泛及眶下神经封闭失效者)。上颌神经主干自圆孔穿出颅腔至翼腭窝。方法常用侧入法:穿刺点位于眼眶外缘至耳道间连线中点下方,穿刺针自该点垂直刺入深约 4 cm,触及翼突板,继之退针 2 cm 左右稍改向前方 15°角重新刺入,滑过翼板前缘,再深入 0.5 cm 即入翼腭窝内,患者有放射痛时,回抽无血后,先注入 2%利多卡因,待上颌部感觉麻后,注入酒精 1mL。

(6)下颌神经封闭:用于三叉神经第 3 支痛(痛区广泛及眶下神经封闭失效者)。下颌神经主干自卵圆孔穿出。方法常用侧入法,穿刺点同上颌神经穿刺点,垂直进针达翼突板后,退针 2 cm 再改向上后方 15°角进针,患者出现放射痛后,注药同上颌神经封闭。

(7)半月神经节封闭:用于三叉神经 2、3 支痛或 1、2、3 支痛,方法常用前入法:穿刺点在口角上方及外侧约 3 cm 处,自该点进针,方向后、上、内即正面看应对准向前直视的瞳孔,从侧面看朝颧弓中点,约进针 5 cm 处达颅底触及试探,当刺入卵圆孔时,患者即出现放射痛(下颌区),则再推进 0.5 cm,上颌部亦出现剧痛即确入半月节内。回抽无血、无脑脊液,先注入 2%利多卡因 0.5 mL 同侧面部麻木后,再缓慢注入酒精 0.5mL。

以上酒精封闭法的治疗效果差异较大,短者数月,长者可达数年。复发者可重复封闭,但难以根治。

2.三叉神经半月节射频热凝法

该法首先由 Sweat(1974)提出,它通过穿刺半月节插入电极后用电刺激确定电极位置,从而有选择地用射频温控定量灶性破坏法,达到止痛目的。方法为:

(1)半月节穿刺:同半月节封闭术。

(2)电刺激:穿入成功后,插入电极通入 0.2~0.3V,用 50~75w/s 的方波电流,这时患者感觉有刺激区的蚁行感。

(3)射频温探破坏:电刺激准确定位后,打开射频发生器,产生射频电场,此时为进一步了解电极位置,可将温度控制在 42~44 ℃,这种电流可造成可逆性损伤并刺激产生疼痛,一旦电极位置无误,则可将温度增高,每次 5 ℃,增高至 60~80 ℃,每次 30~60 秒,在破坏第 1 支时,则稍缓慢加热并检查角膜反射。此方法有效率为 85%左右,但仍复发而不能根治。

3.三叉神经痛的 γ 刀放射疗法

1991 年,有学者利用 MRI 定位像输入 HP-9000 计算机,使用 Gamma plan 进行定位和定量计算,选择三叉神经感觉根进脑干区为靶点照射,达到缓解症状目的,其疗效尚不明确。

五、护理

(一)护理评估

1.健康史评估

(1)原发性三叉神经痛是一种病因尚不明确的疾病。但三叉神经痛可继发于脑桥、小脑脚占位病变压迫三叉神经以及多发硬化等所致。因此,应询问患者是否患有多发硬化,检查有无占位性病变,每次面部疼痛有无诱因。

(2)评估患者年龄。此病多发生于中老年人。40 岁以上起病者占 70%~80%,女略多于男比例为 3∶1。

2.临床观察与评估

(1)评估疼痛的部位、性质、程度、时间。通常疼痛无预兆,大多数人单侧,开始和停止都很突然,间歇期可完全正常。发作表现为电击样、针刺样、刀割样或撕裂样的剧烈疼痛,每次数秒至2分钟。疼痛以面颊、上下颌及舌部最为明显;口角、鼻翼、颊部和舌部为敏感区。轻触即可诱发,称为扳机点;当碰及触发点,如洗脸、刷牙时疼痛发作。或当因咀嚼、呵欠和讲话等引起疼痛。以致患者不敢做这些动作。表现为面色憔悴、精神抑郁和情绪低落。

(2)严重者伴有面部肌肉的反复性抽搐、口角牵向患侧,称为痛性抽搐。并可伴有面部发红、皮温增高、结膜充血和流泪等。严重者可昼夜发作,夜不成眠或睡后痛醒。

(3)病程可呈周期性。每次发作期可为数日、数周或数月不等;缓解期亦可数日至数年不等。病程愈长,发作愈频繁愈重。神经系统检查一般无阳性体征。

(4)心理评估。使用焦虑量表评估患者的焦虑程度。

(二)患者问题

1.疼痛

主要由于三叉神经受损引起面颊、上下颌及舌疼痛。

2.焦虑

与疼痛反复、频繁发作有关。

(三)护理目标

(1)患者自感疼痛减轻或缓解。

(2)患者述舒适感增加,焦虑症状减轻。

(四)护理措施

1.治疗护理

(1)药物治疗:原发性三叉神经痛首选卡马西平治疗。其不良反应为头晕、嗜睡、口干、恶心、皮疹、再生障碍性贫血、肝功能损害、智力和体力衰弱等。护理者必须注意观察,每1~2个月复查肝功和血常规。偶有皮疹、肝功能损害和白细胞减少,需停药;也可按医师建议单独或联合使用苯妥英钠、氯硝西泮、巴氯芬、野木瓜等治疗。

(2)封闭治疗:三叉神经封闭是注射药物于三叉神经分支或三叉神经半月节上,阻断其传导,导致面部感觉丧失,获得一段时间的止痛效果。注射药物有无水乙醇、甘油等。封闭术的止痛效果往往不够满意,远期疗效较差,还有可能引起角膜溃疡、失明、颅神经损害、动脉损伤等并发症。且对三叉神经第一支疼痛不适用。但对全身状况差不能耐受手术的患者、鉴别诊断以及为手术创造条件的过渡性治疗仍有一定的价值。

(3)经皮选择性半月神经节射频电凝治疗:在X线监视下或经CT导向将射频电极针经皮插入半月神经节,通电加热至65~75℃维持1分钟,可选择性地破坏节后无髓鞘的传导痛温觉的$A\beta$和C细纤维,保留有髓鞘的传导触觉的$A\alpha$和粗纤维,疗效可达90%以上,但有面部感觉异常、角膜炎、咀嚼无力、复视和带状疱疹等并发症。长期随访复发率为21%~28%,但重复应用仍有效。本方法尤其适用于年老体弱不适合手术治疗的患者、手术治疗后复发者以及不愿意接受手术治疗的患者。

射频电凝治疗后并发症的观察护理:观察患者的恶心、呕吐反应,随时处理污物,遵医嘱补液补钾;询问患者有无局部皮肤感觉减退,观察其是否有同侧角膜反射迟钝、咀嚼无力、面部异样不适感觉。并注意给患者进餐软食,洗脸水温要适宜。如有术中穿刺方向偏内、偏深误伤视神经引起视力减退、复视等并发症,应积极遵医嘱给予治疗并防止患者活动摔伤、碰伤。

(4)外科治疗:①三叉神经周围支切除及抽除术:两者手术较简单,因神经再生而容易复发,故有效时间短,目前较少采用,仅限于第一支疼痛者姑息使用。②三叉神经感觉根切断术:经枕下入路三叉神经感觉根切断术,三叉神经痛均适用此种入路,手术操作较复杂,危险性大,术后反应较多,但常可发现病因,可很好保护运动根及保留部分面部和角膜触觉,复发率低,至今仍广泛使用。③三叉神经脊束切断术:此手术危险性太大,术后并发症严重,现很少采用。④微血管减压术:已知有 85%～96% 的三叉神经痛患者是由于三叉神经根存在血管压迫所致,用手术方法将压迫神经的血管从三叉神经根部移开,疼痛则会消失,这就是微血管减压术,因为微血管减压术是针对三叉神经痛的主要病因进行治疗,去除血管对神经的压迫后,约90%的患者疼痛可以完全消失,面部感觉完全保留,而达到根治的目的,微血管减压术可以保留三叉神经功能,运用显微外科技术进行手术,减小了手术创伤,很少遗留永久性神经功能障碍,术中手术探查可以发现引起三叉神经痛的少见病因,如影像学未发现的小肿瘤、蛛网膜增厚及粘连等,因而成为原发性三叉神经痛的首选手术治疗方法。

三叉神经微血管减压术的手术适应证:正规药物治疗一段时间后,药物效果不明显或疗效明显减退的患者;药物过敏或严重不良反应不能耐受;疼痛严重,影响工作、生活和休息者。

微血管减压术治疗三叉神经痛的临床有效率为 90%～98%,影响其疗效的因素很多,其中压迫血管的类型、神经受压的程度及减压方式的不同对其临床治疗和预后的判断有着重要的意义。微血管减压术治疗三叉神经痛也存在 5%～10% 的复发率,不同术者和手术方法的不同差异很大。研究表明,患者的性别、年龄、疼痛的支数、疼痛部位、病程、近期疗效及压迫血管的类型可能与复发存在一定的联系。导致三叉神经痛术后复发的主要原因有:①病程大于8 年;②静脉为压迫因素;③术后无即刻症状消失者。三叉神经痛复发最多见于术后 2 年内,2 年后复发率明显降低。

2.心理支持

由于本病为突然发作的反复的阵发性剧痛,易出现精神抑郁和情绪低落等表现,护士应关心、理解、体谅患者,帮助其减轻心理压力,增强战胜疾病的信心。

3.健康教育

指导患者生活有规律,合理休息、娱乐;鼓励患者运用指导式想象、听音乐、阅读报刊等分散注意力,消除紧张情绪。

第四节　偏头痛

偏头痛是一类发作性且常为单侧的搏动性头痛。发病率各家报告不一,Solomon 描述约6%的男性,18%的女性患有偏头痛,男女之比为 1:3;Wilkinson 的数字为约10%的英国人口患有偏头痛;据相关报告在美国约有 2300 万人患有偏头痛,其中男性占 6%,女性占 17%。偏头痛多开始于青春期或成年早期,约 25% 的患者于 10 岁以前发病,55% 的患者发生在 20 岁以前,90% 以上的患者发生于 40 岁以前。在美国,偏头痛造成的社会经济负担为 10 亿～17 亿美元。在我国也有大量患者因偏头痛而影响工作、学习和生活。多数患者有家庭史。

一、病因与发病机制

偏头痛的确切病因及发病机制仍处于讨论之中。很多因素可诱发、加重或缓解偏头痛的发作。通过物理或化学的方法,学者们也提出了一些学说。

(一)激发或加重因素

对于某些个体而言,很多外部或内部环境的变化可激发或加重偏头痛发作。

(1)激素变化:口服避孕药可增加偏头痛发作的频度;月经是偏头痛常见的触发或加重因素("周期性头痛");妊娠、性交可触发偏头痛发作("性交性头痛")。

(2)某些药物:某些易感个体服用硝苯地平、异山梨酯或硝酸甘油后可出现典型的偏头痛发作。

(3)天气变化:特别是天气转热、多云或天气潮湿。

(4)某些食物添加剂和饮料:最常见者是酒精性饮料,如某些红葡萄酒;奶制品,奶酪,特别是硬奶酪;咖啡;含亚硝酸盐的食物,如汤、热狗;某些水果,如柑橘类水果;巧克力("巧克力性头痛");某些蔬菜;酵母;人工甜食;发酵的腌制品如泡菜;味精。

(5)运动:头部的微小运动可诱发偏头痛发作或使之加重,有些患者因惧怕乘车引起偏头痛发作而不敢乘车;踢足球的人以头顶球可诱发头痛("足球运动员偏头痛");爬楼梯上楼可出现偏头痛。

(6)睡眠过多或过少。

(7)一顿饭漏吃或延后。

(8)抽烟或置身于烟中。

(9)闪光、灯光过强。

(10)紧张、生气、情绪低落、哭泣("哭泣性头痛"):很多女性逛商场或到人多的场合可致偏头痛发作;国外有人骑马时尽管拥挤不到一分钟,也可使偏头痛加重。

在激发因素中,剂量、联合作用及个体差异尚应考虑。如对于敏感个体,吃一片橘子可能不致引起头痛,而吃数枚橘子则可引起头痛。有些情况下,吃数枚橘子也不引起头痛发作,但如同时有月经的影响,这种联合作用就可引起偏头痛发作。有的个体在商场中待一会儿即出现发作,而有的个体仅于商场中久待才出现偏头痛发作。

偏头痛尚有很多改善因素。有人于偏头痛发作时静躺片刻,即可使头痛缓解。有人于光线较暗淡的房间闭目而使头痛缓解。有人于头痛发作时喜以双手压迫双颞侧,以期使头痛缓解,有人通过冷水洗头使头痛得以缓解。妇女绝经后及妊娠 3 个月后偏头痛趋于缓解。

(二)有关发病机制的几个学说

1.血管活性物质

在所有血管活性物质中,5-HT 学说是学者们提及最多的一个。人们发现偏头痛发作期血小板中 5-HT 浓度下降,而尿中 5-HT 代谢物 5-HT 羟吲哚乙酸增加。脑干中 5-HT 能神经元及去甲肾上腺素能神经元可调节颅内血管舒缩。很多 5-HT 受体拮抗剂治疗偏头痛有效。

以利血压耗竭 5-HT 可加速偏头痛发生。

2.三叉神经血管脑膜反应

曾通过刺激啮齿动物的三叉神经,可使其脑膜产生炎性反应,而治疗偏头痛药物麦角胺、双氢麦角碱、Sumatriptan(舒马普坦)等可阻止这种神经源性炎症。在偏头痛患者体内可检测到由三叉神经所释放的降钙素基因相关肽(CGRP),而降钙素基因相关肽为强烈的血管扩张剂。双氢麦角碱、Sumatriptan 既能缓解头痛,又能降低降钙素基因相关肽含量。因此,偏头痛的疼痛是由神经血管性炎症产生的无菌性脑膜炎。Wilkinson 认为三叉神经分布于涉痛区域,偏头痛可能就是一种神经源性炎症。Solomon 在复习儿童偏头痛的研究文献后指出,儿童眼肌瘫痪型偏头痛的复视源于海绵窦内颈内动脉的肿胀伴第Ⅲ对脑神经的损害。另一种解释是小脑上动脉和大脑后动脉肿胀造成的第Ⅲ对脑神经的损害,也可能为神经的炎症。

3.内源性疼痛控制系统障碍

中脑水管周围及第四脑室室底灰质含有大量与镇痛有关的内源性阿片肽类物质,如脑啡肽、β-内啡肽等。正常情况下,这些物质通过对疼痛传入的调节而起镇痛作用。虽然报告的结果不一,但多数报告显示偏头痛患者脑脊液或血浆中 β-内啡肽或其类似物降低,提示偏头痛患者存在内源性疼痛控制系统障碍。这种障碍导致患者疼痛阈值降低,对疼痛感受性增强,易于发生疼痛。硅钙紧张素治疗偏头痛的同时可引起患者血浆 β-内啡肽水平升高。

4.自主功能障碍

自主功能障碍很早即引起了学者们的重视。瞬时心率变异及心血管反射研究显示,偏头痛患者存在交感功能低下。24 小时动态心率变异研究提示,偏头痛患者存在交感、副交感功能平衡障碍。也有学者报道偏头痛患者存在瞳孔直径不均,提示这部分患者存在自主功能异常。有人认为在偏头痛患者中的猝死现象可能与自主功能障碍有关。

5.偏头痛的家族聚集性及基因研究

偏头痛患者具有肯定的家族聚集性倾向。遗传因素最明显,研究较多的是家族性偏瘫型偏头痛及基底型偏头痛。有先兆偏头痛比无先兆偏头痛具有更高的家族聚集性。有先兆偏头痛和偏瘫发作可在同一个体交替出现,并可同时出现于家族中,基于此,学者们认为家族性偏瘫型偏头痛和非复杂性偏头痛可能具有相同的病理生理和病因。据相关报告了数个家族,其家族中多个成员出现偏头痛性质的头痛,并有眩晕发作或原发性眼震,有的晚年继发进行性周围性前庭功能丧失,有的家族成员发病年龄趋于一致,如均于 25 岁前出现症状发作。

有报告,偏瘫型偏头痛家族基因缺陷与 19 号染色体标志点有关,但也有发现提示有的偏瘫型偏头痛家族与 19 号染色体无关,提示家族性偏瘫型偏头痛存在基因的变异。与 19 号染色体有关的家族性偏瘫型偏头痛患者出现发作性意识障碍的频度较高,这提示在各种与 19 号染色体有关的偏头痛发作的外部诱发阈值较低是由遗传决定的。据相关报告 34 例与 19 号染色体有关的家族性偏瘫型偏头痛家族,在电压闸门性钙通道 α_1 亚单位基因代码功能区域存在 4 种不同的错义突变。

有一种伴有发作间期眼震的家族性发作性共济失调,其特征是共济失调。眩晕伴以发作间期眼震,为显性遗传性神经功能障碍,这类患者约有 50% 出现无先兆偏头痛,临床症状与家族性偏瘫型偏头痛有重叠,二者亦均与基底型偏头痛的典型状态有关,且均可有原发性眼震及进行性共济失调。有报告称 2 例伴有发作间期眼震的家族性共济失调家族,存在 19 号染色体电压依赖性钙通道基因的突变,这与在家族性偏瘫型偏头痛所探测到的一样。所不同的是其阅读框架被打断,并产生一种截断的 α_1 亚单位,这导致正常情况下可在小脑内大量表达的钙通道密度的减少,由此可能解释其发作性及进行性加重的共济失调。同样的错义突变如何导致家族性偏瘫型偏头痛中的偏瘫发作尚不明。

有报告称三个伴有双侧前庭病变的家族性偏头痛家族。家族中多个成员经历偏头痛性头痛、眩晕发作(数分钟),晚年继发前庭功能丧失,晚期,当眩晕发作停止,由于双侧前庭功能丧失导致平衡障碍及走路摆动。

6.血管痉挛学说

颅外血管扩张可伴有典型的偏头痛性头痛发作。偏头痛患者是否存在颅内血管的痉挛尚有争议。以往认为偏头痛的视觉先兆是由血管痉挛引起的,现在有确切的证据表明,这种先兆是由于皮层神经元活动由枕叶向额叶的扩布抑制(3 mm/min)造成的。血管痉挛更像是视网膜性偏头痛的始动原因,一些患者经历短暂的单眼失明,于发作期检查,可发现视网膜动脉的痉挛。另外,这些患者对抗血管痉挛剂有反应。与偏头痛相关的听力丧失和/或眩晕可基于内听动脉耳蜗和/或前庭分支的血管痉挛来解释。血管痉挛可导致内淋巴管或囊的缺血性损害,引起淋巴液循环损害,并最终发展成为水肿。经颅多普勒(TCD)脑血流速度测定发现,不论是在偏头痛发作期还是发作间期,均存在血流速度的加快,提示这部分患者颅内血管紧张度升高。

7.离子通道障碍

很多偏头痛综合征所共有的临床特征与遗传性离子通道障碍有关。偏头痛患者内耳存在局部细胞外钾的积聚。当钙进入神经元时钾退出。因为内耳的离子通道在维持富含钾的内淋巴和神经元兴奋功能方面是至关重要的,脑和内耳离子通道的缺陷可导致可逆性毛细胞除极及听觉和前庭症状。偏头痛中的头痛则是继发现象,这是细胞外钾浓度增加的结果。偏头痛综合征的很多诱发因素,包括紧张、月经,可能是激素对有缺陷的钙通道影响的结果。

8.其他学说

有人发现偏头痛于发作期存在血小板自发聚集和黏度增加。另有人发现偏头痛患者存在 TXA_2、PGI_2 平衡障碍、P 物质及神经激肽的改变。

二、临床表现

(一)偏头痛发作

有医学者在描述偏头痛发作时将其分为五期来叙述。需要指出的是,这五期并非每次发作所必备的,有的患者可能只表现其中的数期,大多数患者的发作表现为两期或两期以上,有的仅表现其中的一期。另一方面,每期特征可以存在很大不同,同一个体的发作也可不同。

1.前驱期

60%的偏头痛患者在头痛开始前数小时至数天出现前驱症状。前驱症状并非先兆,不论是有先兆偏头痛还是无先兆偏头痛均可出现前驱症状。可表现为精神、心理改变,如精神抑郁、疲乏无力、懒散、昏昏欲睡,也可情绪激动。易激惹、焦虑、心烦或欣快感等。尚可表现为自主神经症状,如面色苍白、发冷、厌食或明显的饥饿感、口渴、尿少、尿频、排尿费力、打哈欠、颈项发硬、恶心、肠蠕动增加、腹痛、腹泻、心慌、气短、心率加快,对气味过度敏感等,不同患者前驱症状具有很大的差异,但每例患者每次发作的前驱症状具有相对稳定性。这些前驱症状可在前驱期出现,也可于头痛发作中、甚至持续到头痛发作后成为后续症状。

2.先兆

约有 20% 的偏头痛患者出现先兆症状。先兆多为局灶性神经症状,偶为全面性神经功能障碍。典型的先兆应符合下列 4 条特征中的 3 条:重复出现,逐渐发展,持续时间不多于 1 小时,并跟随出现头痛。大多数病例先兆持续 5～20 分钟。极少数情况下先兆可突然发作,也有的患者于头痛期间出现先兆性症状,尚有伴迁延性先兆的偏头痛,其先兆不仅始于头痛之前,尚可持续到头痛后数小时至 7 天。

先兆可为视觉性的、运动性的、感觉性的,也可表现为脑干或小脑性功能障碍。最常见的先兆为视觉性先兆,约占先兆的 90%。如闪电、暗点、单眼黑蒙、双眼黑蒙、视物变形、视野外空白等。闪光可为锯齿样或闪电样闪光、城堞样闪光。视网膜动脉型偏头痛患者眼底可见视网膜水肿,偶可见樱红色黄斑。仅次于视觉现象的常见先兆为麻痹。典型的是影响一侧手和面部,也可出现偏瘫。如果优势半球受累,可出现失语。数十分钟后出现对侧或同侧头痛,多在儿童期发病。这称为偏瘫型偏头痛。偏瘫型偏头痛患者的局灶性体征可持续 7 天以上,甚至在影像学上发现脑梗死。偏头痛伴迁延性先兆和偏头痛性偏瘫以前曾被划入“复杂性偏头痛”。偏头痛反复发作后出现眼球运动障碍称为眼肌瘫痪型偏头痛。多为动眼神经麻痹所致,其次为滑车神经和展神经麻痹。多有无先兆偏头痛病史,反复发作者麻痹可经久不愈。如果先兆涉及脑干或小脑,则这种状况被称为基底型偏头痛,又称基底动脉型偏头痛。可出现头昏、眩晕、耳鸣、听力障碍、共济失调、复视,视觉症状包括闪光、暗点、黑蒙、视野缺损、视物变形。双侧损害可出现意识抑制,后者尤见于儿童。尚可出现感觉迟钝,偏侧感觉障碍等。

偏头痛先兆可不伴头痛出现,称为偏头痛等位症。多见于儿童偏头痛。有时见于中年以后,先兆可为偏头痛发作的主要临床表现而头痛很轻或无头痛。也可与头痛发作交替出现,可表现为闪光、暗点、腹痛、腹泻、恶心、呕吐、复发性眩晕、偏瘫、偏身麻木及精神心理改变。如儿童良性发作性眩晕、前庭性美尼尔氏病、成人良性复发性眩晕。有跟踪研究显示,为数不少的以往诊断为美尼尔氏病的患者,其症状大多数与偏头痛有关。有报告描述了一组成人良性复发性眩晕患者,年龄在 7～55 岁,晨起发病症状表现为反复发作的头晕、恶心、呕吐及大汗,持续数分钟至 4 天不等。发作开始及末期表现为位置性眩晕,发作期间无听觉症状。发作间期几乎所有患者均无症状,这些患者眩晕发作与偏头痛有着几个共同的特征,包括可因酒精、睡眠不足、情绪紧张造成及加重,女性多发,常见于经期。

3.头痛

头痛可出现于围绕头或颈部的任何部位,可位颞侧、额部、眶部。多为单侧痛,也可为双侧痛,甚至发展为全头痛,其中单侧痛者约占 2/3。头痛性质往往为搏动性痛,但也有的患者描述为钻痛。疼痛程度往往为中、重度痛,甚至难以忍受。往往是晨起后发病,逐渐发展,达高峰后逐渐缓解。也有的患者于下午或晚上起病,成人头痛大多历时 4 小时至 3 天,而儿童头痛多历时 2 小时至 2 天。尚有持续时间更长者,可持续数周。有人将发作持续 3 天以上的偏头痛称为偏头痛持续状态。

头痛期间不少患者伴随出现恶心、呕吐、视物不清、畏光、畏声等,喜独居。恶心为最常见伴随症状,达一半以上,且常为中、重度恶心。恶心可先于头痛发作,也可于头痛发作中或发作后出现。近一半的患者出现呕吐,有些患者的经验是呕吐后发作即明显缓解。其他自主功能障碍也可出现,如尿频、排尿障碍、鼻塞、心慌、高血压、低血压、甚至可出现心律失常。发作累及脑干或小脑者可出现眩晕、共济失调、复视、听力下降、耳鸣、意识障碍。

4. 头痛终末期

此期为头痛开始减轻至最终停止这一阶段。

5. 后续症状期

为数不少的患者于头痛缓解后出现一系列后续症状。表现怠倦、困钝、昏昏欲睡。有的感到精疲力竭、饥饿感或厌食、多尿、头皮压痛、肌肉酸痛。也可出现精神心理改变,如烦躁、易怒、心境高涨或情绪低落、少语、少动等。

(二)儿童偏头痛

儿童偏头痛是儿童期头痛的常见类型。儿童偏头痛与成人偏头痛在一些方面有所不同。性别方面,发生于青春期以前的偏头痛,男女患者比例大致相等,而成人期偏头痛,女性比例大大增加,约为男性的 3 倍。

儿童偏头痛的诱发及加重因素有很多与成人偏头痛一致,如劳累和情绪紧张可诱发或加重头痛,为数不少的儿童可因运动而诱发头痛,儿童偏头痛患者可有睡眠障碍,而上呼吸道感染及其他发热性疾病在儿童比成人更易使头痛加重。

在症状方面,儿童偏头痛与成人偏头痛亦有区别。儿童偏头痛持续时间常较成人短。偏瘫型偏头痛多在儿童期发病,成年期停止,偏瘫发作可从一侧到另一侧,这种类型的偏头痛常较难控制。反复的偏瘫发作可造成永久性神经功能缺损,并可出现病理征,也可造成认知障碍。基底动脉型偏头痛,在儿童也比成人常见,表现闪光、暗点、视物模糊、视野缺损,也可出现脑干、小脑及耳症状,如眩晕、耳鸣、耳聋、眼球震颤。在儿童出现意识恍惚者比成人多,尚可出现跌倒发作。有些偏头痛儿童尚可仅出现反复发作性眩晕,而无头痛发作。一个平时表现完全正常的儿童可突然恐惧、大叫、面色苍白、大汗、步态蹒跚、眩晕、旋转感,并出现眼球震颤,数分钟后可完全缓解,恢复如常,称之为儿童良性发作性眩晕,属于一种偏头痛等位症。这种眩晕发作典型的始于 4 岁以前,可每日数次发作,其后发作次数逐渐减少,多数在 7～8 岁以后不再发作。与成人不同,儿童偏头痛的前驱症状常为腹痛,有时可无偏头痛发作而代之以腹痛、恶心、呕吐、腹泻,称为腹型偏头痛等位症。在偏头痛的伴随症状中,儿童偏头痛出现呕吐较成人更加常见。

儿童偏头痛的预后较成人偏头痛好。6 年后约有一半儿童不再经历偏头痛,约 1/3 的偏头痛得到改善。而始于青春期以后的成人偏头痛常持续几十年。

三、诊断与鉴别诊断

(一)诊断

偏头痛的诊断应根据详细的病史做出,特别是头痛的性质及相关的症状非常重要。如头痛的部位、性质、持续时间、疼痛严重程度、伴随症状及体征、既往发作的病史、诱发或加重因素等。

对于偏头痛患者应进行细致的一般内科查体及神经科检查,以除外症状与偏头痛有重叠、类似或同时存在的情况。诊断偏头痛虽然没有特异性的实验室指标,但有时给予患者必要的实验室检查非常重要,如血、尿、脑脊液及影像学检查,以排除器质性病变。特别是中年或老年期出现的头痛,更应排除器质性病变。当出现严重的先兆或先兆时间延长时,有学者建议行颅脑 CT 或 MRI 检查。也有学者提议当偏头痛发作每月超过 2 次时,应警惕偏头痛的原因。

国际头痛协会(IHS)头痛分类委员会于 1962 年制定了一套头痛分类和诊断标准,这个旧的分类与诊断标准在世界范围内应用了 20 余年,至今我国尚有部分学术专著仍在沿用或参考这个分类。1988 年国际头痛协会头痛分类委员会制定了新的关于头痛、脑神经痛及面部痛的分类和诊断标准。目前临床及科研多采用这个标准。本标准将头痛分为 13 个主要类型,包括了总数 129 个头痛亚型。其中常见的头痛类型为偏头痛、紧张型头痛、丛集性头痛和慢性发作性偏头痛,而偏头痛又被分为七个亚型(表 9-1~表 9-4)。这七个亚型中,最主要的两个亚型是无先兆偏头痛和有先兆偏头痛,其中最常见的是无先兆偏头痛。

表 9-1　偏头痛分类

无先兆偏头痛

有先兆偏头痛

 偏头痛伴典型先兆

 偏头痛伴迁延性先兆

 家族性偏瘫型偏头痛

 基底动脉型偏头痛

 偏头痛伴急性先兆发作

眼肌瘫痪型偏头痛

视网膜型偏头痛

可能为偏头痛前驱或与偏头痛相关联的儿童期综合征

 儿童良性发作性眩晕

 儿童交替性偏瘫

偏头痛并发症

 偏头痛持续状态

 偏头痛性偏瘫

不符合上述标准的偏头痛性障碍

表 9-2　国际头痛协会(1988)关于无先兆偏头痛的定义

无先兆偏头痛

诊断标准:

1.至少 5 次发作符合第 2～4 项标准

2.头痛持续 4～72 小时(未治疗或没有成功治疗)

3.头痛至少具备下列特征中的 2 条

　　(1)位于单侧。

　　(2)搏动性质。

　　(3)中度或重度(妨碍或不敢从事每日活动)。

　　(4)因上楼梯或类似的日常体力活动而加重。

4.头痛期间至少具备下列 1 条

　　(1)恶心和/或呕吐。

　　(2)畏光和畏声。

5.至少具备下列 1 条

　　(1)病史、体格检查和神经科检查不提示器质性障碍。

　　(2)病史和/或体格检查和/或神经检查确实提示这种障碍(器质性障碍),但被适当的观察所排除。

　　(3)这种障碍存在,但偏头痛发作并非在与这种障碍有密切的时间关系上首次出现。

表 9-3　国际头痛协会(1988)关于有先兆偏头痛的定义

有先兆偏头痛

先前用过的术语:经典型偏头痛,典型偏头痛;眼肌瘫痪型、偏身麻木型、偏瘫型、失语型偏头痛

诊断标准:

1.至少 2 次发作符合第 2 项标准

2.至少符合下列 4 条特征中的 3 条

　　(1)一个或一个以上提示局灶大脑皮质或脑干功能障碍的完全可逆性先兆症状

　　(2)至少一个先兆症状逐渐发展超过 4 分钟,或 2 个或 2 个以上的症状接着发生

　　(3)先兆症状持续时间不超过 60 分钟,如果出现 1 个以上先兆症状,持续时间可相应增加

　　(4)继先兆出现的头痛间隔期在 60 分钟之内(头痛尚可在先兆前或与先兆同时开始)

3.至少具备下列 1 条

　　(1)病史:体格检查及神经科检查不提示器质性障碍

　　(2)病史和/或体格检查和/或神经科检查确实提示这障碍,但通过适当的观察被排除

　　(3)这种障碍存在,但偏头痛发作并非在与这种障碍有密切的时间关系上首次出现

有典型先兆的偏头痛

　　诊断标准:

　　1.符合有先兆偏头痛诊断标准,包括第 2 项全部 4 条标准

　　2.有一条或一条以上下列类型的先兆症状

　　　　(1)视觉障碍

　　　　(2)单侧偏身感觉障碍和/或麻木

　　　　(3)单侧力弱

　　　　(4)失语或非典型言语困难

表 9-4　国际头痛协会(1988)关于儿童偏头痛的定义

1.至少 5 次发作符合第(1)、(2)项标准

　　(1)每次头痛发作持续 2～48 小时

　　(2)头痛至少具备下列特征中的 2 条

　　　　①位于单侧

　　　　②搏动性质

　　　　③中度或重度

　　　　④可因常规的体育活动而加重

2.头痛期间内至少具备下列 1 条

　　(1)恶心和/或呕吐

　　(2)畏光和畏声

　　国际头痛协会的诊断标准为偏头痛的诊断提供了一个可靠的、可量化的诊断标准,对于临床和科研的意义是显而易见的,有学者特别提到其对于临床试验及流行病学调查有重要意义。但临床上有时遇到患者并不能完全符合这个标准,对这种情况学者们建议随访及复查,以确定诊断。

　　由于国际头痛协会的诊断标准掌握起来比较复杂,为了便于临床应用,国际上一些知名的学者一直在探讨一种简单化的诊断标准。其中 Solomon 介绍了一套简单标准,符合这个标准的患者 99% 符合国际头痛协会关于无先兆偏头痛的诊断标准。这套标准较易掌握,供参考:

　　(1)具备下列 4 条特征中的任何 2 条,即可诊断无先兆偏头痛:①疼痛位于单侧。②搏动性痛。③恶心。④畏光或畏声。

　　(2)另有 2 条附加说明:①首次发作者不应诊断。②应无器质性疾病的证据。

　　在临床工作中尚能遇到患者有时表现为紧张型头痛,有时表现为偏头痛性质的头痛,为此有学者查阅了国际上一些临床研究文献后得到的答案是,紧张型头痛和偏头痛并非是截然分开的,其临床上确实存在着重叠,故有学者提出二者可能是一个连续的统一体。有时遇到有先兆偏头痛患者可表现为无先兆偏头痛,同样,学者们认为二型之间既可能有不同的病理生理,又可能是一个连续的统一体。

(二)鉴别诊断

偏头痛应与下列疼痛相鉴别:

1.紧张型头痛

又称肌收缩型头痛。其临床特点是:头痛部位较弥散,可位于前额、双颞、顶、枕及颈部。头痛性质常呈钝痛,头部压迫感、紧箍感,患者常述犹如戴着一个帽子。头痛常呈持续性,可时轻时重。多有头皮、颈部压痛点,按摩头颈部可使头痛缓解,多有额、颈部肌肉紧张。多少伴有恶心、呕吐。

2.丛集性头痛

又称组胺性头痛,Horton 综合征。表现为一系列密集的、短暂的、严重的单侧钻痛。与偏头痛不同,头痛部位多局限并固定于一侧眶部、球后和额颞部。发病时间常在夜间,并使患者

痛醒。发病时间固定,起病突然而无先兆,开始可为一侧鼻部烧灼感或球后压迫感,继之出现特定部位的疼痛,常疼痛难忍,并出现面部潮红、结膜充血、流泪、流涕、鼻塞。为数不少的患者出现 Horner 征,可出现畏光,不伴恶心、呕吐。诱因可为发作群集期饮酒、兴奋或服用扩血管药引起。发病年龄常较偏头痛晚,平均 25 岁,男女之比约4∶1。罕见家族史。治疗包括:非甾体类消炎止痛剂;激素治疗;睾丸素治疗;吸氧疗法(国外介绍为100%氧,8～10 L/min,共10～15分钟,仅供参考);麦角胺咖啡因或双氢麦角碱睡前应用,对夜间头痛特别有效;碳酸锂疗效尚有争议,但多数介绍其有效,但中毒剂量有时与治疗剂量很接近,曾有老年患者(精神患者)服一片致昏迷者,建议有条件者监测血锂水平,不良反应有胃肠道症状、肾功能改变、内分泌改变、震颤、眼球震颤、抽搐等;其他药物尚有钙通道阻滞剂、sumatriptan 等。

3.痛性眼肌麻痹

又称 Tolosa-Hunt 综合征。是一种以头痛和眼肌麻痹为特征,涉及特发性眼眶和海绵窦的炎性疾病。病因可为颅内颈内动脉的非特异性炎症,也可能涉及海绵窦。常表现为球后及眶周的顽固性胀痛、刺痛,数天或数周后出现复视,并可有第Ⅲ、Ⅳ、Ⅵ脑神经受累表现,间隔数月数年后复发,需行血管造影以排除颈内动脉瘤。皮质类固醇治疗有效。

4.颅内占位所致头痛

占位早期,头痛可为间断性或晨起为重,但随着病情的发展,多成为持续性头痛,进行性加重,可出现颅内高压的症状与体征,如头痛、恶心、呕吐、视盘水肿,并可出现局灶症状与体征,如精神改变、偏瘫、失语、偏身感觉障碍、抽搐、偏盲、共济失调、眼球震颤等,典型者鉴别不难。但需注意,也有表现为十几年的偏头痛,最后被确诊为巨大血管瘤者。

四、防治

(一)一般原则

偏头痛的治疗策略包括两个方面:对症治疗及预防性治疗。对症治疗的目的在于消除、抑制或减轻疼痛及伴随症状。预防性治疗用来减少头痛发作的频度及减轻头痛严重性。对偏头痛患者是单用对症治疗还是同时采取对症治疗及预防性治疗,要具体分析。一般说来,如果头痛发作频度较小,疼痛程度较轻,持续时间较短,可考虑单纯选用对症治疗。如果头痛发作频度较大,疼痛程度较重,持续时间较长,对工作、学习、生活影响较明显,则在给予对症治疗的同时,给予适当的预防性治疗。总之,既要考虑到疼痛对患者的影响,又要考虑到药物不良反应对患者的影响,有时还要参考患者个人的意见。Saper 的建议是每周发作 2 次以下者单独给予药物性对症治疗,而发作频繁者应给予预防性治疗。

不论是对症治疗还是预防性治疗均包括两个方面,即药物干预及非药物干预。

非药物干预方面,强调患者自助。嘱患者详细记录前驱症状、头痛发作与持续时间及伴随症状,找出头痛诱发及缓解的因素,并尽可能避免。如避免某些食物,保持规律的作息时间、规律饮食。不论是在工作日,还是周末抑或假期,坚持这些方案对于减轻头痛发作非常重要,接受这些建议对 30%患者有帮助。另有人倡导有规律的锻炼,如长跑等,可能有效地减少头痛发作。认知和行为治疗,如生物反馈治疗等,已被证明有效,另有患者于头痛时进行痛点压迫,于凉爽、安静、暗淡的环境中独处,或以冰块冷敷均有一定效果。

(二)药物对症治疗

偏头痛对症治疗可选用非特异性药物治疗,包括简单的止痛药,非甾体消炎药及麻醉剂。对于轻、中度头痛,简单的镇痛药及非甾体消炎药常可缓解头痛的发作。常用的药物有脑清片、对乙酰氨基酚、阿司匹林、萘普生、吲哚美辛、布洛芬、罗通定等。麻醉药的应用是严格限制的,医学家提议主要用于严重发作,其他治疗不能缓解,或对偏头痛特异性治疗有禁忌或不能忍受的情况下应用。偏头痛特异性 5-HT 受体拮抗剂主要用于中、重度偏头痛。偏头痛特异性 5-HT 受体拮抗剂结合简单的止痛剂,大多数头痛可得到有效的治疗。

5-HT 受体拮抗剂治疗偏头痛的疗效是肯定的。麦角胺咖啡因既能抑制去甲肾上腺素的再摄取,又能拮抗其与 β-肾上腺素受体的结合,于先兆期或头痛开始后服用 1 片,常可使头痛发作终止或减轻。如效不显,于数小时后加服 1 片,每日不超过 4 片,每周用量不超过 10 片。该药缺点是不良反应较多,并且有成瘾性,有时剂量会越来越大。常见不良反应为消化道症状、心血管症状,如恶心、呕吐、胸闷、气短等。孕妇、心肌缺血、高血压、肝肾疾病等忌用。

麦角碱衍生物酒石酸麦角胺,Sumatriptan 和双氢麦角碱为偏头痛特异性药物,均为5-HT受体拮抗剂。这些药物作用于中枢神经系统和三叉神经中受体介导的神经通路,通过阻断神经源性炎症而起到抗偏头痛作用。

酒石酸麦角胺主要用于中、重度偏头痛,特别是当简单的镇痛治疗效果不足或不能耐受时。其有多项作用:既是 $5-HT_{1A}$、$5-HT_{1B}$、$5-HT_{1D}$ 和 $5-HT_{1F}$ 受体拮抗剂,又是 α-肾上腺素受体拮抗剂,通过刺激动脉平滑肌细胞 5-HT 受体而产生血管收缩作用;它可收缩静脉容量性血管、抑制交感神经末端去甲肾上腺素再摄取。作为 $5-HT_1$ 受体拮抗剂,它可抑制三叉神经血管系统神经源性炎症,其抗偏头痛活性中最基础的机制可能在此,而非其血管收缩作用。其对中枢神经递质的作用对缓解偏头痛发作亦是重要的。给药途径有口服、舌下及直肠给药。生物利用度与给药途径关系密切。口服及舌下含化吸收不稳定,直肠给药起效快,吸收可靠。为了减少过多应用导致麦角胺依赖性或反跳性头痛,一般每周应用不超过 2 次,应避免大剂量连续用药。

医学家总结酒石酸麦角胺在下列情况下慎用或禁用:年龄 55～60 岁(相对禁忌);妊娠或哺乳;心动过缓(中至重度);心室疾病(中至重度);胶原—肌肉病;心肌炎;冠心病,包括血管痉挛性心绞痛;高血压(中至重度);肝、肾损害(中至重度);感染或高热/败血症;消化性溃疡性疾病;周围血管病;严重瘙痒。另外,该药可加重偏头痛造成的恶心、呕吐。

sumatriptan 亦适用于中、重度偏头痛发作。作用于神经血管系统和中枢神经系统,通过抑制或减轻神经源性炎症而发挥作用。曾有人称 sumatriptan 为偏头痛治疗的里程碑。皮下用药 2 小时,约 80% 的急性偏头痛有效。尽管 24～48 小时内 40% 的患者重新出现头痛,这时给予第 2 剂仍可达到同样的有效率。口服制剂的疗效稍低于皮下给药,起效亦稍慢,通常在 4 小时内起效。皮下用药后 4 小时给予口吸制剂不能预防再出现头痛,但对皮下用药后 24 小时内出现的头痛有效。

sumatriptan 具有良好的耐受性,其不良反应通常较轻和短暂,持续时间常在 45 分钟以内。包括注射部位的疼痛、耳鸣、面红、烧灼感、热感、头昏、体重增加、颈痛及发音困难。少数患者于首剂时出现非心源性胸部压迫感,仅有很少患者于后续用药时再出现这些症状。罕见引起与其相关的心肌缺血。

医学家总结应用 sumatriptan 注意事项及禁忌证为:年龄超过 55～60 岁(相对禁忌证);妊娠或哺乳;缺血性心肌病(心绞痛、心肌梗死病史、记录到的无症状性缺血);不稳定型心绞痛;高血压(未控制);基底型或偏瘫型偏头痛;未识别的冠心病(绝经期妇女,男性>40 岁,心脏病危险因素如高血压、高脂血症、肥胖、糖尿病、严重吸烟及强阳性家族史);肝肾功能损害(重度);同时应用单胺氧化酶抑制剂或单胺氧化酶抑制剂治疗终止后 2 周内;同时应用含麦角胺或麦角类制剂(24 小时内),首次剂量可能需要在医师监护下应用。

酒石酸双氢麦角碱的效果超过酒石酸麦角胺。大多数患者起效迅速,在中、重度发作特别有用,也可用于难治性偏头痛。与酒石酸麦角胺有共同的机制,但其动脉血管收缩作用较弱,有选择性收缩静脉血管的特性,可静脉注射、肌内注射及鼻腔吸入。静脉注射途径给药起效迅速。肌内注射生物利用度达 100%。鼻腔吸入的绝对生物利用度 40%,应用酒石酸双氢麦角碱后再出现头痛的频率较其他现有的抗偏头痛剂小,这可能与其半衰期长有关。

酒石酸双氢麦角碱较酒石酸麦角胺具有较好的耐受性、恶心和呕吐的发生率及程度非常低,静脉注射最高,肌内注射及鼻吸入给药低。极少成瘾和引起反跳性头痛。通常的不良反应包括胸痛、轻度肌痛、短暂的血压上升。不应给予有血管痉挛反应倾向的患者,包括已知的周围性动脉疾病,冠状动脉疾病(特别是不稳定性心绞痛或血管痉挛性心绞痛)或未控制的高血压。注意事项和禁忌证同酒石酸麦角胺。

(三)药物预防性治疗

偏头痛的预防性治疗应个体化,特别是剂量的个体化。可根据患者体重,一般身体情况、既往用药体验等选择初始剂量,逐渐加量,如无明显不良反应,可连续用药 2～3 天,无效时再用其他药物。

1.抗组织胺药物

苯噻啶为一有效的偏头痛预防性药物。可每日 2 次,每次 0.5 mg 起,逐渐加量,一般可增加至每日 3 次,每次 1.0 mg,最大量不超过 6 mg/d。不良反应为嗜睡、头昏、体重增加等。

2.钙通道拮抗剂

氟桂利嗪,每晚 1 次,每次 5～10 mg,不良反应有嗜睡、锥体外系反应、体重增加、抑郁等。

3.β-受体阻滞剂

普萘洛尔,开始剂量 3 次/天,每次 10 mg,逐渐增加至 60 mg/d,也有介绍 120 mg/d,心率<60 次/分钟者停用。哮喘、严重房室传导阻滞者禁用。

4.抗抑郁剂

阿米替林每日 3 次,每次 25 mg,逐渐加量。可有嗜睡等不良反应,加量后不良反应明显。氟西汀(我国商品名百优解)20 mg/片,每晨 1 片,饭后服,该药初始剂量及有效剂量相同,服用方便,不良反应有睡眠障碍、胃肠道症状等,常较轻。

5.其他

非甾体消炎药,如萘普生;抗惊厥药,如卡马西平、丙戊酸钠等;舒必剂、硫必利;中医中药(辨证施治、辨证施治、成方加减、中成药)等皆可试用。

(四)关于特殊类型偏头痛

与偏头痛相关的先兆是否需要治疗及如何治疗,目前尚无定论。通常先兆为自限性的、短暂的,大多数患者于治疗尚未发挥作用时可自行缓解。如果患者经历复发性、严重的、明显的先兆,考虑舌下含化尼非地平,但头痛有可能加重,且疗效亦不肯定。给予 sumatriptan 及酒石酸麦角胺的疗效亦尚处观察之中。

(五)关于难治性、严重偏头痛性头痛

这类头痛主要涉及偏头痛持续状态,头痛常不能为一般的门诊治疗所缓解。患者除持续的进展性头痛外尚有一系列生理及情感症状,如恶心、呕吐、腹泻、脱水、抑郁、绝望,甚至自杀倾向。用药过度及反跳性依赖、戒断症状常促发这些障碍。这类患者常需收入急症室观察或住院,以纠正患者存在的生理障碍,如脱水等;排除伴随偏头痛出现的严重的神经内科或内科疾病;治疗纠正药物依赖;预防患者于家中自杀等。应注意患者的生命体征,可做心电图检查。药物可选用酒石酸双氢麦角碱、鸦片类及止吐药,必要时亦可谨慎给予氯丙嗪等。可选用非肠道途径给药,如静脉或肌内注射给药。一旦发作控制,可逐渐加入预防性药物治疗。

(六)关于妊娠妇女的治疗

Schulman 建议给予地美罗注射剂或片剂,并应限制剂量。还可应用泼尼松,其不易穿过胎盘,在妊娠早期不损害胎儿,但不宜应用太频。如欲怀孕,最好尽最大可能不用预防性药物并避免应用麦角类制剂。

(七)关于儿童偏头痛

儿童偏头痛用药的选择与成人有很多重叠,如止痛药物、钙离子通道拮抗剂、抗组织胺药物等,但也有人质疑酒石酸麦角胺药物的疗效。如能确诊,重要的是对儿童及其家长进行安慰,使其对本病有一个全面的认识,以缓解由此带来的焦虑,对治疗当属有益。

五、护理

(一)护理评估

1.健康史

(1)了解头痛的部位、性质和程度:询问是全头疼还是局部头疼;是搏动性头疼还是胀痛、钻痛;是轻微痛、剧烈痛还是无法忍受的疼痛。偏头疼常描述为双侧颞部的搏动性疼痛。

(2)头疼的规律:询问头疼发病的急缓,是持续性还是发作性,起始与持续时间,发作频率,激发或缓解的因素,与季节、气候、体位、饮食、情绪、睡眠、疲劳等的关系。

(3)有无先兆及伴发症状:如头晕、恶心、呕吐、面色苍白、潮红、视物不清、闪光、畏光、复视、耳鸣、失语、偏瘫、嗜睡、发热、晕厥等。典型偏头疼发作常有视觉先兆和伴有恶心、呕吐、畏光。

(4)既往史与心理社会状况:询问患者的情绪、睡眠、职业情况以及服药史,了解头疼对日常生活、工作和社交的影响,患者是否因长期反复头疼而出现恐惧、忧郁或焦虑心理。大部分偏头疼患者有家族史。

2.身体状况

检查意识是否清楚,瞳孔是否等大等圆、对光反射是否灵敏;体温、脉搏、呼吸、血压是否正常;面部表情是否痛苦,精神状态怎样;眼睑是否下垂、有无脑膜刺激征。

3.主要护理问题及相关因素

(1)偏头疼:与发作性神经血管功能障碍有关。

(2)焦虑:与偏头疼长期、反复发作有关。

(3)睡眠形态紊乱:与头疼长期反复发作和(或)焦虑等情绪改变有关。

(二)护理措施

1.避免诱因

告知患者可能诱发或加重头疼的因素,如情绪紧张、进食某些食物、饮酒、月经来潮、用力性动作等;保持环境安静、舒适、光线柔和。

2.指导减轻头疼的方法

如指导患者缓慢深呼吸,听音乐、练气功、生物反馈治疗,引导式想象,冷、热敷以及理疗、按摩、指压止痛法等。

3.用药护理

告知止痛药物的作用与不良反应,让患者了解药物依赖性或成瘾性的特点,如大量使用止痛剂,滥用麦角胺咖啡因可致药物依赖。指导患者遵医嘱正确服药。

第十章　循环系统疾病护理

第一节　心绞痛

心绞痛是冠状动脉供血不足,心肌急剧的、暂时的缺血与缺氧所引起的临床综合征。其特点为阵发性的前胸压榨性疼痛感觉,主要位于胸骨后部,可放射至心前区和左上肢,常发生于劳动或情绪激动时,持续数分钟,休息或用硝酸酯制剂后消失。

一、病因和发病机制

本病多见于男性,多数患者在 40 岁以上,劳累、情绪激动、饱食、受寒、阴雨天气、急性循环衰竭等为常见诱因。除冠状动脉粥样硬化外,本病还可由主动脉瓣狭窄或关闭不全、梅毒性主动脉炎、原发性肥厚型心肌病、先天性冠状动脉畸形、风湿性冠状动脉炎等引起。

对心脏予以机械性刺激并不引起疼痛,但心肌缺血与缺氧则引起疼痛。当冠状动脉的供血与心肌的需血之间发生矛盾,冠状动脉血流量不能满足心肌代谢的需要,引起心肌急剧的、暂时的缺血与缺氧时,即产生心绞痛。

心肌耗氧的多少由心肌张力、心肌收缩强度和心率所决定。心肌张力=左室收缩压(动脉收缩压)×心室半径。心肌收缩强度和心室半径经常不变,因此常用"心率×收缩压"(即二重乘积)作为估计心肌氧耗的指标。心肌能量的产生要求大量的氧供,心肌细胞摄取血液氧含量的 65%～75%,而身体其他组织则仅摄取 10%～25%,因此心肌平时对血液中氧的吸收已接近于最大量,氧需要增加时已难以从血液中更多地摄取氧,只能依靠增加冠状动脉的血流量来提供。在正常情况下,冠状循环有很大的储备力,其血流量可增加到休息时的 6～7 倍。缺氧时,冠状动脉也扩张,能使其流量增加 4～5 倍。动脉粥样硬化而致冠状动脉狭窄或部分分支闭塞时,其扩张性减弱,血流量减少,且对心肌的供血量相对地比较稳定。心肌的血液供给如减低到尚能应付心脏平时的需要,则休息时可无症状。一旦心脏负荷突然增加,如劳累、激动、左心衰竭等,使心肌张力增加(心腔容积增加、心室舒张末期压力增高)、心肌收缩力增加(收缩压增高、心室压力曲线量大压力随时间变化率增加)和心率增快等而致心肌氧耗量增加时,心肌对血液的需求增加;或当冠状动脉发生痉挛(如吸烟过度或神经体液调节障碍)时,冠状动脉血流量进一步减少;或在突然发生循环血流量减少的情况下(如休克、极度心动过速等),心肌血液供求之间的矛盾加深,心肌血液供给不足,遂引起心绞痛。严重贫血的患者,在心肌供血量虽未减少的情况下,可由于红细胞减少,血液携氧量不足而引起心绞痛。

在多数情况下,劳累诱发的心绞痛常在同一"心率×收缩压"值的水平上发生。

产生疼痛的直接因素,可能是在缺血缺氧的情况下,心肌内积聚过多的代谢产物,如乳酸、丙酮酸、磷酸等酸性物质;或类似激肽的多肽类物质,刺激心脏内自主神经的传入纤维末梢,经第1～5胸交感神经节和相应的脊髓段,传至大脑,产生疼痛的感觉。这种痛觉反应在与自主神经进入水平相同脊髓的脊神经所分布的皮肤区域,即胸骨后及两臂的前内侧与小指,尤其是在左侧,而多不在心脏解剖位置处。有人认为,在缺血区内富有神经供应的冠状血管的异常牵拉和收缩,可以直接产生疼痛冲动。

病理解剖检查显示心绞痛的患者,至少有一支冠状动脉的主支管腔显著狭窄达横切面的75%以上。有侧支循环形成者,则冠状动脉的主支有更严重的阻塞才会发生心绞痛。另一方面,冠状动脉造影发现5%～10%的心绞痛患者,其冠状动脉的主要分支无明显病变,提示这些患者的心肌血供和氧供不足,可能是冠状动脉痉挛、冠状循环的小动脉病变、血红蛋白和氧的离解异常、交感神经过度活动、儿茶酚胺分泌过多或心肌代谢异常等所致。

患者在心绞痛发作之前,常有血压增高、心率增快、肺动脉压增高和肺毛细血管压增高的变化,反映心脏和肺的顺应性减低,发作时可有左心室收缩力和收缩速度降低、喷血速度减慢、左心室收缩压下降、心搏量和心排血量降低、左心室舒张末期压和血容量增加等左心衰竭的病理生理变化。左心室壁可呈收缩不协调或部分心室壁有收缩减弱的现象。

二、临床表现

(一)症状

1.典型发作

突然发生的胸骨后上、中段可波及心前区压榨性、闷胀性或窒息性疼痛,可放射至左肩、左上肢前内侧及无名指和小指。重者有濒死的恐惧感和冷汗,往往迫使患者停止活动。疼痛历时1～5分钟,很少超过15分钟,休息或含化硝酸甘油多在1～2分钟内(很少超过5分钟)缓解。

2.不典型发作

(1)疼痛部位可出现在上腹部、颈部、下颌、左肩胛部或右前胸、左大腿内侧等。

(2)疼痛轻微或无疼痛,而出现胸部闷感、胸骨后烧灼感等,称心绞痛的相当症状。上述症状亦应为发作型,休息或含化硝酸甘油可缓解。

心前区刺痛,手指能明确指出疼痛部位,以及持续性疼痛或胸闷,多不是心绞痛。

(二)体征

平时一般无异常体征。心绞痛发作时可出现心率增快、血压增高、表情焦虑、出汗,有时出现第四或第三心音奔马律,可有暂时性心尖区收缩期杂音(乳头肌功能不全)。

(三)心绞痛严重程度的分级

根据加拿大心血管学会分类分为四级。①Ⅰ级:一般体力活动(如步行和登楼)不受限,仅在强、快或长时间劳力时发生心绞痛。②Ⅱ级:一般体力活动轻度受限。快步、饭后、寒冷或刮风中、精神应激或醒后数小时内步行或登楼;步行两个街区以上、登楼一层以上和爬山,均引起心绞痛。③Ⅲ级:一般体力活动明显受限,步行1～2个街区,登楼一层引起心绞痛。④Ⅳ级:一切体力活动都引起不适,静息时可发生心绞痛。

三、分型

(一)劳累性心绞痛

由活动和其他可引起心肌耗氧增加的情况下而诱发。又可分为:

1.稳定型劳累性心绞痛特点

(1)病程＞1个月。

(2)胸痛发作与心肌耗氧量增加多有固定关系,即心绞痛阈值相对不变。

(3)诱发心绞痛的劳力强度相对固定,并可重复。

(4)胸痛发作在劳力当时,被迫停止活动,症状可缓解。

(5)心电图运动试验多呈阳性。

此型冠脉固定狭窄度超过管径70％,多支病变居多,冠脉动力性阻塞多不明显,粥样斑块无急剧增大或破裂出血,故临床病情较稳定。

2.初发型劳力性心绞痛特点

(1)病程＜1个月。

(2)年龄较轻。

(3)男性居多。

(4)临床症状差异大。①轻型:中等度劳力时偶发。②重型:轻微用力或休息时频发;梗死前心绞痛为回顾性诊断。

此型单支冠脉病变多,侧支循环少,因冠脉痉挛或粥样硬化进展迅速,斑块破裂出血,血小板聚集,甚至有血栓形成,导致病情不稳定。

3.恶化型劳累性心绞痛特点

(1)心绞痛发作次数、持续时间、疼痛程度在短期内突然加重。

(2)活动耐量较以前明显降低。

(3)日常生活中轻微活动均可诱发,甚至安静睡眠时也可发作。

(4)休息或用硝酸甘油对缓解疼痛作用差。

(5)发作时心电图有明显的缺血性 ST-T 改变。

(6)血清心肌酶正常。

此型多属多支冠脉严重粥样硬化,并存在左主干病变,病情突然恶化可能因斑块脂质浸润急剧增大或破裂或出血,血小板凝聚血栓形成,使狭窄管腔更堵塞,至活动耐量减少。

(二)自发性心绞痛

心绞痛发作与心肌耗氧量增加无明显关系,而与冠状血流储备量减少有关,可单独发生或与劳累性心绞痛并存。与劳累性心绞痛相比,疼痛持续时间一般较长,程度较重,且不易为硝酸甘油所缓解。包括:

1.卧位型心绞痛特点

(1)有较长的劳累性心绞痛史。

(2)平卧时发作,多在午夜前,即入睡1～2小时内发作。

(3)发作时需坐起甚至需站立。

(4)疼痛较剧烈,持续时间较长。

(5)发作时 ST 段下降显著。

(6)预后差,可发展为急性心肌梗死或发生严重心律失常而死亡。

此型发生机制尚有争论,可能与夜梦、夜间血压降低或发生未被察觉的左心室衰竭,以致狭窄的冠状动脉远端心肌灌注不足;或平卧时静脉回流增加,心脏工作量增加,需氧增加等有关。

2.变异型心绞痛特点

(1)发病年龄较轻。

(2)发作与劳累或情绪多无关。

(3)易于午夜到凌晨时发作。

(4)几乎在同一时刻呈周期性发作。

(5)疼痛较重,历时较长。

(6)发作时心电图示有关导联的 ST 段抬高,与之相对应的导联则 ST 段可压低。

(7)含化硝酸甘油可使疼痛迅速缓解,抬高的 ST 段随之恢复。

(8)血清心肌酶正常。

本型心绞痛是由于在冠状动脉狭窄的基础上,该支血管发生痉挛,引起一片心肌缺血所致。冠状动脉造影正常的患者,也可由于该动脉痉挛而引起。冠状动脉痉挛可能与 α 肾上腺素能受体受到刺激有关,患者迟早会发生心心肌梗死。

3.中间综合征

亦称急性冠状动脉功能不全特点

(1)心绞痛发作持续时间长,可达 30 分钟至 1 小时以上。

(2)常在休息或睡眠中发作。

(3)心电图、放射性核素和血清学检查无心肌坏死的表现。本型心绞痛其性质介于心绞痛与心肌梗死之间,常是心肌梗死的前奏。

4.梗死后心绞痛

梗死后心绞痛是急性心肌梗死发生后 1 月内(不久或数周)又出现的心绞痛。由于供血的冠状动脉阻塞发生心肌梗死,但心肌尚未完全坏死,一部分未坏死的心肌处于严重缺血状态下又发生疼痛,随时有再发生梗死的可能。

(三)混合性心绞痛

混合性心绞痛的特点为:

(1)劳累性与自发性心绞痛并存,如兼有大支冠状动脉痉挛,除劳累性心绞痛外可并存变异型心绞痛,如兼有中等大冠脉收缩则劳累性心绞痛可在通常能耐受的劳动强度以下发生。

(2)心绞痛阈值可变性大,临床表现为在当天不同时间、当年不同季节的心绞痛阈值有明显变化,如伴有 ST 段压低的心绞痛患者运动能力的昼夜变化,或一天中首次劳累性发作的心绞痛。劳累性心绞痛患者遇冷诱发及餐后发作的心绞痛多属此型。

此类心绞痛为一支或多支冠脉有临界固定狭窄病变限制了最大冠脉储备力,同时有冠脉痉挛收缩的动力性阻塞使血流减少,故心肌耗氧量增加与心肌供氧量减少两个因素均可诱发心绞痛。

近年"不稳定型心绞痛"一词在临床上被广泛应用,指介于稳定型劳累性心绞痛与急性心肌梗死和猝死之间的中间状态。它包括了除稳定型劳累性心绞痛外的上述所有类型的心绞痛,还包括冠状动脉成形术后心绞痛、冠状动脉旁路术后心绞痛等新近提出的心绞痛类型。其病理基础是在原有病变基础上发生冠状动脉内膜下出血、粥样硬化斑块破裂、血小板或纤维蛋白凝集、形成血栓、冠状动脉痉挛等。

四、辅助检查

(一)心电图

1.静息时心电图

约半数患者在正常范围,也可有非特异性 ST-T 异常或陈旧性心肌梗死图形,有时有房室或束支传导阻滞、期前收缩等。

2.心绞痛发作时心电图

绝大多数患者可出现暂时性心肌缺血引起的 ST 段移位;ST 段水平或下斜压低≥1 mm,ST 段抬高≥2 mm(变异型心绞痛);T 波低平或倒置,平时 T 波倒置者发作时变直立(伪改善)。可出现各种心律失常。

3.心电图负荷试验

用于心电图正常或可疑时。有双倍二级梯运动试验(master 试验)、活动平板运动试验、蹬车试验潘生丁试验、心房调搏和异丙肾上腺素静脉滴注试验等。

4.动态心电图

24 小时持续记录以证实胸痛时有无心电图缺血改变及无痛性禁忌缺血发作。

(二)放射性核素检查

1.^{201}铊(^{201}Tl)心肌显像或兼作负荷(运动)试验

休息时铊显像所示灌注缺损主要见于心肌梗死后瘢痕部位。而缺血心肌常在心脏负荷后显示灌注缺损,并在休息后复查出现缺损区再灌注现象。近年用^{99m}Tc-MIBI 作心肌灌注显像(静息或负荷)取得良好效果。

2.放射性核素心腔造影

静脉内注射焦磷酸亚锡被细胞吸附后,再注射^{99m}Tc,即可使红细胞被标记上放射性核素,得到心腔内血池显影。可测定左心室射血分数及显示室壁局部运动障碍。

(三)超声心动图

二维超声心动图可检出部分冠状动脉左主干病变,结合运动试验可观察到心室壁节段性运动异常,有助于心肌缺血的诊断,静息状态下心脏图像阴性,尚可通过负荷试验确定,近年三维、经食管、血管内和心内超声检查增加了其诊断的阳性率和准确性。

(四)心脏 X 线检查

无异常发现或见心影增大、肺充血等。

(五)冠状动脉造影

可直接观察冠状动脉解剖及病变程度与范围是确诊冠心病的最可靠方法。但它是一种有一定危险的有创检查,不宜作为常规诊断手段。其主要指征为:

(1)胸痛疑似心绞痛不能确诊者。

(2)内科治疗无效的心绞痛,需明确冠状病变情况而考虑手术者。

(六)激发试验

为诊断冠脉痉挛,常用冷加压、过度换气及麦角新碱作激发试验,前两种试验较安全,但敏感性差,麦角新碱可引起冠脉剧烈收缩,仅适用于造影时冠脉正常或固定狭窄病变<50%的可疑冠脉痉挛患者。

五、诊断

根据典型的发作特点和体征,含用硝酸甘油后缓解,结合年龄和存在冠心病易患因素,除外其他原因所致的心绞痛,一般即可建立诊断。下列几方面有助于临床上判别心绞痛。

(一)性质

心绞痛应是压榨紧缩、压迫窒息、沉重闷胀性疼痛,而非刀割样尖锐痛或抓痛、短促的针刺样或触电样痛或昼夜不停地胸闷感觉。其实也并非"绞痛"。在少数患者可为烧灼感、紧张感或呼吸短促伴有咽喉或气管上方紧窄感。疼痛或不适感开始时较轻,逐渐增剧,然后逐渐消失,很少为体位改变或呼吸所影响。

(二)部位

疼痛或不适处常位于胸骨或其邻近,也可发生在上腹部至咽部之间的任何水平处,但极少在咽部以上。有时可位于左肩或左臂,偶尔也可位于右臂、下颌、下颈椎、上胸椎、左肩胛骨间或肩胛骨上区,然而位于左腋下或左胸下者很少。对于疼痛或不适感分布的范围,患者常需用整个手掌或拳头来指示,仅用一手指的指端来指示者极少。

(三)时限

为1~15分钟,多数3~5分钟,偶有达30分钟的(中间综合征除外)。疼痛持续仅数秒钟或不适感(多为闷感)持续整天或数天者均不似心绞痛。

(四)诱发因素

以体力劳累为主,其次为情绪激动,再次为寒冷环境、进冷饮及身体其他部位的疼痛。在体力活动后而不是在体力活动的当时发生的不适感,不似心绞痛。体力活动再加情绪激动,则更易诱发,自发性心绞痛可在无任何明显诱因下发生。

(五)硝酸甘油的效应

舌下含用硝酸甘油片如有效,心绞痛应于1~2分钟内缓解(也有需5分钟的,要考虑到患者可能对时间的估计不够准确),对卧位型的心绞痛,硝酸甘油可能无效。在评定硝酸甘油的效应时,还要注意患者所用的药物是否已经失效或接近失效。

(六)心电图

发作时心电图检查可见以R波为主的导联中,ST段压低,T波平坦或倒置(变异型心绞痛者则有关导联ST段抬高),发作过后数分钟内逐渐恢复。心电图无改变的患者可考虑做负荷试验。发作不典型者,诊断要依靠观察硝酸甘油的疗效和发作时心电图的改变;如仍不能确诊,可多次复查心电图、心电图负荷试验或24小时动态心电图连续监测,如心电图出现阳性变化或负荷试验诱致心绞痛发作时亦可确诊。

六、鉴别诊断

(一)X综合征

目前临床上被称为X综合征的有两种情况:一是1973年医学家所提出的原因未明的心绞痛;二是1988年医学家所提出的与胰岛素抵抗有关的代谢失常。心绞痛需与Kemp的X综合征相鉴别。X综合征(Kemp)目前被认为是小的冠状动脉舒缩功能障碍所致,以反复发作劳累性心绞痛为主要表现,疼痛亦可在休息时发生,发作时或负荷后心电图可示心肌缺血表现、核素心肌灌注可示灌注缺损、超声心动图可示节段性室壁运动异常。但本病多见于女性,冠心病的易患因素不明显,疼痛症状不甚典型,冠状动脉造影阴性,左心室无肥厚表现,麦角新碱试验阴性,治疗反应不稳定而预后良好则与冠心病心绞痛不同。

(二)心脏神经官能症

多发于青年或更年期的女性患者,心前区刺痛或经常性胸闷,与体力活动无关,常伴心悸及叹息样呼吸,手足麻木等。过度换气或自主神经功能紊乱时可有 T 波低平或倒置,但心电图普萘洛尔试验或氯化钾试验时 T 波多能恢复正常。

(三)急性心肌梗死

本病疼痛部位与心绞痛相仿,但程度更剧烈,持续时间多在半小时以上,硝酸甘油不能缓解。常伴有休克、心律失常及心衰;心电图面向梗死部位的导联 ST 段抬高,常有异常 Q 波;血清心肌酶增高。

(四)其他心血管病

如主动脉夹层形成、主动脉窦瘤破裂、主动脉瓣病变、肥厚型心肌病、急性心包炎等。

(五)颈胸疾患

如颈椎病、胸椎病、肋软骨炎、肩关节周围炎、胸肌劳损、肋间神经痛、带状疱疹等。

(六)消化系统疾病

如食管裂孔疝、贲门痉挛、胃及十二指肠溃疡、急性胰腺炎、急性胆囊炎及胆石症等。

七、治疗

预防主要是防止动脉粥样硬化的发生和发展。治疗原则是改善冠状动脉的供血和减轻心肌的耗氧,同时治疗动脉粥样硬化。

(一)发作时的治疗

1.休息

发作时立刻休息,一般患者在停止活动后症状即可消除。

2.药物治疗

较重的发作,可使用作用快的硝酸酯制剂。这类药物除扩张冠状动脉、降低其阻力、增加其血流量外,还通过对周围血管的扩张作用,减少静脉回心血量,降低心室容量、心腔内压、心排血量和血压,减低心脏前后负荷和心肌的需氧,从而缓解心绞痛。

(1)硝酸甘油:可用 0.3～0.6 mg 片剂,置于舌下含化,使其迅速为唾液所溶解而吸收,1～2 分钟即开始起作用,约半小时后作用消失,对约 92% 的患者有效,其中 76% 在 3 分钟内见效。延迟见效或完全无效时提示患者并非患冠心病或患严重的冠心病,也可能所含的药物已失效或未溶解,如属后者可嘱患者轻轻嚼碎之继续含化。长期反复应用可由于产生耐药性而效力减低,停用 10 天以上,可恢复有效性。近年还有喷雾剂和胶囊制剂,能达到更迅速起效的目的。不良反应有头昏、头胀痛、头部跳动感、面红、心悸等,偶尔有血压下降,因此第一次用药时,患者宜取平卧位,必要时吸氧。

(2)硝酸异山梨酯(消心痛):可用 5～10 mg,舌下含化,2～5 分钟见效,作用维持 2～3 小时。或用喷雾剂喷到口腔两侧黏膜上,每次 1.25 mg,1 分钟见效。

(3)亚硝酸异戊酯:为极易气化的液体,盛于小安瓿内,每安瓿 0.2mL,用时以小手帕包裹敲碎,立即盖于鼻部吸入。作用快而短,在 10～15 秒内开始,几分钟即消失。本药作用与硝酸甘油相同,其降低血压的作用更明显,有引起晕厥的可能,目前多数学者不推荐使用。同类制剂还有亚硝酸辛酯。

在应用上述药物的同时,可考虑用镇静药。

(二)缓解期的治疗

宜尽量避免各种确知足以诱致发作的因素。调节饮食,特别是一次进食不应过饱,禁绝烟酒。调整日常生活与工作量;减轻精神负担;保持适当的体力活动,但以不致发生疼痛症状为度;有血脂质异常者积极调整血脂;一般不需卧床休息。在初次发作(初发型)或发作增多、加重(恶化型)或卧位型、变异型、中间综合征、梗死后心绞痛等,疑为心肌梗死前奏的患者,应予休息一段时间。

使用作用持久的抗心绞痛药物,应防止心绞痛发作,可单独选用、交替应用或联合应用下列作用持久的药物。

1.硝酸酯制剂

(1)硝酸异山梨酯:①硝酸异山梨酯:口服后半小时起作用,持续 3～5 小时,常用量为10～20 mg/4～6 h,初服时常有头痛反应,可将单剂改为 5 mg,以后逐渐加量。②单硝酸异山梨酯(异乐定):口服后吸收完全,解离缓慢,药效达 8 小时,常用量为 20～40 mg/8～12 h。近年倾向于应用缓释制剂减少服药次数,硝酸异山梨酯的缓释制剂 1 次口服作用持续 8 小时,可用20～60 mg/8 h;单硝酸异山梨酯的缓释制剂用量为 50 mg,每天 1～2 次。

(2)戊四硝酯制剂:①硝酸甘油缓释制剂:口服后使硝酸甘油部分药物得以逃逸肝脏代谢,进入体循环而发挥其药理作用。一般服后半小时起作用,时间可长达 8～12 小时,常用剂量为2.5 mg,每天 2 次。②硝酸甘油软膏和贴片制剂:前者为 2% 软膏,均匀涂于皮肤上,每次直径2～5厘米,涂药 60～90 分钟起作用,维持 4～6 小时;后者每贴含药 20 mg,贴于皮肤上后 1 小时起作用,维持 12～24 小时。胸前或上臂皮肤为最合适于涂或贴药的部位。

患青光眼、颅内压增高、低血压或休克者不宜选用本类药物。

2.β肾上腺素能受体阻滞剂(β受体阻滞剂)

β受体有 $β_1$ 和 $β_2$ 两个亚型。心肌组织中 $β_1$ 受体占主导地位而支气管和血管平滑肌中以$β_2$ 受体为主。所有 β 受体阻滞剂对两型 β 受体都能抑制,但对心脏有些制剂有选择性作用。它们具有阻断拟交感胺类对心率和心收缩力受体的刺激作用,减慢心率,降低血压,减低心肌收缩力和氧耗量,从而缓解心绞痛的发作。此外,还减低运动时血流动力的反应,使在同一运动量水平上心肌耗氧量减少;使不缺血的心肌区小动脉(阻力血管)缩小,从而使更多的血液通过极度扩张的侧支循环(输送血管)流入缺血区。国外学者建议用量要大。不良反应有心室射血时间延长和心脏容积增加,这虽可能使心肌缺血加重或引起心力衰竭,但其使心肌耗氧量减少的作用远超过其不良反应。常用制剂有:

(1)普萘洛尔(心得安):每天 3～4 次,开始时每次 10 mg,逐步增加剂量,达每天80～200 mg;其缓释制剂用 160 mg,1 次/天。

(2)氧烯洛尔(心得平):每天 3～4 次,每次 20～40 mg。

（3）阿普洛尔（心得舒）：每天 2～3 次，每次 25～50 mg。

（4）吲哚洛尔（心得静）：每天 3～4 次，每次 5 mg，逐步增至 60 mg/d。

（5）索他洛尔（心得怡）：每天 2～3 次，每次 20 mg，逐步增至 200 mg/d。

（6）美托洛尔（美多心安）：每天 2 次，每次 25～100 mg；其缓释制剂用 200 mg，1 次/天。

（7）阿替洛尔（氨酰心安）：每天 2 次，每次 12.5～75 mg。

（8）醋丁洛尔（醋丁酰心安）：每天 200～400 mg，分 2～3 次服。

（9）纳多洛尔（康加多尔）：每天 1 次，每次 40～80 mg。

（10）噻吗洛尔（噻吗心安）：每天 2 次，每次 5～15 mg。

本类药物有引起心动过缓、降低血压、抑制心肌收缩力、引起支气管痉挛等作用，长期应用有些可以引起血脂增高，故选用药物时和用药过程中要加以注意和观察。新的一代制剂中赛利洛尔具有心脏选择性 β_1 受体阻滞作用，同时部分的激动 β_2 受体。其减缓心率的作用较轻，甚至可使夜间心率增快；有轻度兴奋心脏的作用；有轻度扩张支气管平滑肌的作用；使血胆固醇、低密度脂蛋白和甘油三酯降低而高密度脂蛋白胆固醇增高；使纤维蛋白降低而纤维蛋白原增高；长期应用对血糖无影响，因而更适用于老年冠心患者。剂量为 200～400 mg，每天 1 次。我国患者对降受体阻滞剂的耐受性较差宜用低剂量。

β 受体阻滞剂可与硝酸酯合用，但要注意：①β 受体阻滞剂可与硝酸酯有协同作用，因而剂量应偏小，开始剂量尤其要注意减小，以免引起直立性低血压等不良反应。②停用 β 受体阻滞剂时应逐步减量，如突然停用有诱发心肌梗死的可能。③心功能不全，支气管哮喘以及心动过缓者不宜用。由于其有减慢心律的不良反应，因而限制了剂量的加大。

3.钙通道阻滞剂亦称钙拮抗剂

此类药物抑制钙离子进入细胞内，也抑制心肌细胞兴奋，收缩耦联中钙离子的利用。因而抑制心肌收缩，减少心肌耗氧；扩张冠状动脉，解除冠状动脉痉挛，改善心内膜下心肌的血供；扩张周围血管，降低动脉压，减轻心脏负荷；还降低血液黏度，抗血小板聚集，改善心肌的微循环。常用制剂有：

（1）苯烷胺衍生物：最常用的是维拉帕米（异搏定）80～120 mg，每天 3 次；其缓释制剂 240～480 mg，每天 1 次。不良反应有头晕、恶心、呕吐、便秘、心动过缓、PR 间期延长、血压下降等。

（2）二氢吡啶衍生物：①硝苯地平（心痛定）：10～20 mg，每 4～8 小时 1 次口服；舌下含用 3～5 分钟后起效；其缓释制剂用量为 20～40 mg，每天 1～2 次。②氨氯地平（络活喜）：5～10 mg，每天 1 次。③尼卡地平：10～30 mg，每天 3～4 次。④尼索地平：10～20 mg，每天 2～3 次。⑤非洛地平（波依定）：5～20 mg，每天 1 次。⑥伊拉地平：2.5～10 mg，每 12 小时 1 次。

本类药物的不良反应有头痛、头晕、乏力、面部潮红、血压下降、心率增快、下肢水肿等，也可有胃肠道反应。

（3）苯噻氮唑衍生物：最常用的是地尔硫草（恬尔心、合心爽），30～90 mg，每天 3 次，其缓释制剂用量为 45～90 mg，每天 2 次。

不良反应有头痛、头晕、皮肤潮红、下肢水肿、心率减慢、血压下降、胃肠道不适等。

以钙通道阻滞剂治疗变异型心绞痛的疗效最好。本类药可与硝酸酯同服,其中二氢吡啶衍生物类如硝苯地平尚可与 β 阻滞剂同服,但维拉帕米和地尔硫草与 β 阻滞剂合用时则有过度抑制心脏的危险。停用本类药时也宜逐渐减量然后停服,以免发生冠状动脉痉挛。

4.冠状动脉扩张剂

冠状动脉扩张剂为能扩张冠状动脉的血管扩张剂,从理论上说将能增加冠状动脉的血流,改善心肌的血供,缓解心绞痛。但由于冠心病时冠状动脉病变情况复杂,有些血管扩张剂如双嘧达莫,可能扩张无病变或轻度病变的动脉较扩张重度病变的动脉远为显著,减少侧支循环的血流量,引起所谓"冠状动脉窃血",增加了正常心肌的供血量,使缺血心肌的供血量反而更减少,因而不再用于治疗心绞痛。目前仍用的有:

(1)吗多明:1~2 mg,每天 2~3 次,不良反应有头痛、面红、胃肠道不适等。

(2)胺碘酮:100~200 mg,每天 3 次,也用于治疗快速心律失常,不良反应有胃肠道不适、药疹、角膜色素沉着、心动过缓、甲状腺功能障碍等。

(3)乙氧黄酮:30~60 mg,每天 2~3 次。

(4)卡波罗孟:75~150 mg,每天 3 次。

(5)奥昔非君:8~16 mg,每天 3~4 次。

(6)氨茶碱:100~200 mg,每天 3~4 次。

(7)罂粟碱:30~60 mg,每天 3 次等。

(三)中医中药治疗

根据祖国医学辨证论治,采用治标和治本两法。治标,主要在疼痛期应用,以"通"为主,有活血、化瘀、理气、通阳、化痰等法;治本,一般在缓解期应用,以调整阴阳、脏腑、气血为主,有补阳、滋阴、补气血、调理脏腑等法。其中以"活血化瘀"法(常用丹参、红花、川芎、蒲黄、郁金等)和"芳香温通"法(常用苏合香丸、苏冰滴丸、宽胸丸、保心丸、麝香保心丸等)最为常用。此外,针刺或穴位按摩治疗也有一定疗效。

(四)其他药物和非药物治疗

右旋糖酐 40 或羟乙基淀粉注射液:250~500mL/d,静脉滴注 14~30 天为一个疗程,作用为改善微循环的灌流,可能改善心肌的血流灌注,可用于心绞痛的频繁发作。高压氧治疗增加全身的氧供应,可使顽固的心绞痛得到改善,但疗效不易巩固。体外反搏治疗可能增加冠状动脉的血供,也可考虑应用。兼有早期心力衰竭者,治疗心绞痛的同时宜用快速作用的洋地黄类制剂。鉴于不稳定型心绞痛的病理基础是在原有冠状动脉粥样硬化病变上发生冠状动脉内膜下出血、斑块破裂、血小板或纤维蛋白凝集形成血栓,近年对之采用抗凝血、溶血栓和抗血小板药物治疗,收到较好的效果。

(五)冠状动脉介入性治疗

1.经皮冠状动脉腔内成形术(PTCA)

为用带球囊的心导管经周围动脉送到冠状动脉,在导引钢丝的引导下进入狭窄部位,向球囊内注入造影剂使之扩张,在有指征的患者中可收到与外科手术治疗同样的效果。过去认为理想的指征为:

(1)心绞痛病程(<1 年)药物治疗效果不佳,患者失健。

（2）1支冠状动脉病变,且病变在近端、无钙化或痉挛。

（3）有心肌缺血的客观证据。

（4）患者有较好的左心室功能和侧支循环。施行本术如不成功需作紧急主动脉-冠状动脉旁路移植手术。

近年随着技术的改进,经验的累积,手术指征已扩展到:①治疗多支或单支多发病变。②治疗近期完全闭塞的病变,包括发病6小时内的急性心肌梗死。③治疗病情初步稳定2～3周后的不稳定型心绞痛。④治疗主动脉-冠状动脉旁路移植术后血管狭窄。无血供保护的左冠状动脉主干病变为用本手术治疗的禁忌。本手术即时成功率在90%左右,但术后3～6个月内,25%～35%患者可再发生狭窄。

2.冠状动脉内支架安置术(ISI)

以不锈钢、钴合金或钽等金属和高分子聚合物制成的筛网状、含槽的管状和环绕状的支架,通过心导管置入冠状动脉,由于支架自行扩张或借球囊膨胀作用使其扩张,支撑在血管壁上,从而维持血管内血流畅通。用于:

（1）改善PTCA的疗效,降低再狭窄的发生率,尤其适于PTCA扩张效果不理想者。

（2）PTCA术时由于冠状动脉内膜撕脱、血管弹性而回缩、冠状动脉痉挛或血栓形成而出现急性血管闭塞者。

（3）慢性病变冠状动脉近于完全阻塞者。

（4）旁路移植血管段狭窄者。

（5）急性心肌梗死者。术后使用抗血小板治疗预防支架内血栓形成,目前认为新一代的抗血小板制剂——血小板GPⅡb/Ⅲ受体阻滞剂有较好效果,可用阿昔单抗静脉注射,0.25 mg/kg,然后静脉滴注10 μg/(kg·h),共12小时;或硝酸甘油静脉注射,180 μg/kg,然后,静脉滴注每分钟2 μg/kg,共96小时;或盐酸替罗非班,静脉滴注每分钟0.4 μg/kg,共30分钟,然后每分钟0.1 μg/kg,滴注48小时。口服制剂有:珍米洛非班:5～20 mg,每天2次等。也可口服常用的抗血小板药物如阿司匹林、双嘧达莫、噻氯吡啶或较新的氯吡格雷等。

3.其他介入性治疗

尚有冠状动脉斑块旋切术、冠状动脉斑块旋切吸引术、冠状动脉斑块旋磨术、冠状动脉激光成形术等,这些在PTCA的基础上发展的方法,期望使冠状动脉再通更好,使狭窄的发生率降低。近年还有用冠状动脉内超声、冠状动脉内放射治疗的介入性方法,其结果有待观察。

（六）运动锻炼疗法

谨慎安排进度适宜的运动锻炼有助于促进侧支循环的发展,提高体力活动的耐受量,改善症状。

（七）不稳定型心绞痛的处理

各种不稳定型心绞痛的患者均应住院卧床休息,在密切监护下,进行积极的内科治疗,尽快控制症状和防止发生心肌梗死。需取血测血清心肌酶和观察心电图变化以除外急性心肌梗死,并注意胸痛发作时的ST段改变。胸痛时可先含硝酸甘油0.3～0.6 mg,如反复发作可舌下含硝酸异山梨酯5～10 mg,每2小时1次,必要时加大剂量,以收缩压不过于下降为度,症状缓解后改为口服。如无心力衰竭可加用β受体阻滞剂和/或钙通道阻滞剂,剂量可偏大些。

胸痛严重而频繁或难以控制者,可静脉内滴注硝酸甘油,以1 mg溶于5‰葡萄糖液50～100mL中,开始时10～20 μg/min,需要时逐步增加至100～200 μg/min;也可用硝酸异山梨酯10 mg溶于5‰葡萄糖100mL中,以30～100 μg/min静脉滴注。对发作时ST段抬高或有其他证据提示其发作主要由冠状动脉痉挛引起者,宜用钙通道阻滞剂取代β受体阻滞剂。鉴于本型患者常有冠状动脉内粥样斑块破裂、血栓形成、血管痉挛以及血小板聚集等病变基础,近年主张用阿司匹林口服和肝素或低分子肝素皮下或静脉内注射以预防血栓形成。情况稳定后行选择性冠状动脉造影,考虑介入或手术治疗。

八、护理

(一)护理评估

1.病史

询问有无高血压、高脂血症、吸烟、糖尿病、肥胖等危险因素,及劳累、情绪激动、饱食、寒冷、吸烟、心动过速、休克等诱因。

2.身体状况

主要评估胸痛的特征,包括诱因、部位、性质、持续时间、缓解方式及心理感受等。典型心绞痛的特征为:①发作在劳力等诱因的当时。②疼痛部位在胸骨体上段或中段之后,可波及心前区约手掌大小范围,甚至横贯前胸,界限不很清楚,常放射至左肩臂内侧达无名指和小指,或至颈、咽、下颌部。③疼痛性质为压迫、紧缩性闷痛或烧灼感,偶伴濒死感,迫使患者立即停止原来的活动,直至症状缓解。④疼痛一般持续3～5分钟,经休息或舌下含化硝酸甘油,几分钟内缓解,可数日或数周发作1次,或一日发作多次。⑤发作时多有紧张或恐惧,发作后有焦虑、多梦。

发作时体检常有心率加快、血压升高、面色苍白、冷汗,部分患者有暂时性心尖部收缩期杂音、舒张期奔马律、交替脉。

3.实验室及其他检查

(1)心电图检查:主要是在R波为主的导联上,ST段压低,T波平坦或倒置等。

(2)心电图负荷试验:通过增加心脏负荷及心肌氧耗量,激发心肌缺血性ST-T改变,有助于临床诊断和疗效评定等。常用的方法有:饱餐试验、双倍阶梯运动试验及次极量运动试验(蹬车运动试验、活动平板运动试验)等。

(3)动态心电图:可以连续24小时记录心电图,观察缺血时的ST-T改变,有助于诊断、观察药物治疗效果以及有无心律失常。

(4)超声波检查:二维超声显示:左主冠状动脉及分支管腔可能变窄,管壁不规则增厚及回声增强。心绞痛发作时或运动后局部心肌运动幅度减低或无运动及心功能减低。超声多普勒于二尖瓣上取样,可测出舒张早期血液速度减低,舒张末期流速增加,表示舒张早期心肌顺应性减低。

(5)X线检查:冠心病患者在合并有高血压病或心功能不全时,可有心影扩大、主动脉弓屈曲延长;心衰重时,可合并肺充血改变;有陈旧心肌梗死合并室壁瘤时,X线下可见心室反向搏动(记波摄影)。

(6)放射性核素检查:静脉注射[201]铊,心肌缺血区不显像。[201]铊运动试验以运动诱发心肌缺血,可使休息时无异常表现的冠心病患者呈现不显像的缺血区。

(7)冠状动脉造影:可发现中动脉粥样硬化引起的狭窄性病变及其确切部位、范围和程度,并能估计狭窄处远端的管腔情况。

(二)护理目标

(1)患者主诉疼痛次数减少,程度减轻。

(2)患者能够掌握活动规律并保持最佳活动水平,表现为活动后不出现心律失常和缺氧表现。心率、血压、呼吸维持在预定范围。

(3)患者能够运用有效的应对机制减轻或控制焦虑。

(4)患者能了解本病防治常识,说出所服用药物的名称、用法、作用和不良反应。

(5)无并发症发生。

(三)护理措施

1.一般护理

(1)患者应卧床休息,嘱患者避免突然用力的动作,饭后不宜进行体力活动,防止精神紧张、情绪激动、受寒、饱餐及吸烟酗酒,宜少量多餐,用清淡饮食,不宜进含动物脂肪及高胆固醇的食物。

对有恐惧和焦虑心理的患者,应向患者解释冠心病的性质,只要注意生活保健,坚持治疗,可以防止病情的发展;对情绪不稳者,可适当应用镇静剂。

(2)保持大小便通畅,做好皮肤及口腔的护理。

2.病情观察与护理

(1)不稳定型心绞痛患者应放监护室予以监护,密切观察病情和心电图变化,观察胸痛持续的时间、次数,并注意观察硝酸盐类等药物的不良反应。发现异常,及时报告医师,并协助相应的处理。

(2)患者心绞痛发作时,嘱其安静卧床休息,做心电图检查观察其 ST-T 的改变,并给予舌下含化硝酸甘油 0.6 mg,吸氧。对有频繁发作的心绞痛或属自发型心绞痛的患者,需提高警惕,用心电监护观察有无发展为心肌梗死。如有上述变化,应及时报告医师。

(四)健康教育

(1)患者及家属讲解有关疾病的病因及诱发因素,防止过度脑力劳动,适当参加体力活动;合理搭配饮食结构;肥胖者需限制饮食;戒烟酒。积极防治高血压、高脂血症和糖尿病。有上述疾病家族史的青年,应早期注意血压及血脂变化,争取早期发现,及时治疗。

(2)心绞痛症状控制后,应坚持服药治疗。避免导致心绞痛发作的诱因。对不经常发作者,需鼓励作适当的体育锻炼如散步、打太极拳等,这样有利于冠状动脉侧支循环的建立。随身携带硝酸甘油片或亚硝酸异戊酯等药物,以备心绞痛发作时自用。

(3)出院时指导患者根据病情调整饮食结构,坚持医师、护士建议的合理化饮食。教会家属正确测量血压、脉搏、体温的方法。教会患者及家属识别与自身有关的诱发因素,如吸烟,情绪激动等。

(4)出院带药,给患者提供有关的书面材料,指导患者正确用药。

(5)教会患者门诊随访知识。

第二节　急性心肌梗死

急性心肌梗死（AMI）是急性心肌缺血性坏死。是在冠状动脉病变的基础上，发生冠状动脉血供急剧减少或中断，使相应的心肌严重而持久地急性缺血所致。原因通常是在冠状动脉样硬化病变的基础上继发血栓形成所致。非动脉粥样硬化所导致的心肌梗死可由感染性心内膜炎、血栓脱落、主动脉夹层形成、动脉炎等引起。

本病在欧美常见，20世纪50年代美国本病死亡率＞300/10万人口，20世纪70年代以后降到＜200/10万人口。美国35～84岁人群中年发病率男性为71‰，女性为22‰；每年约有80万人发生心肌梗死，45万人再梗死。在我国本病远不如欧美多见，70年代和80年代北京、河北、哈尔滨、黑龙江、上海、广州等省市年发病率仅0.2‰～0.6‰，其中以华北地区最高。

一、病因和发病机制

急性心肌梗死绝大多数（90％以上）是由于冠状动脉粥样硬化所致。由于冠状动脉有弥漫而广泛的粥样硬化病变，使管腔有＞75％的狭窄。侧支循环尚未充分建立。一旦由于管腔内血栓形成、劳力、情绪激动、休克、外科手术或血压剧升等诱因而导致血供进一步急剧减少或中断，使心肌严重而持久急性缺血达1小时以上，即可发生心肌梗死。

冠状动脉闭塞后约半小时，心肌开始坏死，1小时后心肌凝固性坏死，心肌间质充血、水肿、炎性细胞浸润。以后坏死心肌逐渐溶解，形成肌溶灶，随后渐有肉芽组织形成，坏死组织约有1～2周后开始吸收，逐渐纤维化，在6～8周形成瘢痕而愈合，即为陈旧性心肌梗死。坏死心肌波及心包可引起心包炎。心肌全层坏死，可产生心室壁破裂，游离壁破裂或室间隔穿孔，也可引起乳头肌断裂。若仅有心内膜下心肌坏死，在心室腔压力的冲击下，外膜下层向外膨出，形成室壁膨胀瘤，造成室壁运动障碍甚至矛盾运动，严重影响左心室射血功能。冠状动脉可有一支或几支闭塞而引起所供血区部位的梗死。

急性心肌梗死时，心脏收缩力减弱，顺应性减低，心肌收缩不协调，心排出量下降，严重时发生泵衰竭、心源性休克及各种心律失常，病死率高。

二、病理生理

主要出现左心室舒张和收缩功能障碍的一些血流动力学变化，其严重度和持续时间取决于梗死的部位、程度和范围。心脏收缩力减弱、顺应性减低、心肌收缩不协调，左心室压力曲线最大上升速度（dp/dt）减低，左心室舒张末期压增高、舒张和收缩末期容量增多。射血分数减低，心搏量和心排血量下降，心率增快或有心律失常，血压下降，静脉血氧含量降低。心室重构出现心壁厚度改变、心脏扩大和心力衰竭（先左心衰竭然后全心衰竭），可发生心源性休克。右心室梗死在心肌梗死患者中少见，其主要病理生理改变是右心衰竭的血流动力学变化，右心房压力增高，高于左心室舒张末期压，心排血量减低，血压下降。

急性心肌梗死引起的心力衰竭称为泵衰竭，按Killip分级法可分为：Ⅰ级尚无明显心力衰竭；Ⅱ级有左心衰竭；Ⅲ级有急性肺水肿；Ⅳ级有心源性休克等不同程度或阶段的血流动力学变化。心源性休克是泵衰竭的严重阶段。但如兼有肺水肿和心源性休克则情况最严重。

三、临床表现

(一)病史

发病前常有明显诱因,如精神紧张、情绪激动、过度体力活动、饱餐、高脂饮食、糖尿病未控制、感染、手术、大出血、休克等。少数在睡眠中发病。有半数以上的患者过去有高血压及心绞痛史。部分患者则无明确病史及先兆表现,首次发展即是急性心肌梗死。

(二)症状

1.先兆症状

急性心肌梗死多突然发病,少数患者起病症状轻微。1/2～2/3 的患者起病前 1～2 日至 1～2 周或更长时间有先兆症状,其中最常见的是稳定性心绞痛转变为不稳定型;或既往无心绞痛,突然出现心绞痛,且发作频繁,程度较重,用硝酸甘油难以缓解,持续时间较长。伴恶心、呕吐、血压剧烈波动。心电图显示 ST 段一时性明显上升或降低,T 波倒置或增高。这些先兆症状如诊断及时,治疗得当,约半数以上患者可免于发生心肌梗死;即使发生,症状也较轻,预后较好。

2.胸痛

为最早出现而突出的症状。其性质和部位多与心绞痛相似,但程度更为剧烈,呈难以忍受的压榨、窒息,甚至"濒死感",伴有大汗淋漓及烦躁不安。持续时间可长达 1～2 小时甚至 10 小时以上,或时重时轻达数天之久。用硝酸甘油无效,需用麻醉性镇痛药才能减轻。疼痛部位多在胸骨后,但范围较为广泛,常波及整个心前区,约 10% 的病例波及剑突下及上腹部或颈、背部,偶尔到下颌、咽部及牙齿处。约 25% 病例无明显的疼痛,多见于老年、糖尿病(由于感觉迟钝)或神志不清患者,或有急性循环衰竭者,疼痛被其他严重症状所掩盖。15%～20% 病例在急性期无症状。

3.心律失常

见于 75%～95% 的患者,多发生于起病后 1～2 周内,而以 24 小时内最多见。经心电图观察可出现各种心律失常,可伴乏力、头晕、晕厥等症状,且为急性期引起死亡的主要原因之一。其中最严重的心律失常是室性异位心律(包括频发性期前收缩、阵发性心动过速和颤动)。频发(＞5 次/分),多源,成对出现,或 R 波落在 T 波上的室性早搏可能为心室颤动的先兆。房室传导阻滞和束支传导阻滞也较多见,严重者可出现完全性房室传导阻滞。室上性心律失常则较少见,多发生于心力衰竭患者。前壁心肌梗死易发生室性心律失常。下壁(膈面)梗死易发生房室传导阻滞。

4.心力衰竭

主要是急性左心衰竭,为心肌梗死后收缩力减弱或不协调所致,可出现呼吸困难、咳嗽、烦躁及发绀等症状。严重时两肺满布湿啰音,形成肺水肿,进一步则导致右心衰竭。右心室心肌梗死者可一开始就出现右心衰竭。

5.低血压和休克

仅于疼痛剧烈时血压下降,未必是休克。但如疼痛缓解而收缩压仍低于 10.7 kPa (80 mmHg),伴有烦躁不安、大汗淋漓、脉搏细快、尿量减少(＜20mL/h)、神志恍惚甚至晕厥时,则为休克,主要为心源性,由于心肌广泛坏死、心排血量急剧下降所致。而神经反射引起的血管扩张尚属次要,有些患者还有血容量不足的因素参与。

6.胃肠道症状

疼痛剧烈时,伴有频繁的恶心呕吐、上腹胀痛、肠胀气等,与迷走神经张力增高有关。

7.坏死物质吸收引起的症状

主要是发热,一般在发病后 1～3 天出现,体温 38 ℃左右,持续约 1 周。

(三)体征

①约半数患者心浊音界轻度至中度增大,有心力衰竭时较显著。②心率多增快,少数可减慢。③心尖区第一心音减弱,有时伴有奔马律。④10%～20%的患者在病后 2～3 天出现心包摩擦音,多数在几天内又消失,是坏死波及心包面引起的反应性纤维蛋白性心包炎所致。⑤心尖区可出现粗糙的收缩期杂音或收缩中晚期喀喇音,为二尖瓣乳头肌功能失调或断裂所致。⑥可听到各种心律失常的心音改变。⑦常见到血压下降到正常以下(病前高血压者血压可降至正常),且可能不再恢复到起病前水平。⑧还可有休克、心力衰竭的相应体征。

(四)并发症

心肌梗死除可并发心力衰竭及心律失常外,还可有下列并发症:

1.动脉栓塞

主要为左室壁血栓脱落所引起。根据栓塞的部位,可能产生脑部或其他部位的相应症状,常在起病后 1～2 周发生。

2.心室膨胀瘤

梗死部位在心脏内压的作用下,显著膨出。心电图常示持久的 ST 段抬高。

3.心肌破裂

少见。可在发病 1 周内出现,患者常突然休克甚至造成死亡。

4.乳头肌功能不全

乳头肌功能不全的病变可分为坏死性与纤维性 2 种,在发生心肌梗死后,心尖区突然出现响亮的全收缩期杂音,第一心音减低。

5.心肌梗死后综合征

发生率约 10%,于心肌梗死后数周至数月内出现,可反复发生,表现为发热、胸痛、心包炎、胸膜炎或肺炎等症状、体征,可能为机体对坏死物质的变态反应。

四、诊断要点

(一)诊断标准

诊断 AMI 必须至少具备以下标准中的两条:

(1)缺血性胸痛的临床病史,疼痛常持续 30 分钟以上。

(2)心电图的特征性改变和动态演变。

(3)心肌坏死的血清心肌标记物浓度升高和动态变化。

(二)诊断步骤

对疑为 AMI 的患者,应争取在 10 分钟内完成:

(1)临床检查(问清缺血性胸痛病史,如疼痛性质、部位、持续时间、缓解方式、伴随症状;查明心、肺、血管等的体征)。

（2）描记 18 导联心电图（常规 12 导联加 $V_7 \sim V_9$，$V_{3R} \sim V_{5R}$），并立即进行分析、判断。

（3）迅速进行简明的临床鉴别诊断后做出初步诊断（老年人突发原因不明的休克、心衰、上腹部疼痛伴胃肠道症状、严重心律失常或较重而持续性胸痛或胸闷，应慎重考虑有无本病的可能）。

（4）对病情做出基本评价并确定即刻处理方案。

（5）继之尽快进行相关的诊断性检查和监测，如血清心肌标记物浓度的检测，结合缺血性胸痛的临床病史、心电图的特征性改变，做出 AMI 的最终诊断。此外，尚应进行血常规、血脂、血糖、凝血时间、电解质等检测，二维超声心动图检查，床旁心电监护等。

（三）危险性评估

（1）伴下列任一项者，如高龄（>70 岁）、既往有心肌梗死史、心房颤动、前壁心肌梗死、心源性休克、急性肺水肿或持续低血压等可确定为高危患者。

（2）病死率随心电图 ST 段抬高的导联数的增加而增加。

（3）血清心肌标记物浓度与心肌损害范围呈正相关，可助估计梗死面积和患者预后。

五、鉴别诊断

（一）不稳定型心绞痛

疼痛的性质、部位与心肌梗死相似，但发作持续时间短、次数频繁、含服硝酸甘油有效。心电图的改变及酶学检查是与心肌梗死鉴别的主要依据。

（二）急性肺动脉栓塞

大块的栓塞可引起胸痛、呼吸困难、咯血、休克，但多出现右心负荷急剧增加的表现如有心室增大，P_2 亢进、分裂和有心衰体征。无心肌梗死时的典型心电图改变和血清心肌酶的变化。

（三）主动脉夹层

该病也具有剧烈的胸痛，有时出现休克，其疼痛常为撕裂样，一开始即达高峰，多放射至背部、腹部、腰部及下肢。两上肢的血压和脉搏常不一致是本病的重要体征。可出现主动脉瓣关闭不全的体征，心电图和血清心肌酶学检查无 AMI 时的变化。X 线和超声检查可出现主动脉明显增宽。

（四）急腹症

急性胆囊炎、胆石症、急性坏死性胰腺炎、溃疡病穿孔等常出现上腹痛及休克的表现，但应有相应的腹部体征，心电图及酶学检查有助于鉴别。

（五）急性心包炎

尤其是非特异性急性心包炎，也可出现严重胸痛、心电图 ST 段抬高，但该病发病前常有上呼吸道感染，呼吸和咳嗽时疼痛加重，早期即有心包摩擦音。无心电图的演变及酶学异常。

六、处理

（一）治疗原则

改善冠状动脉血液供给，减少心肌耗氧，保护心脏功能，挽救因缺血而濒死的心肌，防止梗死面积扩大，缩小心肌缺血范围，及时发现、处理、防治严重心律失常、泵衰竭和各种并发症，防止猝死。

(二)院前急救

流行病学调查发现,50％的患者发病后 1 小时在院外猝死,死因主要是可救治的心律失常。因此,院前急救的重点是尽可能缩短患者就诊延误的时间和院前检查、处理、转运所用的时间;尽量帮助患者安全、迅速地转送到医院;尽可能及时给予相关急救措施,如嘱患者停止任何主动性活动和运动,舌下含化硝酸甘油,高流量吸氧,镇静止痛(吗啡或哌替啶),必要时静脉注射或滴注利多卡因,或给予除颤治疗和心肺复苏;缓慢性心律失常给予阿托品肌内注射或静脉注射;及时将患者情况通知急救中心或医院,在严密观察、治疗下迅速将患者送至医院。

(三)住院治疗

急诊室医师应力争在 10～20 分钟内完成病史、临床检数记录 18 导联心电图,尽快明确诊断。对 ST 段抬高者应在 30 分钟内收住冠心病监护病房(CCU)并开始溶栓,或在 90 分钟内开始行急诊 PTCA 治疗。

1.休息

患者应卧床休息,保持环境安静,减少探视,防止不良刺激。

2.监测

在冠心病监护室进行心电图、血压和呼吸的监测 5～7 日,必要时进行床旁血流动力学监测,以便于观察病情和指导治疗。

3.护理

第一周完全卧床,加强护理,对进食、漱洗、大小便、翻身等,都需要别人帮助。第二周可从床上坐起,第三至四周可逐步离床和室内缓步走动。但病重或有并发症者,卧床时间宜适当延长。食物以易消化的流质或半流质为主,病情稳定后逐渐改为软食。便秘 3 日者可服轻泻剂或用甘油栓等,必须防止用力大便造成病情突变。焦虑、不安患者可用地西泮等镇静剂。禁止吸烟。

4.吸氧

在急性心肌梗死早期,即便未合并有左侧心力衰竭或肺疾病,也常有不同程度的动脉低氧血症。其原因可能由于细支气管周围水肿,使小气道狭窄,增加小气道阻力,气流量降低,局部换气量减少,特别是两肺底部最为明显。有些患者虽未测出动脉低氧血症,由于增加肺间质液体,肺顺应性一过性降低,而有气短症状。因此,应给予吸氧,通常在发病早期用鼻塞给氧24～48 小时,3～5 L/min。有利于氧气运送到心肌,可能减轻气短、疼痛或焦虑症状。在严重左侧心力衰竭、肺水肿和并有机械并发症的患者,多伴有严重低氧血症,需面罩加压给氧或气管插管并机械通气。

5.补充血容量

心肌梗死患者,由于发病后出汗,呕吐或进食少,以及应用利尿药等因素,引起血容量不足和血液浓缩,从而加重缺血和血栓形成,有导致心肌梗死面积扩大的危险。因此,如每日摄入量不足,应适当补液,以保持出入量的平衡。一般可用极化液。

6.缓解疼痛

AMI 时,剧烈胸痛使患者交感神经过度兴奋,产生心动过速、血压升高和心肌收缩力增强,从而增加心肌耗氧量。并易诱发快速性室性心律失常,应迅速给予有效镇痛药。本病早期疼痛是难以区分坏死心肌疼痛和可逆性心肌缺血疼痛,二者常混杂在一起。先予含服硝酸甘油,随后静脉点滴硝酸甘油,如疼痛不能迅速缓解,应即用强的镇痛药,吗啡和派替啶最为常用。吗啡是解除急性心肌梗死后疼痛最有效的药物。其作用于中枢阿片受体而发挥镇痛作用,并阻滞中枢交感神经冲动的传出,导致外周动、静脉扩张,从而降低心脏前后负荷及心肌耗氧量。通过镇痛,减轻疼痛引起的应激反应,使心率减慢。1 次给药后 10～20 分钟发挥镇痛作用,1～2 小时作用最强,持续 4～6 小时。通常静脉注射吗啡 3 mg,必要时每 5 分钟重复 1 次,总量不宜超过 15 mg。吗啡治疗剂量时即可发生不良反应,随剂量增加,发生率增加。不良反应有恶心、呕吐、低血压和呼吸抑制。其他不良反应有眩晕,嗜睡,表情淡漠,注意力分散等。一旦出现呼吸抑制,可每隔 3 分钟静脉注射纳洛酮有拮抗吗啡的作用,剂量为 0.4 mg,总量不超过 1.2 mg。一般用药后呼吸抑制症状可很快消除,必要时采用人工辅助呼吸。哌替啶有消除迷走神经作用和镇痛作用,其血流动力学作用与吗啡相似,75 mg 哌替啶相当于 10 mg 吗啡,不良反应有致心动过速和呕吐作用,但较吗啡轻。可用阿托品 0.5 mg 对抗之。临床上可肌内注射 25～75 mg,必要时 2～3 小时重复,过量出现麻醉作用和呼吸抑制,当引起呼吸抑制时,也可应用纳洛酮治疗。对重度烦躁者可应用冬眠疗法,经肌内注射哌替啶 25 mg 异丙嗪(非那根)12.5 mg,必要时 4～6 小时重复 1 次。

中药可用复方丹参滴丸,麝香保心丸口服,或复方丹参注射液 16 mL 加入 5% 葡萄糖液 250～500 mL 中静脉滴注。

(四)再灌注心肌

起病 3～6 小时内,使闭塞的冠状动脉再通,心肌得到再灌注,濒临坏死的心肌可能得以存活或使坏死范围缩小,预后改善,是一种积极的治疗措施。

1.急诊溶栓治疗

溶栓治疗是 20 世纪 80 年代初兴起的一项新技术,其治疗原理是针对急性心肌梗死发病的基础,即大部分穿壁性心肌梗死是由于冠状动脉血栓性闭塞引起的。血栓是由于凝血酶原在异常刺激下被激活,形成凝血酶,使纤维蛋白原转化为纤维蛋白,然后与其他有形成分如红细胞、血小板一起形成的。机体内存在一个纤维蛋白溶解系统,它是由纤维蛋白溶解原和内源性或外源性激活物组成的。在激活物的作用下,纤维蛋白溶酶原被激活,形成纤维蛋白溶酶,它可以溶解稳定的纤维蛋白血栓,还可以降解纤维蛋白原,促使纤维蛋白裂解、使血栓溶解。但是纤维蛋白溶酶的半衰期很短,要想获得持续的溶栓效果,只有依靠连续输入外源性补给激活物的办法。现在临床常用的纤溶激活物有两大类,一类为非选择性纤溶剂,如链激酶、尿激酶。它们除了激活与血栓相关的纤维蛋白溶酶原外,还激活循环中的纤溶酶原,导致全身的纤溶状态,因此可以引起出血并发症。另一类为选择性纤溶剂,有重组组织型纤溶酶原激活剂(rt-Pa),单链尿激酶型纤溶酶原激活剂(SCUPA)及乙酰纤溶酶原-链激酶激活剂复合物(AP-SAC)。它们选择性的激活与血栓有关的纤溶酶原,而对循环中的纤溶酶原仅有中等度的作用。这样可以避免或减少出血并发症的发生。

(1)溶栓疗法的适应证:①持续性胸痛超过半小时,含服硝酸甘油片后症状不能缓解。②相邻两个或更多导联 ST 段抬高＞0.2 mV。③发病 6 小时内,或虽超过 6 小时,患者仍有严重胸痛,并且 ST 段抬高的导联有 R 波者,也可考虑溶栓治疗。

(2)溶栓治疗的禁忌证:①近10天内施行过外科手术者,包括活检、胸腔或腹腔穿刺和心脏体外按压术等。②10天内进行过动脉穿刺术者。③颅内病变,包括出血、梗死或肿瘤等。④有明显出血或潜在的出血性病变,如溃疡性结肠炎、胃十二指肠溃疡或有空洞形成的肺部病变。⑤有出血性或脑栓死倾向的疾病,如各种出血性疾病、肝肾疾病、心房纤颤、感染性心内膜炎、收缩压＞24 kPa(180 mmHg),舒张压＞14.7 kPa(110 mmHg)等。⑥妊娠期和分娩后头10天。⑦在半年至1年内进行过链激酶治疗者。⑧年龄＞65岁,因为高龄患者溶栓疗法引起颅内出血者多,而且冠脉再通率低于中年。

链激酶(SK):SK是C类乙型链球菌产生的酶,在体内将前活化素转变为活化素,后者将纤溶酶原转变为纤溶酶。有抗原性,用前需做皮肤过敏试验。静脉滴注常用量为50万～100万U加入5％葡萄糖液100mL内,30～60分钟滴完,后每小时给予10万U,滴注24小时。治疗前半小时肌内注射异丙嗪25 mg,加少量(2.5～5 mg)地塞米松同时滴注可减少变态反应的发生。用药前后进行凝血方面的化验检查,用量大时尤应注意出血倾向。冠脉内注射时先做冠脉造影,经导管向闭塞的冠状动脉内注入硝酸甘油0.2～0.5 mg,后注入SK 2万U,继之每分钟2000～4000 U,共30～90分钟,至再通后继用每分钟2000 U,共30～60分钟。患者胸痛突然消失,ST段恢复正常,心肌酶峰值提前出现为再通征象,可每分钟注入1次造影剂观察是否再通。

尿激酶(UK):作用于纤溶酶原使之转变为纤溶酶。本品无抗原性,作用较SK弱。50万～100万U静脉滴注,60分钟滴完。冠状动脉内应用时每分钟6 000 U持续1小时以上至溶栓后再维持0.5～1小时。

组织型重组纤维蛋白溶酶原激活剂(rt-PA):本品对血凝块有选择性,故疗效高于SK。冠脉内滴注0.375 mg/kg,持续45分钟。静脉滴注用量为0.75 mg/kg,持续90分钟。

其他制剂还有单链尿激酶型纤维蛋白溶酶原激活剂(SCUPA),异化纤维蛋白溶酶原链激酶激活剂复合物(APSAC)等。

(3)以上溶栓剂的选择:文献资料显示,用药2～3小时的开通率rt-PA为65％～80％,SK为65％～75％,UK为50％～68％,APSAC为68％～70％。究竟选用哪一种溶栓剂,不能根据以上的数据武断的选择,而应根据患者的病变范围、部位、年龄、起病时间的长短以及经济情况等因素选择。比较而言,如患者年轻(年龄小于45岁)、大面积前壁AMI、到达医院时间较早(2小时内)、无高血压,应首选rt-PA。如果年龄较大(大于70岁)、下壁AMI、有高血压,应选SK或UK。由于APSAC的半衰期最长(70～120分钟),因此它可在患者家中或救护车上一次性快速静脉注射;rt-PA的半衰期最短(3～4分钟),需静脉持续滴注90～180分钟;SK的半衰期为18分钟,给药持续时间为60分钟;UK半衰期为40分钟,给药时间为30分钟。SK与APSAC可引起低血压和变态反应,UK与rt-PA无这些不良反应。rt-PA需要联合使用肝素,SK、UK、APSAC除具有纤溶作用外,还有明显的抗凝作用,不需要积极使用静脉肝素。另外,rt-PA价格较贵,SK、UK较低廉。以上这些因素在临床选用溶栓剂时应予以考虑。

(4)溶栓治疗的并发症。

出血:①轻度出血:皮肤、黏膜、肉眼及显微镜下血尿,或小量咯血、呕血等(穿刺或注射部位少量瘀斑不作为并发症)。②重度出血:大量咯血或消化道大出血,腹膜后出血等引起失血性休克或低血压,需要输血者。③危及生命部位的出血:颅内、蛛网膜下隙、纵隔内或心包出血。

再灌注心律失常,注意其对血流动力学的影响。

一过性低血压及其他的变态反应。

溶栓治疗急性心梗的价值是肯定的。加速血管再通,减少和避免冠脉早期血栓性再堵塞,可望进一步增加疗效。已证实有效的抗凝治疗可加速血管再通和有助于保持血管通畅。今后研究应着重于改进治疗方法或使用特异性溶栓剂,以减少纤维蛋白分解、防止促凝血活动和纤溶酶原偷窃;研制合理的联合使用的药物和方法。如此,可望使现已明显降低的急性心梗死亡率进一步下降。

2.经皮腔内冠状动脉成形术(PTCA)

(1)直接 PTCA:急性心肌梗死发病后直接做 PTCA。指征:静脉溶栓治疗有禁忌证者;合并心源性休克者(急诊 PTCA 挽救生命是作为首选治疗);诊断不明患者,如急性心肌梗死病史不典型或左束支传导阻滞(LBBB)者,可从直接冠状动脉造影和 PTCA 中受益;有条件在发病后数小时内行 PTCA 者。

(2)补救性 PTCA:在发病 24 小时内,静脉溶栓治疗失败,患者胸痛症状不缓解时,行急诊PTCA,以挽救存活的心肌,限制梗死面积进一步扩大。

(3)半择期 PTCA(semi-elective PTCA):溶栓成功患者在梗死后 7～10 天内,有心肌缺血指征或冠脉再闭塞者。

(4)择期 PTCA(elective PTCA):在急性心肌梗死后 4～6 周,用于再发心绞痛或有心肌缺血客观指征,如运动试验、动态心电图、^{201}Tl 运动心肌断层显像等证实有心肌缺血。

(5)冠状动脉旁路移植术(CABG):适用于溶栓疗法及 PTCA 无效,而仍有持续性心肌缺血;急性心肌梗死合并有左房室瓣关闭不全或室间隔穿孔等机械性障碍需要手术矫正和修补,同时进行 CABG;多支冠状动脉狭窄或左冠状动脉主干狭窄。

(五)缩小梗死面积

AMI 是心肌氧供/氧需的严重失衡,纠正这种失衡,就能挽救濒死的心肌,限制梗死的扩大,有效地减少并发症和改善患者的预后。控制心律失常,适当补充血容量和治疗心力衰竭,均有利于减少梗死区。目前多主张采用:

1.扩血管药物

扩血管药物必须应用于梗死初期的发展阶段,即起病后 4～6 小时之内。一般首选硝酸甘油静脉滴注或异山梨酯舌下含化,也可在皮肤上用硝酸甘油贴片或软膏。使用时应注意:静脉给药时,最好有血流动力学监测,当肺动脉楔嵌压小于 2～2.4 kPa,动脉压正常或增高时,其疗效较好,反之,则可使病情恶化;应从小剂量开始,在应用过程中保持肺动脉楔嵌压不低于2 kPa(2～2.4 kPa 之间),且动脉压不低于正常低限,以保证必需的冠状动脉灌注。

2.β 受体阻滞剂

大量临床资料表明,在 AMI 发生后的 4～12 小时内,给普奈洛尔或阿普洛尔、阿替洛尔、美托洛尔等药治疗(最好是早期静脉内给药),常能达到明显降低患者的最高血清酶(CPK,CK-MB 等)水平,提示有限制梗死范围扩大的作用。但因这些药的负性肌力、负性频率作用,临床应用时,当心率低于每分钟 60 次,收缩压≤14.6 kPa,有心衰及下壁心梗者应慎用。

3.低分子右旋糖酐及复方丹参等活血化瘀药物

一般可选用低分子右旋糖酐每日静脉滴注 250~500mL,7~14 天为一疗程。在低分子右旋糖酐内加入活血化瘀药物如血栓通 4~6 mL、川芎嗪 80~160 mg 或复方丹参注射液 12~30mL,疗效更佳。心功能不全者低分子右旋糖酐者慎用。

4.极化液(GIK)

可减少心肌坏死,加速缺血心肌的恢复。但近几年因其效果不显著,已趋向不用,仅用于 AMI 伴有低血容量者。其他改善心肌代谢的药物有维生素 C(3~4 g)、辅酶 A(50~100 U)、肌苷(0.2~0.6 g)、维生素 B$_6$(50~100 mg),每日 1 次静脉滴注。

5.其他

有人提出用大量激素(氢化可的松 150 mg/kg)或透明质酸酶(每次 500 U/kg,每 6 小时 1 次,日 4 次),或用钙拮抗剂(硝苯地平 20 mg,每 4 小时 1 次)治疗 AMI,但对此分歧较大,尚无统一结论。

(六)严密观察,及时处理并发症

1.左心功能不全

AMI 时左心功能不全因病理生理改变的程度不同,可表现轻度肺瘀血、急性左心衰(肺水肿)、心源性休克。

(1)急性左心衰(肺水肿)的治疗:可选用吗啡、利尿剂(呋塞米等)、硝酸甘油(静脉滴注),尽早口服 ACEI 制剂(以短效制剂为宜)。肺水肿合并严重高血压时应静脉滴注硝普钠,由小剂量(10 μg/min)开始,据血压调整剂量。伴严重低氧血症者可行人工机械通气治疗。洋地黄制剂在 AMI 发病 24 小时内不主张使用。

(2)心源性休克:在严重低血压时应静脉滴注多巴胺 5~15 μg/(kg·min),一旦血压升至 90 mmHg 以上,则可同时静脉滴注多巴酚丁胺 3~10 μg/(kg·min),以减少多巴胺用量。如血压不升应使用大剂量多巴胺[≥15 μg/(kg·min)]。大剂量多巴胺无效时,可静脉滴注去甲肾上腺素 2~8 μg/min。轻度低血压时,可用多巴胺或与多巴酚丁胺合用。药物治疗无效者,应使用主动脉内球囊反搏(IABP)。AMI 合并心源性休克提倡 PTCA 再灌注治疗。中药可酌情选用独参汤、参附汤、生脉散等。

2.抗心律失常

急性心肌梗死约有 90%以上出现心律失常,绝大多数发生在梗死后 72 小时内,不论是快速性或缓慢性心律失常,对急性心肌梗死患者均可引起严重后果。因此,及早发现心律失常,特别是严重的心律失常前驱症状,并给予积极的治疗。

(1)对出现室性早搏的急性心肌梗死患者,均应严密心电监护及处理。频发的室性早搏或室速,应以利多卡因 50~100 mg 静脉注射,无效时 5~10 分钟可重复,控制后以每分钟 1~3 mg 静脉滴注维持,情况稳定后可改为药物口服;美西律 150~200 mg,普鲁卡因胺 250~500 mg,溴苄胺 100~200 mg 等,6 小时 1 次维持。

(2)对已发生室颤应立即行心肺复苏术,在进行心脏按压和人工呼吸的同时争取尽快实行电除颤,一般首次即采取较大能量(200~300 J)争取 1 次成功。

(3)对窦性心动过缓如心率小于每分钟 50 次,或心率在每分钟 50～60 次但合并低血压或室性心律失常,可以阿托品每次 0.3～0.5 mg 静脉注射,无效时 5～10 分钟重复,但总量不超过 2 mg。也可以氨茶碱0.25 g或异丙基肾上腺素 1 mg 分别加入 300～500mL 液体中静脉滴注,但这些药物有可能增加心肌氧耗或诱发室性心律失常,故均应慎用。以上治疗无效症状严重时可采用临时起搏措施。

(4)对房室传导阻滞Ⅰ度和Ⅱ度量型者,可应用肾上腺皮质激素、阿托品、异丙肾上腺素治疗,但应注意其不良反应。对Ⅲ度及Ⅱ度Ⅱ型者宜行临时心脏起搏。

(5)对室上性快速心律失常可选用 β 阻滞剂、洋地黄类(24 小时内尽量不用)、维拉帕米、胺碘酮、奎尼丁、普鲁卡因胺等治疗,对阵发性室上性、房颤及房扑药物治疗无效可考虑直流同步电转复或人工心脏起搏器复律。

3.机械性并发症的处理

(1)心室游离壁破裂:可引起急性心包填塞致突然死亡,临床表现为电-机械分离或心脏停搏,常因难以即时救治而死亡。亚急性心脏破裂应积极争取冠状动脉造影后行手术修补及血管重建术。

(2)室间隔穿孔:伴血流动力学失代偿者,提倡在血管扩张剂和利尿剂治疗及 IABP 支持下,早期或急诊手术治疗。如穿孔较小,无充血性心衰,血流动力学稳定,可保守治疗,6 周后择期手术。

(3)急性二尖瓣关闭不全:急性乳头肌断裂时突发左心衰和(或)低血压,主张用血管扩张剂、利尿剂及 IABP 治疗,在血流动力学稳定的情况下急诊手术。因左心室扩大或乳头肌功能不全者,应积极应用药物治疗心衰,改善心肌缺血并行血管重建术。

(七)恢复期处理

住院 3～4 周后,如病情稳定,体力增进,可考虑出院。近年主张出院前作症状限制性运动负荷心电图、放射性核素和(或)超声显像检查,如显示心肌缺血或心功能较差,宜行冠状动脉造影检查考虑进一步处理。心室晚电位检查有助于预测发生严重室性心律失常的可能性。

七、护理

(一)护理评估

1.病史

发病前常有明显诱因,如精神紧张、情绪激动、过度体力活动、饱餐、高脂饮食、糖尿病未控制、感染、手术、大出血、休克等。少数在睡眠中发病。有半数以上的患者过去有高血压及心绞痛史。部分患者则无明确病史及先兆表现,首次发展即是急性心肌梗死。

2.身体状况

(1)先兆:半数以上患者在梗死前数日至数周,有乏力、胸部不适、活动时心悸、气急、心绞痛等,最突出为心绞痛发作频繁,持续时间较长,疼痛较剧烈,甚至伴恶心、呕吐、大汗、心动过缓,硝酸甘油疗效差等,特称为梗前先兆。应警惕近期内发生心肌梗死的可能,要及时住院治疗。

(2)症状:急性心肌梗死的临床表现与梗死的大小、部位、发展速度及原来心脏的功能情况等有关。①疼痛:是最常见的起始症状。典型的疼痛部位和性质与心绞痛相似,但疼痛更剧烈,诱因多不明显,持续时间较长,多在 30 分钟以上,也可达数小时或更长,休息和含服硝酸甘油多不能缓解。患者常烦躁不安、出汗、恐惧,或有濒死感。老年人、糖尿病患者以及脱水、休克患者常无疼痛。少数患者以休克、急性心力衰竭、突然晕厥为始发症状。部分患者疼痛位于上腹部,或者疼痛放射至下颌、颈部、背部上方,易被误诊,应与相关疾病鉴别。②全身症状:有发热和心动过速等。发热由坏死物质吸收所引起,一般在疼痛后 24～48 小时出现,体温一般在 38 ℃左右,持续约 1 周。③胃肠道症状:常伴有恶心、呕吐、肠胀气和消化不良,特别是下后壁梗死者。重症者可发生呃逆。④心律失常:见于 75％～95％的患者,以发病 24 小时内最多见,可伴心悸、乏力、头晕、晕厥等症状。其中以室性心律失常居多,可出现室性期前收缩、室性心动过速、心室颤动或加速性心室自主心律。如出现频发的、成对的、多源的和 R 落在 T 的室性期前收缩,或室性心动过速,常为心室颤动的先兆。室颤是急性心肌梗死早期主要的死因。室上性心律失常则较少,多发生在心力衰竭者中。缓慢型心律失常中以房室传导阻滞最为常见,束支传导阻滞和窦性心动过缓也较多见。⑤低血压和休克:见于约 20％～30％的患者。疼痛期的血压下降未必是休克。如疼痛缓解后收缩压仍低于 10.7 kPa(80 mmHg),伴有烦躁不安、面色苍白、皮肤湿冷、大汗淋漓、脉细而快、少尿、精神迟钝、甚或昏迷者,则为休克表现。休克多在起病后数小时至 1 周内发生,主要是心源性,为心肌收缩力减弱、心排血量急剧下降所致,尚有血容量不足、严重心律失常、周围血管舒缩功能障碍和酸中毒等因素参与。⑥心力衰竭:主要为急性左心衰竭。可在发病最初的几天内发生,或在疼痛、休克好转阶段出现。是因为心肌梗死后心脏收缩力显著减弱或不协调所致。患者可突然出现呼吸困难、咳泡沫痰、发绀等,严重时可发生急性肺水肿,也可继而出现全心衰竭。

(3)体征。①一般情况:患者常呈焦虑不安或恐惧,手抚胸部,面色苍白,皮肤潮湿,呼吸增快;如左心功能不全时呼吸困难,常采半卧位或咯粉红色泡沫痰;发生休克时四肢厥冷,皮肤有蓝色斑纹。多数患者于发病第 2 天体温升高,一般在 38 ℃左右,1 周内退至正常。②心脏:心脏浊音界可轻至中度增大;心率增快或减慢;可有各种心律失常;心尖部第一心音常减弱,可出现第三或第四音奔马律;一般听不到心脏杂音,二尖瓣乳头肌功能不全或腱索断裂时心尖部可听到明显的收缩期杂音;室间隔穿孔时,胸骨左缘可闻及响亮的全收缩期杂音;发生严重的左心衰竭时,心尖部也可闻及收缩期杂音;约 1％～20％的患者可在发病 1～3 天内出现心包摩擦音,持续数天,少数可持续 1 周以上。③肺部:发病早期肺底可闻及少数湿啰音,常在 1～2 天内消失,啰音持续存在或增多常提示左心衰竭。

3.实验室及其他检查

(1)心电图:可起到定性、定位、定期的作用。透壁性心肌梗死典型改变是:出现异常、持久的 Q 波或 QS 波。损伤型 ST 段的抬高,弓背向上与 T 波融合形成单向曲线,起病数小时之后出现,数日至数周回到基线。T 波改变:起病数小时内异常增高,数日至 2 周左右变为平坦,继而倒置。但约有 5％～15％病例心电图表现不典型,其原因:小灶梗死,多处或对应性梗死,再发梗死,心内膜下梗死以及伴室内传导阻滞,心室肥厚或预激综合征等。以上情况可不出现坏死性 Q 波,只表现为 QRS 波群高度、ST 段、T 波的动态改变。另外,右心肌梗死,真后壁和局限性高侧壁心肌梗死,常规导联中不显示梗死图形,应加做特殊导联以明确诊断。

(2)心向量图:当心电图不能肯定诊断为心肌梗死时,往往可通过心向量图得到证实。

（3）超声心动图：超声心动图并不用来诊断急性心肌梗死，但对探查心肌梗死的各种并发症极有价值，尤其是室间隔穿孔破裂，乳头肌或腱索断裂或功能不全造成的二尖瓣关闭不全、脱垂、室壁瘤和心包积液。

（4）放射性核素检查：放射性核素心肌显影及心室造影^{99m}锝及^{131}碘等形成热点成像或^{201}铊^{42}钾等冷点成像可判断梗死的部位和范围。用门电路控制 γ 闪烁照相法进行放射性核素血池显像，可观察壁动作及测定心室功能。

（5）心室晚电位（LPs）：心肌梗死时 LPs 阳性率28％～58％，其出现不似陈旧性心梗稳定，但与室速与室颤有关，阳性者应进行心电监护及予以有效治疗。

（6）磁共振成像（MRI 技术）：易获得清晰的空间隔像，故对发现间隔段运动障碍、间隔心肌梗死并发症较其他方法优越。

（7）血常规：白细胞计数上升，达 $10\sim20\times10^9/L$，中性粒细胞增至 75％～90％。

（8）红细胞沉降率：增快，可持续 1～3 周。

（9）血清酶学检查：心肌细胞内含有大量的酶，受损时这些酶进入血液，测定血中心肌酶谱对诊断及估计心肌损害程度有十分重要的价值。常用的有：①血清肌酸磷酸激酶（CPK）：发病4～6 小时在血中出现，24 小时达峰值，后很快下降，2～3 天消失。②乳酸脱氢酶（LDH）在起病 8～10 小时后升高，达到高峰时间在2～3 天，持续 1～2 周恢复正常。其中 CPK 的同工酶CPK-MB 和 LDH 的同工酶 CDH，诊断的特异性最高，其增高程度还能更准确地反映梗死的范围。

（10）肌红蛋白测定：血清肌红蛋白升高出现时间比 CPK 略早，约在 4 小时左右，多数24 小时即恢复正常；尿肌红蛋白在发病后 5～40 小时开始排泄，持续时间平均达 83 小时。

（二）护理目标

（1）患者疼痛减轻。

（2）患者能遵医嘱服药，说出治疗的重要性。

（3）患者的活动量增加、心率正常。

（4）生命体征维持在正常范围。

（5）患者看起来放松。

（三）护理措施

1.一般护理

（1）安置患者于冠心病监护病房（CCU），连续监测心电图、血压、呼吸 5～7 日，对行漂浮导管检查者做好相应护理，询问患者有无心悸、胸闷、胸痛、气短、乏力、头晕等不适。

（2）病室保持安静、舒适，限制探视，有计划地护理患者，减少对患者的干扰，保证患者充足的休息和睡眠时间，防止任何不良刺激。据病情安置患者于半卧位或平卧位。第1～3 日绝对卧床休息，翻身、进食、洗漱、排便等均由护理人员帮助料理；第 4～6 日可在床上活动肢体，无并发症者可在床上坐起，逐渐过渡到坐在床边或椅子上，每次 20 分钟，每日 3～5 次，鼓励患者深呼吸；第1～2 周后开始在室内走动，逐步过渡到室外行走；第3～4 周可试着上下楼梯或出院。病情严重或有并发症者应适当延长卧床时间。

（3）介绍本病知识和监护室的环境。关心、尊重、鼓励、安慰患者，以和善的态度回答患者提出的问题,帮助其树立战胜疾病的信心。

(4)给予低钠、低脂、低胆固醇、无刺激、易消化的饮食,少量多餐,避免进食过饱。

(5)心肌梗死患者由于卧床休息、消化功能减退、哌替啶或吗啡等止痛药物的应用,使胃肠功能和膀胱收缩无力抑制,易发生便秘和尿潴留。应予以足够的重视,酌情给予轻泻剂,嘱患者排便时勿屏气,避免增加心脏负担和导致附壁血栓脱落。排便不畅时宜加用开塞露,对5日无大便者可保留灌肠或给低压盐水灌肠。对排尿不畅者,可采用物理或诱导法,协助排尿,必要时行导尿。

(6)吸氧:氧治疗可提高改善低氧血症,有利于心肌梗死的康复。急性期给患者高流量吸氧,持续48小时。氧流量在每分钟3～5 L,病情变化可延长吸氧时间。待疼痛减轻,休克解除,可减低氧流量。注意鼻导管的通畅,24小时更换1次。如果合并急性左心衰竭,出现重度低氧血症时。死亡率较高,可采用加压吸氧或酒精除泡沫吸氧。

(7)防止血栓性静脉炎或深部静脉血栓形成:血栓性静脉炎表现为受累静脉局部红、肿、痛,可延伸呈条索状,多因反复静脉穿刺输液和多种药物输注所致。所以行静脉穿刺时应严格无菌操作,患者感觉输液局部皮肤疼痛或红肿,应及时更换穿刺部位,并予以热敷或理疗。下肢静脉血栓形成一般在血栓较大引起阻塞时才出现患肢肤色改变,皮肤温度升高和可凹性水肿。应注意每日协助患者做被动下肢活动2～3次,注意下肢皮肤温度和颜色的变化避免选用下肢静脉输液。

2.病情观察与护理

急性心肌梗死是危重疾病、应早期发现危及患者生命的先兆表现,如能得到及时处理,可使病情转危为安。故需严密观察以下情况:

(1)血压:始发病时应0.5～1小时测量一次血压,随血压恢复情况逐步减少测量次数为每日4～6次,基本稳定后每日1～2次。若收缩压在12 kPa(90 mmHg)以下,脉压减小,且音调低落,要注意患者的神志状态、脉搏、面色、皮肤色泽及尿量等,是否有心源性休克的发生。此时,在通知医师的同时,对休克者采取抗休克措施,如补充血容量,应用升压药、血管扩张剂以及纠正酸中毒,避免脑缺氧,保护肾功能等。有条件者应准备好中心静脉压测定装备或漂浮导管测定肺微血管楔嵌压设备,以正确应用输液量及调节液体滴速。

(2)心率、心律:在冠心病监护病房(CCU)进行连续的心电、呼吸监测,在心电监测示波屏上,应注意观察心率及心律变化。及时检出可能作为恶性心动过速先兆的任何室性期前收缩,以及室颤或完全性房室传导阻滞,严重的窦性心动过缓,房性心律失常等,如发现室性早搏为:①每分钟5次以上。②呈二、三联律。③多元性早搏。④室性早搏的R波落在前一次主搏的T波之上,均为转变阵发性室性心动过速及心室颤动的先兆,易造成心搏骤停。遇有上述情况,在立即通知医师的同时,需应用相应的抗心律失常药物,并准备好除颤器和人工心脏起搏器,协同医师抢救处理。

(3)胸痛:急性心肌梗死患者常伴有持续剧烈的胸痛,因此,应注意观察患者的胸痛程度,因剧烈胸痛可导致低血压,加重心肌缺氧,扩大梗死面积,引起心力衰竭、休克及心律失常。常用的止痛剂有罂粟碱肌内注射或静脉滴注,硝酸甘油0.6 mg含服,疼痛较重者可用哌替啶或吗啡。在护理中应注意可能出现的药物不良反应,同时注意观察血压、尿量、呼吸及一般状态,确保用药的安全。

(4)呼吸急促:注意观察患者的呼吸状态,对有呼吸急促的患者应注意观察血压,皮肤黏膜的血循环情况,肺部体征的变化以及血流动力学和尿量的变化。发现患者有呼吸急促,不能平卧,烦躁不安,咳嗽,咯泡沫样血痰时,立即取半坐位,给予吸氧,准备好快速强心、利尿剂,配合医师按急性心力衰竭处理。

(5)体温:急性心肌梗死患者可有低热,体温在 37～38.5 ℃,多持续 3 天左右。如体温持续升高,1 周后仍不下降,应疑有继发肺部或其他部位感染,及时向医师报告。

(6)意识变化:如发现患者意识恍惚,烦躁不安,应注意观察血流动力学及尿量的变化。警惕心源性休克的发生。

(7)器官栓塞:在急性心肌梗死第1、2周内,注意观察组织或脏器有无发生栓塞现象。因左心室内附壁血栓可脱落,而引起脑、肾、四肢、肠系膜等动脉栓塞,应及时向医师报告。

(8)心室膨胀瘤:在心肌梗死恢复过程中,心电图表现虽有好转,但患者仍有顽固性心力衰竭或心绞痛发作,疑有心室膨胀瘤的发生。这是由于在心肌梗死区愈合过程中,心肌被结缔组织所替代,成为无收缩力的薄弱纤维瘢痕区。该区内受心腔内的压力而向外呈囊状膨出,造成心室膨胀瘤。应配合医师进行 X 线检查以确诊。

(9)心肌梗死后综合征:需注意在急性心肌梗死后 2 周、数月甚至 2 年内,可并发心肌梗死后综合征。表现为肺炎、胸膜炎和心包炎征象,同时也有发热、胸痛、血沉和白细胞升高现象,酷似急性心肌梗死的再发。这是由于坏死心肌引起机体自身免疫变态反应所致。如心肌梗死的特征性心电图变化有好转现象又有上述表现时,应做好 X 线检查的准备,配合医师做出鉴别诊断。因本病应用激素治疗效果良好,若因误诊而用抗凝药物,可导致心腔内出血而发生急性心包填塞。故应严密观察病情,在确诊为本病后,应向患者及家属做好解释工作,解除顾虑,必要时给患者应用镇痛及镇静剂;做好休息、饮食等生活护理。

(四)健康教育

(1)注意劳逸结合,根据心功能进行适当的康复锻炼。

(2)避免紧张、劳累、情绪激动、饱餐、便秘等诱发因素。

(3)节制饮食,禁忌烟酒、咖啡、酸辣刺激性食物,多吃蔬菜、蛋白质类食物,少食动物脂肪、胆固醇含量较高的食物。

(4)按医嘱服药,随身常备硝酸甘油等扩张冠状动脉药物,定期复查。

(5)指导患者及家属,病情突变时,采取简易应急措施。

第三节　风湿性心脏瓣膜病

风湿性心脏病简称风心病。本病多见于 20～40 岁,女性多于男性,约 1/3 的患者无典型风湿热病史。二尖瓣病变最常见,发生率达 95％～98％;主动脉瓣病变次之,发生率为 20％～35％;三尖瓣病变为 5％;肺动脉瓣病变仅为 1％;联合瓣膜病变占 20％～30％。非风湿性心瓣膜病见于老年瓣膜病、二尖瓣脱垂综合征、先天性瓣膜异常、感染性心内膜炎、外伤等。

一、二尖瓣狭窄

(一)病因和发病机制

二尖瓣狭窄(MS)几乎均为风湿性,2/3 为女性,急性风湿热一般 10 年后(至少 2 年)才出现杂音,常于 25～30 岁时出现症状。先天性 MS 罕见,患儿的存活时间一般不超过 2 年。老年性二尖瓣狭窄患者并不罕见。占位性病变,如左心房黏液瘤或血栓形成很少导致 MS。

MS 是一种进行性损害性病变,狭窄程度随年龄增加而逐渐加重。无症状期为 10～20 年。多数患者在风湿热发作后 10 年内无狭窄的临床症状。在随后的 10 年内,多数患者可做出二尖瓣狭窄的诊断,但患者常无症状。正常二尖瓣瓣口面积为 4～6 cm²,当瓣口缩小到 1.5～2.5 cm² 时,才出现明显的血流动力学障碍,患者可感到劳累时心悸气促,此时患者一般在 20～40 岁。再过 10 年,当瓣口缩小到 1.1～1.5 cm² 时,就会出现明显的左心力衰竭症状。当瓣口小于 1.0 cm² 时,肺动脉压明显升高,患者出现右心衰竭的症状和体征,随后因反复发作心力衰竭而死亡。

(二)临床表现

1.症状

MS 的临床表现主要有呼吸困难、咯血、咳嗽、心悸,少数患者可有胸痛、晕厥。合并快速性心房颤动、肺部感染等,可发生急性左心衰竭。有胸痛者,常提示合并冠心病、严重主动脉瓣病变或肺动脉高压(致右心室缺血)等。出现晕厥者少见,如反复发生晕厥多提示合并主动脉瓣狭窄、左心房球形血栓、并发肺栓塞或左心房黏液瘤等。由于患者左心房扩大和肺动脉扩张而挤压左喉返神经而引起声音嘶哑,压迫食管可引起吞咽困难。肺水肿为重度二尖瓣狭窄的严重并发症,患者突然出现重度呼吸困难,不能平卧,咳粉红色泡沫样痰,双肺布满啰音,如不及时抢救,往往致死。长期的肺瘀血可引起肺动脉高压、右心衰竭而使患者出现颈静脉怒张、肝大、直立性水肿和胸腔积液、腹水等;右心衰竭发生后患者的呼吸困难减轻,发生急性肺水肿和大咯血的危险性减少。

MS 常并发心房颤动(发生率为 20%～60%,平均为 50%),主要见于病程晚期;房颤发生后心排血量减少 20% 左右,可诱发、加重心功能不全,甚至引起急性肺水肿。房颤发生后平均存活年限为 5 年左右,但也有存活长达 25 年以上者。由于房颤后心房内血流缓慢及淤滞,故易促发心房内血栓形成,血栓脱落后可引起栓塞。其他并发症有感染性心内膜炎(8%)、肺部感染等。

2.体征

查体可有二尖瓣面容——双颧绀红色,心尖区第一心音(S₁)亢进和开瓣音(如瓣膜钙化僵硬则第一心音减弱、开瓣音消失),心尖区有低调的隆样舒张中晚期杂音,常伴舒张期震颤。肺动脉高压时可有肺动瓣第二音(P₂)亢进,也可有肺动脉扩张及三尖瓣关闭不全的杂音。心房颤动特别是伴有较快心室率时,心尖区舒张期杂音可发生改变或暂时消失,心率变慢后杂音又重新出现。所谓"哑型 MS"是指有 MS 存在,但临床上未能闻及心尖区舒张期杂音,这种情况可见于快速性心房颤动、合并重度二尖瓣反流或主动脉瓣病变、心脏重度转位、合并肺气肿、肥胖以及重度心功能不全等。

（三）诊断

1.辅助检查

（1）X线：典型表现为二尖瓣型心脏，左心房大、右心室大、主动脉结小，食管下段后移，肺瘀血，间质性肺水肿和含铁血黄素沉着等征象。

（2）心电图：可出现二尖瓣型P波，PTFV1（＋），心电轴右偏和右心室肥厚。

（3）超声心动图：可确定狭窄瓣口面积及形态，M型超声可见二尖瓣运动曲线呈典型"城垛样改变"。

2.诊断要点

查体发现心尖区隆样舒张期杂音、心尖区 S_1 亢进和开瓣音、P_2 亢进，可考虑MS的诊断。辅助检查可明确诊断。

依瓣口大小，将MS分为轻、中、重度；其瓣口面积分别为 $1.5\sim2.0$ cm^2、$1.0\sim1.5$ cm^2、小于 1.0 cm^2。

3.鉴别诊断

临床上应与下列情况的心尖区舒张期杂音相鉴别，如功能性MS、左心房黏液瘤或左心房球形血栓、扩张型或肥厚型心肌病、三尖瓣狭窄、Austin—Flint杂音、Carey—Coombs杂音以及甲状腺功能亢进、贫血、二尖瓣关闭不全、室缺等流经二尖瓣口的血流增加时产生的舒张期杂音。

（四）治疗

MS患者左心室并无压力负荷或容量负荷过重，因此没有任何特殊的内科治疗。内科治疗的重点是针对房颤和防止血栓栓塞并发症。对出现肺瘀血或肺水肿的患者，可慎用利尿药和静脉血管扩张药，以减轻心脏前负荷和肺瘀血。洋地黄仅适用于控制快速性房颤时的心室率。B受体阻滞药仅适用于心房颤动并快速心室率或有窦性心动过速时。MS的主要治疗措施是手术。

二、二尖瓣关闭不全

（一）病因和发病机制

二尖瓣关闭（MR）包括急性和慢性2种类型。急性二尖瓣关闭不全起病急，病情重。急性MR多为腱索断裂或乳头肌断裂引起，此外，感染性心内膜炎所致的瓣膜穿孔、二尖瓣置换术后发生的瓣周漏、MS的闭式二尖瓣分离术或球囊扩张术的瓣膜撕裂等也可引起。慢性MR在我国以风心病为其最常见原因，在西方国家则二尖瓣脱垂为常见原因。其他原因有冠心病、老年瓣膜病、感染性心内膜炎、左心室显著扩大、先天畸形、特发性腱索断裂、系统性红斑狼疮、类风湿关节炎、肥厚型梗阻性心肌病、心内膜心肌纤维化和左心房黏液瘤等。

急性MR时，左心房压急速上升，进而导致肺瘀血，甚至急性肺水肿，相继出现肺动脉高压及右心衰竭；而左心室的前向排血量明显减少。慢性MR时，左心房顺应性增加，左心房扩大。同时扩大的左心房、左心室在较长时间内适应容量负荷增加，使左心室压不至于明显上升，故肺瘀血出现较晚。持续的严重过度负荷，终致左心衰竭，肺瘀血、肺动脉高压、右心衰竭相继出现。

（二）临床表现

1.症状

轻度MR患者，如无细菌性心内膜炎等并发症，可无症状。最早症状常为活动后易疲乏，或体力活动后心悸、呼吸困难。当出现左心衰竭时,可表现为活动后呼吸困难或端坐呼吸,但较少发生肺水肿及咯血。一旦出现左心衰竭,多呈进行性加重,病情多难以控制。急性 MR 时,起病急,病情重,肺瘀血,甚至急性肺水肿,相继出现肺动脉高压及右心衰竭。

2.体征

查体于心尖区可闻及全收缩期吹风样高调一贯性杂音,可伴震颤;杂音一般向左腋下和左肩胛下区传导。心尖冲动呈高动力型;瓣叶缩短所致重度关闭不全者,第一心音常减弱。

二尖瓣脱垂者的收缩期非喷射性喀喇音和收缩晚期杂音为本病的特征。凡使左心室舒张末期容积减少的因素,如从平卧位到坐位或直立位、吸入亚硝酸异戊酯等都可以使喀喇音提前和收缩期杂音延长;凡使左心室舒张末期容积增加的因素,如下蹲、握拳、使用普萘洛尔(心得安)等均使喀喇音出现晚和收缩期杂音缩短。严重的二尖瓣脱垂产生全收缩期杂音。

(三)诊断

1.辅助检查

(1)左心室造影:为本病半定量反流严重程度的“金标准”。

(2)多普勒超声:诊断 MR 敏感性几乎达 100%,一般将左心房内最大反流面积$<4 \ cm^2$ 为轻度反流,$4 \sim 8 \ cm^2$ 为中度反流,$>8 \ cm^2$ 为重度反流。

(3)超声心动图:可显示二尖瓣形态特征,并提供心腔大小、心功能及并发症等情况。

2.诊断要点

MR 的主要诊断依据为心尖区响亮而粗糙的全收缩期杂音,伴左心房、左心室增大。确诊有赖于超声心动图等辅助检查。

3.鉴别诊断

因非风湿性 MR 占全部 MR 的 55%,加之其他心脏疾患也可在心尖区闻及收缩期杂音,故应注意鉴别。非风湿性 MR 杂音可见于房缺合并 MR、乳头肌功能不全或断裂、室间隔缺损、三尖瓣关闭不全、主动脉瓣狭窄及关闭不全、二尖瓣腱索断裂或瓣叶穿孔、二尖瓣脱垂、二尖瓣环钙化、扩张型心肌病、直背综合征等。

(四)治疗

1.二尖瓣关闭不全

无症状的慢性 MR、左心室功能正常时,并无公认的内科治疗。如无高血压,也无应用扩血管药或 ACEI 的指征。主要的治疗措施是手术。

2.二尖瓣脱垂

二尖瓣脱垂不伴有 MR 时,内科治疗主要是预防心内膜炎和防止栓塞。β受体阻滞药可应用于二尖瓣脱垂患者伴有心悸、心动过速或伴交感神经兴奋增加的症状以及有胸痛、忧虑的患者。

三、主动脉瓣狭窄

(一)病因和发病机制

主动脉瓣狭窄(AS)的主要原因是风湿性、先天性和老年退行性瓣膜病变。风湿性 AS 约占慢性风湿性心脏病的 25%,男性多见,几乎均伴发二尖瓣病变和主动脉瓣关闭不全。

正常瓣口面积为大于或等于 $3.0 \ cm^2$。当瓣口面积减小一半时,收缩期无明显跨瓣压差;

小于或等于 1.0 cm² 时,左心室收缩压明显增高,压差显著。左心室对慢性 AS 所致后负荷增加的代偿机制为进行性左心室壁向心性肥厚,顺应性降低,左心室舒张末期压力进行性增高;进而导致左心房代偿性肥厚,最终由于室壁应力增高、心肌缺血和纤维化而致左心衰竭。严重的 AS 致心肌缺血。

(二)临床表现

1.症状

AS 可多年无症状,一旦出现症状平均寿命仅 3 年。典型的 AS 三联症是晕厥、心绞痛和劳力性呼吸困难。呼吸困难是最常见的症状,约见于 90% 的患者,先是劳力性呼吸困难,进而发生端坐呼吸、阵发性夜间呼吸困难和急性肺水肿。心绞痛见于 60% 的有症状患者,多发生于劳累或卧床时,3%～5% 的患者可发生猝死。晕厥或晕厥先兆可见于 1/3 的有症状患者,可发生于用力或服用硝酸甘油时,表明 AS 严重。晕厥也可由心室纤颤引起。小部分患者可发生心律失常、感染性心内膜炎、体循环栓塞、胃肠道出血和猝死等。

2.体征

查体心尖部抬举性搏动十分有力且有滞留感,心尖部向左下方移位。80% 的患者于心底部主动脉瓣区可能触及收缩期震颤,反映跨膜压差 >5.3 kPa(40 mmHg)。典型的 AS 收缩期杂音在 3/6 级以上,为喷射性,呈递增-递减型,菱峰位于收缩中期,在胸骨右缘第 2 肋间及胸骨左缘第 3～4 肋间最清楚。主动脉瓣区第二心音减弱或消失。收缩压显著降低,脉压小,脉搏弱。高度主动脉瓣狭窄时,杂音可不明显,而心尖部可闻及第四心音,提示狭窄严重,跨膜压差在 9.3 kPa(70 mmHg)以上。

(三)诊断

1.辅助检查

(1)心电图:可表现为左心室肥厚、伴 ST-T 改变和左心房增大。

(2)超声心动图:有助于确定瓣口狭窄的程度和病因诊断。

(3)心导管检查:可测出跨瓣压差并据此计算出瓣口面积,>1.0 cm² 为轻度狭窄,0.75～1.0 cm² 为中度狭窄,<0.75 cm² 为重度狭窄。根据压差判断,则平均压差 >6.7 kPa(50 mmHg)或峰压差 >9.3 kPa(70 mmHg)为重度狭窄。

2.诊断和鉴别诊断

根据病史、主动脉瓣区粗糙而响亮的喷射性收缩期杂音和收缩期震颤,诊断多无困难。应鉴别是风湿性、先天性、老年钙化性 AS 或特发性肥厚型主动脉瓣下狭窄(IHSS)。病史、超声心动图等可助鉴别。

(四)治疗

无症状的 AS 患者并无特殊内科治疗。有症状的 AS 则必须手术。有肺瘀血的患者,可慎用利尿药。ACEI 具有血管扩张作用,应慎用于瓣膜狭窄的患者,以免前负荷过度降低致心排血量减少,引起低血压、晕厥等。AS 患者亦应避免应用 β 受体阻滞药等负性肌力药物。重度 AS 患者应选用瓣膜置换术。经皮主动脉球囊成形术尚不成熟,仅适用于不能手术患者的姑息治疗。

四、主动脉瓣关闭不全

(一)病因和发病机制

主动脉瓣关闭不全(AR)系由主动脉瓣和主动脉根部病变所引起,分急性与慢性两类。慢性 AR 的病因有风湿性、先天性畸形、主动脉瓣脱垂、老年瓣膜病变、主动脉瓣黏液变性、梅毒性 AR、升主动脉粥样硬化与扩张、马方综合征、强直性脊柱炎、特发性升主动脉扩张、严重高血压和(或)动脉粥样硬化等,其中2/3 的 AR 为风心病引起,单纯风湿性 AR 少见。

急性 AR 的原因有:感染性心内膜炎、主动脉根部夹层或动脉瘤、由外伤或其他原因导致的主动脉瓣破裂或急性脱垂、AS 行球囊成形术或瓣膜置换术的并发症。

急性 AR 时,心室舒张期血流从主动脉反流入左心室,左心室同时接受左心房和主动脉反流的血液,左心室急性扩张以适应容量过度负荷的能力有限,故左心室舒张压急剧上升,随之左心房压升高、肺瘀血、肺水肿。同时,AR 使心脏前向排血量减少。

慢性 AR 时,常缓慢发展、逐渐加重,故左心室有充足的时间进行代偿;使左心室能够在反流量达心排血量 80% 左右的情况下,多年不出现严重循环障碍的症状;晚期才出现心室收缩功能降低,左心衰竭。

(二)临床表现

1.症状

急性 AR,轻者可无症状,重者可出现急性左心衰竭和低血压。慢性 AR 可多年(5～10 年)无症状,首发症状可为心悸、胸壁冲撞感、心前区不适、头部强烈搏动感;随着左心功能减退,出现劳累后气急或呼吸困难,左心衰竭逐渐加重后,可随时发生阵发性夜间呼吸困难、肺水肿及端坐呼吸,随后发生右心衰竭。亦可发生心绞痛(较主动脉瓣狭窄少见)和晕厥。在出现左心衰竭后,病情呈进行性恶化,常于 1～2 年内死亡。

2.体征

查体在胸骨左缘第 3～4 肋间或胸骨右缘第 2 肋间闻及哈气样递减型舒张期杂音。该杂音沿胸骨左缘向下传导,达心尖部及腋前线,取坐位、前倾、深呼气后屏气最清楚。主动脉瓣区第二心音减弱或消失。脉压升高,有水冲脉,周围血管征常见。

(三)诊断

1.辅助检查

(1)X 线胸片:表现为左心室、左心房大,心胸比率增大,左心室段延长及隆突,心尖向下延伸,心腰凹陷,心脏呈主动脉型,主动脉继发性扩张。

(2)心电图:表现为左心室肥厚伴劳损。

(3)超声心动图:可见主动脉增宽,AR 时存在裂隙或瓣膜撕裂、穿孔等,二尖瓣前叶舒张期纤细扑动或震颤(为 AR 的可靠征象,但敏感性只有 43%),左心室扩大,室间隔活动增强并向右移动等。

(4)心脏多普勒超声心动图:可显示血液自主动脉反流入左心室。

(5)主动脉根部造影:是诊断本病的金标准,若注射造影剂后,造影剂反流到左心室,可确定 AR 的诊断,若左心室造影剂浓度低于主动脉内造影剂浓度,则提示为轻度 AR;若两者浓度相近,则提示中度反流;若左心室浓度高于主动脉浓度,则提示重度反流。

2.诊断要点

如在胸骨左缘或主动脉瓣区有哈气样舒张期杂音,左心室明显增大,并有周围血管征,则AR之诊断不难确立。超声心动图、心脏多普勒超声心动和主动脉根部造影可明确诊断。风湿性 AR 常与 AS 并存,同时合并二尖瓣病变。

3.鉴别诊断

风湿性 AR 需与老年性和梅毒性 AR、马方综合征及瓣膜松弛综合征、先天性主动脉瓣异常、细菌性心内膜炎、高血压和动脉粥样硬化性主动脉瓣病变、主动脉夹层、动脉瘤以及外伤等所致的 AR 相鉴别。

(四)治疗

有症状的 AR 患者必须手术治疗,而不是长期内科治疗的对象。血管扩张药(包括ACEI)应用于慢性 AR 患者,目的是减轻后负荷,增加前向心排血量而减轻反流,但是否能有效降低左心室舒张末容量,增加 LVEF 尚不肯定。

五、护理措施

注意休息,劳逸结合,避免过重体力活动。但在心功能允许情况下,可进行适量的轻体力活动或轻体力的工作。预防感冒、防止扁桃体炎、牙龈炎等。如果发生感染可选用青霉素治疗。对青霉素过敏者可选用红霉素或林可霉素治疗。心功能不全者应控制水分的摄入,饮食中适量限制钠盐,每天以 10 g 以下为宜,切忌食用盐腌制品。服用利尿剂者应吃些水果,如香蕉、橘子等。房颤的患者不宜做剧烈活动。应定期门诊随访;在适当时期要考虑行外科手术治疗,何时进行,应由医师根据具体情况定。如需拔牙或做其他小手术,术前应采用抗生素预防感染。

第四节　慢性肺源性心脏病

慢性肺源性心脏病简称慢性肺心病,是由肺组织、肺血管或胸廓的慢性病变引起的肺组织结构和功能异常,导致肺血管阻力增加、肺动脉压力增加,右心室扩张、肥大,伴或不伴有右心衰竭的心脏病。

肺心病是我国中老年人的常见病、多发病,患病年龄多在 40 岁以上,随年龄增长患病率增高。我国肺心病的平均患病率约为 0.4%,农村高于城市,吸烟者比不吸烟者明显增多。急性呼吸道感染是肺心病急性发作的主要诱因,常导致肺、心力衰竭。目前重症肺心病的病死率仍然较高。

一、病因及发病机制

按原发病的不同部位,其病因分为三类。

(一)支气管、肺疾病

以慢性阻塞性肺疾病最为多见,占 80%～90%。其次为支气管哮喘、支气管扩张、重症肺结核、尘肺、慢性弥漫性肺间质纤维化、结节病等。

(二)胸廓运动障碍性疾病

较少见,如脊椎后凸或侧凸、脊椎结核、类风湿关节炎等引起的严重胸廓或脊柱畸形;神经肌肉疾患,如脊髓灰质炎、多发性神经炎等,引起胸廓活动受限、肺受压、支气管扭曲或变形,肺功能受损。

(三)肺血管疾病

甚少见,如广泛或反复发生的多发性肺小动脉栓塞及肺小动脉炎;以及原因不明的原发性肺动脉高压等。引起右心室肥大的因素很多,但先决条件是肺的结构和功能的不可逆性改变。气道的反复感染、低氧血症和(或)高碳酸血症等一系列体液因子和肺血管的变化,使肺血管阻力增加和肺动脉血管重构、血容量增多和血液黏稠度增加,导致肺动脉高压,而肺动脉高压的形成是肺心病发生的关键因素。

二、临床表现

本病发展缓慢,临床上除原有肺、心疾病的各种症状和体征外,主要是逐步出现的肺、心力衰竭和其他器官损害的表现。

(一)肺、心功能代偿期

1.症状

咳嗽、咳痰、气促,活动后有心悸、呼吸困难、乏力和活动耐力下降。急性感染可使上述症状加重。少有胸痛或咯血。

2.体征

可有不同程度的发绀和肺气肿体征。偶有干、湿性啰音,心音遥远。肺动脉瓣区第二心音亢进,提示有肺动脉高压。三尖瓣区出现收缩期杂音,或剑突下心脏搏动增强,提示有右心室肥厚。部分患者因肺气肿胸膜腔内压升高,阻碍腔静脉回流,可见颈静脉充盈。因膈肌下降,有肝界下移。

(二)肺、心功能失代偿期

1.呼吸衰竭

(1)症状:呼吸困难加重,夜间为甚,常有头痛、失眠、食欲下降,但白天嗜睡,甚至表现出表情淡漠、神志恍惚、谵妄等肺性脑病的表现。

(2)体征:明显发绀,球结膜充血、水肿,严重时可有视网膜血管扩张、视盘水肿等颅内压升高的表现。腱反射减弱或消失,出现病理反射。因高碳酸血症可出现周围血管扩张的表现,如皮肤潮红、多汗。

2.右心衰竭

(1)症状:气促更明显,心悸、气急、腹胀、食欲不振、恶心、呕吐等。

(2)体征:发绀更明显,颈静脉怒张,心率增快,可出现心律失常,三尖瓣区可闻及收缩期杂音,甚至出现舒张期杂音。肝大伴压痛、肝颈静脉回流征阳性、下肢水肿,严重者有腹水。少数患者可出现肺水肿及全心衰竭的体征。

(三)并发症

由于低氧血症和高碳酸血症,使多个重要脏器受累,出现严重并发症,如肺性脑病、酸碱失衡及电解质紊乱、心律失常、休克、消化道出血、弥散性血管内凝血等。

三、辅助检查

（一）胸部 X 线检查

除原发病的 X 线征象外，尚有肺动脉高压和右心室肥大的征象。

（二）心电图检查

主要为右心室肥大的改变。

（三）血气分析

出现低氧血症、高碳酸血症，当 $PaO_2 < 8.0$ kPa（60 mmHg），$PaCO_2 > 6.6$ kPa（50 mmHg）时，提示呼吸衰竭。

（四）血液检查

红细胞和血红蛋白升高，全血黏度和血浆黏度增加；并发感染时，白细胞总数增高，中性粒细胞增加。部分患者血清学检查有肾功能、肝功能的异常及电解质紊乱。

（五）其他检查

肺功能检查对早期或缓解期肺心病患者有意义。痰细菌学检查对急性加重期肺心病指导抗生素的选用。

四、诊断要点

有慢性支气管、肺、胸疾患的病史，有肺动脉高压、右心室肥大或伴有右心功能不全的表现，结合实验室检查，可做出诊断。但需排除其他心脏病的存在，如冠心病、风心病等。

五、治疗要点

（一）急性加重期

1.控制感染

社区获得性感染以革兰阳性菌占多数，医院感染则以革兰阴性菌为主。选用两者兼顾的抗生素，如青霉素类、氨基糖苷类、喹诺酮类及头孢菌素类等控制感染。

2.合理用氧

纠正缺氧和二氧化碳潴留，维持呼吸道通畅，改善呼吸功能。

3.控制心力衰竭

慢性肺心病患者一般在积极控制感染，改善呼吸功能后，心力衰竭便能得到改善；对治疗无效的重症患者，适当选用利尿、强心或血管扩张药物控制心力衰竭。

（1）利尿药：以缓慢、小量和间歇用药为原则。常用药物有氢氯噻嗪；尿量多时需加用10%的氯化钾，或选用保钾利尿药，如氨苯喋定。重度或需要快速利尿者，肌内注射或口服呋塞米。

（2）强心剂：宜选用速效、排泄快的制剂，剂量宜小。常用药物有毒毛花苷 K 0.125～0.25 mg，或毛花苷 C 0.2～0.4 mg 加入 10% 葡萄糖溶液内缓慢静脉推注。

（3）控制心律失常：一般经过治疗肺心病的感染、缺氧后，心律失常自行消失；如果持续存在，根据心律失常的类型选用药物。

（二）缓解期

以中西医结合的综合措施为原则，防治原发病，去除诱发因素，避免或减少急性发作，提高机体免疫功能，延缓病情的发展。

六、常用护理诊断

(一)气体交换受损

与呼吸道阻塞、呼吸面积减小引起通气和换气功能障碍有关。

(二)清理呼吸道无效

与呼吸道感染、痰液过多而黏稠或咳嗽无力有关。

(三)体液过多

与右心功能不全、静脉回流障碍、静脉压升高有关。

(四)潜在并发症

肺性脑病。

七、护理措施

(一)一般护理

1.休息与活动

急性发作期,卧床休息,取半卧位,减少机体耗氧量,减轻心脏负担。缓解期,在医护人员指导下根据肺心功能状况适当地进行活动,增强体质,改善心肺功能。

2.合理氧疗

翻身、拍背排出呼吸道分泌物,使呼吸道保持通畅,是改善通气功能的一项有效措施。在此基础上持续低流量、低浓度给氧,氧流量1~2 L/min,浓度在25%~29%,可纠正缺氧,并且防止高浓度吸氧抑制呼吸,加重二氧化碳潴留,导致肺性脑病。

3.饮食护理

摄取低盐、低热量、清淡、易消化和富含维生素及纤维的饮食。限制钠盐摄入,液体摄入量限制在1~1.5 L/d。根据患者饮食习惯,少量多餐。应用排钾利尿剂的患者注意钾的摄入,鼓励患者多吃含钾高的食物和水果,如香蕉、枣子等,保持大便通畅。

4.皮肤护理

对久病卧床、水肿明显者应加强皮肤护理。避免腿部和踝部交叉受压;保持衣服宽大、柔软;在受压部位垫气圈或海面垫,有条件者用气垫床;帮助患者抬高下肢,促进静脉回流;定时变换体位,预防压疮。

(二)病情观察

密切观察病情变化,监测生命体征及血气分析。观察呼吸频率、节律、深度及其变化特点。如患者出现点头、提肩等呼吸,或呼吸由深而慢,转为浅而快等不规则呼吸,提示呼吸衰竭。如果患者出现注意力不集中、好言多动、烦躁不安、昼睡夜醒、神志恍惚等,提示肺性脑病的先兆症状,立即报告医师,并协助抢救。

(三)用药护理

1.利尿剂

尽可能在白天给药,以免因频繁排尿而影响患者夜间睡眠。用药后应观察精神症状、痰液黏稠度、有无腹胀、四肢无力等,准确记录液体出入量。过多应用利尿剂可能导致:①脱水使痰液黏稠不易咳出,加重呼吸衰竭。②低钾、低氯性碱中毒,抑制呼吸中枢,通气量降低,耗氧量增加,加重神经精神症状。③血液浓缩增加循环阻力,且易发生弥散性血管内凝血。

2.强心剂

遵医嘱给药,注意药效并观察毒性反应。由于肺心病患者长期处于缺氧状态,对洋地黄类药物耐受性很低,故疗效差、易中毒,用药前注意纠正缺氧。

3.呼吸兴奋剂

遵医嘱使用呼吸兴奋剂。注意保持呼吸道通畅,适当增加吸入氧浓度。用药过程中如出现恶心、呕吐、震颤,甚至惊厥,提示药物过量,及时通知医师。

(四)心理护理

关爱患者,多与患者交谈,给予患者理解与支持,鼓励患者积极配合治疗与护理,树立信心;教会自我护理,避免各种诱发因素,保护肺、心功能;动员患者的家人与亲友多陪护探视,增强患者的支持系统。

(五)健康教育

1.疾病知识指导

使患者和家属了解疾病发生、发展过程及防止原发病的重要性,减少反复发作的次数。积极防治原发病,避免和防治各种可能导致病情急性加重的诱因。坚持家庭氧疗等。

2.生活指导

加强饮食营养,以保证机体康复的需要。病情缓解期应根据肺、心功能及体力情况进行适当的体育锻炼和呼吸功能锻炼,如散步、气功、太极拳、腹式呼吸、缩唇呼吸等,改善呼吸功能,提高机体免疫功能。

3.用药指导

向患者介绍药物的用法和注意事项,观察疗效及不良反应。

4.自我监测指导

告知患者及家属病情变化的征象,如体温升高、呼吸困难加重、咳嗽剧烈、咳痰不畅、尿量减少、水肿明显或发现患者神志淡漠、嗜睡、躁动、口唇发绀加重等,均提示病情变化或加重,需及时就医诊治。

第五节　先天性心脏病

先天性心脏病简称"先心病",是胎儿时期心脏血管发育异常而致的畸形,是小儿时期最常见的心脏病。根据左右心腔或大血管间有无直接分流和临床有无青紫,可将先心病分为三大类:①左向右分流型(潜伏青紫型),常见有室间隔缺损、房间隔缺损、动脉导管未闭。②右向左分流型(青紫型),常见有法洛四联征和大动脉错位。③无分流型(无青紫型),常见有主动脉缩窄和肺动脉狭窄。

小儿先天性心脏病中最常见的是室间隔缺损、房间隔缺损、动脉导管未闭、肺动脉狭窄、法洛四联征和大动脉错位。

一、临床特点

(一)室间隔缺损

室间隔缺损(VSD)为小儿最常见的先天性心脏病,缺损可单独存在,也可为其他畸形的一部分。按缺损部位可分为室上嵴上方、室上嵴下方、三尖瓣后方、室间隔肌部四种类型。临床症状与缺损大小与肺血管阻力有关。大型 VSD(缺损 1～3 cm 者)可继发肺动脉高压,当肺动脉压超过主动脉压时,造成右向左分流而产生发绀,称为艾森曼格综合征。

1.症状

小型室间隔缺损可无症状;中型室间隔缺损易患呼吸道感染,或在剧烈运动时发生呼吸急促,生长发育多为正常,偶有心力衰竭;大型室间隔缺损在婴幼儿时期由于缺损较大,左向右分流量多超过肺循环量的 50%,使体循环内血量显著减少,而肺循环内明显充血,可于生后 1～3 个月即发生充血性心力衰竭,平时反复呼吸道感染、肺炎、哭声嘶哑、喂养困难、乏力、多汗等,并有生长发育迟缓。

2.体征

心前区隆起;胸骨左缘 3～4 肋间可闻及Ⅲ～Ⅳ/6 级全收缩期杂音,在心前区广泛传导;肺动脉第二心音显著增强或亢进。

3.辅助检查

(1)X 线检查:肺充血,心脏左室或左右室大;肺动脉段突出,主动脉结缩小。

(2)心电图:小型室间隔缺损,心电图多数正常;中等大小室间隔缺损示左心室增大或左右心室增大;大型室间隔缺损或有肺动脉高压时,心电图示左右心室增大。

(3)超声心动图:室间隔回声中断征象,左右心室增大。

(二)房间隔缺损

房间隔缺损(ASD)按病理解剖分为继发孔(第二孔)缺损和原发孔(第一孔)缺损,以继发孔缺损为多见。继发孔缺损是较常见的先天性心脏病之一,以女性较多见,缺损位于房间隔中部卵圆窝处,血流动力学特点为右心室舒张期负荷过重。原发孔缺损位于房间隔下端,是心内膜垫发育障碍未能与第一房间隔融合,常合并二尖瓣裂缺。

1.症状

在初生后及婴儿期大多无症状,偶有暂时性青紫。年龄稍大,症状渐渐明显,患儿发育迟缓,体格瘦小,易反复呼吸道感染,活动耐力减低,有劳累后气促、咳嗽等症状。左胸部常隆起,一般无青紫或杵状指(趾)。

2.体征

胸骨左缘第 2～3 肋间闻及柔和的喷射性收缩期杂音,肺动脉瓣区第二心音可增强或亢进、固定分裂。

3.辅助检查

(1)X 线检查:右心房、右心室扩大,主动脉结缩小,肺动脉段突出,肺血管纹理增多,肺门舞蹈。

(2)心电图:电轴右偏,完全性或不完全性右束支传导阻滞,右心房、右心室增大;原发孔ASD 常见电轴左偏及心室肥大。

(3)超声心动图:右心房右心室增大,右心室流出道增宽,室间隔与左心室后壁呈同向运动。二维切面可显示房间隔缺损的位置及大小。

(三)动脉导管未闭

动脉导管未闭(PDA)是临床较常见的先天性心脏病,女性多于男性。开放的动脉导管位于肺总动脉分叉与主动脉之间,有管形、漏斗形和窗形,以漏斗形为多见。

1.症状

导管较细时,临床无症状。导管较粗时临床表现为反复呼吸道感染、肺炎,发育迟缓,早期即可发生心力衰竭。重症病例常有呼吸急促、心悸。临床无青紫,但若合并肺动脉高压,即出现青紫。

2.体征

胸骨左缘第 2 肋间可闻及粗糙、响亮、机器样的连续性杂音,向心前区、颈部及左肩部传导,肺动脉第二音亢进。脉压增宽,出现股动脉枪击音、毛细血管搏动和水冲脉。

3.辅助检查

(1)X 线检查:分流量小者,心影正常;分流量大者,多见左心房、左心室增大,主动脉结增宽,可有漏斗征,肺动脉段突出,肺血增多,重症病例左右心室均肥大。

(2)心电图:左心房、左心室增大或双心室肥大。

(3)超声心动图:左心房、左心室大,肺动脉与降主动脉之间有交通。

(四)法洛四联征

法洛四联征(TOF)是临床上最常见的发绀型先天性心脏病,病变包括肺动脉狭窄、室间隔缺损、主动脉骑跨及右心室肥大,其中肺动脉狭窄程度是决定病情严重程度的主要因素。主动脉骑跨及室间隔缺损存在使体循环血液中混有静脉血,临床上出现发绀与缺氧,并代偿性引起红细胞增多现象。

1.症状

发绀是主要症状,它出现的时间早、晚和程度与肺动脉狭窄程度有关,多见于毛细血管丰富的浅表部位,如唇、指(趾)甲床、球结膜等。患儿活动后有气促、易疲劳、蹲踞等;并常有缺氧发作,表现为呼吸加快、加深,烦躁不安,发绀加重,持续数分钟至数小时,严重者可表现为神志不清,惊厥或偏瘫,死亡。发作多在清晨、哭闹、吸乳或用力后诱发,发绀严重者常有鼻出血和咯血。

2.体征

生长发育落后,全身发绀,眼结膜充血,杵状指(趾);多有行走不远自动蹲踞姿势或膝胸位。胸骨左缘第 2～4 肋间闻及粗糙收缩期杂音;肺动脉第二心音减弱。

3.辅助检查

(1)X 线检查:心影呈靴形,上纵隔增宽,肺动脉段凹陷,心尖上翘,肺纹理减少,右心房、右心室肥厚。

(2)心电图:电轴右偏,右心房、右心室肥大。

(3)超声心动图:显示主动脉骑跨及室间隔缺损,右心室流出道、肺动脉狭窄,右心室内径增大,左心室内径缩小。

(4)血常规:血红细胞增多,一般在$(5.0～9.0)×10^{12}$/L,血红蛋白 $170～200$ g/L,红细胞容积 $60\%～80\%$。当有相对性贫血时,血红蛋白低于 150 g/L。

二、护理评估

(一)健康史

了解母亲妊娠史,在孕期最初 3 个月内有无病毒感染、放射线接触和服用过影响胎儿发育的药物,孕母是否有代谢性疾病。患儿出生有无缺氧、心脏杂音,出生后各阶段的生长发育状况。是否有下列常见表现:喂养困难,哭声嘶哑,易气促、咳嗽,青紫,蹲踞现象,突发性晕厥。

(二)症状、体征

评估患儿的一般情况,生长发育是否正常,皮肤发绀程度,有无气急、缺氧、杵状指(趾),有无哭声嘶哑,有无蹲踞现象,胸廓有无畸形。听诊心脏杂音位置、性质、程度,尤其要注意肺动脉第二心音的变化。评估有无肺部啰音及心力衰竭的表现。

(三)社会、心理

评估家长对疾病的认知程度和对治疗的信心。

(四)辅助检查

了解并分析 X 线、心电图、超声心动图、血液等检查结果。较复杂的畸形者还应了解心导管检查和心血管造影的结果。

三、常见护理问题

(一)活动无耐力
与氧的供需失调有关。

(二)有感染的危险
与机体免疫力低下有关。

(三)营养失调
低于机体需要量,与缺氧使胃肠功能障碍、喂养困难有关。

(四)焦虑
与疾病严重,花费大,预后难以估计有关。

(五)合作性问题
脑血栓、脑脓肿、心力衰竭、感染性心内膜炎、晕厥。

四、护理措施

(1)休息:制定适合患儿活动的生活制度,轻症无症状者与正常儿童一样生活,但要避免剧烈活动;有症状患儿应限制活动,避免情绪激动和剧烈哭闹;重症患儿应卧床休息,给予妥善的生活照顾。

(2)饮食护理:给予高蛋白、高热量、高维生素饮食,适当限制食盐摄入,并给予适量的蔬菜类粗纤维食品,以保证大便通畅。重症患儿喂养困难,应有耐心,少量多餐,以免导致呛咳、气促、呼吸困难等,必要时从静脉补充营养。

(3)预防感染:病室空气清新,穿着衣服冷热要适中,防止受凉,应避免与感染性疾病患儿接触。

(4)注意心率、心律、呼吸、血压变化,必要时使用监护仪监测。

(5)防止法洛四联征:患儿因哭闹、进食、活动、排便等引起缺氧发作,一旦发生可立即置于胸膝卧位,吸氧,遵医嘱应用普萘洛尔、吗啡和纠正酸中毒。

(6)青紫型先天性心脏病患儿由于血液黏稠度高,暑天、发热、吐泻时体液量减少,加重血液浓缩,易形成血栓,有造成重要器官栓塞的危险,因此应注意多饮水,必要时静脉输液。

(7)合并贫血者可加重缺氧,导致心力衰竭,须及时纠正。

(8)合并心力衰竭者按心力衰竭护理。

（9）做好心理护理关心患儿，建立良好护患关系，充分理解家长及患儿对检查、治疗、预后的期望心理，介绍疾病的有关知识、诊疗计划、检查过程、病室环境，消除恐惧心理。

（10）健康教育：①向家长讲述疾病的相关护理知识和各种检查的必要性，以取得配合。②指导患儿及家长掌握活动种类和强度。③告知家长如何观察病情变化，一旦发现异常（婴儿哭声无力，呕吐，不肯进食，手脚发软，皮肤出现花纹，较大患儿自诉头晕等），应立即呼叫。④向患儿及家长讲述重要药物如地高辛的作用及注意事项。

五、出院指导

（1）饮食宜高营养、易消化，少量多餐。人工喂养儿用柔软的奶头稍大的奶嘴，每次喂奶时间不宜过长。

（2）休息根据耐受力确立适宜的活动，以不出现乏力、气短为度，重者应卧床休息。

（3）避免感染居室空气新鲜，经常通风，不去公共场所、人群集中的地方。注意气候变化及时添减衣服，预防感冒。按时预防接种。

（4）发热、出汗时要给足水分，呕吐、腹泻时应到医院就诊补液，以免血液黏稠而发生脑血栓。

（5）保证休息，避免哭闹，减少外界刺激以预防晕厥的发生。当患儿在吃奶、哭闹或活动后出现气急、青紫加重或年长儿诉头痛、头晕时应立即将患儿取胸膝卧位并送医院。

第十一章 血液及造血系统疾病护理

第一节 贫血

一、缺铁性贫血患者的护理

1.铁代谢

正常人体每天制造新鲜红细胞所需的铁大部分来源于衰老红细胞破坏后释放的铁。食物中奶类含铁量最低,食物铁以三价高铁为主,在胃酸及还原物质如维生素 C 等的作用下游离、还原为二价铁才可被人体吸收,人体吸收铁的主要部位在十二指肠及空肠上段。

2.病因和发病机制

(1)损失铁过多:慢性失血是引起缺铁性贫血最常见、最重要的病因,由于反复多次小量失血,常使体内贮存铁耗竭。

(2)需要增加而摄入不足:婴幼儿、青少年生长快,需铁量多,如果铁摄入不足,可导致缺铁。

(3)铁吸收不良:十二指肠及空肠上端是铁的主要吸收部位,胃大部切除或胃空肠吻合术后,由于胃酸缺乏、肠道功能紊乱、小肠黏膜病变等均可使铁吸收障碍。

3.临床表现

(1)一般贫血表现:发生缓慢,皮肤黏膜苍白,疲乏无力、头晕、耳鸣、心悸气短,重者可发生贫血性心脏病。

(2)组织缺铁表现:舌炎、口角炎、咽下困难或咽下时梗阻感,皮肤干燥皱缩,毛发干枯无光泽,指(趾)甲扁平甚至反甲。神经、精神异常,尤其小儿,部分可有异食癖。

(3)体征:除皮肤黏膜苍白外常表现为皮肤干燥、皱缩、毛发干枯、易脱落,指(趾)甲变平,指甲条纹隆起,严重呈"反甲"、薄脆易裂。

4.辅助检查

(1)血象:为小细胞低色素性贫血,血红蛋白降低,红细胞体积较小且大小不一,中心淡染区扩大;白细胞、血小板均正常。

(2)骨髓象:骨髓中度增生、主要是中晚幼红细胞增生活跃。骨髓铁染色可反映体内贮存铁情况,缺铁性贫血常表现骨髓细胞外含铁血黄素消失,幼红细胞内含铁颗粒减少或消失。

(3)血清铁下降,血清铁蛋白(反映体内贮存铁的重要指标)下降,总铁结合力升高。

(4)骨髓铁染色:阴性可诊断为缺铁性贫血。

5.治疗要点

(1)去除病因:纠正病因贫血才能彻底痊愈而不再复发。

(2)补充铁剂:包括含铁丰富的食物及药物。药物首选口服铁剂:硫酸亚铁、富马酸亚铁、或右旋糖酐铁深层肌内注射。不良反应包括患者可有局部疼痛、淋巴结肿痛,全身反应轻者面红、头晕、荨麻疹,重者可发生过敏性休克。

6.护理问题

(1)活动无耐力:与血红蛋白减少而载氧少有关。

(2)营养失调,低于机体需要量:与饮食中铁摄入不足有关。

(3)有感染的危险:与机体免疫机制低下有关。

(4)知识缺乏:缺乏缺铁性贫血预防知识。

7.护理措施

(1)饮食:给予含铁丰富的食物,如瘦肉、动物血、肝、肾、蛋黄、豆类及海带、香菇、木耳等,选用蛋白质及维生素丰富的食物。另外,餐后不要即刻饮浓茶,因为茶叶中含糅酸,与铁结合后形成沉淀物质,影响铁的吸收。

(2)口服铁剂:首选补铁方式①常用硫酸亚铁和富马酸亚铁;②口服铁剂易引起胃肠道反应,该类药物宜在饭后服用,从小剂量开始,若有不适感应及时告诉医护人员;③同时可服用稀盐酸、维生素C、肉类、氨基酸等有利于铁吸收;④避免同时饮茶、咖啡、牛奶,蛋类、植物纤维等也不利于铁吸收;⑤服用液体铁剂应使用吸管,服后漱口,避免染黑牙齿;⑥铁剂治疗至血红蛋白正常后仍需继续服铁3～6个月,目的是补足体内贮存铁。

(3)注射补铁:口服铁剂不能耐受或不能吸收或会加重原发病者,可选用注射补铁。①常用右旋糖酐铁或山梨醇枸橼酸铁;②除可引起局部肿痛外,尚可发生面部潮红、恶心、头痛、肌肉痛、关节痛、淋巴结炎、荨麻疹,严重者可发生过敏性休克;③宜深部肌内注射,剂量应准确,注射时备肾上腺素,禁止静脉注射。

二、再生障碍性贫血

1.病因和发病机制

(1)药物及化学物质:最常见的是氯霉素,其毒性可引起骨髓造血细胞受抑制及损害骨髓微环境。常与用药剂量无关,多数可逆;苯及其衍生物对骨髓也有抑制作用。

(2)物理因素:X射线、γ射线等可干扰DNA的复制,使造血干细胞数量减少,骨髓微环境也受损害。

(3)病毒感染:各型肝炎病毒均能损伤骨髓造血,EB病毒、流感病毒、风疹病毒等也可引起再障。

2.临床表现

主要表现为进行性贫血、出血、反复感染,而肝、脾、淋巴结多无肿大。

(1)重型再障:起病急,进展迅速,早期以出血、感染为主,贫血较轻,但后期进展很快,预后差,多于1年内死亡(颅内出血和严重感染为重要死因),较少见。

(2)慢性再障:起病缓,进展慢,病程长,早期以贫血为主,出血、感染轻,预后较好,少数病例可急变(重型再障Ⅱ型),较为常见。

3.辅助检查

(1)血象:贫血为正常细胞正常色素型。网织红细胞绝对值低于正常。白细胞计数多减少。血小板减少。

(2)骨髓象:①重型再障骨髓显示增生低下或极度低下,粒、红二系明显减少,无巨核细胞。②慢性型骨髓增生不良,三系均降低。不同部位的骨髓可有差异,增生部位粒红二系减少不显著。

4.治疗要点

(1)去除病因:去除或避免再接触周围环境中有可能导致骨髓损害的因素,禁用对骨髓有抑制的药物。

(2)支持疗法:①预防和控制感染:做好个人卫生和环境的清洁消毒,减少感染机会。感染时,早期用强力抗生素,以防感染扩散。②止血:皮肤、鼻黏膜出血可用糖皮质激素。对于出血严重或内脏出血可输浓缩血小板及新鲜冷冻血浆(FFP)。③输血:是主要的支持疗法。特别是成分输血,如浓缩红细胞,对于粒细胞减少并发严重感染者输白细胞混悬液。

(3)慢性再障治疗:雄激素为首选药物,作用机制可能是刺激肾生成红细胞生成素,直接刺激骨髓红细胞生成。常用睾酮肌注3～6个月,口服制剂有司坦唑醇、美雄酮等。

(4)急性再障和重型再障Ⅱ型治疗:①40岁以下患者可考虑骨髓移植;②发病与免疫机制有关的患者可使用免疫抑制药治疗。使用抗胸腺细胞球蛋白或抗淋巴细胞球蛋白有时能取得满意疗效。

(5)其他治疗:胎肝细胞输注、肾上腺皮质激素、脾切除等。

5.护理问题

(1)有感染的危险:与粒细胞减少有关。

(2)自我形象紊乱:与丙酸睾酮引起女性男性化有关。

(3)潜在并发症:脑出血。

(4)组织完整性受损:与血小板减少有关。

(5)活动无耐力:与贫血有关。

6.护理措施

(1)贫血的护理

①病情观察:详细询问患者贫血症状、持续时间,观察口唇、甲床苍白程度、心率,了解有关检查结果如血红蛋白及网织红细胞数。

②评估患者目前活动耐力。

③制定活动计划:与患者一起制定活动计划,依据贫血程度及目前活动耐力,决定患者活动量。一般重度以上贫血(血红蛋白<60g/L)要以卧床休息为主;中轻度贫血应休息与活动交替进行,活动中如出现心慌、气短应立刻停止活动。

④疾病知识指导:向患者讲述再障为多种原因导致,病程长,鼓励患者坚持治疗会有好转或治愈可能。并指导患者寻找病因,若找到可疑原因,今后应避免。

⑤药物护理:遵医嘱给予患者丙酸睾酮,向患者说明该类药物副作用,以便消除患者顾虑,坚持用药。副作用及护理应注意该药为油剂,需深层注射;由于吸收慢,注射部位易发生肿块,要经常检查注射部位,发现硬块要及时理疗;男性化,如毛须增多、声音变粗、痤疮、女性闭经等,上述副作用于停药后短期内会全部消失;肝功能受损,用药过程中应定期检查肝功能。

⑥输血:慢性严重贫血可输注浓缩红细胞。输血操作应严格按程序进行并观察输血反应。

（2）脑出血的护理：①嘱患者卧床休息，观察患者有无脑出血先兆，如头痛、呕吐、烦躁不安等。②若发生颅内出血立即置患者于平卧位，头偏向一侧，保持呼吸道通畅；开放静脉，按医嘱给予脱水剂、止血药或输浓缩血小板液；观察患者意识状态、瞳孔大小、血压、脉搏及呼吸频率、节律。

第二节　特发性血小板减少性紫癜

一、病因和发病机制

1.免疫因素

患者体内有病理性免疫所产生的抗血小板抗体，血小板与抗体结合后易遭破坏。抗体不仅导致血小板破坏，同时也影响巨核细胞成熟，使血小板生成减少。

2.脾脏因素

慢性型患者脾能产生血小板特异性 IgG，与抗体结合的血小板主要在脾脏遭到破坏，患者做脾脏切除后，多数血小板计数上升，表明脾脏在发病机制中可能起重要作用。

3.其他因素

鉴于女性患者多见且多于 40 岁以前发病，推测本病可能与雌激素抑制血小板生成及增强单核-巨噬细胞系统的吞噬功能有关。

二、临床表现

1.急性型

多见于儿童，起病前 1～2 周常有病毒感染史，起病急骤，可出现畏寒、发热、全身皮肤、黏膜出血，消化道及泌尿道出血也较常见。颅内出血可危及生命。急性型病程多在 4～6 周，有自限性。

2.慢性型

以青年女性多见，起病缓慢隐匿。出血症状较轻，表现为反复发作的皮肤及黏膜瘀点、瘀斑，可伴轻度脾大，女性患者常以月经过多为主要表现。

三、辅助检查

1.血象

血小板计数减少程度不一，急性型常低于 $20 \times 10^9/L$，失血多可出现贫血，白细胞计数多正常。

2.骨髓象

骨髓巨核细胞数量增多或正常，形成血小板的巨核细胞减少。

3.其他

出血时间延长，血块回缩不良，束臂试验阳性。血小板寿命明显缩短，最短者仅几小时，血小板相关免疫球蛋白（PAIgG）增高。

四、治疗要点

1.一般疗法

血小板明显减少、出血严重者应卧床休息，防止创伤。避免应用降低血小板数量及抑制血小板功能的药物。

2.糖皮质激素

为本病首选药物,该类药物可以抑制血小板与抗体结合,及阻滞单核-巨噬细胞吞噬破坏血小板(主要是脾、肝),并降低血管壁的通透性。

3.脾切除

可减少血小板破坏及抗体的产生、消除血小板破坏的主要场所。适应证为年龄在 5 岁以上、糖皮质激素治疗 6 个月以上无效者;出血明显,危及生命者;糖皮质激素治疗有效,但维持量必须大于 30 mg/d 者。

4.免疫抑制药

一般不做首选。用以上治疗方法无效、疗效差或不能切脾者,可加用免疫抑制药,或单独使用免疫抑制药。常用的免疫抑制药有长春新碱、环磷酰胺、硫唑嘌呤等。免疫抑制药有抑制骨髓造血功能的副作用,使用时应慎重。

5.输血及血小板悬液

仅用于严重出血、外科手术及严重并发症者。输新鲜血或浓缩血小板悬液有较好止血效果,但反复多次输注易产生同种抗体,引起血小板破坏加速。

6.其他

达那唑可用于难治性 ITP;大剂量丙种球蛋白用于严重出血、手术前准备;血浆置换用于新发作的急性型患者。

五、护理问题

1.组织完整性受损

皮肤、黏膜出血:与血小板减少有关。

2.有皮肤完整性受损的危险

与血小板减少有关。

3.自我形象紊乱

与长期服用肾上腺皮质激素有关。

4.潜在并发症

脑出血。

5.焦虑、恐惧

与血小板过低,随时有出血的危险有关。

六、护理措施

1.病情观察

皮肤黏膜出血注意观察出血部位、范围,内脏出血应了解出血量及出血是否停止,观察血小板计数,若<20×10^9/L 应警惕脑出血。

2.饮食

富含高蛋白、高维生素、少渣饮食。

3.休息与活动

血小板计数在$(30 \sim 40) \times 10^9$/L 以上者,出血不重,可适当活动,避免外伤。血小板在

$(30\sim40)\times10^9/L$以下者,即便出血不重,也要少活动,出血重者应卧床休息,保持心情平静。

4.药物护理

本病首选药物为糖皮质激素,用药期间向患者及家属解释物副作用(库欣综合征),说明在减药、停药后副作用可以逐渐消失,以避免患者忧虑。

5.症状护理

皮肤出血者不可搔抓皮肤,口腔出血除进软食外,饭前后要漱口,鼻腔出血不止,要用油纱条填塞,且每天滴液状石蜡3次。便血、呕血、阴道出血应记出血量外,需卧床休息。

6.预防脑出血

有脑出血危险者,便秘、剧烈咳嗽会引起颅内压升高,诱发脑出血,故便秘时要用泻药或开塞露,剧咳者可用抗生素及镇咳药积极治疗。

7.对多次复发者的指导

向患者及家属讲述本病为慢性病,易反复发病,使他们了解疾病的特点,寻找诱发原因,以减少发作,另外,患者要增强治病信心,家属应给予精神、物质支持。

第三节　白血病

一、急性白血病患者的护理

1.临床表现

多数起病急骤,常突然高热或有明显出血倾向;本病主要表现为发热、出血、贫血及各种器官浸润所引起的症状和体征。

(1)发热:发热的主要原因是感染,发生感染最主要原因是成熟粒细胞缺乏。严重时可致菌血症或败血症。疾病后期常伴真菌感染,这与长期应用广谱抗生素、糖皮质激素、细胞毒类化疗药物有关。

(2)出血:出血最主要原因是血小板减少。颅内出血最为严重,常表现头痛、呕吐、瞳孔大小不等,瘫痪,甚至昏迷或突然死亡。

(3)贫血:贫血常为早期表现,随病情发展而加重,贫血原因主要是正常红细胞生成减少和出血。

(4)白血病细胞浸润不同部位的表现

①骨骼和关节:胸骨下段常有局部压痛。四肢关节痛和骨痛以儿童多见。白血病细胞浸润眼眶骨膜,可引起眼球突出、复视或失明。

②肝脾及淋巴结肿大:脾及浅表淋巴结肿大,急淋患者多见。

③中枢神经系统白血病:化疗药物不易通过血脑屏障,隐藏在中枢神经系统的白血病细胞不能被有效杀伤,导致中枢神经系统白血病。表现为头痛、呕吐、颈项强直,重者抽搐、昏迷,但不发热,脑脊液压力增高。

2.辅助检查

(1)血象:多数患者白细胞计数增多,甚至可大于$100\times10^9/L$,部分患者白细胞数正常或减少,分类中可发现原始细胞及幼稚细胞。贫血轻重不同,一般属正常细胞正常色素性贫血。早期血小板轻度减少或正常,晚期明显减少,可伴出血时间延长。

(2)骨髓象:骨髓检查是诊断白血病的重要依据,骨髓一般增生明显活跃或极度活跃,主要细胞为白血病原始细胞和幼稚细胞,正常粒系、红系细胞及巨核细胞系均显著减少。

(3)其他:血尿酸浓度及尿液中尿酸排泄均增加,在化疗期间更显著,这是由于大量白血病细胞被破坏所致。

3.治疗要点

(1)对症治疗:病情较重者须卧床休息,最好在隔离病室或无菌层流室进行治疗。

①感染,严重感染是白血病患者主要死亡原因。应用广谱抗生素,有条件可多次输注浓缩粒细胞。

②出血,出血严重,血小板计数$<20\times10^9/L$时,输浓缩血小板悬液或新鲜血。

③贫血,严重贫血可输浓缩红细胞或全血。

④预防尿酸肾病,由于大量白血病细胞被破坏,可产生尿酸肾结石,引起肾小管阻塞,严重者可致肾功能衰竭,故要求患者多饮水,给予别嘌呤醇以抑制尿酸合成。

(2)化学治疗:急性白血病化疗过程分为诱导缓解及巩固强化治疗两个阶段。

①诱导缓解,是指从化疗开始到完全缓解。完全缓解标准是白血病的症状、体征消失,血象和骨髓象基本正常。

②巩固强化治疗,巩固强化的目的是继续消灭体内残存的白血病细胞,防止复发,延长缓解期,争取治愈。

(3)中枢神经系统白血病的防治:由于化学药物难于通过血-脑脊液屏障,因此隐藏在中枢神经系统内的白血病细胞常是白血病复发的根源。防治中枢神经系统白血病是治疗急性白血病、减少复发的关键,尤其是急淋白血病。常在缓解后鞘内注射甲氨喋呤,每次 10 mg,为减轻药物刺激引起的蛛网膜炎,可同时加用地塞米松 5~10 mg,每周 2 次,共 3 周。亦可用阿糖胞苷鞘内注射,同时可做头颅和脊髓放射治疗。药物对睾丸白血病疗效不佳时,也必须放射治疗。

(4)骨髓移植:原理是先用全身放疗和强烈的免疫抑制药尽量将患者体内白血病细胞最大可能全部杀灭,同时充分抑制患者免疫功能,然后植入正常人的骨髓。以使患者恢复正常造血功能。进行移植的时间,目前主张急性白血病第 1 次完全缓解时进行,患者年龄控制在 50 岁以下。

4.护理问题

(1)组织完整性受损:与血小板减少而致的组织出血有关。

(2)潜在并发症:颅内出血。

(3)活动无耐力:与贫血及治疗后的不良反应有关。

(4)有感染的危险:与成熟粒细胞减少,抵抗力低下有关。

(5)体温过高:与继发感染及白细胞核蛋白代谢亢进有关。

(6)知识缺乏:缺乏对急性白血病预防出血、感染的知识。

(7)疼痛:与白血病细胞浸润骨骼有关。

（8）恐惧：与急性白血病疾病性质有关。

（9）预感性悲哀：与白血病久治不愈有关。

5.护理措施

（1）病情观察：询问患者有无恶心、呕吐及进食情况、疲乏无力感有无改善。观察体温、脉搏、口腔、鼻腔、皮肤有无出血，骨髓象、血象变化、出血量、化疗药不良反应。

（2）静养：保证休息、活动和睡眠。

（3）饮食护理：高蛋白、高维生素、高热量饮食。保证每天饮水量。

（4）化疗药护理：①遵医嘱静滴化疗药，速度宜慢，避免外渗，静注后用生理盐水冲洗静脉，血管轮换使用。②呕吐者可遵医嘱给镇吐药，食物宜清淡、易消化和富有营养。③脱发常见，停药可恢复。④使用柔红霉素等心脏毒性药物应监测心率、心电图等。⑤甲氨蝶呤引起口腔溃疡时，用 0.5% 普鲁卡因含漱。⑥环磷酰胺引起脱发及出血性膀胱炎所致血尿，嘱患者多饮水，有血尿必须停药。

（5）化疗不良反应的护理：①局部反应，某些化疗药物，在静注后要用生理盐水冲洗静脉，以减轻其刺激。若发生静脉炎需及时使用普鲁卡因局部封闭，或冷敷、休息数天直至静脉炎痊愈，否则可造成静脉闭塞。②骨髓抑制，抗白血病药物在杀伤白血病细胞的同时也会损害正常细胞，在化疗中必须定期查血象、骨髓象，以便观察疗效及骨髓受抑制情况。③胃肠道反应，化疗期间患者可用止吐镇静药。④其他，长春新碱能引起末梢神经炎、手足麻木感，停药后可逐渐消失。柔红霉素、三尖杉碱类药物可引起心肌及心脏传导损害，甲氨蝶呤可引起口腔黏膜溃疡，亚叶酸钙漱口可对抗其毒性作用，预防口腔溃疡发生，可遵医嘱使用。环磷酰胺可引起脱发及出血性膀胱炎导致血尿，嘱患者多饮水，有血尿必须停药。

（6）输血或输血浆：患者全血减少或贫血明显，遵医嘱输血或血浆，以恢复抵抗力及体力。

二、慢性粒细胞白血病患者的护理

1.临床表现

慢性粒细胞白血病自然病程可分为慢性期、加速期及急性变期。

（1）慢性期：起病缓慢，早期常无自觉症状。随着病情的发展，可出现乏力、消瘦、低热、多汗或盗汗等代谢亢进的表现。脾大突出，可达脐水平甚至入盆。慢性期可持续 1～4 年。

（2）加速期：不明原因发热、骨关节痛、贫血和出血加重、脾迅速肿大，原来有效的药物无效。

（3）急变期：与急性白血病表现类似。

2.辅助检查

（1）血象：白细胞增多（$>50×10^9/L$），原始粒细胞及早幼粒细胞 <10%；早期红系和血小板可正常，晚期二者均下降。

（2）骨髓象：骨髓呈现粒细胞系列增生明显至极度活跃，中幼粒、晚幼粒、杆状核粒细胞明显增多，慢性期原始粒细胞 <10%，急变期可达 30%～50% 或更高。

（3）染色体检查：90% 以上 pH 染色体阳性，阴性者预后较差。

（4）血液生化：血清及尿中尿酸浓度增高，与化疗后大量白细胞破坏增加有关。此外，血清维生素 B_{12} 浓度及维生素 B_{12} 结合力显著增加。

3.治疗要点

(1)慢粒化疗:①羟基脲,较白消安药效作用迅速,持续时间短,急性变率低,停药后白细胞回升,需长期服用;②白消安,口服,缓解率在 95% 以上。不良反应有骨髓抑制、皮肤色素沉着、阳痿或停经等;③靛玉红,具有缩脾作用,对慢粒有效率为 87.3%,不良反应有腹泻、腹痛、便血等。

(2)α干扰素:慢性期效果较好,约 70% 患者可获缓解。不良反应有发热、恶心、食欲缺乏、血小板减少及肝功能异常。

(3)骨髓移植:异基因骨髓移植需在慢粒慢性期缓解后尽早进行,移植成功者可获得长期生存或治愈。

(4)脾放射:脾大明显而化疗效果不佳时,可做脾区放射治疗。

(5)慢粒急变的治疗:按急性白血病化疗方案,但效果较急性白血病差。

(6)尿酸肾病的防治:别嘌呤醇 100 mg,3/d,饮水量 1500mL/d 以上,用 5% $NaHCO_3$ 碱化尿液。

4.护理问题

(1)有感染的危险:与成熟粒细胞减少有关。

(2)活动无耐力:与慢粒造成的贫血有关。

(3)知识缺乏:缺乏慢粒疾病知识。

(4)潜在并发症:加速期至急变期。

5.护理措施

(1)病情观察:注意观察患者有无原因不明的发热、骨痛、贫血、出血加重及脾脏迅速肿大,有变化应及时就诊,以便及早得到治疗。

(2)饮食:进食高蛋白、高维生素食品,如瘦肉、鸡肉、新鲜蔬菜及水果,每天饮水 1500mL 以上。

(3)休息与活动:化疗期间多休息,Hb<60 g/L 时卧床休息,不可过劳。

(4)药物护理:遵医嘱给羟基脲等,定期复查血象,向患者说明药物不良反应。同时可用别嘌呤醇,防治尿酸肾病。

(5)对症护理:定期洗澡,注意口腔卫生,少去人群多的地方,以预防感染。脾大显著,易引起左上腹不适,可采取左侧卧位。

第十二章　内分泌系统疾病护理

第一节　糖尿病

糖尿病是一常见的代谢内分泌疾病,可分为原发性和继发性两类。原发者简称糖尿病,其基本病理生理改变为胰岛素分泌绝对或相对不足,从而引起糖、脂肪和蛋白质代谢紊乱。临床以血糖升高、糖耐量降低和尿糖以及多尿、多饮、多食和消瘦为特点。长期血糖控制不良可并发血管、神经、眼和肾脏等慢性并发症,急性并发症中以酮症酸中毒和高渗非酮性昏迷最多见和最严重。糖尿病的患病率在国内为2%～3.6%。继发性糖尿病又称症状性糖尿病,大多继发于拮抗胰岛素的内分泌疾病。

一、病因

本病病因至今未明,目前认为与下列因素有关。

(一)遗传因素

遗传因素在糖尿病发病中的重要作用较为肯定,但遗传方式不清。糖尿病患者,尤其成年发病的糖尿病患者有明显的遗传因素已在家系调查中得到证实。同卵孪生子,一个发现糖尿病,另一个发病的机会就很大。

(二)病毒感染

尤以柯萨奇病毒 B、巨细胞病毒、心肌炎、脑膜炎病毒感染后,导致胰岛 β 细胞破坏致糖尿病。幼年型发病的糖尿病患者与病毒感染致胰岛功能减退关系更为密切。

(三)自身免疫紊乱

糖尿病患者常发现同时并发其他自身免疫性疾病,如甲亢、慢性淋巴细胞性甲状腺炎等。此外,在部分糖尿病患者血清中可发现抗胰岛细胞的抗体。

(四)胰高糖素过多

胰岛细胞分泌胰岛糖素,其分泌受胰岛素和生长激素抑制因子的抑制。糖尿病患者常发现胰高糖素水平增高,故认为糖尿病除有胰岛素相对或绝对不足外,还有胰高糖素的分泌增多。

(五)其他因素

现公认的现代生活方式、摄入的热卡过高而体力活动减少导致肥胖、紧张的生活工作节奏、社会、精神等应激增加等都与糖尿病的发病有密切的关系。

二、糖尿病的分类

(一)Ⅰ型糖尿病

Ⅰ型糖尿病其特征为起病较急,三多一少症状典型,有酮症倾向,体内胰岛素绝对缺乏,故必须用胰岛素治疗,多为幼年发病。多伴特异性免疫或自身免疫反应,血中抗胰岛细胞抗体阳性。

(二)Ⅱ型糖尿病

Ⅱ型糖尿病多为成年起病,症状不典型,病情进展缓慢。对口服降糖药反应好,但后期可因胰岛β细胞功能衰竭而需胰岛素治疗。本型中有部分糖尿病患者幼年起病、肥胖、有明显遗传倾向,无须胰岛素治疗,称为幼年起病的成年型糖尿病(MODY)。Ⅱ型糖尿病中体重超过理想体重的20%为肥胖型,余为非肥胖型。

(三)与营养失调有关的糖尿病(MROM,Ⅲ型)

近年来在热带、亚热带地区发现一些糖尿病患者表现为营养不良、消瘦;需要但不完全依赖胰岛素,对胰岛素的需要量大,且不敏感,但不易发生酮症。发病年龄在10～35岁,有些病例常伴有胰腺炎,提示糖尿病为胰源性,已发现长期食用一种高碳水化合物、低蛋白的木薯与Ⅲ型糖尿病有关。该型中至少存在两种典型情况:

1.纤维结石性胰性糖尿病(FCPD)

小儿期有反复腹痛发作史,病理可见胰腺弥漫性纤维化及胰管的钙化。我国已有该型病例报道。

2.蛋白缺乏性胰性糖尿病(PDPD)

PDPD该型无反复腹痛既往史,有胰岛素抵抗性但无胰管内钙化或胰管扩张。

(四)其他类型(继发性糖尿病)

(1)因胰腺损伤、胰腺炎、肿瘤、外伤、手术等损伤了胰岛,引起糖尿病。

(2)内分泌疾病引起的糖尿病:如继发于库欣综合征、肢端肥大症、嗜铬细胞瘤、甲状腺功能亢进症等,升糖激素分泌过多。

(3)药物或化学物质损伤了胰岛β细胞引起糖尿病。

(4)胰岛素受体异常。

(5)某些遗传性综合征伴发的糖尿病。

(6)葡萄糖耐量异常:一般无自觉症状,多见于肥胖者。葡萄糖耐量显示血糖水平高于正常人,但低于糖尿病的诊断标准。有报道,对这部分人跟踪观察,其中50%最终转化为糖尿病。部分经控制饮食减轻体重,可使糖耐量恢复正常。

(7)妊娠期糖尿病(GDM):指妊娠期发生的糖尿病或糖耐量异常。多数患者分娩后,糖耐量可恢复正常,约1/3患者以后可转化为真性糖尿病。

三、临床表现

(一)代谢紊乱综合征

1.Ⅰ型糖尿病

Ⅰ型糖尿病以青少年多见,起病急,症状有口渴、多饮、多尿、多食、善饥、乏力,组织修复力和抵抗力降低,生长发育障碍等,易发生酮症酸中毒。

2.Ⅱ型糖尿病

40岁以上,体型肥胖的患者多发。症状较轻,有些患者空腹血糖正常,仅进食后出现高血糖,尿糖阳性。部分患者饭后胰岛素分泌持续增加,3～5小时后甚至引起低血糖。在急性应激情况下,患者亦可能发生酮症酸中毒。

（二）糖尿病慢性病变

1. 心血管病变

大、中动脉硬化主要侵犯主动脉、冠状动脉、大脑动脉、肾动脉和肢体外周动脉，引起冠心病（心肌梗死）、脑血栓形成、肾动脉硬化、肢体动脉硬化等。患病年龄较轻，病情进展也较快。冠心病和脑血管意外的患病率较非糖尿病者高 2～3 倍，是近代糖尿病的主要死因。肢体外周动脉硬化常以下肢动脉病变为主，表现为下肢疼痛、感觉异常和间歇性跛行等症状，严重者可导致肢端坏疽，糖尿病者肢端坏疽的发生率约为正常人的 70 倍，我国少见。心脏微血管病变及心肌代谢紊乱，可导致心肌广泛损害，称为糖尿病性心肌病。其主要表现为心律失常、心力衰竭、猝死。

2. 糖尿病性肾病变

糖尿病史超过 10 年者合并肾脏病变较常见，主要表现在糖尿病性微血管病变，毛细血管间肾小球硬化症，肾动脉硬化和慢性肾盂肾炎。毛细血管间肾小球硬化症表现为蛋白尿、水肿、高血压，Ⅰ型糖尿病患者约 40% 死于肾衰竭。

3. 眼部病变

糖尿病患者眼部表现较多，血糖增高可使晶体和眼液（房水和玻璃体）中葡萄糖浓度也相应增高，临床表现为视觉模糊、调节功能减低、近视、玻璃体混浊和白内障。最常见的是糖尿病视网膜病变。糖尿病史超过 10 年者，半数以上会出现这些并发症，并可有小静脉扩张、水肿、渗出、微血管病变，严重者可导致失明。

4. 神经病变

神经病变最常见的是周围神经病变，病程在 10 年以上者 90% 以上均出现。临床表现为对称性长袜形感觉异常，轻者为对称性麻木、触觉过敏、蚁行感。典型症状是针刺样或烧灼样疼痛，卧床休息时明显，活动时可稍减轻，以致患者不能安宁，触觉和疼觉在晚期减退是患者肢端易受创伤的原因。亦可有运动神经受累，肌张力低下、肌力减弱、肌萎缩等晚期运动神经损害的表现。自主神经损害表现为直立性低血压、瞳孔小而不规则、光反射消失、泌汗异常、心动过速、胃肠功能失调、胃张力降低、胃内容物滞留、便秘与腹泻交替、排尿异常、尿潴留、尿失禁、性功能减退、阳痿等。

5. 皮肤及其他病变

皮肤感染极为常见，如疖、痈、毛囊炎。真菌感染多见于足部感染，阴道炎、肛门周围脓肿。

四、实验室检查

（1）空腹尿糖、餐后 2 小时尿糖阳性。

（2）空腹血糖＞7 mmol/L，餐后 2 小时血糖＞11.1 mmol/L。

（3）血糖、尿糖检查不能确定糖尿病诊断时，可作口服葡萄糖耐量试验，如糖耐量减低，又能排除非糖尿病所致的糖耐量降低的因素，则有助于糖尿病的诊断。

（4）血浆胰岛素水平：胰岛素依赖型者，空腹胰岛素水平低于正常值。

五、护理观察要点

（一）病情判断

糖尿病患者入院后首先要明确患者是属于哪一型的，是Ⅰ型还是Ⅱ型。病情的轻重、有无并发症,包括急性和慢性并发症。对于合并急性并发症如糖尿病酮症酸中毒,高渗非酮性昏迷等应迅速抢救,做好给氧、输液、定时检测血糖、血气分析、血电解质及尿糖、尿酮体等检查准备。

(二)胰岛素相对或绝对不足所致代谢紊乱症群观察

(1)葡萄糖利用障碍:由于肝糖原合成降低,分解加速,糖异生增加,临床出现明显高血糖和尿糖,口渴、多饮、多尿,善饥多食症状加剧。

(2)蛋白质分解代谢加速,导致负氮平衡,患者表现为体重下降、乏力,组织修复和抵抗力降低,儿童则出现发育障碍、延迟。

(3)脂肪动用增加,血游离脂肪酸浓度增高,酮体的生成超过组织排泄速度,可发展为酮症及酮症酸中毒。脂肪代谢紊乱可导致动脉粥样硬化,影响眼底动脉、脑动脉、冠状动脉、肾动脉及下肢动脉,发生相应的病变如心肌梗死、脑血栓形成、肾动脉硬化、肢端坏死等。

(三)其他糖尿病慢性病变观察

神经系统症状、视力障碍、皮肤变化,有无创伤、感染等。

(四)生化检验

尿糖、血糖、糖化血红蛋白、血脂、肝功能、肾功能、血电解质、血气分析等。

(五)糖尿病酮症酸中毒观察

1.诱因

常见的诱因是感染、胰岛素中断或减量过多、饮食不当、外伤、手术、分娩、情绪压力、过度疲劳等,对胰岛素的需要量增加。

2.症状

症状有烦渴、多尿、消瘦、软弱加重,逐渐出现恶心、呕吐、脱水,甚至少尿、肌肉疼痛、痉挛。亦可有不明原因的腹部疼痛,中枢神经系统有头痛、嗜睡,甚至昏迷。

3.体征

(1)有脱水征:皮肤干燥,缺乏弹性、眼球下陷。

(2)库司毛耳呼吸:呼吸深快和节律不整,呼气有酮味(烂苹果味)。

(3)循环衰竭表现:脉细速、四肢厥冷、血压下降甚至休克。

(4)各种反射迟钝、消失,嗜睡甚至昏迷。

4.实验室改变

血糖显著升高>16.7 mmol/L,血酮增高,二氧化碳结合力降低、尿糖及尿酮体呈强阳性反应,血白细胞增高。酸中毒失代偿期血 pH<7.35,动脉 HCO_3^- 低于 15 mmol/L,剩余碱负值增大,血 K^+、Na^+、Cl^- 降低。

(六)低血糖观察

1.常见原因

糖尿病患者过多使用胰岛素,口服降糖药物,进食减少,或活动量增加而未增加食物的摄入。

2.症状

头晕、眼花、饥饿感、软弱无力、颤抖、出冷汗、心悸、脉快、严重者出现精神、神经症状甚至昏迷。

3.体征

面色苍白、四肢湿冷、心率加快、初期血压上升后期下降,共济失调,定向障碍甚至昏迷。

4.实验室改变

血糖<2.78 mmol/L。

(七)高渗非酮性糖尿病昏迷的观察

1.诱因

最常见于老年糖尿病患者,常突然发作。感染、急性胃肠炎、胰腺炎、脑血管意外、严重肾脏疾患、血液透析治疗、手术及服用加重糖尿病的某些药物:如可的松、免疫抑制剂,噻嗪类利尿剂,在病程早期因误诊而输入葡萄糖液,口服大量糖水、牛奶,诱发或促使病情发展恶化,出现高渗非酮性糖尿病昏迷。

2.症状

多尿、多饮、发热、食欲减退、恶心、失水、嗜睡、幻觉、上肢震颤、最后陷入昏迷。

3.体征

失水及休克体征。

4.实验室改变

高血糖>33.0 mmol/L、高血浆渗透压>330 mmol/L,高钠血症>155 mmol/L和氮质血症,血酮、尿酮阴性或轻度增高。

六、检查护理

(一)血糖

关于血糖的监测目前国内大多地区一直用静脉抽取血浆(或离心取血清)测血糖,这对于病情轻,血糖控制满意者,只需数周观察一次血糖者仍是目前常用方法。但这种方法不可能自我监测。近年来袖珍式快速毛细血管血糖计的应用日渐趋普遍,用这种方法就可能由患者自己操作,进行监测。这种测定仪器体积较小,可随身携带,取手指血或耳垂血,只需一滴血,滴在血糖试纸条的有试剂部分,袖珍血糖计的种类很多,从操作来说大致可分两类:一类是要抹去血液的,另一类则不必抹去血液。约1分钟左右即可得到血糖结果。血糖监测的频度应该根据病情而定。袖珍血糖计只要操作正确,即可反映血糖水平,但操作不符合要求,如对于要抹去血液的血糖计,如血液抹得不干净、血量不足、计时不准确等可造成误差。国外医院内设有专门的 DM 教员,由高级护师担任,指导患者正确的使用方法、如何校正血糖计、更换电池等。

1.空腹血糖

一般指过夜空腹 8 小时以上,于晨 6～8 时采血测得的血糖。反映了无糖负荷时体内的基础血糖水平。测定结果可受到前 1 天晚餐进食量及成分、夜间睡眠情况、情绪变化等因素的影响。故于测试前晚应避免进食过量或含油脂过高的食物,在保证睡眠及情绪稳定时检测。一般从肘静脉取血,止血带压迫时间不宜过长,应在几秒内抽出血液,以免血糖数值不准确。采血后立即送检。正常人空腹血糖为3.8～6.1 mmol/L,如空腹血糖大于 7 mmol/L,提示胰岛分泌能力减少 3/4。

2.餐后 2 小时血糖

指进餐后 2 小时所采取的血糖。有标准餐或随意餐 2 种进餐方式。标准餐是指按统一规定的碳水化合物含量所进的饮食,如 100 g 或 75 g 葡萄糖或 100 g 馒头等;随意餐多指患者平时常规早餐,包括早餐前、后常规服用的药物,为平常治疗效果的 1 个观察指标。均反映了定量糖负荷后机体的耐受情况。正常人餐后 2 小时血糖应小于 7 mmol/L。

3.即刻血糖

根据病情观察需要所选择的时间采血测定血糖,反映了所要观察时的血糖水平。

4.口服葡萄糖耐量试验(OGTT)

观察空腹及葡萄糖负荷后各时点血糖的动态变化,了解机体对葡萄糖的利用和耐受情况,是诊断糖尿病和糖耐量低减的重要检查。①方法:空腹过夜 8 小时以上,于晨 6～8 时抽血测定空腹血糖,抽血后即饮用含 75 g 葡萄糖的溶液(75 g 葡萄糖溶于 250～300mL,20～30 ℃的温开水中,3～5 分钟内饮完),于饮葡萄糖水后 1 小时、2 小时分别采血测定血糖。②判断标准:成人服 75 g 葡萄糖后 2 小时血糖≥11.1 mmol/L 可诊断为糖尿病。血糖在 7～11.1 mmol/L 为葡萄糖耐量低减(IGT)。

要熟知本试验方法,并注意以下影响因素:①饮食因素:试验前 3 天要求饮食中含糖量每日不少于150 g。②剧烈体力活动:在服糖前剧烈体力活动可使血糖升高,服糖后剧烈活动可致低血糖反应。③精神因素:情绪剧烈变化可使血糖升高。④药物因素影响:如避孕药、普萘洛尔等应在试验前 3 天停药。此外,采血时间要准确,要及时观察患者的反应。

5.馒头餐试验

原理同 OGTT。本试验主要是对已明确诊断的糖尿病患者,须了解其对定量糖负荷后的耐受程度时选用。也可适用于不适应口服葡萄糖液的患者。准备 100 g 的馒头一个,其中含碳化合物的量约等于75 g葡萄糖;抽取空腹血后食用,10 分钟内吃完,从吃第 1 口开始计算时间,分别是于食后 1 小时、2 小时采血测定血糖。结果判断同 OGTT。

(二)尿糖

检查尿糖是诊断糖尿病最简单的方法,正常人每天仅有极少量葡萄糖从尿中排出(小于100 mg/d),一般检测方法不能测出。如果每日尿中排糖量大于 150 mg,则可测出。但除葡萄糖外,果糖、乳糖或尿中一些还原性物质(如吗啡、水杨酸类、水合氯醛、氨基比林、尿酸等)都可发生尿糖阳性。尿糖含量的多少除反映血糖水平外,还受到肾糖阈的影响,故对尿糖结果的判定要综合分析。下面是临床常用的尿糖测定的方法。

1.定性测定

定性测定为较粗糙的尿糖测定方法,依尿糖含量的高低,分为 5 个等级(表 12-1)。因检测方便,易于为患者接受。常用班氏试剂检测法:试管内滴班氏试剂 20 滴加尿液 2 滴煮沸冷却,观察尿液的颜色以判断结果。近年来尿糖试纸亦广泛应用,为患者提供了方便。根据临床需要,常用以下几种测定形式。

表 12-1　尿糖定性结果

颜色	定性	定量(g/dL)
蓝色	0	0
绿色	+<	0.5
黄色	++	0.5~1
橘红	+++	1~2
砖红	++++	>2

2.随机尿糖测定

随机尿糖测定常作为粗筛检查。随机留取尿液测定尿糖,其结果反映测定前末次排尿后至测定时这一段时间所排尿中的含糖量。

3.次尿糖测定

次尿糖测定也称即刻尿糖测定。方法是准备测定前先将膀胱内原有尿液排尽,适量(200mL)饮水,30 分钟后再留尿测定尿糖,此结果反映了测定当时尿中含糖量,常作为了解餐前血糖水平的间接指标。常用于新入院或首次使用胰岛素的患者、糖尿病酮症酸中毒患者抢救时,可根据三餐前及睡前四次尿糖定性结果,推测患者即时血糖水平,以利随时调整胰岛素的用量。

4.分段尿糖测定

将 1 天(24 小时)按 3 餐进食,睡眠分为 4 个阶段,测定每个阶段尿中的排糖情况及尿量,间接了解机体在 3 餐进餐后及夜间空腹状态下的血糖变化情况,作为调整饮食及治疗药物用量的观察指标。方法为按四段时间分别收集各阶段时间内的全部尿液,测量各段尿量并记录,分别留取四段尿标本 10mL 测定尿糖。第 1 段:早餐后至午餐前(上午 7~11 时);第 2 段:午餐后至晚餐前(上午 11 时~下午 5 时);第 3 段:晚餐后至睡前(下午 5 时~晚上 10 时);第 4 段:入睡后至次日早餐前(晚上 10 时~次日上午 7 时)。

5.尿糖定量测定

尿糖定量测定指单位时间内排出尿糖的定量测定。通常计算 24 小时尿的排糖量。此项检查是对糖尿病患者病情及治疗效果观察的一个重要指标。方法如下:留取 24 小时全部尿液收集于一个储尿器内,测量总量并记录,留取 10mL 送检,余尿弃之。或从已留取的四段尿标本中用滴管依各段尿量按比例(50mL取 1 滴)吸取尿液,混匀送检即可。经葡萄糖氧化酶法测定每 100mL 尿液中含糖量,结果乘以全天尿量(mL 数),再除以 100,即为检查日 24 小时排糖总量。

七、饮食治疗护理

饮食治疗是糖尿病治疗中最基本的措施。通过饮食控制,减轻胰岛 β 细胞负担,以求恢复或部分恢复胰岛的分泌功能,对于年老肥胖者饮食治疗常常是主要或单一的治疗方法。

(一)饮食细算法

1.计算出患者的理想体重

身高(cm)－105＝体重(kg)。

2.饮食总热卡的估计

根据理想体重和工作性质,估计每日所需总热量。

儿童、孕妇、乳母、营养不良及消瘦者、伴有消耗性疾病者应酌情增加;肥胖者酌减,使患者体重逐渐下降到正常体重±5%左右。

3.食物中糖、蛋白质、脂肪的分配比例

蛋白质按成人每日每千克体重$(1\sim1.5)\times10^{-3}\,kg$计算,脂肪约每日每千克体重$(0.6\sim1)\times10^{-3}\,kg$,从总热量中减去蛋白质和脂肪所供热量,余则为糖所提供的热量。总括来说:糖类占饮食总热量的50%~60%,蛋白质占12%~15%,脂肪约占30%。但近来有实验证明,在总热卡不变的情况下,增加糖供热卡的比例,即糖类占热卡的60%~65%,对糖尿病的控制有利。此外,在糖类食物中,以高纤维碳水化合物更为有利。

4.热卡分布

三餐热量分布约1/5、2/5、2/5或1/3、1/3、1/3,亦可按饮食习惯和病情予以调整,如可以分为四餐等。

(二)饮食粗算法

(1)肥胖患者,每日主食4~6两(200~300 g),副食中蛋白质30~60 g,脂肪25 g。

(2)体重在正常范围者:轻体力劳动每日主食250~400 g,重体力劳动,每日主食400~500 g。

(三)注意事项

(1)首先向患者阐明饮食治疗的目的和要求,使患者自觉遵守医嘱按规定进食。

(2)应严格定时进食,对于使用胰岛素治疗的患者,尤应注意。如因故不能进食,餐前应暂停注射胰岛素,注射胰岛素后,要定时进食。

(3)除三餐主食外,糖尿病患者不宜食用糖和糕点甜食。水果含糖量多,病情控制不好时应禁止食用;病情控制较好,可少量食用。医护人员应劝说患者亲友不送其他食物,并要检查每次进餐情况,核对数量是否符合要求,患者是否按量进食。

(4)患者需甜食时,一般食用糖精或木糖醇或其他代糖品。

(5)控制饮食的关键在于控制总热量。在治疗开始,患者会因饮食控制而出现易饥饿的感觉,此时可增加蔬菜,豆制品等副食。在蔬菜中碳水化合物含量少于5%的有南瓜、青蒜、小白菜、油菜、菠菜、西红柿、冬瓜、黄瓜、芹菜、大白菜、茄子、卷心菜、茭白、韭菜、丝瓜、倭瓜等。豆制品含碳水化合物为1%~3%的有豆浆,豆腐,含4%~6%的有豆腐干等均可食用。

(6)在总热量不变的原则下,凡增加一种食物应同时相应减去其他食物,以保证平衡。指导患者熟悉并灵活掌握食品热量交换表。

(7)定期测量体重,一般每周1次。定期监测血糖、尿糖变化,观察饮食控制效果。

(8)当患者腹泻或饮食锐减时,要警惕腹泻诱发的糖尿病急性并发症,同时也应注意有无电解质失衡,必要时给予输液以免过度脱水。

八、运动疗法护理

(一)运动的目的

运动能促进血液循环中的葡萄糖与游离脂肪酸的利用,降低血糖、甘油三酯,增加人体对胰岛素的敏感性,使胰岛素与受体的结合率增加。尤其对肥胖的糖尿病患者,运动既可减轻体重,降低血压,又能改善机体的异常代谢状况,改善血液循环与肌肉张力,增强体力,同时还能减轻患者的压力和紧张性。

(二)运动方式

最好做有氧运动,如散步、跑步、骑自行车、做广播操、游泳、爬山、打太极拳、打羽毛球、滑冰、划船等。其中步行安全简便,容易坚持,可作为首选的锻炼方式。如步行 30 分钟约消耗能量0.4 J,如每天坚持步行 30 分钟,1 年内可减轻体重 4 kg。骑自行车每小时消耗 1.2 J,游泳每小时消耗 1.2 J,跳舞每小时消耗1.21 J,球类活动每小时消耗 1.6～2.0 J。

(三)运动时间的选择

Ⅱ型患者运动时肌肉利用葡萄糖增多、血糖明显下降,但不易出现低血糖。因此,Ⅱ型患者什么时候进行运动无严格限制。Ⅰ型患者在餐后 0.5～1.5 小时运动较为合适,可使血糖下降。

(四)注意事项

(1)在运动前,首先请医师评估糖尿病的控制情况,有无增殖性视网膜病变、肾病和心血管病变。有微血管病变的糖尿病患者,在运动时最大心率应限制在同年龄正常人最大心率的80%～85%,血压升高不要超过 26.6/13.8 kPa,晚期病变者,应限于快步走路或轻体力活动。

(2)采用适中的运动量,逐渐增加,循序渐进。

(3)不在胰岛素作用高峰时间运动,以免发生低血糖。

(4)运动肢体注射胰岛素,可使胰岛素吸收加快,应予注意。

(5)注意运动诱发的迟发性低血糖,可在运动停止后数小时发生。

(6)制定运动计划,持之以恒,不要随便中断,但要避免过度运动,反而使病情加重。

九、口服降糖药物治疗护理

口服降糖药主要有磺胺类和双胍类,是治疗大多数Ⅱ型的有效药物。

(一)磺胺类

磺胺类包括 D860、优降糖、达美康、美吡哒、格列波脲、糖适平等。

1.作用机制

主要是刺激胰岛 β 细胞释放胰岛素,还可以减少肝糖原输出,增加周围组织对糖的利用。

2.适应证与禁忌证

只适用于胰岛 β 细胞有分泌胰岛素功能者。①Ⅱ型的轻、中度患者。②单纯饮食治疗无效的Ⅱ型。③Ⅰ型和重度糖尿病、有酮症史或出现严重的并发症以及肝、肾疾患和对磺胺类药物过敏者均不宜使用。

3.服药观察事项

(1)磺胺类药物,尤其是优降糖,用药剂量过大时,可发生低血糖反应,甚至低血糖昏迷,如果患者伴有肝、肾功能不全或同时服用一些可以延长磺胺类药物作用时间的药物,如普萘洛尔、苯妥英钠、水杨酸制剂等都可能促进低血糖反应出现。

(2)胃肠道反应,如恶心、厌食、腹泻等。出现这些不良反应时,服用制酸剂可以使症状减轻。

(3)出现较少的不良反应如变态反应,表现为皮肤红斑、荨麻疹。

(4)发生粒细胞减少,血小板减少、全血细胞减少和溶血性贫血。这些症状常出现在用药6～8周后,出现这些症状或不良反应时,应及时停药和予以相应处理。

(二)双胍类

常用药物有降糖片(二甲双胍)。苯乙双胍现已少用。

1.作用机制

双胍类降糖药可增加外周组织对葡萄糖的利用,减少糖原异生,使肝糖原输出下降,也可通过抑制肠道吸收葡萄糖、氨基酸、脂肪、胆固醇来发挥作用。

2.适应证

(1)主要用于治疗Ⅱ型中经饮食控制失败者。

(2)肥胖需减重但又难控制饮食者。

(3)Ⅰ型用胰岛素后血糖不稳定者可加服二甲双胍。

(4)已试用磺胺类药物或已加用运动治疗失效时。

3.禁忌证

(1)凡肝肾功能不好、低血容量等用此药物易引发乳酸性酸中毒。

(2)Ⅰ型糖尿病者不能单用此药。

(3)有严重糖尿病并发症。

4.服药观察事项

服用本药易发生胃肠道反应,因有效剂量与发生不良反应剂量很接近,常见胃肠症状有厌食、恶心、呕吐、腹胀、腹泻等;多发生在用药1～2天内,易致体重下降,故消瘦者慎用。双胍类药物可抑制维生素 B_{12} 吸收,导致维生素 B_{12} 缺乏;可引起乳酸性酸中毒;长期服用可致嗜睡、头昏、倦怠、乏力。

十、胰岛素治疗护理

胰岛素能加速糖利用,抑制糖原异生以降低血糖,并改善脂肪和蛋白质代谢,目前使用的胰岛素制剂是从家畜(牛、猪)或鱼的胰腺制取,现已有人工基因重组合成的人胰岛素也常用,如诺和灵、优泌林等。因胰岛素是一种蛋白质,口服后易被消化酶破坏而失效,故需用注射法给药。

(一)适应证

Ⅰ型患者;重型消瘦型;糖尿病急性并发症或有严重心、肾、眼并发症的糖尿病;饮食控制或口服降糖药不能控制病情时;外科大手术前后;妊娠期、分娩期。

(二)制剂类型

可分为速(短)效、中效和长效三种。三种均可经皮下或肌内注射,而仅短效胰岛素可作静脉注射用。

(三)注意事项

(1)胰岛素的保存:长效及中效胰岛素在 5 ℃可放置 3 年效价不变,而普通胰岛素(RI)在 5 ℃放置3 个月后效价稍减。一般而言,中效及长效胰岛素比 RI 稳定。胰岛素在使用时放在室温中 1 个月效价不会改变。胰岛素不能冰冻,温度太低可使胰岛素变性。在使用前应注意观察,如发现有异样或结成小粒的情况应弃之不用。

（2）注射胰岛素剂量需准确,用1mL注射器抽吸。要注意剂量换算,有的胰岛素1mL内含40 U,也有含80 U、100 U的,必须分清,注意不要把U误认为mL。

（3）使用时注意胰岛素的有效期,一般各种胰岛素出厂后有效期多为1~2年,过期胰岛素影响效价。

（4）用具和消毒:1mL玻璃注射器及针头用高压蒸气消毒最理想,在家庭中可采用75%乙醇浸泡法,每周用水煮沸15分钟。现多采用一次性注射器、笔式胰岛素注射器等。

（5）混合胰岛素的抽吸:普通胰岛素(RI)和鱼精蛋白锌胰岛素(PZI)同时注射时要先抽RI后抽PZI并充分混匀,因为RI是酸性,其溶液不含酸碱缓冲液,而PZI则含缓冲液,若先抽PZI则可能使RI因pH改变而变性,反之,如果把小量RI混至PZI中,因PZI有缓冲液,对pH的影响不大。另外RI与PZI混合后,在混合液中RI的含量减少,而PZI含量增加,这是因为PZI里面所含鱼精蛋白锌只有一部分和胰岛素结合,一部分没有结合,当RI与其混合后,没有结合的一部分能和加入的RI结合,使其变成PZI。大约1U可结合0.5U,也有人认为可以结合1U。

（6）注射部位的选择与轮替:胰岛素采用皮下注射法,宜选择皮肤疏松部位,如上臂三角肌、臀大肌、股部、腹部等,若患者自己注射以股部和腹部最方便。注射部位要有计划地轮替进行(左肩→右肩→左股→右股→左臀→右臀→腹部→左肩),针眼之间应间隔1.5~2 cm,1周内不要在同一部位注射2次。以免形成局部硬结,影响药物的吸收及疗效。

（7）经常运动的部位会造成胰岛素吸收太快,应避免注射。吸收速度依注射部位而定,如普通胰岛素(RI)注射于三角肌后吸收速度快于大腿前侧,大腿、腹部注射又快于臀部。

（8）餐前15~30分钟注射胰岛素,严格要求患者按时就餐,注射时间与进餐时间要密切配合好,防止低血糖反应的发生。

（9）各种原因引起的食欲减退、进食量少或因胃肠道疾病呕吐、腹泻、而未及时减少胰岛素用量,都可引起低血糖,因此注射前要注意患者的病情变化,询问进食情况,如有异常,及时报告医师做相应处理。

（10）如从动物胰岛素改换成人胰岛素,则应减少剂量,大约减少1/4剂量。

(四)不良反应观察

1.低血糖反应

低血糖反应是最常见不良反应,其反应有饥饿、头晕、软弱、心悸、出汗、脉速等,重者晕厥、昏迷、癫痫等,轻者进食饼干、糖水,重者静脉注射50%的葡萄糖20~40mL。

2.变态反应

极少数人有,如荨麻疹、血管神经性水肿、紫癜等。可用抗组织胺类药物,重者需调换胰岛素剂型,或采用脱敏疗法。

3.胰岛素性水肿

胰岛素性水肿多发生在糖尿病控制不良、糖代谢显著失调经胰岛素治疗迅速得到控制时出现。表现为下肢轻度水肿直至全身性水肿,可自然消退。处理方法主要给患者低盐饮食、限制水的摄入,必要时给予利尿剂。

4.局部反应

注射部位红肿、发痒、硬结、皮下脂肪萎缩等,多见于小儿与青年。预防可采用高纯度胰岛素制剂,注射部位轮替、胰岛素深部注射法。

十一、慢性并发症的护理

(一)感染的预防护理

糖尿病患者因三大代谢紊乱,机体抵抗力下降,易发生各种感染,因此,需采取以下护理措施。

(1)加强皮肤护理:因高血糖及维生素 B 代谢紊乱,可致皮肤干燥、发痒;在酮症酸中毒时酮体自汗腺排出可刺激皮肤而致瘙痒。故须勤沐浴,以减轻刺痒,避免因皮肤抓伤而引起感染,皮肤干燥者可涂擦羊毛脂保护。

(2)女患者因尿糖刺激,外阴常瘙痒,必须每晚用温水清洗,尿后可用 4%硼酸液冲洗。

(3)对皮肤感觉障碍者,应避免任何刺激。避免用热水袋保暖,防止烫伤。

(4)每晚用温水泡脚,水温不宜过热,防止烫伤。穿宽松柔软鞋袜,修剪趾甲勿损伤皮肤,以免发生感染,形成糖尿病足。

(5)保持口腔卫生,坚持早晚刷牙,饭后漱口,酮症酸中毒患者口腔有烂苹果味,必须加强口腔护理。

(6)嘱患者预防呼吸系统感染,及时增减衣服,注意保暖,已有感染时,应及时治疗,预防并发肺炎。

(7)根据细菌感染的病变部位,进行针对性观察护理。如泌尿道感染时,要注意有无排尿困难、尿少、尿频、尿痛等症状,注意尿标本的收集,保持外阴部清洁;皮肤化脓感染时进行清洁换药。

(二)糖尿病肾脏病变护理

除积极控制高血糖外,主要是限制患者活动,给予低盐高蛋白饮食,对应用激素的患者,注意观察用药效果和不良反应。一旦出现肾衰,则需限制蛋白。由于肾衰竭,胰岛素灭活减弱,一些应用胰岛素治疗的患者,常因胰岛素未能及时调整而产生低血糖反应,甚至低血糖昏迷。

(三)神经病变的护理

(1)密切观察病情,及早控制高血糖,以减轻或预防神经病变。

(2)对于因周围神经损害而剧烈疼痛者除用止痛剂及大量维生素 B_1 外,要进行局部按摩和理疗,以改善血液循环。对于那些痛觉异常过敏,不能接触皮肤,甚至接触被服亦难忍受者,要注意室内保暖,用支撑架支撑被褥,以避免接触引起的剧痛,并注意安慰患者,解除其烦恼。教会患者每天检查足部,预防糖尿病足的发生。

(3)如出现五更泻或膀胱收缩无力等自主神经症状,要注意勤换内裤、被褥,做好肛周清洁护理,防止损伤肛周皮肤。

(4)对膀胱收缩无力者,鼓励患者定时自行解小便和按压下腹部尽量排出残余尿,并要训练患者白天每 2~3 小时排尿一次,以弥补排尿感缺乏造成的不足。尿潴留明显须导尿时应严格无菌技术操作,采用闭式引流,每日用 1∶5000 呋喃西林液冲洗膀胱,病情允许时尽早拔尿管。

（5）颅神经损害者，依不同病变部位采取不同的措施，如面神经损害影响眼睛不能闭合时，应注意保护眼睛，定期涂眼膏、戴眼罩。第Ⅸ、Ⅹ对颅神经损害进食困难者，应鼻饲流质饮食、维持营养，并防止吸入性肺炎、口腔炎及化脓性腮腺炎的发生。

（四）糖尿病足的护理

1.原因

因糖尿病引起神经功能缺损及循环障碍，引起下肢及足部缺血、疼痛、麻木、感觉异常。40岁以上糖尿病患者或糖尿病病史10年以上者，糖尿病足的发病率明显增高。

2.糖尿病足的危险信号

（1）吸烟者，因为吸烟可使循环障碍加重。

（2）末梢神经感觉丧失及末梢动脉搏动减弱或消失者。

（3）足的畸形如高足弓爪形趾者。

（4）有足部溃疡或截肢史者。

3.护理措施

（1）每日查看足部是否有水泡、裂口、擦伤以及其他异常改变。如发现有皮肤发红、肿胀或胀肿等感染征象时，应立即到医院治疗。

（2）每日晚上用温水（低于40 ℃）及软皂洗足，用柔软而吸水性强的毛巾，轻柔地将脚擦干。然后用羊毛脂或植物油涂抹并按摩足部皮肤，以保护皮肤的柔软性，防止干燥。

（3）如为汗脚者，可放少许滑石粉于趾间、鞋里及袜中。

（4）切勿赤足行走，以免足部受伤。

（5）严禁用强烈的消毒药物如碘酒等，避免使用侵蚀性药物抹擦鸡眼和胼胝。

（6）为防止烫伤足，禁用热水袋、电热毯及其他热源温暖足部。可通过多穿袜子、穿护脚套等保暖。但不要有松紧带，以免妨碍血液循环。

（7）足部变形者应选择质地柔软、透气性好，鞋头宽大的运动鞋或软底布鞋。

（8）每日做小腿和足部运动，以改善血液循环。

（9）如果趾甲干脆，可用1%的硼砂温水浸泡半小时，以软化趾甲。

（10）指导患者每天检查并按摩双脚，注意足部皮肤颜色、完整性、表面温度及感染征象等。

十二、急性并发症抢救护理

（一）酮症酸中毒的护理

（1）按糖尿病及昏迷护理常规。

（2）密切观察 T、P、R、BP、神志以及全身症状，尤其要注意呼吸的气味，深度和频度的改变。

（3）留好标本提供诊治依据：尽快留取好血糖、钾、钠、氯、CO_2 结合力，肾功能、动脉血气分析、尿酮体等标本，及时送检。切勿在输液肢体抽取血标本，以免影响化验结果。

（4）患者入院后立即建立两条静脉通道，一条通道用以输入胰岛素，另一条通道主要用于大量补液及输入抗生素和碱性液体、电解质，以维持水电解质及酸碱平衡。

（5）采用小剂量胰岛素疗法，按胰岛素 4～10 U/h，如 24 U 胰岛素加入 1 000 mL 生理盐水中静脉滴注，调整好输液速度 250 mL/h，70 滴/分钟左右，最好使用输液泵调节。

(6)禁食,待神志清醒后改为糖尿病半流或普食。

(7)做好基础护理,预防皮肤、口腔、肺部及泌尿系感染等并发症。

(二)低血糖的护理

(1)首先了解胰岛素治疗情况,根据低血糖临床表现做出正确判断(与低血糖昏迷鉴别)。

(2)立即测定血糖浓度。

(3)休息与补糖:低血糖发作时卧床休息,轻者食用少量馒头、饼干等食物,重者(血糖低于 2.7 mmol/L)立即口服或静脉注射 50%葡萄糖 40~60mL。

(4)心理护理:对神志清楚者,给予精神安慰,嘱其勿紧张,主动配合治疗。

(三)高渗非酮性昏迷的护理

(1)按糖尿病及昏迷护理常规。

(2)严密观察患者神志、精神、体温、脉搏、呼吸、血压、瞳孔等变化。

(3)入院后立即采集血糖、乳酸、CO_2 结合力、血 pH、K^+、Na^+、Cl^- 及血、尿渗透压标本送检,并注意观察其结果,及时提供诊断治疗依据。

(4)立即建立静脉通道,做好补液护理,补液内容应依据所测得的血生化指标参数,正确选择输液种类。无血压下降者遵医嘱静脉滴注低渗盐水(0.45%~0.6%),输入时速度宜慢,慎防发生静脉内溶血及血压下降,注意观察血压、血钠、血糖情况。小剂量应用胰岛素,在血糖稳步下降的同时,严密观察患者有无低血糖的症状,一旦发现及时与医师联系进行处理。补钾时,注意液体勿渗出血管外,以免血管周围组织坏死。

(5)按昏迷护理常规,做好基础护理。

第二节　肥胖症

肥胖症指体内脂肪堆积过多和(或)分布异常、体重增加,是包括遗传和环境因素在内的多种因素相互作用所引起的慢性代谢性疾病。肥胖症分单纯性肥胖症和继发性肥胖症两大类。临床上无明显内分泌及代谢性病因所致的肥胖症,称单纯性肥胖症。若作为某些疾病的临床表现之一,称为继发性肥胖症,约占肥胖症的 1%。据估计,在西方国家成年人中,约有半数人超重和肥胖。我国肥胖症患病率也迅速上升,据《中国居民营养与健康现状(2004 年)》中报道,我国成人超重率为 22.8%,肥胖率为 7.1%。肥胖症已成为重要的世界性健康问题之一。

一、病因与发病机制

病因未明,被认为是包括遗传和环境因素在内的多种因素相互作用的结果。总的来说,脂肪的积聚是由于摄入的能量超过消耗的能量。

(一)遗传因素

肥胖症有家族聚集倾向,但遗传基础未明,也不能排除共同饮食、活动习惯的影响。

(二)中枢神经系统

体重受神经系统和内分泌系统双重调节,最终影响能量摄取和消耗的效应器官而发挥作用。

（三）内分泌系统

肥胖症患者均存在血中胰岛素升高，这说明高胰岛素血症可引起多食和肥胖。

（四）环境因素

通过饮食习惯和生活方式的改变，如坐位生活方式、体育运动少、体力活动不足使能量消耗减少、进食多、喜甜食或油腻食物，使摄入能量增多。

（五）其他因素

（1）与棕色脂肪组织（BAT）功能异常有关：由于棕色脂肪组织产热代谢功能低下，使能量消耗减少。

（2）肥胖症与生长因素有关：幼年起病者多为增生型或增生肥大型，肥胖程度较重，且不易控制；成年起病者多为肥大型。

（3）调定点说：肥胖者的调定点较高，具体机制仍未明了。

二、临床表现

肥胖症可见于任何年龄，女性较多见。多有进食过多和（或）运动不足，肥胖家族史。引起肥胖症的病因不同，其临床表现也不相同。

（一）体型变化

脂肪堆积是肥胖的基本表现。脂肪组织分布存在性别差异，通常男性型主要分布在腰部以上，以颈项部、躯干部为主，称为苹果型，又称内脏型。女性型主要分布在腰部以下，以下腹部、臀部、大腿部为主，称为梨型。

（二）心血管疾病

肥胖患者血容量、心排血量均较非肥胖者增加而加重心脏负担，引起左心室肥厚、扩大；心肌脂肪沉积导致心肌劳损，易发生心力衰竭。由于静脉回流障碍，患者易发生下肢静脉曲张、栓塞性静脉炎和静脉血栓形成。

（三）内分泌与代谢紊乱

常有高胰岛素血症、动脉粥样硬化、冠心病及生长激素低等，且糖尿病发生率明显高于非肥胖者。

（四）消化系统疾病

胆石症、胆囊炎发病率高，慢性消化不良、脂肪肝、轻至中度肝功能异常较常见。

（五）呼吸系统疾病

由于胸壁肥厚，腹部脂肪堆积，使腹内压增高、横膈升高而降低肺活量，引起呼吸困难。严重者导致缺氧、发绀、高碳酸血症，可发生肺动脉高压和心力衰竭。还可引起睡眠呼吸暂停综合征及睡眠窒息，偶见猝死。

（六）其他

恶性肿瘤发生率升高，如女性子宫内膜癌、乳腺癌；男性结肠癌、直肠癌、前列腺癌发生率均升高。因长期负重易发生腰背及关节疼痛。皮肤皱褶易发生皮炎、擦烂、并发化脓性或真菌感染。

三、医学检查

肥胖症的评估包括测量身体肥胖程度、体脂总量和脂肪分布，其中后者对预测心血管疾病危险性更为准确。常用测量方法如下。

(一)体重指数(BMI)

测量身体肥胖程度,BMI=体重(kg)/身长(m)^2,是诊断肥胖症最重要的指标。我国成年人 BMI 值≥24为超重,≥28 为肥胖。

(二)腰围(WC)

目前认为测定腰围更为简单可靠,是诊断腹部脂肪积聚最重要的临床指标。WHO 建议男性WC>94 cm、女性 WC>80 cm 为肥胖。中国肥胖问题工作组建议,我国成年男性 WC≥85 cm、女性WC≥80 cm为腹部脂肪积蓄的诊断界限。

(三)腰臀比(WHR)

反映内脏脂肪分布。腰围测量髂前上棘和第 12 肋下缘连线的中点水平,臀围测量环绕臀部的骨盆最突出点的周径。正常成人 WHR 男性<0.90,女性<0.85,超过此值为中央性(又称腹内型或内脏型)肥胖。

(四)CT 或 MRI

计算皮下脂肪厚度或内脏脂肪量。

(五)其他

身体密度测量法、生物电阻抗测定法、双能 X 线(DEXA)吸收法测定体脂总量等。

四、诊断要点

目前国内外尚未统一。根据病史、临床表现和判断指标即可诊断。在确定肥胖后,应鉴别单纯性或继发性肥胖症,并注意肥胖症并非单纯体重增加。

五、治疗

治疗要点:减少热量摄取、增加热量消耗,强调以行为、饮食、运动为主的综合治疗。

(一)行为治疗

教育患者采取健康的生活方式,改变饮食和运动习惯,并自觉地长期坚持是肥胖症治疗首要措施。

(二)营养治疗

轻度肥胖者控制总进食量,采用低热卡、低脂肪饮食。中度肥胖更须严格控制总热量,对肥胖患者应制订能为之接受、长期坚持下去的个体化饮食方案,使体重逐渐减轻到适当水平,再继续维持。

(三)体力活动和体育运动

体力活动和体育运动与医学营养治疗相结合,并长期坚持,尽量创造多活动的机会、减少静坐时间,鼓励多步行。运动方式和运动量应适合患者具体情况,注意循序渐进,有心血管并发症和肺功能不好的患者必须更为慎重。

(四)药物治疗

长期用药可能产生药物不良反应及耐药性,因而选择药物必须十分慎重,减重药物应根据患者个体情况在医师指导下应用。

(五)外科治疗

外科治疗仅用于重度肥胖、减重失败、又有严重并发症者。对伴有糖尿病、高血压和心肺功能疾病的患者应给予相应监测和处理。可选择使用吸脂术、切脂术和各种减少食物吸收的手术,如空肠回肠分流术、胃气囊术、小胃手术或垂直结扎胃成形术等。

(六)继发性肥胖

应针对病因进行治疗。

六、护理诊断/问题

(一)营养失调

与能量摄入和消耗失衡有关。

(二)身体形像紊乱

与肥胖对身体外形的影响有关。

(三)有感染的危险

与机体抵抗力下降有关。

七、护理措施

(一)安全与舒适管理

肥胖症患者的体育锻炼应长期坚持,并提倡进行有氧运动,包括散步、慢跑、游泳、跳舞、太极拳、球类活动等,运动方式根据年龄、性别、体力、病情及有无并发症等情况确定。

(1)评估患者的运动能力和喜好。帮助患者制定每天活动计划并鼓励实施,避免运动过度和过猛。

(2)指导患者固定每天运动的时间。每次运动30~60分钟,包括前后10分钟的热身及整理运动,持续运动20分钟左右。如出现头昏、眩晕、胸闷或胸痛、呼吸困难、恶心、丧失肌肉控制能力等应停止活动。

(二)饮食护理

1.评估

评估患者肥胖症的发病原因,仔细询问患者单位时间内体重增加的情况,饮食习惯,了解患者每天进餐量及次数,进食后感觉和消化吸收情况,排便习惯。有无气急、行动困难、腰痛、便秘、怕热、多汗、头晕、心悸等伴随症状及其程度。是否存在影响摄食行为的精神心理因素。

2.制定饮食计划和目标

与患者共同制定适宜的饮食计划和减轻体重的具体目标,饮食计划应为患者能接受并长期坚持的个体化方案,护士应监督和检查计划执行情况,使体重逐渐减轻(每周降低0.5~1 kg)直到理想水平并保持。

(1)热量的摄入:采用低热量、低脂肪适量优质蛋白饮食,控制每日总热量的摄入。

(2)采用混合的平衡饮食,合理分配营养比例,进食平衡饮食:饮食中蛋白质占总热量的15%~20%,碳水化合物占50%~55%,脂肪占30%以下。

(3)合理搭配饮食:饮食包含适量优质蛋白质、复合糖类(如谷类)、足量的新鲜蔬菜(400~500 g/d)和水果(100~200 g/d)、适量维生素含复杂碳水化合物及微量营养素。

(4)养成良好的饮食习惯:少食多餐、细嚼慢咽、蒸煮替代煎炸、粗细搭配、少脂肪多蔬菜、多饮水、停止夜食及饮酒、控制情绪化饮食。

(三)疾病监测

定期评估患者营养状况和体重的控制情况,观察生命体征、睡眠、皮肤状况,动态观察实验室有关检查的变化。注意热量摄入过低可引起衰弱、脱发、抑郁、甚至心律失常,应严密观察并及时按医嘱处理。对于焦虑的患者,应观察焦虑感减轻的程度,有无焦虑的行为和语言表现;对于活动无耐力的患者,应观察活动耐力是否逐渐增加,能否耐受日常活动和一般性运动。

(四)用药护理

对使用药物辅助减肥者,应指导患者正确服用,并观察和处理药物的不良反应。

(1)服用西布曲明患者可出现头痛、口干、畏食、失眠、便秘、心率加快,血压轻度升高等不良反应,故禁用于冠心病、充血性心力衰竭、心律失常和脑卒中的患者。

(2)奥利司他主要不良反应为胃肠胀气、大便次数增多和脂肪便。由于粪便中含有脂肪多而呈烂便、脂肪泻、恶臭,肛门常有脂滴溢出而容易污染内裤,应指导患者及时更换,并注意肛周皮肤护理。

(五)心理护理

鼓励患者表达自己的感受;与患者讨论疾病的治疗及预后,增加战胜疾病的信心;鼓励患者自身修饰;加强自身修养,提高自身的内在气质;及时发现患者情绪问题,及时疏导,严重者建议心理专科治疗。

八、健康指导

(一)预防疾病

加强患者的健康教育,特别是有肥胖家族史的儿童,妇女产后及绝经期,男性中年以上或病后恢复期尤应注意。说明肥胖对健康的危害,使其了解肥胖症与心血管疾病、高血压、糖尿病、血脂异常等密切相关。告知肥胖患者体重减轻 $5\%\sim10\%$,就能明显改善以上与肥胖相关的心血管病危险因素以及并发症。

(二)管理疾病

向患者宣讲饮食、运动对减轻体重及健康的重要性,指导患者坚持运动,并养成良好的进食习惯。

(三)康复指导

运动要循序渐进并持之以恒,避免运动过度或过猛,应因人而异,量力而行;患者运动期间,应合理控制饮食;运动时注意安全,运动时有家属陪伴。

第三节　嗜铬细胞瘤

嗜铬细胞瘤起源于肾上腺髓质、交感神经节或其他部位的嗜铬组织,这种瘤持续或间断地释放大量儿茶酚胺,引起持续性或阵发性高血压和多个器官功能及代谢紊乱。本病以 $20\sim50$ 岁最多见,男女发病率无明显差异。嗜铬细胞瘤大多为良性,如及早诊治,手术切除可根治。恶性肿瘤约占 10%,治疗困难,已发生转移者预后不一,重者在数月内死亡,少数可存活 10 年以上,5 年生存率为 45%。

一、病因与发病机制

发病原因尚不明确。肿瘤位于肾上腺者约占 80%～90%,大多为一侧性,少数为双侧性或一侧肾上腺瘤与另一侧肾上腺外瘤并存,多见于儿童和家族性患者。

肾上腺髓质的嗜铬细胞瘤可产生去甲肾上腺素和肾上腺素,以前者为主,极少数只分泌肾上腺素,家族性者以肾上腺素为主,尤其在早期、肿瘤较小时;肾上腺外的嗜铬细胞瘤,除主动脉旁嗜铬体所致者外,只产生去甲肾上腺素,不能合成肾上腺素。

嗜铬细胞瘤可产生多种肽类激素,并可引起一些不典型的症状,如面部潮红、便秘、腹泻、面色苍白、血管收缩及低血压或休克等。

二、临床表现

以心血管症状为主,兼有其他系统的表现。

(一)心血管系统表现

1.高血压

为最主要症状,有阵发性和持续性两型,持续性者亦可有阵发性加剧。

2.低血压、休克

本病可发生低血压,甚至休克;或出现高血压和低血压相交替的表现。这种患者还可发生急性腹痛、心前区痛、高热等。

3.心脏表现

大量儿茶酚胺可引起儿茶酚胺性心肌病,伴心律失常,如期前收缩、阵发性心动过速,甚至心室颤动。部分患者可发生心肌退行性变、坏死、炎性改变。

(二)代谢紊乱

1.基础代谢增高

肾上腺素可作用于中枢神经及交感神经系统控制下的代谢过程,使患者耗氧量增加。代谢亢进可引起发热、消瘦。

2.糖代谢紊乱

肝糖原分解加速及胰岛素分泌受抑制而致糖异生加强,可引起血糖过高,糖耐量减低。

3.脂代谢紊乱

脂肪分解加速、血游离脂肪酸增高。

4.电解质紊乱

少数患者可出现低钾血症、高钙血症。

(三)其他临床表现

1.消化系统

肠坏死、出血、穿孔、便秘、甚至肠扩张,且胆石症发生率较高。

2.腹部肿块

少数患者在左或右侧中上腹部可触及肿块,个别肿块可很大,扪及时应注意有可能诱发高血压。恶性嗜铬细胞瘤可转移到肝,引起肝脏肿大。

3.泌尿系统

肾功能减退、高血压发作、膀胱扩张,无痛性肉眼血尿。

4.血液系统

血容量减少,血细胞重新分布,周围血中白细胞增多,有时红细胞也可增多。

5.伴发其他疾病

嗜铬细胞瘤可伴发于一些因基因种系突变而致的遗传性疾病,如 2 型多发性内分泌腺瘤病、多发性神经纤维瘤等疾病。

三、辅助检查

(一)血、尿儿茶酚胺及其代谢物测定

持续性高血压型患者尿儿茶酚胺及其代谢物香草基杏仁酸(VMA)及甲氧基肾上腺素(MN)和甲氧基去甲肾上腺素(NMN)皆升高,常在正常高限的两倍以上。阵发性者平时儿茶酚胺可不明显升高,而在发作后才高于正常,故需测定发作后血或尿儿茶酚胺。摄入可乐、咖啡类饮料及左旋多巴、拉贝洛尔、普萘洛尔(心得安)、四环素等药物可导致假阳性结果;休克、低血糖、高颅内压可使内源性儿茶酚胺增高。

(二)胰升糖素激发试验

对于阵发性,且一直等不到发作者可作该试验。

(三)影像学检查

(1)B超作肾上腺及肾上腺外肿瘤定位检查,对直径 1 cm 以上者,阳性率较高。

(2)CT 扫描,90%以上的肿瘤可准确定位。

(3)MRI 有助于鉴别嗜铬细胞瘤和肾上腺皮质肿瘤,可用于孕妇。

(4)放射性核素标记定位。

(5)静脉导管术。

四、诊断要点

本病的早期诊断尤为重要,诊断的重要依据必须建立在 24 小时尿儿茶酚胺或其他代谢产物增加的基础上。对于高血压呈阵发性或持续性发作的患者,尤其是儿童和年轻人,要考虑本病的可能性。并根据家族史、临床表现、实验室检查等确定诊断。并要与其他继发性高血压及原发性高血压相鉴别。

五、治疗

(一)药物治疗

嗜铬细胞瘤手术切除前可采用α受体阻断药使血压下降,减轻心脏负担,使原来缩减的血管容量扩大。常用口服的α受体阻断药有酚苄明、哌唑嗪。

(二)手术治疗

手术治疗可根治良性的嗜铬细胞瘤,但手术切除时有一定危险性。在麻醉诱导期,手术过程中,尤其在接触肿瘤时,可出现血压急骤升高、心律失常和休克。瘤被切除后,血压一般降至 90/60 mmHg。如血压低,表示血容量不足,应补充适量全血或血浆,必要时可静脉滴注适量去甲肾上腺素,但不可用缩血管药来代替补充血容量。

(三)并发症的治疗

当患者发生高血压危象时,应立即予以抢救。

(四)恶性嗜铬细胞瘤的治疗

较困难,一般对放疗和化疗不敏感,可用抗肾上腺素药作对症治疗。

六、护理诊断/问题

(一)组织灌注无效

与去甲肾上腺素分泌过量致持续性高血压有关。

(二)疼痛

头痛与血压升高有关。

(三)潜在并发症

高血压危象。

七、护理措施

(一)安全与舒适管理

急性发作时应绝对卧床休息,保持环境安静,光线宜偏暗,避免刺激。护理人员操作应集中进行以免过多打扰患者。高血压发作间歇期患者可适量活动,但不能剧烈活动。

(二)饮食营养

给予高热量、高蛋白质、高维生素、易消化饮食,避免饮含咖啡因的饮料。

(三)疾病监测

1.常规监测

密切观察血压变化,注意阵发性或持续性高血压,或高血压和低血压交替出现,或阵发性低血压、休克等病情变化,定时、定血压计、定体位、定人进行血压测量;观察有无头痛及头痛程度、持续时间,是否有其他伴随症状;观察患者的发病是否存在诱发因素;记录液体出入量,监测患者水、电解质变化。

2.并发症监测

如患者出现剧烈头痛、面色苍白、大汗淋漓、恶心、呕吐、视力模糊、复视等高血压危象表现,或心力衰竭、肾衰竭、高血压脑病的症状和体征。应立即通知医师,并配合抢救。

(四)高血压危象急救配合

(1)卧床休息,吸氧,抬高床头以减轻脑水肿,加用床栏以防患者因躁动而坠床。

(2)按医嘱给予酚妥拉明等急救药。

(3)持续心电图、血压监测,每15分钟记录1次测量结果。

(4)因情绪激动、焦虑不安可加剧血压升高,应专人护理,及时解释病情变化,安抚患者,使其保持平静。

(5)若有心律失常、心力衰竭、高血压脑病、脑卒中和肺部感染者,协助医师处理并给予相应的护理。

(五)用药护理

α受体阻滞剂在降低血压的同时易引起直立性低血压,因此要严密观察血压变化及药物不良反应,指导患者服药后平卧30分钟,缓慢更换体位,防止意外发生。此外,患者还可能出现鼻黏膜充血、心动过速、低钠倾向等,要及时发现、及时处理;头痛剧烈者按医嘱给予镇静剂。

(六)心理护理

因本病发作突然,症状严重,患者常有恐惧感,渴望早诊早治。护士要主动关心患者,向其介绍有关疾病知识、治疗方法及注意事项。患者发作时,护士要守护在患者身边,使其具有安全感,消除恐惧心理和紧张情绪。

八、健康指导

(一)预防疾病

患者充分休息,生活有规律,避免劳累,保持情绪稳定、心情舒畅。

(二)管理疾病

告知患者当双侧肾上腺切除后,需终身应用激素替代治疗,并使患者知晓药物的作用、服药时间、剂量、过量或不足的征象、常见的不良反应。

(三)康复指导

嘱患者随身携带识别卡,以便发生紧急情况时能得到及时处理。并定期返院复诊,以便及时调整药物剂量。

第四节 皮质醇增多症

皮质醇增多症又称库欣(Cushing)综合征,是由于多种原因使肾上腺皮质分泌过盛的糖皮质激素所引起的综合征。主要表现为向心性肥胖、多血质貌、皮肤紫纹、高血压等。女性多于男性,成人多于儿童。

一、病因

肾上腺皮质通常是在 ACTH 作用下分泌皮质醇,当皮质醇超过生理水平时,就反馈抑制ACTH 的释放。本病的发生表明皮质醇或 ACTH 分泌调节失衡或肾上腺无须 ACTH 作用就能自行分泌皮质醇或是皮质醇对 ACTH 分泌不能发挥正常的抑制作用。

(一)原发性肾上腺皮质病变——原发于肾上腺的肿瘤

其中皮质腺瘤约占 20%,皮质腺癌约占 5%,其生长与分泌不受 ACTH 控制。

(二)垂体瘤或下丘脑-垂体功能紊乱

继发于下丘脑-垂体病者可引起肾上腺皮质增生型皮质醇增多症或库欣病(约占 70%)。

(三)异源 ACTH 综合征

由垂体以外的癌瘤产生类 ACTH 活性物质,少数可能产生类促肾上腺皮质激素释放因子(CRF)样物质,刺激肾上腺皮质增生,分泌过多的皮质类固醇。多见于肺燕麦细胞癌(约占50%),其次是胸腺癌与胰腺癌(约占 10%)。

(四)医源性糖皮质激素增多症

由于长期大量应用糖皮质激素治疗所致。

二、临床表现

(一)体型改变

因脂肪代谢障碍造成头、颈、躯干肥胖,即水牛背;尤其是面部,由于两侧颊部脂肪堆积,造成脸部轮廓呈圆形,即满月脸;嘴唇前突微开,前齿外露,多血质面容,四肢消瘦为临床诊断提供线索。

(二)蛋白质分解过多

表现皮肤变薄,真皮弹力纤维断裂出现紫纹、肌肉消瘦、乏力、骨质疏松,容易发生骨折。

(三)水钠潴留

患者表现高血压、足踝部水肿。

(四)性腺功能障碍

表现多毛、痤疮、女性月经减少或停经或出现胡须、喉结增大等,男性可出现性欲减退、阴茎缩小、睾丸变软等。

(五)抵抗力降低

患者易发生霉菌及细菌感染,甚至出现菌血症、败血症。

(六)精神障碍

患者常有不同程度的情绪变化,如烦躁、失眠、个别患者可发生偏狂。

三、检查

(一)生化检查

(1)尿 17-羟皮质类固醇(17-OHCS)>20 mg/24 小时。

(2)小剂量地塞米松抑制试验不能被抑制。

(3)尿游离皮质醇>110 μg/24 小时。

(4)血浆皮质醇增高,节律消失。

(5)低血钾性碱中毒。

(二)肾上腺病变部位检查

腹膜后充气造影、肾上腺同位素扫描、B 超或 CT 扫描等。

(三)蝶鞍部位检查

X 线蝶鞍正侧位片或断层,CT 扫描,如发现蝶鞍扩大,骨质破坏,说明垂体有占位性病变。

四、护理

(一)观察要点

(1)病情判断:皮质醇增多的临床表现如前所述,但由于病因不同,可有不同表现,应仔细观察,以提供临床诊断依据。肾上腺肿瘤所致的库欣氏综合征没有色素沉着,而垂体性库欣病和异源 ACTH 综合征由于血浆 ACTH 高,皮肤色素加深,且以异源 ACTH 综合征更为明显。肾上腺恶性肿瘤多见于儿童,并且多有性征改变。异源 ACTH 综合征由恶性肿瘤所致,消瘦、水肿明显,并且有严重低血钾性碱中毒。

(2)观察体型异常状态的改变。

(3)观察心率、有无高血压及心脑缺血表现。

(4)观察有无发热等各种感染症状。

(5)观察皮肤、肌肉、骨骼状态:皮肤干燥、皮下出血、痤疮、创伤化脓、四肢末梢发绀、水肿、多毛、肌力低下、乏力、疲劳感,骨质疏松与病理性骨折等。

(6)观察尿量、尿液性状改变:有无血尿、蛋白尿、尿糖。

(7)观察有无失眠、烦躁不安、抑郁、兴奋、精神异常等表现。

(8)有无电解质紊乱和糖尿病等症状。

(9)有无月经异常、性功能改变等。

(二)检查的护理

皮质醇增多症的确诊、病理分类及定位诊断依赖于实验室检查。有没有皮质醇增多症存在,是什么原因引起,在做治疗之前,都需要检查清楚。

1.筛选试验

检查有无肾上腺皮质分泌的异常,方法有:①24 小时尿 17-OHCS、17-KS、游离皮质醇测定。②血浆皮质醇测定。③皮质醇分泌节律检查:正常皮质醇分泌呈昼夜节律性改变。清晨高,午夜低。检查时可分别于 8:00、16:00、24:00 抽血测皮质醇。皮质醇增多症患者不但分泌量改变,而且节律消失,下午血皮质醇浓度等于或高于清晨血皮质醇浓度。皮质醇节律消失是该病的早期表现。④小剂量地塞米松抑制试验:(服地塞米松 0.5 mg,6 小时 1 次,共 48 小时)皮质醇增多症者不受小剂量地塞米松抑制。

2.定性试验

为了进一步鉴别肾上腺皮质为增生或肿瘤、可行大剂量地塞米松抑制试验。将地塞米松增加至 2 mg,方法同小剂量法。对肾上腺皮质增生者至少可抑制 50% 以上,而肾上腺肿瘤或异源 ACTH 综合征呈阴性结果。

3.其他

头颅、胸、肾的 X 线照片、CT、MRI 检查、血生化指标等。

在这些检查中,除了保证方法和收集标本正确外,试验药物的服用时间、剂量的准确是试验成败的关键,护士一定要按量、按时投送药物并看患者服下全部药物,如有呕吐,要补足剂量。

(三)预防感染

(1)患者由于全身抵抗力下降,易引起细菌或真菌感染,但感染症状不明显。因此,对患者的日常生活要进行卫生指导。

(2)早期发现感染症状,如出现咽痛、发热以及尿路感染等症状,及时报告医师,及时处理。

(四)观察精神症状、防止发生意外

(1)患者多表现为精神不安、抑郁状态、失眠或兴奋状态。失眠往往是精神症状的早期表现,应予重视。护理人员需特别注意抑郁状态之后企图自杀者,患者身边不宜放置危险物品。

(2)患者情绪不稳定时,避免讲刺激性的言语,要耐心倾听其谈话。

(3)要理解患者由于肥胖等原因引起容貌、体态的变化而产生的苦闷,多给予解释、安慰。

(五)饮食护理

(1)给予高蛋白、高维生素、低钠、高钾饮食。

(2)患者每餐进食不宜过多或过少,宜均匀进餐,指导患者采用正确摄取营养平衡的饮食。

(3)并发糖尿病者,应按糖尿病饮食要求限制主食摄入量。

(六)防止外伤、骨折

(1)患者容易发生肋骨、脊柱自发性骨折,如有骨质疏松、肌力低下,容易挫伤、骨折,应关心患者日常生活活动的安全,防止受伤。

(2)本病患者皮肤菲薄,易发生皮下瘀斑,注射、抽血后按压针眼时间宜长,嘱患者要穿着柔软的睡衣,不要系紧腰带;勿用力搓澡,防止碰伤。

(3)嘱患者在疲劳、倦怠时,不要勉强参加劳动,活动范围与运动量也应有所限制。指导患者遵守日常生活制度。

(七)治疗护理

1.病因治疗

对已查明的垂体或肾上腺腺瘤或腺癌给予手术和(或)放射治疗,去除病因。异位分泌ACTH的肿瘤亦争取定位,行手术和(或)放射治疗。

2.抑制糖皮质激素合成的药物

抑制糖皮质激素合成的药物适用于存在严重代谢紊乱(低血钾、高血糖、骨质疏松)患者作术前准备。对不能手术治疗的异位分泌ACTH肿瘤患者行姑息性治疗。服药剂量宜由小至大,注意药物不良反应,多于饭后服用,以减少胃肠道反应。

3.并发症的预防与护理

皮质醇增多症如果不予治疗,患者可于数年内死于感染、高血压或自杀,所以对于本病应争取早期诊断、早期治疗,防止并发症、预防感染和外伤,控制高血压及糖尿病;更应注意精神护理,防止自杀。

(八)心理护理

(1)绝大多数患者呈向心性肥胖、满月脸、水牛背等特殊状态改变,心理上不愿承受这一现实,医护人员切勿当面议论其外表。

(2)手术是治疗本病的重要手段,患者往往对手术有顾虑而焦躁不安、情绪低落、不思饮食,有的患者因手术费用高,担心预后等也可引起情绪的改变,针对以上心理状态,医护人员应向其讲解手术治疗的效果、手术成功事例及术前注意事项,以消除其顾虑,树立战胜疾病的信心。

第十三章　风湿免疫系统疾病护理

第一节　系统性红斑狼疮

系统性红斑狼疮(SLE)是一种由多因素参与的、累及多个系统、多个器官并产生多种自身抗体的、特异性自身免疫性疾病。该病起病缓慢,常常隐匿发生,临床表现常因受累器官或系统的不同,而呈现出多种多样的状态。本病病程迁延,以病情缓解和急性发作交替出现为特点,有内脏损害者预后较差。本病在我国的患病率为 $0.7 \sim 1/1000$,高于西方国家的 $1/2000$。本病女性多见,约占 90%,多为育龄妇女(20~40岁),男女患病比率为 $1:7 \sim 1:10$。

一、病因与发病机制

1.病因

本病病因不明,可能与遗传、性激素、环境等多种因素有关。

(1)遗传因素:流行病学及家系调查资料表明,SLE 有家族聚集现象,据统计 SLE 病患的近亲发生率为 13%;异卵孪生的发生率为 $1\% \sim 3\%$;同卵孪生的发生率则高达 $25\% \sim 70\%$。同时,有大量研究证明 SLE 是多基因相关疾病:多个基因在某种条件下相互作用改变了正常免疫的耐受性而致病;不同的基因类型的临床亚型及自身抗体亦有所不同;另外,动物实验中还发现了保护性基因,如 DR4 可以减少 SLE 和狼疮肾炎的易感性。

(2)雌激素:以下因素提示本病的患病率与雌激素有关:①SLE 女性患者明显多于男性,育龄期男女患病率比例为 $9:1$,儿童及老人阶段男女患病率比例仅为 $3:1$;②SLE 患者不论男女均有雌酮羟基化产物增高;③女性的非性腺活动期(小于13岁,大于55岁)SLE 发病率较低;④睾丸发育不全的患者常发生 SLE;⑤妊娠可诱发本病或加重病情。

(3)环境因素:①日光:40% 的 SLE 患者对日光过敏,紫外线使上皮细胞凋亡,DNA 转化为胸腺嘧啶二聚体而成为自身抗原,刺激机体产生大量自身抗体。②微生物病原体:SLE 患者的肾小球内皮细胞和皮损中可找到包涵体和类包涵体物质,血清中抗病毒抗体滴度增高,提示 SLE 与病毒感染有关。③食物:某些含补骨脂素的食物(如芹菜、无花果等)可能增强 SLE 患者对紫外线的敏感性。含联胺基团的食物(如烟熏食物、蘑菇等)可诱发 SLE 发病。④药物:普鲁卡因胺、异烟肼、氯丙嗪、甲基多巴、青霉胺、肼苯达嗪、苯妥英钠等都可诱发本病或加重病情。

2.发病机制

SLE 的发病机制至今尚未清楚,可能是具有遗传易感个体,在遗传、日光、感染、食物、药物等各种致病因子作用下激发机体出现的异常免疫反应。

SLE 的免疫应答异常主要表现为 T 和 B 淋巴细胞的高度活化和功能异常。多数学者认为 T 辅助淋巴细胞的功能亢进促使 B 淋巴细胞的高度活化而产生大量不同类型的自身抗体,造成大量组织损伤,这是本病的免疫学特点,也是本病发生和延续的主要因素之一。

SLE 有多种自身抗体,其中以抗核抗体(ANA)尤为重要,ANA 对 SLE 的发病、诊断和病情都起到了关键作用。许多自身抗体有明确的致病作用,ANA 中的抗双链 DNA(dsDNA)抗体与肾小球的 DNA 相结合后形成免疫复合物,引起炎症反应,在其炎症细胞及其所产生的介质参与下,引起狼疮肾炎。免疫复合物也可沉积在小血管壁,引起血管炎,导致各个组织和器官的损伤,故免疫复合物的形成和沉积是 SLE 发病的主要机制。其他的自身抗体在 SLE 的发病中也起一定的作用,如某些自身抗体还可与血小板结合,通过吞噬、杀伤作用使血小板减少。总之,SLE 主要是细胞和体液免疫紊乱而导致的组织炎症性损伤。

二、病理

SLE 的主要病理改变为炎症反应和血管异常。它可以出现在身体任何器官。中小血管因免疫复合物的沉积或抗体直接的侵袭而出现管壁的炎症和坏死,继发的血栓使管腔变窄,导致局部组织缺血和功能障碍。受损器官的特征性改变有:

1.狼疮小体(苏木紫小体)

是抗核抗体作用于细胞核所形成的嗜酸性团块(蓝染的圆形或椭圆形物质),为诊断 SLE 的特征性依据。

2.“洋葱皮样”病变

小动脉周围有显著向心性纤维增生,尤以脾脏中央动脉表现明显。此外,心包、心肌、肺、神经系统等也可出现上述基本病理变化。心瓣膜的结缔组织反复发生纤维蛋白样变性,而形成赘生物。

3.狼疮肾炎(LN)

免疫荧光及电镜检查,几乎所有 SLE 患者均可发生肾病变,WHO 将狼疮肾炎分为以下六型:①系膜轻微病变性 LN(Ⅰ型):系膜区可见免疫复合物沉积;②系膜增殖性 LN(Ⅱ型):系膜细胞增生伴系膜区免疫复合物沉积;③局灶性 LN(Ⅲ型):部分肾小球硬化和(或)坏死;④弥漫性 LN(Ⅳ型):几乎所有肾小球且每个肾小球大部分受累,表现为炎细胞浸润,细胞在毛细血管内或外增生,形成新月体,基膜增厚,伴肾小球硬化;⑤膜性 LN(Ⅴ型):基膜均匀增厚,上皮侧有免疫球蛋白沉着,肾小球细胞增生不明显;⑥终末性硬化性 LN(Ⅵ型):90%以上的肾小球呈球性硬化样改变,属晚期病变。

三、临床表现

临床表现多种多样,不同患者临床表现差异较大。起病可为爆发性、急性或隐匿性,早期可仅侵犯 1~2 个器官,也可多个系统同时受累,早期症状不典型。多数患者缓解期与发作期交替出现。

1.全身症状

活动期大多数患者有全身症状。约 90%患者有发热,以低中度热常见,此外,可有疲倦、乏力、体重下降等症状。

2.皮肤与黏膜

80%患者会出现皮肤损害,表现多样,常提示 SLE 的活动性,可累及全身各处的黏膜。包括颊部呈蝶形分布的红斑、盘状红斑、指掌部和甲周红斑、指端缺血、面部及躯干皮疹,其中最典型的是颊部蝶形红斑,约 40%患者可见,表现为双面颊和鼻梁部位呈蝶形分布的红斑。多为不规则的水肿性红斑,常呈不规则圆形,偶为盘状,呈鲜红色或紫红色,边缘清楚或模糊,病情缓解时,红斑可消退,留有棕黑色色素沉着。半数以上患者有广泛或局限性斑丘疹,多见于日晒部位,亦可表现为其他皮损,如红斑、红点、丘疹、紫癜、紫斑、水疱和大疱等,大疱破后可形成糜烂和溃疡。

约 40%的患者在日光或紫外线照射后出现光过敏现象,有的甚至诱发 SLE 急性发作。活动期患者还可出现脱发、口腔溃疡、雷诺现象等表现。

3.关节和肌肉

约 85%患者有关节受累,多表现为关节痛,呈对称性、游走性、间歇性,一般不引起关节畸形,最易受累的关节为近端指间关节、腕、膝和掌指关节,肩、肘、踝及髋关节较少累及。约 40%可有肌痛、肌无力,有时出现肌炎。

4.肾脏

SLE 可累及各个系统和器官,但以肾脏为最常见。几乎所有患者的肾组织均有病理变化,但有临床表现者仅为 75%左右,主要表现为慢性肾炎和肾病综合征。早期多无症状,随病情发展,可出现蛋白尿、血尿、管型尿、水肿、高血压、肾功能不全等表现,晚期常发展为肾衰竭,发生尿毒症。尿毒症是 SLE 常见的死亡原因。

5.心血管

约 30%患者有心血管表现,其中以心包炎最常见,可为纤维素性心包炎或心包积液,表现为心前区疼痛、心包摩擦音或心脏增大。约 10%患者有心肌炎,表现为气促、心前区不适、心律失常,严重者可发生心力衰竭而死亡。SLE 可以出现疣状心内膜炎,病理表现为瓣膜赘生物,一般不引起临床症状,但可以脱落引起栓塞,或并发感染性心内膜炎。此外,还可有冠状动脉受累,表现为心绞痛和心电图 ST-T 改变,甚至出现急性心肌梗死。约 10%的患者有周围血管病变,如血栓性血管炎等。

6.肺与胸膜

约 35%患者有胸腔积液,多为中小量、双侧。患者亦可发生狼疮性肺炎,其特征为双侧弥漫性肺泡浸润性病灶,表现为发热、干咳、气促。少数患者可出现肺间质性病变,表现为活动后气促、干咳,低氧血症。约 2%患者合并弥漫性肺泡出血(DAH)。病情凶险,病死率高达 50%以上。临床主要表现为咳嗽、咯血、低氧血症、呼吸困难,胸片显示弥漫肺浸润,血象显示血红蛋白减少及血细胞比容减低。10%~20%的患者存在肺动脉高压,可能是由于肺血管炎、雷诺现象、肺血栓栓塞和广泛肺间质病变等引起。

7.消化系统

约 30%患者有食欲不振、腹痛、腹泻、呕吐、腹水等,部分患者以上述症状首发。少数可发生各种急腹症,如急性腹膜炎、胰腺炎、肠坏死、肠梗阻等,与肠壁和肠系膜的血管炎有关,往往是 SLE 发作或活动的信号。40%患者血清转氨酶升高,肝不一定肿大,常无黄疸。

8.神经系统

约 25%患者有神经系统损伤,以脑损伤最多见,又称神经精神狼疮(NP-SLE),轻者仅有偏头痛、性格改变、记忆力减退或轻度认知障碍;重者表现为脑血管意外、昏迷、癫痫持续状态等,其中严重头痛可以是 SLE 的首发症状。出现中枢神经症状表示病情活动且严重,预后不佳。此外,亦可出现脑神经与外周神经的病变。少数患者出现脊髓损伤,表现为截瘫、大小便失禁等,治疗后常留有后遗症。

9.血液系统

血液系统受累最常见的症状有贫血、白细胞减少、血小板减少等。活动性 SLE 约 60％患者有慢性贫血表现,其中 10％属溶血性贫血(Coombs 试验阳性),多为正细胞正色素性贫血。40％患者白细胞减少或淋巴细胞绝对数减少。约 20％患者血小板减少甚至发生各系统出血。约 20％患者有轻、中度无痛性淋巴结肿大,以颈和腋下多见,病理表现为淋巴组织反应性增生。约 15％患者有脾大。

10.眼

约 15％患者有眼底变化,主要是由于视网膜血管炎而引起,如出血、视盘水肿、视网膜渗出物等,影响视力,严重者可在数日内致盲,经及时抗狼疮治疗,一般可逆转。

11.其他表现

少数患者可以在 SLE 活动期出现抗磷脂抗体综合征,表现为动脉和(或)静脉的血栓形成、习惯性自发性流产、血小板减少、抗磷脂抗体阳性。约 30％SLE 患者有继发性干燥综合征,有唾液腺和泪腺功能不全。

四、辅助检查

1.一般检查

血液检查常有贫血,白细胞计数减少,血小板减少,病情活动时血沉多增快;尿常规异常(如血尿、蛋白尿)提示有肾功能损害。

2.免疫学检查

(1)自身抗体:患者血清中可查到多种自身抗体,有助于 SLE 的诊断、病情活动性的判断及临床亚型的确定。常用的自身抗体有以下几种。

①抗核抗体(ANA):是筛选结缔组织病的主要试验,见于约 95％的 SLE 患者,但其特异性低,很难与其他结缔组织病相鉴别,常需做其他自身抗体的检验。

②抗双链 DNA(抗 dsDNA)抗体:是诊断 SLE 的标记抗体之一,对 SLE 特异性高(95％),敏感性约 70％,其量与 SLE 活动性密切相关。

③抗 Sm 抗体:是诊断 SLE 的标记抗体之一,特异性高达 99％,但敏感性仅 25％,该抗体与 SLE 活动性无关。用于早期和不典型患者的诊断或作为回顾性诊断。

④抗 RNP 抗体:常与 SLE 的雷诺现象和肌炎有关。

(2)补体:CH50(总补体)、C3、C4 降低有助于 SLE 的诊断,并提示病情活动性,特异性比较高。

3.皮肤狼疮带试验

用免疫荧光方法检测患者皮肤的表皮与真皮交界处是否有免疫球蛋白(Ig)沉积带,如有则为阳性。SLE 阳性率为 50％,提示 SLE 活动。

4.肾活检

肾穿刺活组织检查对狼疮性肾炎的诊断、治疗和估计预后均有价值。

五、诊断要点

诊断标准采用美国风湿病学会于 1997 年推荐的 SLE 分类标准：①颊部红斑；②盘状红斑；③光过敏；④口腔溃疡；⑤关节炎；⑥浆膜炎（胸膜炎、心包炎）；⑦肾脏病变（尿蛋白＞0.5g/24h 或出现管型尿）；⑧神经系统病变（癫痫发作或精神症状）；⑨血液系统异常（贫血，或白细胞减少，或淋巴细胞减少，或血小板减少）；⑩免疫学异常（抗双链 DNA 抗体阳性，或抗 Sm 抗体阳性，或抗磷脂抗体阳性）；⑪抗核抗体阳性。以上 11 项中 4 项或以上阳性者可诊断为 SLE，但应排除感染性疾病、肿瘤或其他风湿性疾病。其敏感性和特异性分别为 95％和 85％。患者发病初期或许不具备分类标准中的 4 条，随着病情的进展方出现其他项目的表现。11 条分类标准中，免疫学异常和高滴度抗核抗体更具有诊断意义。一旦患者免疫学异常，即使临床诊断不够条件，也应密切随访，以便及早作出诊断，及时进行治疗。

诊断明确后要根据 SLE 的活动性、病情的严重性（根据受累器官的部位和程度判断）及有无并发症等因素综合判定患者的病情以便采取相应的治疗措施。目前判断 SLE 活动性的标准以 SLEDAI 较为常用，具体内容如下：抽搐（8 分）、精神异常（8 分）、脑器质性症状（8 分）、视觉异常（8 分）、脑神经受累（8 分）、狼疮性头痛（8 分）、脑血管意外（8 分）、血管炎（8 分）、关节炎（4 分）、肌炎（4 分）、管型尿（4 分）、血尿（4 分）、蛋白尿（4 分）、脓尿（4 分）、新出现皮疹（2 分）、脱发（2 分）、发热（1 分）、血小板减少（1 分）、白细胞减少（1 分）。根据患者前 10 天内是否出现上述症状而定分，凡总分在≥10 分者考虑疾病活动。

六、治疗要点

SLE 目前不能根治，但合理治疗后可以缓解病情，尤其是早期患者。治疗原则是病情活动且严重者，给予强有力的药物控制，病情缓解后则接受维持性治疗。

1.一般治疗

①急性期患者卧床休息，病情稳定后可适当活动，避免过劳；②积极治疗感染；③避免暴露于强光和紫外线之下，如夏天对局部皮肤进行遮挡；④避免使用各种诱发 SLE 的药物，如避孕药等；⑤缓解期才能做疫苗注射，但尽量避免使用活疫苗。

2.药物治疗

(1)非甾体消炎药：主要用于缓解发热、关节痛、肌肉痛等症状。

(2)抗疟药(羟氯喹或氯喹)主要对皮肤损害、光过敏、关节痛及轻型患者有效。

(3)肾上腺糖皮质激素(简称激素)：是目前治疗 SLE 的首选药。一般选用泼尼松或甲泼尼龙，鞘内注射时使用地塞米松。

对不甚严重的病例，可用泼尼松每日 0.5～1mg/kg 治疗，病情稳定 2 周后开始缓慢减量，然后小剂量维持治疗，如果病情允许，维持治疗的泼尼松剂量应尽量小于 10mg/d。

对于急性爆发性危重 SLE，如急进性肾衰竭、NP-SLE 的癫痫发作或明显精神症状、严重溶血性贫血等，可采用激素冲击疗法：甲泼尼龙 500～1000mg 溶于 250mL 5％葡萄糖溶液中缓慢静脉滴注，每日 1 次，连用 3 日，即为 1 个疗程，然后使用上述大剂量泼尼松治疗，如还不能控制病情发展，1 周后可重复使用。

(4)免疫抑制剂：激素治疗基础上加用免疫抑制剂，效果优于单用激素，能更好地控制 SLE 活动，减少爆发，还可以减少激素的用量。对于病情反复、激素无效、发生狼疮肾炎或狼疮危象、急性症状控制后为减少激素维持用量时可择机使用。常用的药物有环磷酰胺(CTX)和硫唑嘌呤,另外,还可应用环孢素、吗替麦考酚酯、来氟米特等,中药雷公藤总苷对狼疮肾炎有一定疗效。

(5)静脉注射大剂量免疫球蛋白:是一种强有力的辅助治疗手段,适用于某些病情严重(如糖皮质激素、免疫抑制剂治疗无效)或(和)并发全身性严重感染者。

3.血浆置换疗法

清除血浆中的特异性自身抗体、免疫复合物、非特异性炎症介质如补体、纤维蛋白原等。对于危重患者或经多种治疗无效的患者有迅速缓解病情的作用。

4.造血干细胞移植

造血干细胞移植可以使免疫抑制剂治疗无效的患者病情得以缓解。但移植后易复发,远期疗效尚待确定。

七、主要护理诊断/问题

1.体温过高与自身免疫反应有关。

2.皮肤完整性受损与 SLE 导致的血管炎性反应有关。

3.疼痛:关节疼痛与自身免疫反应有关。

4.自我形象紊乱与疾病所致容貌改变、药物不良反应有关。

5.潜在并发症:狼疮性脑病、狼疮肾炎、感染。

八、护理措施

1.休息与活动

急性期症状明显患者应卧床休息,以减少消耗,保护脏器功能,预防并发症发生;缓解期应动静结合,逐步恢复日常活动;病情完全稳定后,可参加轻工作,但应避免劳累。

2.病情观察

(1)监测发热者的体温变化、热型及应用降温措施的效果;

(2)皮肤损害的部位、范围及颜色变化,有无光过敏现象及口腔溃疡的出现;

(3)观察关节疼痛部位、性质、活动度和功能改变;

(4)观察全身其他脏器受损的表现:特别注意有无肾脏功能损害的表现,如观察水肿(部位、程度)、尿量、尿色、尿液检查结果的变化,监测血清电解质、血肌酐、血尿素氮的改变。另外,还应注意心、肺功能的变化,观察是否出现血液系统的症状,以及有无精神和意识状态的改变。

3.饮食护理

根据病情变化调整营养,一般情况下给予高营养、多种维生素、易消化饮食,在日常饮食中应注意以下内容:忌食芹菜、无花果、苜蓿、蘑菇、烟熏等食物,以防诱发或加重病情;避免刺激性食物,减少口腔黏膜损伤和疼痛;忌浓茶、咖啡、吸烟,以防引起小动脉痉挛,加重组织缺血缺氧。注意饮食卫生,不吃腐败变质或生冷食物,消化功能障碍者给予无渣饮食。长期服用激素时注意含钙食物的补充;有心功能损害者给予低盐饮食,同时限制水、钠摄入,记录出入量;有肾功能不全者应低盐、优质低蛋白饮食。

4.对症护理

(1)发热的护理:定期测量体温,每 4 小时 1 次;体温达到 39℃以上的患者,采用物理降温或药物降温;补充足够的营养和水分;做好口腔及皮肤护理增加患者的舒适感。

(2)皮肤黏膜护理

①皮损护理:保持皮肤清洁干燥,每日清洗红斑、皮疹等皮损部位并温水湿敷,以促进血液循环,利于鳞屑脱落,忌用碱性肥皂、化学物品和化妆品,可遵医嘱涂搽皮质类固醇霜或软膏于皮损部位;避免紫外线照射,床位安排在没有阳光直射的地方;嘱患者勿晒太阳、忌日光浴,外出穿长袖衣裤,戴保护性眼镜、太阳帽或打伞,避免阳光直接照射裸露皮肤;寒冷季节注意保暖,避免皮肤冷刺激。局部有感染者,遵医嘱用抗生素治疗,并行局部清创换药处理。

②口腔护理:保持口腔清洁,晨起、睡前及每次进食后漱口液漱口或擦洗口腔,有口腔感染的患者根据病因选择漱口液,如为细菌性感染可选用 1:5000 的呋喃西林溶液漱口,局部涂碘甘油;如为真菌感染可用 1% ～4% 的碳酸氢钠溶液漱口,亦可用 2.5% 的制霉菌素甘油涂患处。有口腔溃疡的患者漱口后用中药冰硼散或锡类散涂敷。

③脱发护理:保持头皮清洁,用温水洗头,但次数不宜过多,以每周 1～2 次为宜,避免染发、烫发、卷发、发胶定型,尽量剪短发,用帽子、假发、头巾等进行修饰,以维护容貌和自尊。

(3)关节和肌肉疼痛的护理:详见"类风湿性关节炎患者护理"。

(4)感染的护理:配合医生进行血常规血培养的检测,以寻找患者的感染灶。根据医嘱使用合理的抗生素,并监测药效。严格无菌技术操作,白细胞极低的患者最好住单间,避免接触感染患者,并减少家属探视。做好患者的口腔护理,每日进行会阴冲洗,注意保持皮肤的清洁、干燥。出院后,尽量避免去嘈杂的公共场所,以防止感染。

(5)狼疮脑病的护理:狼疮脑病是 SLE 最严重的并发症,应注意评估狼疮脑病的程度,观察病情变化,对于进行脱水降颅压治疗的患者应该加强患者用药后的临床观察。加强患者安全的护理,尤其躁动、抽搐的患者,稳定患者的情绪,避免患者自伤或伤人行为的发生,住院患者应尽量住单人房间并有家属陪伴,协助医生对患者脑脊液压力及相关指标的监测,对于昏迷的患者进行呼吸机辅助呼吸并进行相关的机械通气护理,包括管路的通畅以及并发症的护理;加强患者的皮肤护理。

(6)狼疮性肾炎的护理:评估患者水肿程度、部位、范围,以及皮肤状况。每天测量患者体重、腹围、肢围。严格记录 24 小时出入量,尿量少时应及时通知医生。对于使用利尿剂的患者,护士应监测患者血清电解质浓度。有腹水,肺水肿,胸腔积液,心包积液的患者应半坐位或半卧位,以保证呼吸通畅。对于有下肢水肿的患者,应抬高下肢,以利于静脉回流。因肾脏损害而致水肿时,应限制水、钠的摄入,尿毒症患者应限制蛋白的摄入。协助卧床水肿患者及时更换体位,防止压疮发生。

5.用药护理

(1)非甾体消炎药:服药后可引起胃肠道反应,需饭后服,反应严重者及时报告医生。

(2)抗疟药:羟氯喹、氯喹对血液、肝肾功能影响很小,但可造成心肌损害,久用后可能对视力有一定影响,用药期间应注意监测心电图,并定期做眼底检查。

(3)肾上腺糖皮质激素:长期应用糖皮质激素可出现向心性肥胖、血糖升高、高血压、消化性溃疡、诱发感染、股骨头坏死和骨质疏松、精神兴奋和烦躁失眠等不良反应,如果突然停药或减量过快,患者易出现停药反应或反跳现象。应采取的护理措施有:①于饭后服药,同时服用保护胃黏膜的药物;②用药期间给予低盐、高蛋白、含钾丰富的食物,补充钙剂及维生素 D;③观察血糖,监测血压,及早发现药物性糖尿病及医源性高血压;④观察精神情绪变化,以区分是药物不良反应还是疾病本身的症状;⑤预防感染;⑥强调按医嘱服药的必要性,告诫患者不可自行减量或停药,以免引起病情"反跳"。

（4）免疫抑制剂:环磷酰胺易引起胃肠道反应、脱发、肝损害、白细胞减少等不良反应,硫唑嘌呤的主要不良反应有骨髓抑制、肝损害、胃肠道反应等。因此,应用环磷酰胺和硫唑嘌呤时应定期查血象、肝功能;有脱发者向患者进行解释,并鼓励患者戴假发、帽子、头巾等进行修饰;环孢素主要不良反应为肝、肾损害,用药期间应注意检测。

6.心理护理

该病常发生于年轻女性患者,疾病可能导致容貌的改变及生育计划的被迫改变,给患者造成严重的心理负担,由此心理护理尤为重要。本病反复发作、迁延不愈、易造成脏器损害,使患者产生焦虑、悲观、失望情绪,护理人员应与患者建立良好的护患关系,向患者介绍治疗成功的病例及治疗与护理的新进展,积极鼓励患者,使患者树立起战胜疾病的信心。同时向患者说明消极情绪对疾病的不良影响,教会患者采用积极的应对方式调节自己的情绪状态。与患者一起制定护理计划,让患者明确目标,积极配合治疗护理工作。引导患者亲属多给予关心、理解,使患者获得良好的社会支持。

九、健康教育

1.预防指导

避免各种引起 SLE 复发的诱因,如药物、食物、日光、紫外线、化妆品以及引起患者体内性激素水平改变的各种因素(怀孕、服用避孕药等)。病情稳定后患者可以适当工作,但应避免过度劳累。预防感染,尽量少去公共场所。病情活动时避免接受各种预防接种。

2.用药指导

向患者强调遵医嘱用药的重要性,告诫患者切不可擅自减量、停药,同时教会患者观察药物的不良反应,发现问题,应及时就诊。

3.生育指导

非缓解期 SLE 患者容易出现流产、早产、死胎,故育龄女性宜指导避孕,不用含孕激素的避孕药。没有中枢神经系统、肾脏和其他脏器严重损害且病情缓解半年以上,一般可以安全妊娠并正常分娩,但应停用环磷酰胺、甲氨蝶呤、硫唑嘌呤等药物 3 个月以上,以防上述药物影响胎儿发育。妊娠期间督促患者定期到医院检查,严密观察胎儿生长情况和病情变化。

4.预后指导

随诊断和治疗水平的提高,SLE 预后已明显改善,5 年存活率约为 85%,10 年约为 75%,20 年约为 68%。急性期患者死亡的主要原因是多脏器严重损害和感染,尤其是伴有神经精神性狼疮和急进性狼疮性肾炎者;SLE 远期死亡的主要原因是慢性肾功能不全、药物(尤其是长期大剂量糖皮质激素)的不良反应以及冠状动脉粥样硬化性心脏病等。

第二节 雷诺现象与雷诺病

雷诺现象是指在寒冷刺激、情绪激动以及其他因素影响下,发生肢体末梢动脉阵发性痉挛,使手指(足趾)皮肤突然出现苍白,继而出现皮肤变紫、变红,伴局部发冷、感觉异常和疼痛等短暂的临床现象。雷诺现象是许多疾病所共有的临床表现,并把其他疾病所引起的雷诺现象称为继发性雷诺现象,或雷诺综合征。而把没有原发疾病的雷诺现象称为雷诺病,或称为原发性或特发性雷诺病。好发于秋冬季,多见于20~40岁女性。

一、病因与发病机制

病因尚不明确。与寒冷、情绪激动以及其他诱发因素有关,常找不到任何潜在病因。仅仅是局部血管功能异常。Raynaud认为本病是由于交感神经异常兴奋所致。Lewis认为是由动脉血管壁病变,导致末梢血管对寒冷、情绪压力等刺激出现过度的反应,先收缩后淤胀所致。

二、临床表现

本病起病缓慢。疾病初期偶尔在冬季出现轻度、短时间的发作。随着病情的延续,症状的严重性和持续时间均有所增加。主要的临床表现是当寒冷刺激或精神紧张时,手指皮肤出现典型的雷诺现象,即苍白-发绀-潮红-正常的间歇性皮色变化。

雷诺现象的典型发作可分3期:①缺血期:主要是由于四肢末端细小动脉痉挛,皮肤血管内血流减少而突然发生。一般好发于指、足趾远端皮肤,出现发作性苍白、僵冷,伴出汗、麻木或疼痛,多对称性自指端开始向手掌发展,很少超过手腕。②缺氧期:受累部位继续缺血,毛细血管扩张瘀血,皮肤发绀而呈紫色,皮温低,疼痛。③充血期:保暖以后,可自动发生,此时血管痉挛解除,动脉充血,皮肤潮红,皮温回升,可有刺痛,肿胀及轻度搏动性疼痛。当血液灌流正常后,皮肤颜色和自觉症状均恢复正常。以上发作往往从小指与环指尖开始,随着病变进展逐渐扩展至整个手指甚至掌部,但拇指较少发病。

以手指多见而足趾少见。发作时桡动脉或足背动脉搏动正常。初发时,发作时间多为数分钟至半小时左右即自行缓解。病情进展时症状加重,发作频繁,每次发作可持续一小时以上,有时需将患肢浸入温水中才方可缓解。雷诺现象的频繁典型发作可引起末节指趾皮肤指甲营养障碍,严重者指端出现溃疡、坏疽或手指变短。

三、辅助检查

根据雷诺现象的皮色变化,诊断此病比较容易。但临床表现轻微,不出现皮色改变或者缺乏典型表现的患者,其诊断可依据下列的辅助检查。

1.激发试验

(1)冷水试验:将患者的指(趾)浸入4℃左右冷水中1分钟,可诱发雷诺现象。此试验简便易行,皮色变化诱发率为75%。

(2)握拳试验:两手紧握1.5分钟,然后上肢屈肘平腰松开双手。此试验可诱发皮色变化,并延迟皮色由苍白恢复正常的时间。

2.指动脉压力测定

如指动脉压力大于 40mmHg,提示动脉存在梗阻。

3.指温恢复时间测定

进入冰水 20 秒后,指温恢复正常的平均时间为 5～10 分钟。雷诺病与雷诺现象的恢复时间常超过 20 分钟。

4.指动脉造影和低温(浸入冰水后)指动脉造影

可用于鉴别肢端动脉是否存在器质性改变。

四、诊断要点

根据雷诺现象的临床表现(肢体远端皮肤对称性出现苍白-发绀-潮红-正常的间歇性皮色变化及患者一般无组织坏死表现,少数晚期病例可有指动脉闭塞和/或有手指皮肤硬化、指端浅在性溃疡或坏疽),起病年龄和性别(20～40 岁的女性),诱因(寒冷或情绪激动),排除其他疾病,可做出诊断。

五、治疗要点

1.一般治疗

防寒保暖,避免接触冰冷物体,避免精神紧张,可有效减少或防止末梢动脉痉挛。吸烟的患者应忌烟。

2.药物治疗

钙拮抗剂(如硝苯吡啶)用于病情反复发作或症状比较严重,但尚无指尖萎缩者。如出现指尖萎缩,可加用影响交感神经活性的药物(如利血平、甲基多巴);反复发作,出现指(趾)端开放性溃疡或坏死者,给予血管扩张药(如前列腺素、前列环素、妥拉苏林、酚妥拉明等)。

3.手指局部处理

对仅有干性坏疽的手指,应保持局部清洁,暴露或用无菌纱布包扎以防形成湿性坏疽。待血液循环改善和坏疽界线分离后切除。如果有甲周炎并发甲下感染,应及早拔甲。对缺血性溃疡,宜用吸收性敷料防护,待血循环改善后愈合。

六、护理要点

1.注意保暖

应随时观察患者皮肤损伤范围和弹性变化,注意避免冷冻,保持全身以及四肢局部暖和;尽量避免暴露于寒气中或避免接触冷水甚为重要。故在冬天患者应有充分的御寒设备,保持身体和肢体暖和,外出时戴上保暖手套,穿着羊毛袜和棉鞋。如条件许可,移居至气候温和,干燥地区。

2.促进局部血液循环

用红花油按摩骨骼隆起处及关节活动部,促进局部血液循环;可进行物理治疗,如热水沐浴。

3.避免创伤

须细心保护手指,免受刺伤、切伤或挫伤,皮肤瘙痒时勿搔抓,以免皮肤破溃感染。对于发生溃疡者应保持皮肤清洁干燥。

4.戒烟

对有吸烟嗜好者,劝告戒烟,以避免尼古丁对血管收缩的刺激作用。

5.健康教育

告知患者本病的特点如各种诱因(寒冷、情绪激动等),介绍治疗及预后情况,增强患者战胜疾病的信心,提高患者的依从性。

第三节　特发性炎症性肌病

特发性炎症性肌病(IIM)是一组病因未明的以四肢近端肌无力为主的骨骼肌非化脓性炎症性疾病。目前将其分为七类:①多发性肌炎(PM);②皮肌炎(DM);③儿童皮肌炎;④恶性肿瘤相关 DM 或 PM;⑤其他结缔组织病伴发 DM 或 PM;⑥包涵体肌炎(IBM);⑦无肌病性皮肌炎。

该病发病率为 0.5/10 万~8.4/10 万人口,其发病年龄有两个高峰(10~15 岁和 45~60 岁)。除包涵体肌炎外,女性患病率为男性的 2 倍,而包涵体肌炎男性的患病率为女性的 2 倍。成人多发性肌炎与皮肌炎占特发性炎症性肌病的 70% 左右,因此,本节将作重点讨论。

一、病因与发病机制

本病病因与发病机制尚不明确。目前多认为在某些遗传易感个体中,由免疫介导,感染与非感染环境因素所诱发的一组疾病。

1.遗传因素

对 HLA 的研究发现,具有 HLA-DR3 的人患炎症性肌病的风险高,抗 Jo-1(组氨酸＋RNA 合成酶)抗体阳性的患者均有 HLA-DR52,包涵体肌炎可能与 HIA-DR、DR6 和 DQ1 高度相关。

2.病毒感染

动物模型发现病毒在特发性炎症性肌病的发病中有一定作用。患者在感染了细小核糖核酸病毒后,可逐渐发生慢性肌炎。

3.免疫异常

该病患者常可检测到高水平的自身抗体,如肌炎特异性抗体,其中抗 Jo-1 抗体最常见,PM/DM 患者常伴发其他自身免疫性疾病。

二、临床表现

特发性炎症性肌病的主要临床表现是对称性四肢近端肌无力。全身症状可有发热、关节痛、乏力、厌食和体重减轻。

1.多发性肌炎

常隐袭起病,病情于数周至数年发展至高峰。对称性近端肢体肌无力是本病突出的临床特征。常伴关节痛、晨僵、畏食、体重减轻和发热等全身症状,有些患者伴有自发性肌痛与肌肉压痛。骨盆带肌受累时出现髋周及大腿无力,难以蹲下或起立,肩胛带肌群受累时双臂难以上举,半数发生颈部肌肉无力,1/4 患者可见吞咽困难。四肢远端肌群受累者少见,眼部及面部肌肉几乎不受影响。可出现肺脏受累,如间质性肺炎、肺纤维化、吸入性肺炎等;约 30% 可见心脏改变,如无症状性心电图改变,心律失常,甚至继发于心肌炎的心力衰竭。

2.皮肌炎

在多发性肌炎临床表现基础上,出现典型皮疹即可诊断皮肌炎。皮疹与肌炎时间上不同步,严重程度亦不平行。典型皮疹是以上眼睑为中心的眶周水肿性紫红色斑;肘、膝关节伸侧面和内踝附近、掌指关节、指间关节伸面出现紫红色丘疹(称 Gottron 征);颈前及上胸部呈"V"字形红色皮疹;肩颈后的皮疹呈披肩状(披肩征);部分患者出现"技工手"(双手外侧掌面皮肤出现角化、裂纹,皮肤粗糙脱屑)。本病皮疹通常无痛痒及疼痛,缓解期皮疹可完全消失或遗留皮肤萎缩、色素沉着或脱毛、毛细血管扩张或皮下钙化,可反复发作。

3.儿童皮肌炎

儿童皮肌炎与成人皮肌炎相似,但有其特殊性,表现为起病急,肌肉水肿、疼痛明显常伴血管炎、异位钙化、脂肪代谢障碍,皮疹与肌无力常同时发生。伴血管炎者,可引起胃肠出血或穿孔,皮下组织或肌肉异位钙化,尽管积极治疗,仍进展迅速,预后不佳。

4.恶性肿瘤相关 DM 或 FM

约 8% PM/DM 伴发恶性肿瘤,可先于恶性肿瘤 1～2 年出现,也可同时或晚于肿瘤发生。发病年龄越高,伴发肿瘤机会越大,对 40 岁以上 PM/DM 患者应检查潜在的恶性肿瘤,如肺、肾、结肠、乳腺、卵巢癌和淋巴癌等。

5.其他结缔组织病伴发 DM 或 PM

系统性红斑狼疮、系统性硬化病、干燥综合征、类风湿关节炎等结缔组织病常伴发皮肌炎,称"重叠综合征"。

6.包涵体肌炎

多见于中老年男性,起病隐匿,进展缓慢,四肢远、近端肌肉均可累及,多为无痛性,可表现为局限性、远端、非对称性肌无力,可有心血管受累,以高血压为最常见。部分患者出现吞咽困难,随着肌无力的加重,常伴有肌萎缩,肌电图呈神经或神经肌肉混合改变。

7.无肌病性皮肌炎

临床及活组织检查证实有 DM 皮肤改变,但临床及实验室检查无肌炎证据,称为无肌病性皮肤炎。

三、辅助检查

1.一般检查

白细胞正常或增高,血沉增快,血肌酸增高,肌酐下降,血清肌红蛋白增高,尿肌酸排泄增多。

2.血清肌酶谱

肌酸激酶(CK)、醛缩酶(ALD)、天门冬酸氨基转移酶(AST)、丙氨酸氨基转移酶(ALT)、乳酸脱氢酶(LDH)增高,尤以 CK 升高最显著。CK 可以用来判断病情的进展情况和治疗效果,但与肌无力的严重性并不完全平行。这些酶对本病诊断虽然敏感性高,但特异性不强。

3.自身抗体

大部分患者抗核抗体阳性,部分患者类风湿因子阳性。近年发现了一组肌炎特异性抗体:抗氨酰 tRNA 合成酶抗体(抗 Jo-l 抗体、EJ 抗体、PL-12 抗体、PL-7 抗体和 OJ 抗体)、抗 SRP 抗体、抗 Miv 抗体等具有较高的特异性。

4.肌电图

早期发现肌源性病变,对肌源性和神经源性损害的鉴别诊断有参考价值。本病约90%患者出现肌电图异常。典型肌电图呈肌源性损害:①低波幅,短程多相波;②插入(电极)性激惹增强,肌肉自发性纤颤,表现为高尖的正锐波,自发性纤颤波;③自发性、杂乱、高频放电。

5.肌活检

约2/3患者肌活检呈典型肌炎病理改变;另1/3患者呈非典型变化。

四、诊断要点

诊断PM/DM应具备:①四肢对称性近端肌无力;②肌酶谱升高;③肌电图示肌源性改变;④肌活检异常;⑤皮肤特征性表现。上述5条者全具备为典型DM,具备前4条者为PM,具备3条者可做出临床诊断,具备2条者可做出可能诊断。在诊断前应排除肌营养不良、重症肌无力、药物和毒物等诱导的肌病症状。

五、治疗要点

治疗用药首选肾上腺糖皮质激素,重症者可用甲泼尼龙静脉滴注,一般病例可口服泼尼松1~2mg/(kg·d),治疗1~4周病情即好转,治疗3~6个月后,逐渐减量,治疗时间常需1年以上。约90%患者病情明显改善,50%~75%患者可完全缓解,但易复发。重症或对糖皮质激素反应不佳者,应加用甲氨蝶呤或硫唑嘌呤。

六、护理要点

1.休息与活动

急性期有肌痛、肌肉肿胀和关节疼痛者,应绝对卧床休息,以减轻肌肉负荷和损伤。病情稳定后,有计划地进行锻炼,活动量由小到大,对肌无力的肢体应协助被动活动。

2.病情观察

正确评估患者的肌力情况。注意观察疼痛肌肉的部位、关节症状,是否伴有发热、呼吸困难、心律失常等变化,若出现异常及时通知医生。

3.饮食护理

对吞咽困难者给予半流质或流质饮食,少量缓慢进食,以免呛咳,引起吸入性肺炎,必要时给予鼻饲。

4.局部皮肤护理

急性期患者出现皮疹的皮肤,应注意保持清洁干燥,避免擦伤。有水泡时可涂炉甘石洗剂;有渗出时可用3%硼酸溶液湿敷;伴感染者,给予消炎、清创换药处理。

5.健康教育

向患者及家属介绍本病的相关知识。合理安排生活,劳逸适度。避免一切诱因,育龄女性患者应避孕,避免一切免疫接种,以免病情复发或加重。告知患者本病需长期治疗,强调遵医嘱的重要性,不要因为症状减轻就停止服药。教会患者进行病情的自我检测和自我护理的方法。

第四节　类风湿关节炎

类风湿性关节炎(RA)是一种以周围关节为主的对称性多关节慢性炎症为特征的自身免疫性疾病。临床特征为慢性、多发性、对称性手足小关节炎,呈发作与缓解交替进行,晚期关节结构破坏,导致关节强直、畸形和功能障碍,甚至致残,也可累及其他系统。人群中的患病率为0.32%～0.36%,发病年龄以20～45岁最多,女性高于男性,为(2～4):1,是造成我国人群丧失劳动力与致残的主要病因之一。

一、病因及发病机制

病因和发病机制尚不明确。目前认为RA是一种自身免疫性疾病。发病与感染因子(如支原体、病毒、细菌等)和遗传倾向(具有人类白细胞抗原HLA-DR4和DW4)、环境、性激素等有关,部分患者病前有潮湿、寒冷、疲劳、创伤及精神刺激等诱因。

侵入易感机体的感染因子,被巨噬细胞吞噬,经消化、浓缩后与其细胞膜的HLA-DR分子形成复合物,该复合物通过免疫应答,使B淋巴细胞和浆细胞过度激活,分泌大量免疫球蛋白和类风湿因子(RF)。RF是一种自身抗体,属IgM,能与体内变性的IgG起免疫反应,形成抗原-抗体复合物,并沉积在滑膜组织上,同时激活补体,产生多种过敏毒素,引起关节滑膜炎症,也可侵犯脉管系统,累及全身多个脏器。

二、临床表现

多数患者起病缓慢,在出现明显关节症状前多有疲倦乏力、低热、食欲不振、手足发冷等前驱症状。

(一)关节表现

多数呈对称性的多发性关节炎表现,受累的关节以双手小关节(尤其近端指间关节及掌指关节)、腕和足关节最为常见,其次是趾、脚、踝、肘等关节。

1.晨僵

病变的关节在静止不动后出现较长时间(30分钟至数小时)的僵硬,活动受限,如胶黏着样的感觉,尤其是晨起时更为明显,经适度活动逐渐减轻,称为晨僵。晨僵的程度及持续时间与关节炎症的程度成正比,常被作为判断病情活动性的指标之一。

2.关节疼痛与肿胀

关节疼痛是最早的关节症状,多呈对称性、持续性,但时轻时重,常伴有压痛。急性发作期,滑液增加和关节外软组织的肿胀,使关节肿胀呈梭形,特别是近端指间关节,称为梭状指。

3.关节畸形与功能障碍

疾病后期,滑膜炎破坏了关节软骨、软骨下的骨质结构,关节周围的肌腱、韧带受损,使病变关节变成僵硬而畸形,出现手指关节的半脱位,如尺侧偏斜、屈曲畸形、天鹅颈样畸形等。关节附近的肌肉萎缩和痉挛使畸形更为加重。此时患者活动受限,生活不能自理。

(二)关节外表现

1.类风湿结节

这是本病较特异的皮肤表现,20%～30%患者可出现,多位于关节的隆突部及经常受压处的皮下,如肘关节鹰嘴突附近、足跟腱鞘、枕部等处。结节大小 0.2~3cm,数量不等,可黏附于骨膜、肌腱,坚硬如橡皮,呈对称性分布,无压痛。类风湿结节的出现常提示疾病处于活动期。

2.类风湿血管炎

这是引起关节外表现的主要病理基础,可发生于机体的任何系统。侵犯皮肤可表现为甲床裂片样出血(末端动脉炎)、下肢皮肤慢性溃疡,侵犯肺部出现肺间质性病变、胸膜炎,侵犯心脏出现心包炎,神经系统受损出现脊髓受压、周围神经炎等,侵犯眼部可出现巩膜炎、结膜炎。

3.其他

30%~40%的患者可出现干燥综合征。部分患者可出现小细胞低色素性贫血。

三、实验室及其他检查

1.血液检查

有轻至中度贫血,白细胞及分类多正常。活动期血沉增快,C 反应蛋白增高。

2.免疫学检查

80%患者血清中 RF 阳性,其滴度与本病的活动性和严重性呈正相关,RF 也可见于多种自身免疫性疾病及一些与免疫有关的慢性感染性疾病,因此对 RF 阳性患者必须结合临床做出诊断。活动期和 RF 阳性患者,血清补体常增高,合并血管炎者补体降低。

3.关节滑液检查

有炎症的关节腔内的滑液量增多,滑液中的细胞明显增多,以嗜中性粒细胞为主。

4.关节 X 线检查

对本病的诊断、关节病变的分期、监测病变的演变均很重要,其中以手指及腕关节的 X 线片最有价值。早期表现为关节周围软组织肿胀、关节端的骨质疏松(Ⅰ期);稍后关节腔变窄(Ⅱ期),关节面出现虫蚀样破坏(Ⅲ~Ⅳ期);晚期可见关节半脱位或骨性强直畸形(Ⅳ期)。

四、诊断要点

类风湿关节炎的诊断标准:晨僵持续至少 1 小时,病程至少 6 周;有 3 个或 3 个以上的关节肿,至少 6 周;腕、掌指、近指关节肿至少 6 周;对称性关节肿至少 6 周;有皮下结节;手 X 线片改变(至少有骨质疏松和关节间隙的狭窄);类风湿因子阳性(滴度>1∶20)。

在上述 7 项中,符合其中 4 项或 4 项以上标准,即可诊断为类风湿性关节炎。该标准容易遗漏一些早期或不典型的病例,对此应根据本病的特点,结合辅助检查进行综合全面考虑。

五、治疗要点

目前对类风湿性关节炎尚无特殊疗法。治疗的目的在于控制炎症,缓解症状,控制疾病的发展,防止或减少关节骨的破坏,保持受累关节的功能以及促进关节功能的恢复。因此,早期诊断和早期治疗是治疗的关键。

1.非甾体抗炎药

此为非特异性的对症治疗,适用于初发或轻症患者,可减轻关节的肿痛,但不能阻止类风湿性关节炎病变的自然病程。常用药物有阿司匹林、吲哚美辛、布洛芬等。

2.慢作用抗风湿药(SAARD)

起效时间较非甾体抗炎药慢,通过调节免疫机制影响疾病的活动性和进展,多应尽早与非甾体抗炎药联合应用。常用药物有甲氨蝶呤、金制剂、雷公藤、青霉胺、环磷酰胺、环孢素等。

3.糖皮质激素

适用于有关节外症状或关节炎明显,而非甾体抗炎药不能控制或慢作用抗风湿药尚未起效的患者。糖皮质激素虽抗炎作用强,能快速缓解症状,但停药后症状易复发,而长期用药副作用多,因此不作为首选药。常用药物有泼尼松等。

4.外科手术治疗

对晚期有关节畸形并失去关节功能的患者,可行关节置换术。滑膜切除术可以使病变关节的功能得到一定的改善。

5.生物制剂

如抗肿瘤坏死因子－α(TNF－α),国外已开始用于类风湿关节炎的治疗,至今有两种抗TNF－α制剂(infliximab 和 etanercept)。infliximab 是 TNF－α 的单克隆抗体,etanercept 是一种重组的人可溶性 TNF－α 受体融合蛋白。

六、常用护理诊断/问题

1.疼痛

与关节滑膜炎症致关节肿胀、肌肉痉挛有关。

2.功能障碍性悲哀

与关节功能丧失、疾病久治不愈、依赖他人或缺乏亲友理解和支持有关。

3.有废用综合征的危险

与关节炎症反复发作、疼痛和关节骨质破坏有关。

4.自理缺陷

与肢体关节疼痛、关节强直、畸形、肌无力、全身状况恶化有关。

5.知识缺乏

缺乏疾病的治疗和自我保健知识。

七、护理措施

1.病情观察

(1)观察患者关节病变的部位、晨僵发作的持续时间及程度、关节畸形的进展或缓解的情况以及关节活动受限的程度等。注意关节外症状及脏器受累的表现,如胸痛、心前区疼痛、头痛、发热、咳嗽、呼吸困难等,一旦出现,则提示病情严重,应及时报告医师处理。

(2)观察患者进行个人卫生、穿衣、进食、入厕等日常生活能力,评估自理缺陷对患者生活方式的影响,根据不同情况,确定适合于患者的护理及生活自理训练方法。

(3)了解患者患病后的心理感受,评估疾病对患者心理的影响程度,了解患者家庭及社会对患者的关心情况等。

2.生活护理

(1)休息与体位:急性活动期发热或关节肿胀明显时,应卧床休息,保证充足的睡眠。限制受累关节活动,保持关节功能位,如踝下放平枕,使膝关节保持伸直位;足下放置足板,避免垂足。不要长时间维持抬高头部和膝部的姿势,以免屈曲姿势造成关节挛缩而致残。

(2)活动训练:疼痛减轻后,即应指导患者及早下床活动或在床上做各种主动或被动锻炼,但应避免突然移动和负重。鼓励患者自理,缓解期的肢体功能锻炼可采用日常生活活动训练,如穿衣、系鞋带、进食、入厕等,改善日常生活自理能力。

(3)饮食护理:给予高蛋白、丰富维生素、易消化的饮食,避免辛辣等刺激性食物。

3.用药护理

(1)本病是慢性疾病,药物疗程较长,副作用较多,应指导患者遵医嘱按时服药,不可随意停药或增减用量。

(2)用药期间密切观察药物副作用,如胃肠道反应、消化道出血、白细胞减少等。使用金制剂和青霉胺时,还应观察有无皮疹、蛋白尿、血尿,在服药期间应定期做血、尿检查。

4.对症护理

(1)晨僵:指导晨僵患者夜间睡眠时戴弹力手套保暖,可减轻晨僵的程度。早晨起床后行温水浴,或用热水浸泡僵硬的关节,然后活动关节。晨僵持续时间长且疼痛明显患者,可按医嘱应用非甾体抗炎药。

(2)肌肉挛缩:可用理疗如热敷、热水浴、按摩、红外线等改善血液循环,缓解肌肉挛缩及疼痛。

5.心理护理

(1)主动关心患者,鼓励患者倾诉悲哀的情感,重视患者的每一个反应,帮助患者认识不良心态对疾病的影响。

(2)指导患者进行心理自我调整,向患者介绍疾病的基本知识、治疗显效病例,强调虽然病程较长,但进展缓慢,合理的治疗及功能锻炼可避免或延缓致残。

(3)参与集体活动,鼓励病员间交谈,让他们相互启发、相互学习、相互鼓励,消除自卑心理,也可参加集体活动,充实生活。

(4)建立社会支持体系,督促家庭成员的社会责任感,关怀、体贴、尊重、照顾患者,使患者获得情感上的支持及生活需求,以增强战胜疾病的信心。

八、健康指导

1.向患者及家属介绍疾病的基本知识及防治措施,增强自我保健意识。避免各种诱因,如寒冷、潮湿、过度疲劳、精神刺激、感染等。

2.指导患者按医嘱坚持服药,注意观察药物的疗效及副作用,定期复查血象、肝肾功能。若病情有变化,应及早就医,以免重要脏器受损。

3.向患者及家属解释适当休息和活动对维持关节功能、保持日常生活自理能力的重要性,指导家属协助患者完成肢体功能训练,提高或改善患者生活自理能力,使患者身心出于对生活抱有希望的最佳状态,以利心理康复。

第五节　强直性脊柱炎

强直性脊柱炎(AS)是以中轴关节慢性炎症为主,也可累及内脏及其他组织的慢性进展性风湿性疾病。主要累及骶髂关节和脊柱,引起强直和纤维化。骶髂关节炎是其特征性表现,X线典型表现为骶髂关节明显破坏,后期脊柱呈"竹节样"变化。

我国的患病率为 0.25％ 左右,以青年人多见,发病年龄多在 10～40 岁,20～30 岁为发病高峰,男女患病率的比例为 5：1。女性病情较轻,外周关节表现较多,脊柱改变较男性相对少见。

一、病因与发病机制

目前为止,强直性脊柱炎的病因不清,一般认为,本病是一组多基因遗传病,其发病机制与遗传、细菌感染、免疫等因素有关。

1.遗传

调查发现,强直性脊柱炎与 HLA-B27 显著相关,强直性脊柱炎患者 HIA-B27 阳性率约为 90％,而普通人群的阳性率仅为 4％～8％。强直性脊柱炎有家族聚集倾向,一级亲属患强直性脊柱炎的危险性比正常人高 20～40 倍。

2.细菌感染

研究发现,某些细菌,如泌尿生殖道沙眼衣原体,大便中的肺炎克雷白杆菌,肠道病原菌如志贺菌、沙门菌、结肠耶尔森菌等感染与强直性脊柱炎的患病有关,确切机制有待进一步明确,推测认为这些病原体激发了机体的炎症应答和免疫应答反应,造成组织损伤而引起疾病。

3.免疫异常

60％ 的强直性脊柱炎患者的血清补体增高,免疫球蛋白 IgA 增高,血清中循环免疫复合物存在,提示本病的发生可能与免疫因素有关。

二、临床表现

本病起病隐袭,进展缓慢,全身症状较轻。早期常有腰骶痛或不适和晨僵,活动后减轻,并可伴有低热、乏力、食欲减退、消瘦等症状。开始时疼痛为间歇性,数月数年后发展为持续性,以后炎性疼痛消失,脊柱由下而上部分或全部强直,出现驼背畸形。女性患者周围关节受侵犯较常见,进展较缓慢,脊柱畸形较轻。

1.骨、关节病变的表现

病变常累及骶髂关节、脊柱和外周关节。

(1)骶髂关节:多数患者最先累及骶髂关节,表现为双侧对称、持续或间歇的腰骶部或臀部疼痛。可向下肢放射而类似"坐骨神经痛"。临床症状轻重差异较大,有些患者仅感腰部不适,有些患者无骶髂关节炎症状,仅 X 线检查发现有异常改变。

(2)脊柱:多数病变可停止在骶髂关节,少数则进行性发展累及脊柱。一般从腰椎向上至胸椎和颈椎。

腰椎受累时,表现为下背部疼痛和腰部活动受限。腰部前屈、后仰、侧弯和转动均可受限。体检可发现腰椎脊突压痛,腰椎旁肌肉痉挛;后期可有腰肌萎缩。

胸椎受累时,表现为背痛、前胸和侧胸痛、胸廓扩张度受限,最常见为驼背畸形。

颈椎受累时,表现为颈部疼痛,沿颈部向头部臂部放射。颈部肌肉开始时痉挛,以后萎缩,严重者可发展为颈胸椎后凸畸形。头部活动明显受限,常固定于前屈位,不能上仰、侧弯或转动,严重者仅能看到自己足尖前方的小块地面,不能抬头平视。

(3)外周关节:一般多发生于大关节,下肢多于上肢,多不对称。以髋关节受累最常见,表现为髋部或大腿内侧疼痛,下肢活动受限。严重者可出现关节强直、功能丧失而致残。其他关节,如肩、膝、踝、足和腕等也可受累,出现关节炎症状。

2.关节外表现

AS的关节外病变,大多出现在脊柱炎后,可侵犯全身多个系统,并伴发多种疾病。

(1)眼部表现:25%AS患者有结膜炎、虹膜炎、眼色素膜炎或葡萄膜炎,未经恰当治疗可致青光眼或失明。

(2)心脏表现:以主动脉瓣病变较为常见,还可出现房室或束支传导阻滞、主动脉肌瘤、心包炎和心肌炎等。

(3)肺部表现:少数AS患者可并发上肺叶纤维化病变,表现为咳痰、气喘甚至咯血,并可能伴有反复发作的肺炎或胸膜炎。

(4)神经系统表现:由于脊柱强直及骨质疏松,易发生脊柱骨折、颈椎脱位和椎间盘脱出,而引起脊髓压迫症状。如发生马尾综合征,出现下肢或臀部神经根性疼痛,骶神经分布区感染丧失,跟腱反射减弱,膀胱和直肠等运动功能障碍。

另外,少数患者可发生肾淀粉样变、慢性中耳炎等。

三、辅助检查

1.实验室检查

无特异性指标。RF阴性,血沉、C反应蛋白、血清免疫球蛋白(IgG、IgA和IgM)可升高。虽然90%左右的AS患者LHA-B27阳性,但一般不依靠LHA-B27来诊断,诊断主要依靠临床表现和影像学检查。

2.影像学检查

X线检查对AS的诊断有极为重要的意义,98%～100%病例早期即有骶髂关节的X线改变,是本病诊断的重要依据。通常按X线片骶髂关节炎的病变程度分为5级:0级为正常;Ⅰ级为可疑,Ⅱ级为轻度异常,可见局限性侵蚀、硬化,但关节间隙正常;Ⅲ级为明显异常,存在侵蚀、硬化、关节间隙增宽或狭窄、部分强直等1项或1项以上改变;Ⅳ级为明显异常,表现为完全性关节强直。同时还应注意观察脊柱有无韧带钙化、"竹节样"改变、椎体方形变以及椎小关节和脊柱生理曲度改变等。此外,还可进行CT、MRI检查,以发现病变关节的轻微变化。

四、诊断要点

AS的诊断现仍沿用1966年纽约标准,或1984年修订的纽约标准,具体如下:

1.纽约标准

根据骶髂关节X线表现的分级结合以下临床表现:①腰椎在前屈、侧屈和后伸的3个方向运动均受限;②腰背痛史或现有症状;③胸廓扩展范围小于2.5cm。

诊断肯定AS:双侧Ⅲ-Ⅳ级骶髂关节炎,伴上述临床表现中的1条(及以上);或者单侧Ⅲ-Ⅳ级或双侧Ⅱ级骶髂关节炎,伴第①项或②+③项临床表现者。

诊断可能AS:双侧Ⅲ-Ⅳ级骶髂关节炎而不伴有上述临床表现者。

2.修订的纽约标准

修订的纽约标准有利于AS的早期诊断,具体内容包括:①下腰背痛、晨僵至少持续3个月,疼痛随活动改善,但休息不减轻;②腰椎在前后和侧屈方向活动受限;③胸廓扩展范围小于同年龄和性别的正常值;④双侧骶髂关节炎Ⅱ级以上,或单侧骶髂关节炎Ⅲ-Ⅳ级。

如果患者具备④并分别附加①～③中的任何 1 条可确诊为 AS。若仅符合①～③条或仅符合④者,可诊断为可能 AS。

五、治疗要点

AS 尚缺乏根治的方法,亦无阻止本病进展的有效疗法。AS 治疗的目的在于控制炎症,减轻或缓解症状,维持正常姿势和最佳功能位置,防止畸形。要达到上述目的,关键在于早诊断早治疗,采取综合措施进行治疗,包括体育疗法、物理治疗、药物和外科治疗等。

1.非药物治疗

日常生活中维持正常姿势和活动能力。进行体育疗法以保持胸廓活动度,维持正常的呼吸功能;保持脊柱的生理弯曲,防止畸形。采用物理治疗,一般采用热疗,如热水浴、温泉浴等,以增加局部血液循环,使肌肉放松,减轻疼痛,有利于关节活动,保持正常功能,防止畸形。

2.药物治疗

治疗 AS 的药物可分为三类:非甾体抗炎药(NSAID)、改变病情抗风湿药(DMARD)和糖皮质激素。

(1)非甾体抗炎药:是治疗关节疼痛和僵硬的一线药,适用于夜间严重疼痛及僵硬患者,可在睡前服用。已证明阿司匹林对本病疗效不佳。

(2)改变病情抗风湿药:可控制病情活动,影响病程进展。如柳氮磺胺吡啶、甲氨蝶呤,还有最新的疗效显著的"生物制剂"(如肿瘤坏死因子抗体融合蛋白)等。

(3)糖皮质激素:眼急性葡萄膜炎、肌肉骨骼炎症可局部使用。小剂量激素也可用于对 NSAID 治疗不耐受者。急性顽固性病例可行骶髂关节内长效激素注射,或短期使用较大剂量激素。

3.手术治疗

髋关节僵直和严重脊柱畸形待病情稳定后可作矫正手术。

4.生物制剂

抗肿瘤坏死因子 α(TNFα)在很多风湿免疫疾病中起到关键作用,抑制 TNFα 可以起到控制炎症、阻断病情进展的作用。

(1)依那西普:是一种重组的人可溶性肿瘤性坏死因子受体融合蛋白,能可逆性地与 TNFα 结合,竞争性抑制 TNFα 与 TNF 受体位点的结合,可用于治疗活动性 AS。以本品 25mg,皮下注射,每周 2 次,连用 4 个月,治疗中可继续原用剂量的抗风湿药物。80% 的患者病情可获改善,如晨僵、脊背痛及肌腱端炎缓解,扩胸度增加,血沉减慢和/或 C 反应蛋白下降等。

(2)英夫利昔单抗:是抗肿瘤坏死因子的单克隆抗体,其用法为:3～5mg/kg,静滴,间隔 4 周重复 1 次,通常使用 3～6 次。治疗后患者的外周关节炎、肌腱末端炎及脊柱症状,以及 C 反应蛋白均可得到明显改善。这类药物疗效快,且疗效不随用药时间延续而降低。不良反应有感染、严重过敏反应及狼疮样病变等。

六、护理要点

1.日常姿势训练

(1)站立:头保持中位,下颌微收,肩不耸不垂自然放松,腹略内收,双脚与肩等宽,踝、膝、髋等关节保持自然位,重心居中不要偏移。

(2)坐位:坐直角硬木椅,腰背挺直,劳累时可将臀部后靠,腰背紧贴在椅背上休息。

(3)卧位:睡硬板床,取仰卧位或俯卧位,枕头不宜过高或不用枕。

2.体育疗法

(1)深呼吸:每天早晨、工作休息时间及睡前均应常规做深呼吸运动。深呼吸可以维持胸廓最大的活动度,保持良好呼吸功能。

(2)颈椎运动:头颈部可做向前、向后、向左、向右转动,以及头部旋转运动,以保持颈椎的正常活动度。

(3)腰椎运动:每天做腰部运动、前屈、后仰、侧弯和左右旋转躯体,使腰部脊柱保持正常的活动度。

(4)肢体运动:可做俯卧撑、斜撑,下肢前屈后伸,扩胸运动及游泳等。游泳既有利于四肢运动,又有助于增加肺功能和使脊柱保持生理曲度,是 AS 最适合的全身运动。

患者可根据个人情况采取适当的运动方式和运动量,开始运动时可能出现肌肉关节酸痛或不适,但运动后经短时间休息即可恢复。如新的疼痛持续 2h 以上不能恢复,则表明运动过度,应适当减少运动量或调整运动方式。

3.健康教育

教育患者和家属,使其了解疾病的性质、大致病程、可能采用的措施以及预后(本病进展缓慢,病变多局限在骶髂关节,仅少数进行性累及脊柱,导致脊柱强直而致残),以增强抗病的信心和耐心,取得他们的理解和密切配合。保持乐观情绪,消除紧张、焦虑、抑郁和恐惧的心理;戒烟酒;按时作息,适当运动,避免劳累。遵医嘱用药,不可随意减量或停药。长期坚持关节活动和理疗,即使病情反复也要持之以恒,切忌半途而废。定期到专科门诊复查。

第六节　骨性关节炎

骨性关节炎(OA),又称骨关节病、退化性关节病,骨质增生,是一种以关节软骨的变性、破坏及关节边缘软骨下骨板病变为特征的慢性关节病。一般认为与衰老、创伤、炎症、肥胖、代谢障碍和遗传等多因素有关。

OA 以中老年患者多见,女性多于男性。60 岁以上的人群中患病率可达 50%,75 岁的人群则达 80%。该病的致残率可高达 53%。OA 好发于负重大、活动多的关节,如膝、脊柱(颈椎和腰椎)、髋、踝、手等关节。

OA 可分为原发性和继发性两类。原发性 OA 多发生于中老年,无明确的全身或局部诱因,与遗传和体质因素有一定的关系。继发性 OA 可发生于青壮年,可继发于创伤、炎症、关节不稳定、慢性反复的积累性劳损或先天性疾病等。

一、病因与发病机制

1.病因

可能与患者自身易感性,如遗传因素、高龄、肥胖、性激素、骨密度、过度运动、吸烟以及存在其他疾病等有关,还与一些机械因素,如创伤、关节形态异常、长期从事反复使用某些关节的职业或剧烈的文体活动等有关。

2.发病机制

本病的发病机制是多种因素联合作用的结果,主要有:①软骨基质合成和分解代谢失调;②软骨下骨板损害使软骨失去缓冲作用;③关节内局灶性炎症。

二、临床表现

1.关节疼痛及压痛

是本病的主要症状,也是导致功能障碍的主要原因。初期为轻度或中度间断性隐痛,休息时好转,活动后加重,疼痛常与天气变化有关。晚期可出现持续性疼痛或夜间痛。关节局部有压痛,在伴有关节肿胀时尤为明显。

2.晨僵和黏着感

晨僵持续时间较短,常为几分钟至十几分钟,一般不超过 30 分钟。活动后可缓解。黏着感指关节静止一段时间后,开始活动时感到僵硬,如黏住一般稍活动即可缓解。

3.关节肿大

手部关节肿大变形明显,可出现 Heberden 结节和 Bouchard 结节。部分膝关节因骨赘形成或关节积液也会造成关节肿大。

4.骨摩擦音(感)

也称关节活动弹响,多见于膝关节。可能是由于关节软骨破坏、关节面不平,导致关节活动时出现骨摩擦音(感)。

5.关节无力、活动障碍

患者还可出现关节无力,行走时软腿或关节绞锁,不能完全伸直或活动障碍,主要是由于关节疼痛、活动度下降、肌肉萎缩和软组织挛缩等因素引起。

三、辅助检查

1.一般实验室检查

无特异的实验室指标,血常规、蛋白电泳、免疫复合物及血清补体等指标一般在正常范围。伴有滑膜炎的患者可出现 C 反应蛋白(CRP)和血沉(ESR)轻度升高。关节液黄色或草黄色、黏度正常、凝固试验正常、白细胞数低于 $2×10^6/L$、葡萄糖含量很少低于血糖水平之半。

2.影像学检查

X 线检查对本病的诊断十分重要,X 线典型表现为:非对称性关节间隙变窄,软骨下骨硬化和(或)囊性变,关节边缘增生和骨赘形成或伴有不同程度的关节积液,部分关节内可见游离体或关节变形。此外,CT、MRI 检查能发现早期病变,有利于疾病的早期诊断。

四、治疗要点

OA 的治疗目的是减轻或消除疼痛,矫正畸形,改善或恢复关节功能,改善生活质量,减少致残。OA 的治疗是非药物与药物治疗相结合,必要时手术治疗,治疗应个体化。结合患者的具体情况选择合适的治疗方案。

1.非药物治疗

非药物治疗是药物治疗及手术治疗的基础。对于初次就诊且症状不重的 OA 患者非药物治疗是首选的治疗方式。适当的锻炼、减肥、理疗等能有效地减轻关节疼痛、改善功能。

2.药物治疗

如非药物治疗无效,可根据关节疼痛情况选择药物治疗。

(1)非甾体抗炎药:可采用局部用药和全身用药。

局部用药可有效缓解关节轻中度疼痛,且不良反应轻微。对于手和膝关节 OA,在采用口服药前,首先选择局部药物治疗。局部药物治疗可使用非甾体抗炎药的乳胶剂、膏剂、贴剂和擦剂等。对于中重度疼痛可联合使用局部药物与口服 NSAID。

(2)关节腔注射:①透明质酸钠,如口服药物治疗效果不显著,可联合关节腔注射透明质酸钠类黏弹性补充剂。②糖皮质激素,对急性发作的剧烈头痛、夜间痛、关节积液严重者,可行关节腔内注射糖皮质激素。但不能长期使用,每年最多不超过 3～4 次。

(3)改善病情类药物及软骨保护剂:包括双醋瑞因、氨基葡萄糖、鳄梨大豆未皂化物、多西环素等。此类药物在一定程度上可延缓病程、改善患者症状。

3.外科治疗

经内科治疗无明显疗效,病变严重及关节功能明显障碍的患者可以考虑外科治疗。

五、护理要点

1.保护关节

(1)应尽量减少关节的负重和大幅度活动,避免过久站立或长距离步行。

(2)下肢关节有病变时,可使用拐杖或手杖,以减轻关节负担。

(3)体重超标者宜减轻体重,减少关节的负荷。

(4)患病关节应使用保护套保护,避免潮湿受冷。

(5)严重时可短期卧床休息,完全制动。

(6)局部理疗:急性期关节发热、肿胀,先进行局部冷敷,退热消肿后可应用热敷;慢性期还可应用红外线、超短波、针灸、蜡疗、按摩等。

2.功能锻炼

合理的锻炼可恢复肌肉收缩力,关节灵活度和防治骨质疏松,不合理的锻炼则会增加关节负荷,引起软骨的进一步损伤,从而加重临床症状。锻炼时应注意如下问题:

(1)尽量不要做会加重关节负荷的活动,如下蹲等。

(2)尽量在关节不负重的情况下做屈伸活动,健肢立地负重,患肢屈伸关节活动,或坐位进行关节屈伸锻炼。

(3)髋关节、膝关节受累时,可在床上练习仰卧起坐、直腿抬高等,次数越多越好。

游泳是一项非常适合膝骨性关节炎患者的运动,以自由泳、仰泳为宜。

3.健康教育

告知患者本病患者大多数预后良好,仅少数发生严重关节畸形和功能障碍,消除患者的顾虑,增强对疾病治疗的信心。使患者了解本病的治疗原则、锻炼方法,以及药物的用法和不良反应等。出院前进行用药指导、生活饮食指导(如平时多吃含钙高的食物,多晒太阳,以防止骨质疏松的发生)、锻炼指导等。

第十四章　泌尿系统疾病护理

第一节　慢性肾小球肾炎

一、病因和发病机制

大多数慢性肾炎病因不清,仅少数是急性肾炎发展所致,大多数慢性肾炎起病即属慢性,与急性肾炎无关。发病的起始因素是免疫介导炎症,多数病例肾小球内有免疫复合物沉积。非免疫因素在疾病的慢性进展中起重要作用,如高血压、高蛋白饮食等。

二、临床表现

1.蛋白尿

为本病必有的表现,为轻、中等量尿蛋白,尿蛋白量常在 $1\sim3g/d$。

2.水肿

大多数患者有不同程度水肿。轻、中度水肿,晨起多为眼睑、颜面水肿,下午双下肢水肿明显。

3.高血压

可为轻度,或持续的中度以上的高血压,严重血压高可致高血压脑病、高血压性心脏病及高血压危象。

4.血尿

多为轻至中度镜下血尿,偶可出现肉眼血尿及管型尿。

5.肾功能损害

呈慢性进行性损害,肾功能还可因感染、劳累、血压增高或用肾毒性药物等诱因而急剧恶化,导致肾功能衰竭。

三、辅助检查

1.尿检查

蛋白尿,有肉眼血尿或镜下血尿及管型尿。

2.血检查

晚期血浆清蛋白降低,血脂可升高,内生肌肝清除率下降,血尿素氮、血肌酐上升,血红蛋白下降。

3.肾组织病理学检查

可以确定病理类型。

四、治疗要点

治疗以对症处理为主,积极控制高血压,维持体液平衡,限制蛋白质摄入,并配合其他治疗手段,达到改善症状,防止肾功能急剧恶化和并发症发生的目的。

1.一般治疗

慢性肾炎患者若尿蛋白不多、水肿不明显、无严重的高血压及肾功能损害时,可以从事轻工作,但应避免体力活动、受凉,防止感染,避免用对肾有损害的药物。

摄取低蛋白低磷饮食。应精选优质蛋白食物如鸡肉、牛奶、瘦肉等,限制蛋白质每天每公斤体重 $0.5\sim0.8g$,因摄入蛋白质时常伴有磷的摄入,故限制蛋白入量后即达到低磷饮食的要求。此饮食可减轻肾小球内高压、高灌注及高滤过状态,延缓肾小球硬化和肾功能的减退。水肿、高血压患者应限制盐 $<3g/d$。

充分休息,给予优质低蛋白饮食。

2.利尿

水肿较明显的患者,可利尿消肿。常用的口服药有以下几种。

(1)氢氯噻嗪 $75\sim100mg/d$,分 $2\sim3$ 次服用;强效利尿药如呋塞米(速尿),长期用药应注意电解质紊乱(低钠、低钾)。

(2)螺内酯(安体舒通)与氨苯蝶啶,为保钾利尿药,与氢氯噻嗪合用,可加强利尿。螺内酯 $60mg/d$,分 3 次服;氨苯蝶啶 $100\sim300mg/d$,分 $2\sim3$ 次服。

3.降压

(1)利尿药:如氢氯噻嗪、呋塞米,对水钠潴留的容量依赖性高血压为首选的利尿药。

(2)血管紧张素转换酶抑制剂:如卡托普利,及 B 受体阻滞药如普萘洛尔,以上两类药对肾素依赖性高血压为首选药物。另外,还常用钙通道阻滞剂如硝苯地平,及血管扩张药如肼屈嗪。

4.抗血小板药物

长期用抗血小板药物,可改善微循环,能延缓肾功能衰退。

五、护理问题

1.体液过多

水肿,与肾小球滤过下降和血浆蛋白大量丢失有关。

2.营养失调

低于机体需要量,与摄入量减少、肠道吸收障碍有关。

3.有感染的危险

与大量蛋白丢失、抵抗力下降有关。

4.知识缺乏

缺乏有关肾炎防治的知识。

5.焦虑

担心疾病的复发和预后。

六、护理措施

1.休息

可减轻肾脏负担,减少蛋白尿及水肿。慢性肾炎患者若尿蛋白不多、水肿不明显、无严重的高血压及肾功能损害时,可以从事轻工作,但应避免体力活动、受凉,防止感染。

2.饮食指导

(1)蛋白质的摄入量每天每千克体重0.5～0.8,其中60%以上为高生物效价蛋白质。

(2)饱和脂肪酸和非饱和脂肪酸比为1:1,其余热量由糖供给。

(3)盐的摄入量为1～3g/d,同时补充多种维生素。

3.控制及预防感染

(1)遵医嘱给予抗生素,避免用对肾有损害的药物。

(2)避免患者发生感染:避免与感冒者接触;保持口腔及皮肤的清洁,注意个人卫生;注意保暖,预防感冒,若有喉痛、鼻塞等症状,应及时就医治疗。

第二节　原发性肾病综合征

一、病因和发病机制

原发性肾病综合征的病因及发病机制至今并未完全清楚,较肯定的是免疫因素。主要通过如下病理生理反应引起肾病综合征。

1.大量蛋白尿

由于肾小球滤过膜通透性增加,大量血浆蛋白漏出,远远超过近曲小管的回收能力,形成大量蛋白尿。

2.低清蛋白血症

因为血浆蛋白从尿中丢失,及肾小管对重吸收的清蛋白进行分解,即出现低清蛋白血症。

3.高脂血症

当肝脏代偿合成蛋白质时,脂蛋白合成亦随之增加,导致高脂血症。

4.水肿

低清蛋白血症导致血浆胶体渗透压减低,水分外渗。另外,部分患者肾素-血管紧张素-醛固酮系统被激活,水钠潴留加重,产生水肿。

二、临床表现

1.水肿

为最常见症状,且较重。水肿部位常随体位而移动,晨起眼睑、头枕部及腰骶部水肿较著,起床后则逐渐以下肢为主,呈可凹性,严重时遍及全身并出现体腔积液,常见腹水及双侧胸水。

2.高血压

成人肾病综合征部分患者有高血压,水肿明显者可随水肿消退而降为正常。

3.蛋白尿和低蛋白血症

由于肾小球滤过膜的通透性增高,肾病综合征患者每天从尿中丢失大量蛋白质,尿蛋白(主要为清蛋白)定量>3.5g,此即为低蛋白血症的主要原因,另外胃黏膜水肿引起蛋白质摄入减少也加重了低蛋白血症的形成。低蛋白血症使机体营养不良,抵抗力明显下降。

4.高脂血症

低蛋白血症刺激肝脏合成脂蛋白代偿性增加,加之脂蛋白分解减少,使得血中胆固醇、甘油三酰含量升高,低及极低密度脂蛋白的浓度也增高。长期高脂血症易引起各种冠心病等心血管并发症,增加血液黏稠度,也促进了肾小球系膜细胞增生及肾小球硬化。

5.其他

面色苍白,疲乏无力,头晕,站立时或体位由卧位变为立位时,常易晕厥。

6.并发症

(1)感染:是常见并发症。常发生呼吸道、泌尿道、皮肤感染。感染与蛋白质营养不良、免疫功能紊乱、使用大量糖皮质激素等有关。

(2)血栓及栓塞:多数肾病综合征患者血液呈高凝状态,常可自发形成血栓,多见于肾静脉、下肢静脉,较少见其他静脉及动脉。肾静脉血栓形成可使肾病综合征加重。

(3)动脉粥样硬化:常见冠心病,与长期高脂血症有关。

(4)肾功能不全:是肾病综合征导致肾损伤的最终后果。

三、辅助检查

1.尿检查

尿常规检查示大量蛋白尿,24h 尿蛋白定量测定>3.5g,尿沉渣常见颗粒管型及红细胞。

2.血检查

血清蛋白低于 30g/L,血清胆固醇及三酰甘油可升高。

3.肾功能

内生肌酐清除率可正常或降低,血尿素氮、肌酐可正常或升高。

4.肾活检病理检查

可以确定病理类型。

四、治疗要点

1.一般治疗

(1)休息:严重水肿、体腔积液时需卧床休息。

(2)饮食:蛋白摄入量应为正常入量的优质蛋白,即 1.0g/(k·d)。热量每天每千克体重不少于 126~147kJ(30~35kcal/kg)。为减轻高脂血症,应少进食富含饱和脂肪酸的食物(如动物油脂),多吃不饱和脂肪酸(植物油及鱼油)。水肿时低盐饮食(食盐<3g/d)。

2.对症治疗

(1)利尿消肿:①噻嗪类利尿药与保钾利尿药合用可增强利尿效果,同时减少钾代谢紊乱,为利尿治疗基础药物。②静脉输注血浆或清蛋白可提高血浆胶体渗透压从而利尿。

(2)减少尿蛋白:减少尿蛋白血管紧张素转换酶抑制剂能直接降低肾小球内高压,从而减少尿蛋白排泄,并延缓肾功能损害。

3.主要治疗

(1)糖皮质激素:起始用量要足、减少药物用量要慢、维持用药要久,再服半年至 1 年或更久。

(2)细胞毒药物:环磷酰胺是目前最常用的细胞毒药物。

(3)环孢素 A:激素及细胞毒药物治疗无效的难治性肾病综合征可试用环孢素 A。

五、护理问题

1.体液过多

水肿,与大量蛋白尿、血浆胶体渗透压过低、肾血流量减少等有关。

2.营养失调,低于机体需要量

与大量蛋白丢失、食欲下降有关。

3.有感染的危险

与抵抗力下降、激素及免疫抑制药的应用有关。

4.有皮肤完整性受损的危险

与皮肤高度水肿有关。

5.活动无耐力

与低蛋白血症、体质虚弱有关。

6.焦虑

与该病病程长、易反复发作有关。

7.潜在并发症

血栓形成;急性肾衰竭;心脑血管并发症。

六、护理措施

1.休息

严重水肿时,应让患者卧床休息。合理的休息可减轻肾脏负担,减少蛋白尿,避免加重水肿。

2.饮食护理

(1)对患者及家人强调高蛋白饮食对肾功能的危害,帮助患者及家属制定合理的饮食计划。肾病综合征患者的食物中各营养成分的构成一般为:①蛋白质为高生物效价的优质蛋白。②脂肪占供能的 $30\%\sim40\%$,饱和脂肪酸和非饱和脂肪酸比为 1∶1,其余热量由糖供给。③钠的摄入量不超过 3g/d。④高度水肿而尿量少者应严格控制入量。准确记录出入量。⑤及时补充各种维生素及微量元素。

(2)定期监测血清蛋白、尿清蛋白等指标。血浆清蛋白可反映机体的营养状态。了解尿清蛋白的定量情况,可作为从饮食中补充蛋白质的依据。

3.皮肤护理

(1)保持皮肤清洁、干燥。

(2)避免皮肤长时间受压,经常更换体位,并有适当支托,预防水肿的皮肤受摩擦或损伤。

4.预防感染

(1)加强口腔及皮肤护理,教育患者不宜用力擦洗皮肤,以防皮肤破损。

(2)严格无菌操作。

(3)预防交叉感染。

第三节　肾盂肾炎

一、病因和发病机制

1.致病菌

以大肠杆菌最为多见,占70%以上。其次为副大肠杆菌、变形杆菌、葡萄球菌、绿脓杆菌、产碱杆菌、粪链球菌等,偶见厌氧菌、真菌、原虫及病毒等。

2.感染途径

(1)上行感染:是最常见的感染途径,正常情况下,尿道口及其周围是有细菌寄生的,但一般不引起感染。

(2)血行感染:较少见,多为体内感染灶的细菌侵入血液循环到达肾脏,引起肾盂肾炎。

(3)淋巴管感染:更少见,多因盆腔、肠道炎症时,细菌经该处淋巴管与肾周围淋巴管交通支进入肾脏,引起炎症。

(4)直接感染:偶见外伤或肾周围器官发生感染时,该处细菌直接侵入肾脏引起感染。

3.发病机制

细菌侵入肾脏后,血循环与肾脏感染局部均可产生抗体,与细菌结合,引起免疫反应。另外,细菌毒力在发病机制中也起重要作用。

4.易感因素

(1)尿路梗阻:如尿路结石、肿瘤等。

(2)机体抵抗力降低:如糖尿病或长期应用免疫抑制药的患者。

(3)女性特殊生理解剖特点:女性尿道短而直,尿道口与肛门、阴道相近,特殊生理时期的内分泌改变等因素使女性更易发病。

(4)泌尿系统局部损伤与防御机制的破坏。

二、临床表现

1.急性肾盂肾炎

起病急骤,畏寒、发热,体温常在38.5~40℃,伴有头痛、全身不适,疲乏乏力,食欲减退,恶心、呕吐等全身症状。泌尿系统表现有尿频、尿急、尿痛及下腹不适,可有腰痛、肾区叩击痛、脊肋角有压痛,部分患者有膀胱区、输尿管走行区压痛,尿液浑浊或有血尿。轻症患者可无明显全身症状,仅有尿路刺激征及尿液改变。

2.慢性肾盂肾炎

大多数由急性肾盂肾炎发展而来,病程长,迁延不愈,反复发作。少数患者表现隐匿,仅有低热乏力,无尿路感染症状,但经多次尿细菌培养均为阳性,此称为"无症状性菌尿"。

3.并发症

多见于严重急性肾盂肾炎,可有肾周围炎、肾脓肿、败血症等。

三、辅助检查

1.尿常规检查

尿蛋白少量,尿沉渣白细胞、红细胞增多,其中以白细胞最常见。若见白细胞(或脓细胞)管型,对肾盂肾炎有诊断价值。

2.血常规检查

急性期血白细胞计数和中性粒细胞可增高,慢性期血红蛋白可降低。

3.尿培养和菌落计数

菌落计数大于 $10^5/ml$ 为阳性,小于 $10^4/ml$ 则可能是污染。

4.肾功能检查

急性期无改变,慢性期先出现肾小管功能减退,夜尿增多,呈低比重尿。

5.尿抗体包裹细菌检查

在荧光镜下观察用荧光素标记的抗人体蛋白抗体处理的尿细菌,若表面有抗体包裹则大多属肾盂肾炎。

6.其他检查

包括静脉肾盂造影、逆行肾盂造影、核素肾动态扫描、B 型超声检查等。

四、诊断要点

1.急性肾盂肾炎

典型病例根据全身症状(起病急、发热)、尿路局部表现(腰痛、肾区叩击痛、尿路刺激征)、尿液检查(蛋白细胞升高、白细胞管型、尿菌阳性),诊断不困难。

2.慢性肾盂肾炎

肾盂肾炎多次发作或病情迁延不愈,病程达半年以上,结合有关检查如肾盂及肾盏变形、缩窄等改变可考虑本病。

五、治疗要点

1.急性肾盂肾炎

(1)一般治疗:休息、多饮水,保持每天尿量在 2500mL 以上。

(2)抗菌药物治疗:在留取尿标本做尿常规、细菌检查之后,立即应用抗菌药物。常用药物有磺胺类、喹诺酮类、氨基糖苷类、青霉素类、头孢类等,用药一般疗程为 10～14d,或至症状完全消失、尿检阴性后再用药 3～5d。

2.慢性肾盂肾炎

(1)一般治疗:去除易感因素,如解除尿路梗阻,提高机体免疫力等。

(2)抗菌药物治疗:急性发作期选用敏感药物,不要用氨基糖苷类抗生素,疗程 2～4 周,中间停药 3～5d,总疗程共 2～4 个月。

六、护理问题

1.疼痛

腰痛,与肾脏炎症而致肾被膜牵拉有关。

2.体温过高

与细菌感染有关。

3.排尿异常

尿频、尿急、尿痛与膀胱炎症刺激有关。

4.知识缺乏

缺乏有关疾病防治的知识。

5.有慢性肾功能不全的危险

与炎症严重损害肾实质有关。

七、护理措施

1.休息

急性发作期的第1周应卧床休息,慢性肾盂肾炎一般也不宜从事重体力活动。

2.饮食及饮水指导

进食清淡并含丰富营养的食物,补充多种维生素。鼓励多饮水,保持每天液体摄入量在2500mL以上,保证有足够的尿量。

3.高热护理

对高热患者给予物理降温或遵医嘱应用退热药物。

4.疼痛的护理

减轻疼痛的方法为卧床休息,采用屈曲位。

5.用药护理

急性期轻症常选用复方新诺明、诺氟沙星;重症可选用氨基苷类抗生素或头孢菌素类广谱抗生素。奎诺酮类可引起轻度消化道反应,皮肤瘙痒等;氨基苷类抗生素对肾脏和听神经均有毒性,使用期间注意询问患者的听力情况。发现不良反应应及时向医生报告,特别是蜗神经的毒性作用。

6.清洁中段尿培养标本的采集

(1)留取标本前用肥皂水清洗外阴,不宜使用消毒药。

(2)宜在使用抗菌药物前或停药后5d收集标本,不宜多饮水,并保证尿液在膀胱内停留6~8h,以提高阳性率。

(3)指导患者留取中间一段尿置于无菌容器内,于1h内送检,以防杂菌生长。

第四节　慢性肾衰竭

一、病因和发病机制

1.病因

(1)原发性肾脏疾病:如慢性肾小球肾炎、慢性肾盂肾炎、肾结核、多囊肾、遗传性肾炎及肾发育不良等。

（2）继发于全身疾病的肾脏病变：如系统性红斑狼疮、糖尿病肾病、高血压肾小球动脉硬化症、过敏性紫癜等。

（3）尿路梗阻性肾病：如尿路结石、前列腺肥大所致的肾病。

（4）先天性疾病：如多囊肾、遗传性肾炎、肾发育不良等均可导致肾功能衰竭。我国以慢性肾小球肾炎、梗阻性肾病、糖尿病肾病、高血压肾小动脉硬化症等较多见。

2.发病机制

慢性肾功能衰竭发病机制未完全清楚，目前主要有以下学说。

（1）健存肾单位学说：肾实质疾病导致相当数量肾单位破坏，而残余健全肾单位代偿，当肾实质疾病的破坏继续进行，健全肾单位越来越少，最后不能达到人体代谢的最低要求，出现肾功能衰竭的临床表现。

（2）矫枉失衡学说：当出现肾功能衰竭时，就有一系列病态现象，为了纠正病态现象，机体要作出相应调整，调整过程中，又产生机体各系统之间新的不平衡，使机体再次受到新的损害。

（3）肾小球高灌注、高压、高滤过学说：随着肾单位破坏增加，残余健全肾单位代偿性发生高灌注、高压、高滤过。肾小球高压促使残余肾小球代偿性肥大，继而发生肾硬化，肾功能进一步恶化。

二、临床表现

肾功能不全早期除氮质血症外仅有原发病症状，进入慢性肾衰竭时，尿毒症症状才会逐渐显现出来。

1.代谢产物、毒素积蓄引起的中毒症状

（1）消化系统：胃肠道症状是最早、最常出现的症状。初期表现为食欲减退、腹部不适，以后出现恶心、呕吐、呃逆、腹泻、消化道出血、口腔尿臭味。与体内毒素刺激胃肠黏膜，水、电解质平衡紊乱，代谢性酸中毒等因素有关。

（2）心血管系统：①高血压水钠潴留、肾素活性增高使约80%以上患者有高血压。②心力衰竭与高血压、水钠潴留、贫血、尿毒症性心肌病等有关。③尿毒症性心包炎表现为胸痛、心前区可听到心包摩擦音，少数患者可有心包积液，多与尿毒症毒素沉着有关。尿毒症性心包炎是病情危重的表现之一。

（3）呼吸系统：酸中毒时呼吸深而长。代谢产物潴留可引起尿毒症性支气管炎、胸膜炎、肺炎。

（4）血液系统：贫血是尿毒症必有的症状，贫血主要由于红细胞生成减少和破坏增加。肾功能不全时肾脏产生红细胞生成素减少为重要原因，其次为代谢产物（如胍类）抑制骨髓造血，使红细胞寿命缩短，铁、叶酸缺乏均可引起贫血。除贫血外还常有出血现象，是因为尿毒症时血小板容易被破坏所致。

（5）精神、神经系统：肾衰早期常精神萎靡、疲乏、失眠，逐渐出现精神异常、幻觉、抑郁、淡漠，严重者昏迷。同时常有周围神经病变。

（6）骨骼系统：慢性肾衰可引起肾性骨营养不良症，又称肾性骨病。患者可有骨酸痛，行走不便等。肾性骨病是由于缺乏活性维生素 D_3、继发性甲状旁腺功能亢进、营养不良等因素引起。

（7）皮肤表现：皮肤失去光泽、干燥、脱屑，尿素随汗液由皮肤排出，可形成尿素霜，刺激皮肤引起瘙痒，皮肤瘙痒可能也与甲状旁腺功能亢进引起的钙沉着于皮肤有关。

2.水、电解质和酸碱平衡失调

(1)脱水或水肿:因肾小管浓缩功能差而致多尿、夜尿多,因厌食、呕吐或腹泻,易引起脱水,晚期患者尿量可少于400mL/d。另一方面肾脏排水能力差,当水、钠的摄入量增加则引起水、钠潴留,出现水肿、高血压甚至心力衰竭。大量应用利尿药可引起低钠血症。

(2)高血钾及低血钾:由于利尿、呕吐、腹泻、摄入不足可出现低血钾。酸中毒、输血或摄入钾过多(进食水果、肉类多)、尿量少及使用保钾利尿药造成高血钾。

(3)酸中毒:尿毒症患者都有轻重不等的代谢性酸中毒。因肾脏对酸碱平衡的调节能力下降,导致酸性代谢产物在体内蓄积。

(4)低钙血症与高磷血症:慢性肾功能衰竭时,尿磷排出减少,血磷升高。为维持钙、磷乘积,血钙下降。高磷低钙刺激甲状旁腺分泌增加,促使尿磷排出增多,终末期时尿磷排出不增加;甲状旁腺激素分泌增加,导致骨钙脱出,血钙增加,引起肾性骨病。

三、辅助检查

1.血常规

血红蛋白多在80g/L(8g/dL)以下。白细胞与血小板正常或偏低。

2.尿常规

尿蛋白+~+++,晚期可阴性。尿沉渣有管型,蜡样管型对诊断有意义。可有红细胞、白细胞,尿比重低,严重者尿比重固定在1.010~1.012。

3.血生化试验

血肌酐、尿素氮、尿酸增高,肌酐清除率多在30mL/min以下。血清蛋白和总蛋白常降低。血钙偏低,血磷增高。血清钾、钠浓度可正常、降低或增高,血二氧化碳结合力降低。

4.其他检查

B型超声检查示双肾体积小,肾萎缩,肾图示双肾功能明显受损。大便隐血试验可阳性,因消化道出血所致。

四、诊断要点

根据慢性肾脏病的病史,尿毒症临床表现和肾功能损害的指标,即可诊断。

五、治疗要点

1.治疗原发病和纠正肾衰可逆因素是治疗慢性肾衰的关键

2.饮食治疗

本病应限制蛋白质的摄入量,减少饮食中蛋白质的含量能使血BUN降低,尿毒症症状减轻,还有利于降低血磷和减轻酸中毒。蛋白质的摄入量应根据GFR作相应的调整。应给予富含必需氨基酸的优质蛋白。长期低蛋白摄入的患者,应同时加上必需氨基酸(EAA)疗法或必需氨基酸加上其α-酮酸的混合制剂疗法,可使尿毒症患者维持良好的营养状况。给予足量的糖类和脂肪,以减少体内蛋白的分解。有水肿、高血压和少尿时应限盐和摄入水量。高钾血症应限制高钾食物,每天尿量>1000mL者不必限钾。限制含磷丰富的食物。

3.必需氨基酸的应用

慢性肾功能衰竭时,低蛋白饮食虽可降低血中含氮的代谢产物,但如摄入低蛋白饮食的时间超过3周则会发生蛋白质营养不良,所以需要加用必需氨基酸才能使患者长期维持较好的营养状态。另外,必需氨基酸在合成蛋白质的过程中能利用部分尿素,使血尿素氮下降,改善尿毒症症状。

4.对症治疗

(1)高血压:容量依赖型高血压患者,限水钠、配合利尿药及降压药等综合治疗;对肾素依赖型高血压,应首选血管紧张素转换酶抑制剂。

(2)代谢性酸中毒:纠正代谢性酸中毒,在纠正酸中毒过程中同时补钙,防止低钙引起的手足抽搐。

(3)感染:慢性肾衰出现感染时,应积极控制感染,避免使用肾毒性药物,病情需要用药时可根据肌酐清除率、药物半衰期来调整药物剂量。

(4)贫血:重组人红细胞生成素是治疗肾性贫血的特效药,同时应补充造血原料(铁剂、叶酸),严重贫血可适当输新鲜血。

(5)肾性骨病:骨化三醇提高血钙对骨软化症疗效甚佳,甲状旁腺次全切除对纤维性骨炎、转移性钙化有效。

5.透析疗法

透析疗法可代替失去功能的肾脏排泄各种毒物,减轻症状,维持生命。

6.肾移植

对慢性肾功能衰竭的患者,经保守治疗无效时,应考虑肾移植。

六、护理问题

1.体液过多

水肿,与肾小球滤过率降低、水钠潴留有关。

2.营养失调,低于机体需要量

与氮质血症所致的厌食、恶心、呕吐及腹泻有关。

3.有感染的危险

与营养不良、贫血、透析治疗有关。

4.有皮肤完整性受损的危险

与皮肤水肿、皮肤瘙痒有关。

5.活动无耐力

与贫血、水电解质酸碱平衡失调有关。

6.有受伤的危险

与血压过高、低血钙、视力模糊有关。

7.焦虑

与病情反复发作、疾病预后不良有关。

8.潜在并发症

高血压脑病、急性左心衰、心律失常、心包炎、DIC、多脏器功能衰竭。

七、护理措施

1.饮食护理

低蛋白饮食,60%以上的蛋白质必须是富含人体必需氨基酸的动物蛋白,如瘦肉、鸡蛋和牛奶等。保证足够热量的供给，减少自体蛋白质分解。热量每天约需125.5kJ/kg，糖占总热量的2/3，其余由脂肪植物油供给。饮食宜清淡、容易消化。

2.恶心、呕吐自我护理

恶心时张口呼吸，以减轻恶心感受；宜少量多次，晚间睡前饮水1~2次，以免夜间脱水使血尿素氮相对增高；保持口腔清洁，每天早晚刷牙，饭后漱口。

3.水、盐摄入护理

少尿、失水者应注意补充液体量，液体入量为不显性失水每天500~600mL，再加上前一天尿量的总和；每天尿量在1000mL以上而又无水肿者，可不限制饮水量。有严重高血压、少尿、水肿，应严格控制饮水量和输液量，准确记录24h出入量。

每天可给食盐4~6g；有水肿、高血压和少尿时，则应限制钠盐摄入每天少于3g。多尿或排钾利尿药的使用致低血钾时，可增加含钾量高的食品；无尿时，可引起高钾血症，重度酸中毒、发热、钾摄入过多以及螺内酯、氨苯蝶啶、血管紧张素转换酶抑制剂、含钾药物等均可加重高钾血症，应首先去除引起高血钾的原因，停止使用含钾药物和限制从饮食摄入钾。

4.酸中毒的护理

慢性肾衰时，可出现不同程度的酸中毒。注意神志和呼吸的变化，若出现深大呼吸伴嗜睡，提示代谢性酸中毒，应及时与医师联系。

5.安排休息与活动

(1)对能起床活动的患者鼓励其进行适当活动，如室内散步，进行生活自理等。

(2)对贫血严重者应卧床休息。患者起坐、下床时动作均宜缓慢。

(3)严密观察患者血压、神志变化，发现有血压显著升高、心功能不全应指导患者舒适半卧位休息，并及时与医师联系。

(4)对长期卧床患者应指导或帮助其进行适当的床上活动，如屈伸肢体、按摩四肢肌肉等，避免发生静脉血栓或肌肉萎缩。

6.预防感染

(1)评估引起患者感染的危险因素及部位。

(2)向患者及家属解释引起感染的危险因素、易感部位、表现及预防措施。

(3)增加营养，透析患者要进正常蛋白饮食，蛋白质摄入量为每天每千克体重1.2g，优质蛋白占50%以上。

(4)透析治疗时严格无菌操作，家庭腹膜透析时必须每天进行房间空气消毒。

(5)指导并协助患者做好皮肤、口腔、外阴的护理。

(6)注意保暖，避免与上呼吸道感染的患者接触。

(7)长期卧床的患者，应鼓励其进行深呼吸和有效咳嗽，以预防坠积性肺炎的发生。

340

第五节　透析疗法

一、血液透析

血液透析（HD）即人工肾透析，简称血透，是利用半透膜的物理特性，使两种不同浓度及性质的溶液发生物质交换，用来取代肾脏排泄废物的功能。

1.原理

血液透析是利用弥散作用，使半透膜两侧两种不同浓度及性质的溶液发生物质交换。半透膜是人工合成的膜，小分子可以自由通过半透膜，而多肽、蛋白质等大分子则不能通过。血液透析时，透析液和血液分别位于半透膜的两侧，两者间进行物质交换。透析能快速纠正肾功能衰竭时产生的高尿素氮、高肌酐、高血钾、低血钙、高血磷、酸中毒等。另外，通过半透膜两侧的压力差来达到超滤脱水的目的，可纠正肾功能衰竭时的水潴留。

2.适应证及禁忌证

(1)适应证：急、慢性肾功能衰竭、急性药物或毒物中毒。

(2)禁忌证：血液透析无绝对禁忌证，相对禁忌证有严重出血、低血压、休克、心力衰竭、心律失常等。

3.血液透析患者的护理

(1)透析前的护理

①透析室必须严格执行定期清洁与消毒制度。

②患者的心理准备：对初次接受透析的患者，应给予适当的解释，以减少恐惧。对长期透析的患者，则应让患者和其家属了解透析治疗的重要性，以取得合作。

③准备透析药物：透析用药为生理盐水、肝素、5％碳酸氢钠；急救用药为一般急救药、降压药、高渗葡萄糖注射液、10％葡萄糖酸钙、地塞米松等。

④测量血压、体温、脉搏、呼吸和体重。

⑤安排舒适的卧位。

(2)透析过程中的护理

①建立血液透析的血管通路，并适当固定。

②调节机器控制系统，透析开始时血流速度要从慢（50mL/min），以后逐渐增快，约15min左右才能使血流量达到200mL/min。待血流量稳定后，设置好各种报警阈值。

③定时观察患者的血压、脉搏、呼吸、体温的变化。

④严密观察透析副反应，注意有无头痛、呕吐、肌肉阵挛等失衡综合征，有无寒战、发热、低血压和过敏反应等现象。

(3)透析后的护理

①留取血标本进行生化检查，了解透析效果。

②拔除导管，动脉穿刺压迫止血时间要长，以压迫止血法止血，压迫点要正确。

③密切观察患者情况，并测量血压、脉搏、呼吸及体重。

二、腹膜透析

腹膜透析(PD),简称腹透,是以腹膜为半透膜,将透析液由腹透管注入腹腔,潴留腹内与血液通过腹膜起透析作用。按透析时间的长短分为连续性非卧床腹膜透析(CAPD)、间歇性腹膜透析(IPD)和持续循环式腹膜透析。

1.原理

主要透过弥散作用和渗透作用来去除体内过多的水分。

2.适应证及禁忌证

(1)适应证:为同血液透析。但腹膜透析更适用于低血压、老年人、有出血倾向、糖尿病、感染、大手术后等。

(2)禁忌证:腹膜炎、腹膜广泛粘连、腹部大手术后等禁用。

3.腹膜透析的护理

(1)饮食护理:由于腹膜透析会丢失体内大量的蛋白质及其他营养成分,应通过饮食来补充,即要求患者蛋白质的摄入量为 1.2～1.5g/(kg·d),其中 50% 以上为优质蛋白,水的摄入应根据每天的出量来决定,如出量在 1500mL 以上,患者无明显高血压、水肿等,可正常饮水。

(2)透析前准备:①向患者说明腹膜透析的目的、过程、防治透析反应的措施,以消除顾虑,积极配合。②备齐物品,如腹透管、穿刺插管或手术切开包、Y 型接管、多头腹带等,病检查腹透液是否清晰。③腹透室内严密清洁消毒。④患者体表毛发经清洁处理,下腹部及会阴部行术前备皮,作普鲁卡因皮试。⑤术前禁食,排空小便。

(3)透析时护理:①患者取仰卧位或半卧位,注意保暖,鼓励患者咳嗽、翻身。②透析过程中灌注透析液速度不宜过快,1000～2000mL/天,IPD 保留于腹腔 30～60min,CAPD 保留 4～8h,然后将透析袋放于地面(清洁毛巾上),使腹腔内已进行过交换的透析液在虹吸作用下流入空袋内,流完后再调换另外的透析液袋,如此反复。IPD 8～10/d,CAPD 3～5/d。③保持透析管通畅,防止导管接头滑脱,详细记录注入量和排出量。④严密观察患者生命体征的变化及有无腹痛、眩晕或恶心、呕吐等,注意腹透后流出液的颜色,如有混浊,常提示腹膜炎的发生,应及时与医师联系。

4.腹膜透析操作注意事项:

(1)操作中要严格执行无菌原则。

(2)透析液注入腹腔之前要加温至 37℃。

(3)应用"Y"或"O"形管,可使腹膜透析感染率明显下降。

(4)测生命体征,1～3/d。

(5)准确填写透析记录。

5.透析后护理

(1)密切观察置管局部有无渗血、渗液,并及早处理。

(2)每天换敷料 1 次,敷料要保持干燥清洁,如有潮湿,应随时更换。

(3)注意观察全身情况,包括生命体征、体重及水肿有否减退等,并做好记录。

6.常见并发症的观察及护理

(1)引流不畅或腹膜透析管堵塞:为常见并发症。常见的原因有:①腹膜透析管扭曲、移位、漂浮;②腹腔内气体过多;③肠麻痹、肠胀气;④膀胱充盈压迫腹膜透析管;⑤血块、纤维块、大网膜堵塞包裹腹膜透析管。

护理应注意:①改变体位;②透析前排空膀胱;③可服导泻剂或灌肠,加强肠蠕动;④肝素5mg 和(或)尿激酶1000U 加入透析液,可促使纤维块溶解;⑤经上述处理仍不能改善者,可在X 线透视下注入造影剂观察调整透析管的位置;⑥经上述处理仍不能改善者需再次手术置管。

(2)腹膜炎:腹膜炎是腹膜透析的主要并发症,细菌来自透析管道的皮肤出口处。临床表现为寒战、发热、腹部不适、压痛、反跳痛、透析出液浑浊,查血常规白细胞增多、细菌培养阳性等。

护理应注意:①用透析液1000mL 连续冲洗3～5 次;②腹膜透析液内加抗生素;或全身应用抗生素;③若抗感染2～4 周后仍不能控制,或者真菌感染者宜拔除腹膜透析管。

(3)腹痛:原因:①透析液酸碱度、温度不当,或是高渗透析液;②透析管位置不当;③灌入或排出透析液过快、压力过大;④发生腹膜炎。

护理应注意:①腹膜透析液加温要适当;②需变换患者体位;③降低腹膜透析液渗透压;④减慢透析液进出速度;⑤治疗腹膜炎等。

(4)水、电解质紊乱:腹膜透析超滤过多可致脱水、血压下降;引流不畅可致水过多。

护理应注意:①密切观察腹膜透析管引流是否通畅;②保持透析液进出量大致平衡。

参考文献

［1］王姗姗,曹丽华,陶阳,等.护理实践与技术[M].天津:天津科学技术出版社,2019.

［2］夏五妹,王娟,谭雪梅.现代基础护理技术与临床实践[M].郑州:河南大学出版社,2019.

［3］林静.新编临床护理技术与操作实践[M].哈尔滨:黑龙江科学技术出版社,2019.

［4］陈营.全科临床护理实践与技术[M].长沙:湖南科学技术出版社,2019.

［5］张文燕,冯英,柳国芳,等.护理临床实践[M].青岛:中国海洋大学出版社,2019.

［6］张秋平.现代临床护理实践[M].上海:上海交通大学出版社,2018.

［7］赵风琴.现代临床内科护理与实践[M].汕头:汕头大学出版社,2020.

［8］周春美,陈焕芬.基础护理技术[M].北京:人民卫生出版社,2019.

［9］耿雪峰.新编临床护理技术[M].长春:吉林大学出版社,2019.

［10］韩中华.临床护理实践与规范[M].天津:天津科学技术出版社,2019.

［11］裴坤一.急诊急救护理技术与应用[M].长沙:湖南科学技术出版社,2019.

［12］周立兰,黄贵芝,肖琼.现代临床护理理论与实践[M].郑州:河南大学出版社,2019.